SECOND EDITION

알기 쉬운 감염관리

INFECTION CONTROL

알기 쉬운 감염관리 2판

Infection Control

2016년　8월 20일 1판 1쇄 발행
2024년　3월 10일 2판 1쇄 발행
2024년 12월 10일 2판 3쇄 발행

지은이 | 김경미 · 김승주 · 박진희 · 유소연 · 차경숙 · 한수하 외

펴낸이 | 김진환
펴낸곳 | 학지사메디컬
04031 서울특별시 마포구 양화로 15길 20 마인드월드빌딩
대표전화_ 02-330-5188　　팩스_ 02-326-0338
등　록 | 2010년 2월 8일 제313-2010-36호
메　일 | hakjisamd@hakjisamd.co.kr
홈페이지 | http://www.hakjisamd.co.kr

ISBN 978-89-6069-932-8 93510

가　격 | 32,000원

SECOND EDITION

INFECTION CONTROL

알기 쉬운 감염관리

김경미 · 김승주 · 박진희 · 유소연 · 차경숙 · 한수하 외 공저

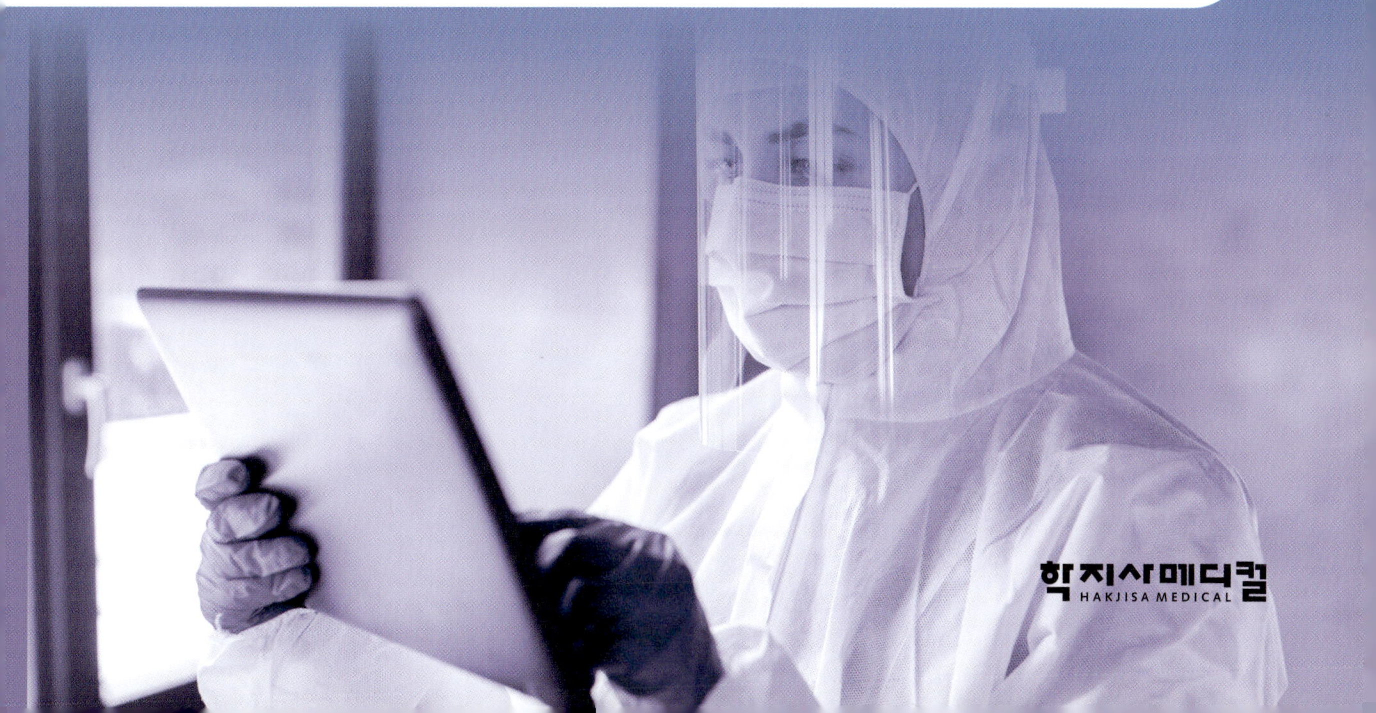

학지사메디컬
HAKJISA MEDICAL

저자 소개

대표저자

김경미

편집위원

김승주 · 박진희 · 유소연 · 차경숙 · 한수하

저자

김경미	충북대학교
김미자	대전과학기술대학교
김승주	한림성심대학교
김진화	순천향대학교부속 서울병원
박남정	부산대학교병원
박진희	우석대학교
손희정	이화여자대학교 목동병원
신명진	분당서울대학교병원
유소연	가천대학교
차경숙	선문대학교
최정실	가천대학교
최종림	계명대학교
최지연	중앙대학교병원
한수하	순천향대학교

머리말

2015년 메르스 사태에 이어 2019년 말부터 시작된 코로나바이러스감염증-19는 전 세계적으로 약 1억 명 이상이 확진자로 보고되었고, 국내에서도 88,000여 명의 누적확진 환자와 1,500명이 넘는 사망자 수를 나타내며 1년 넘게 유행하고 있는 상황에서 감염관리에 대한 관심과 중요성은 더욱 커지고 있다.

이렇듯 감염병의 대유행은 개인에게 위기가 될 뿐만 아니라 국가적 재난 상황을 초래할 수도 있어 보건의료계열의 학부과정에서부터 감염관리 교육에 대한 관심과 필요성이 더욱 중요하게 부각되고 있다. 이에 본 저자들은 더욱 책임감을 가지고 개정판을 출간하게 되었다.

본서는 간호와 보건계열에 입문한 학생의 감염관리 학습 및 이해를 돕는 데 중점을 두고 집필하여 초판을 낸데 이어 이번 개정판에서는 메르스 이후 변화한 국내 감염관리 체계를 반영하고, 최신 감염관리 지침은 물론, 학생들의 이해를 돕기 위한 관련 사진 및 그림 등의 시각자료를 보강하였다. 특히 신종감염병 감염관리에 대한 챕터를 추가하였으며, 각 챕터의 마무리 부분에 있는 관련 연구 소개를 최신 논문을 인용하여 수록하였다.

본 개정판의 저자들은 모두 감염관리전문가로서 감염관리 실무 경험이 있는 간호대학 교수와 병원 현장에서 활동하고 있는 감염관리전문간호사들로 구성되었다. 따라서 이 책이 학부생들에게 감염관리 기본원칙이 의료기관에서 어떻게 적용되고 있는지에 대한 감염관리의 최신지견을 이해하는데 유용한 안내자가 될 것으로 생각한다.

이 개정판이 나오기까지 수고해 주신 학지사 김진환 사장님과 임직원 여러분께 심심한 감사를 드린다.

2021년 2월
저자 일동

목차

목차

CHAPTER 05
격리

CHAPTER 06
도뇨관 관련 요로감염

목차

CHAPTER 09

수술부위감염관리

CHAPTER 10

다제내성균 감염관리

목차

CHAPTER 13
환경관리, 의료폐기물과 세탁물관리

CHAPTER 14
신종감염병(재출현감염병)

CHAPTER

01

의료관련감염관리 체계

최지연

의료관련감염(Healthcare-Associated Infection, HAI)이란 입원뿐만 아니라 외래진료를 포함하여 의료기관 내에서 의료행위와 관련된 감염을 말하며, 이는 의료종사자뿐만 아니라 모든 병원 출입자에게 발생하는 감염까지 포함한다. 의료관련감염 발생은 대상자의 유병을 증가시켜 영구적 후유증을 초래하거나 심각한 경우 사망에 이르게 하기도 한다. 감염예방 및 관리 프로그램은 의료관련감염의 발생을 예방 또는 최소화하기 위한 모든 체계와 활동을 의미한다.

학습목표

1. 의료관련감염의 특성을 설명할 수 있다.
2. 감염관리 프로그램의 특성을 설명할 수 있다.
3. 감염관리 프로그램의 기능을 설명할 수 있다.
4. 감염관리간호사의 역할을 설명할 수 있다.

개요

1. 의료관련감염의 정의

입원 당시에 감염의 증거가 없고 감염증의 잠복기 상태가 아니었던 환자에게 입원기간 중 발생한 감염을 의료관련감염(Healthcare Associated Infection, HAI)이라고 한다. 일반적으로 입원한지 2일 이후에 발생한 감염으로 정의하며, 수술 후 30일 이내(인공삽입물이 있는 경우 90일까지) 발생하는 수술부위감염도 이에 포함된다. 또한 입원뿐만 아니라 외래진료를 포함하여 의료와 관련되어 발생하는 감염을 의미하며, 환자, 병원직원, 병원 출입자에게 발생하는 모든 감염을 말한다.

의료관련감염의 종류로는 인체 외부에 있는 세균에 의한 외인성 감염(exogenous infection)과 인체 내부에 있는 정상 균무리의 변화나 과잉성장에 의한 내인성 감염(endogenous infection), 의학적 진단 및 치료 절차에 의한 의원성 감염(iatrogenic infection)이 있다. 의료관련감염은 요로감염, 폐렴, 수술부위감염, 혈류감염 등에서 주로 발생한다.

2. 의료관련감염의 의의

의료관련감염 발생은 환자군의 특성, 의료기관의 특성, 감염의 종류에 따라 다르지만, 입원환자의 5~10%에서 발생하는 것으로 추정되며, 특히 중환자실을 중심으로 요로감염, 혈류감염, 폐렴 순으로 발생빈도가 높은 것으로 알려져 있다. 의료관련감염은 병원 내 사망의 주요 요인이며 특히, 인구의 고령화와 면역저하 환자의 증가와 더불어 감염에 취약한 환자가 지속적으로 늘어나고 있으며 항생제 사용량 증가 및 침습적 의료 기술과 관련된 감염도 점차 증가 추세를 보이고 있다. 의료관련감염이 발생하면 환자는 재원기간이 연장되고 경제적인 부담과 더불어 신체적 · 정신적인 고통을 받게 되며 의료자원의 낭비와 의료의 질적 저하를 초래한다. 항암제, 면역억제제, 각종 침습적 시술 등이 증가하면서 의료관련감염은 불가피한 측면이 있으나, 이를 각 의료기관의 문제로서 다루고 관리하기보다는 국민보건을 위협하는 중요한 문제로 인식하고 예방 · 관리하기 위한 국가 차원의 책임과 의료기관의 역할이 더욱 강조되고 있다.

3. 신종감염병의 유행과 의료관련감염

전 세계적인 신종감염병 유행이 국내 의료체계에도 큰 영향을 미치고 있는 가운데 2003년 사스, 2009년 신종인플루엔자, 2015년 메르스 그리고 2019년 12월부터 시작된 코로나바이러스감염증-19(코로나19) 등 신종감염병의 주기적 유행은 감염관리의 중요성을 더욱 부각시키고 있다. 특히 2015년 메르스 유행은 감염예방 행위 실천 미숙, 다인실 병실구조, 공조설비, 간병 · 면회 문화 등 국내 의료기관의 취약한 감염관리 환경이 확산의 주요 요인으로 지적되어 방역체계 개편의 일환으로 의료기관의 감염관리 대책을 마련하는 계기가 되었다. 코로나19 역시 의료기관 내에서의 확산을 예방하기 위한 방역 구축과 더불어 요양병원과 정신병원을 비롯한 중소병원 등의 감염관리 취약 대상에 대한 대책 마련과 지원의 필요성이 강조되고 있다.

역학

1. 의료관련감염 발생과 국내 감시체계

일반적으로 입원환자의 5~10%에서 의료관련감염이 발생하는 것으로 보고되고 있으나 의료기관의 특성, 병상 수, 감염감시 방법, 감염의 정의에 따라 발생률이 달라진다. 단순히 감염률의 차이만으로 다른 병원과 발생률 정도를 비교할 수 없다. 예를 들어, 상급종합병원에는 중환자와 항암제 및 면역억제제 투여 환자가 많으므로 발생률이 증가할 수 있기 때문이다. 또한 의료관련감염이 전혀 발생하지 않도록 하는 것은 불가능하며, 효율적인 감염관리 활동으로 의료관련감염을 예방하여 의료관련감염의 발생률을 줄이는 것이 최선이다.

국내 의료관련감염 감시체계로는 질병관리청과 대한의료관련감염관리학회에서 2006년부터 운영 중인 전국의료관련감염감시체계(Korean National Healthcare-associated Infections Surveillance System, KONIS)가 있다. KONIS 내에는 중환자실 감시, 신생아중환자실 감시, 수술부위감염 감시, 손위생 및 중심정맥관 관련 혈류감염 감시 부문이 포함되어 있으며 요양병원 감염감시 프로그램도 KONIS 감시체계 내에 포함될 예정이다. 가장 오래 운영되고 있는 중환자실 감시의 경우, 2020년 현재 종합병원 및 150병상 이상 병원 중 중환자실과 감염관리실을 운영하는 기관 260개가 참여하고 있으며, 수술부위감염 감시 293개 기관, 신생아중환자실 감시 75개 기관, 손위생 감시 272개 및 중심정맥관 관련 혈류감염 감시에 84개 기관이 참여하고 있다.

2. 국내 의료관련감염 발생 현황

의료관련감염은 모든 의료서비스 제공 과정에서 발생하지만 특히 중환자실은 다제내성균에 의한 감염 위험이 높고 침습적 중재, 중등도, 기저질환 등과 관련하여 더 쉽게, 더 자주 발생한다. 2018년 7월부터 2019년 6월까지 KONIS 참여 중환자실의 의료관련감염은 총 4,874건이 보고되었는데, 이 중 혈류감염이 2,110건(43.3%)으로 가장 많았고 요로감염 1,682건(34.5%), 폐렴 1,082건(22.2%) 순이었다. 재원 1,000일당 발생으로 환산 시 전체 발생률은 3.27건이었으며 병원의 규모별 발생률은 700~899병상이 4.0건으로 가장 높았고 500~699병상 3.85건, 900병상 이상 3.41건, 300~499병상 2.78건의 순이었고 200~299병상이 1.82건으로 가장 낮았다(그림 1-1). 삽입기구 사용의 1,000일당 발생은 혈류감염 2.32건, 요로감염 1.28건, 폐렴 1.08건의 순이었다.

수술부위감염(Surgical Site Infection, SSI)은 의료비의 증가와 입원기간의 연장, 의료분쟁의 원인이 되는 대표적인 의료관련감염이지만 수술 전·중·후 중재 및 적극적인 감염관리를 통해 약 35%까지 감염예방이 가능한 것으로 보고되고 있다. 또한 각종 환경적 요인과 환자 측 인자는 물론 외과의사의 수술기법도 중요한 인자가 되므로 이를 감시하고 관리하는 것은 감염관리 측면에서 매우 중요하다. KONIS에서는 위수술, 결장수술, 직장수술, 충수절제술, 담낭수술, 제왕절개술, 배자궁적출술, 질자궁적출술, 척추후궁절제술, 흉부수술, 전립선절제술, 경부수술, 고관절치환술, 슬관절치환술, 개두술, 뇌실단락술, 척추고정술, 심장동맥우회술(절개 부위에 따라 2가지), 심장수술 등 20개 수술에 대하여 감시를 시행하고 있다. 2018년 4월부터 2019년 3월까지 KONIS의 수술부위감염률은 1.06%로 미국 NHSN(National Healthcare Safety Network)의 2018년 수술부위감염률 0.89%보다는 약간 높은 것으로 보고되었다(그림 1-2).

수술부위감염의 경우, 감염발생 부위에 따라 표재성 감염, 심부 감염, 기관/강 감염으로 분류하는데 각 수술부위별 감염발생분포는 그림 1-3과 같다.

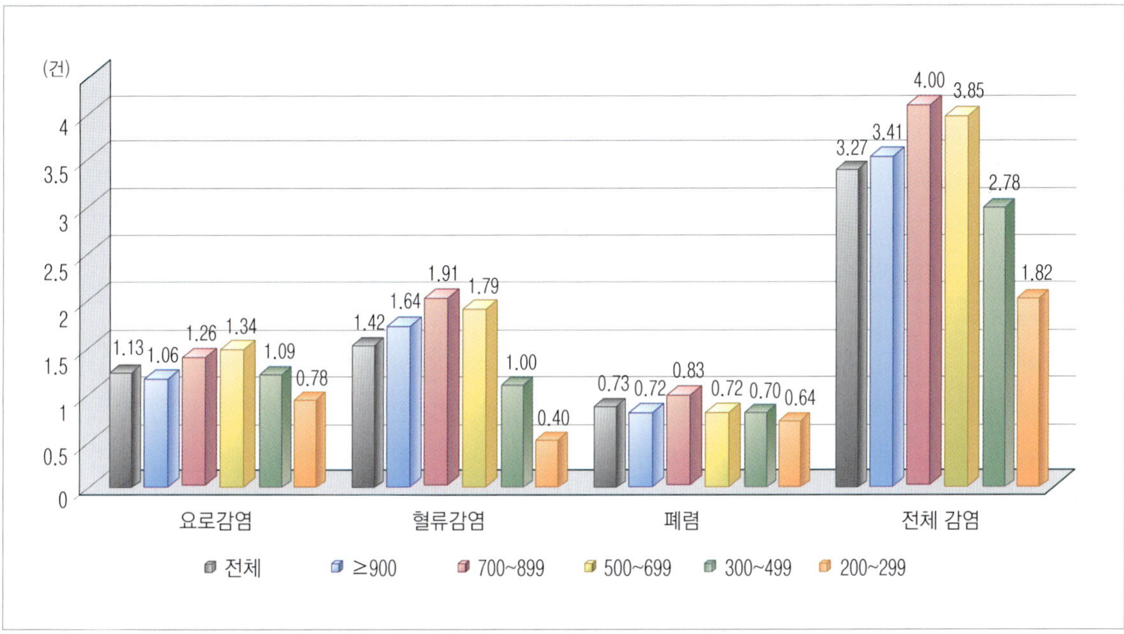

| 그림 1-1 | 병상 규모별 중환자실 의료관련감염률(재원 1,000일당)(KONIS)

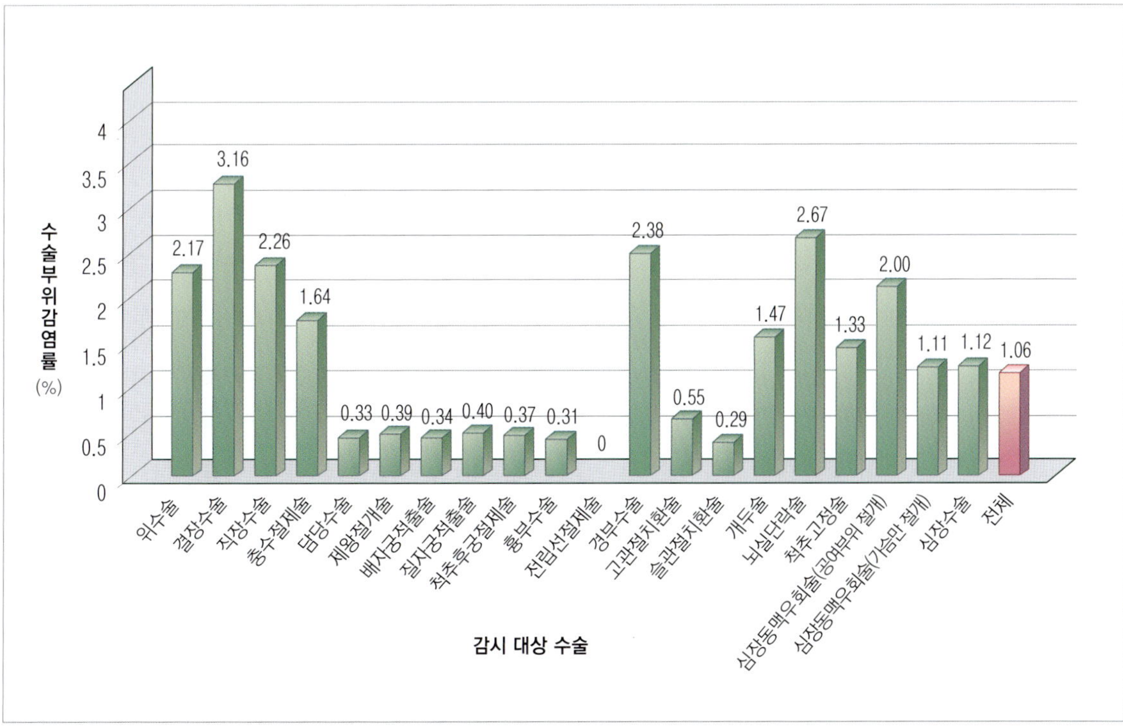

| 그림 1-2 | 수술 종류별 수술부위감염률(KONIS)

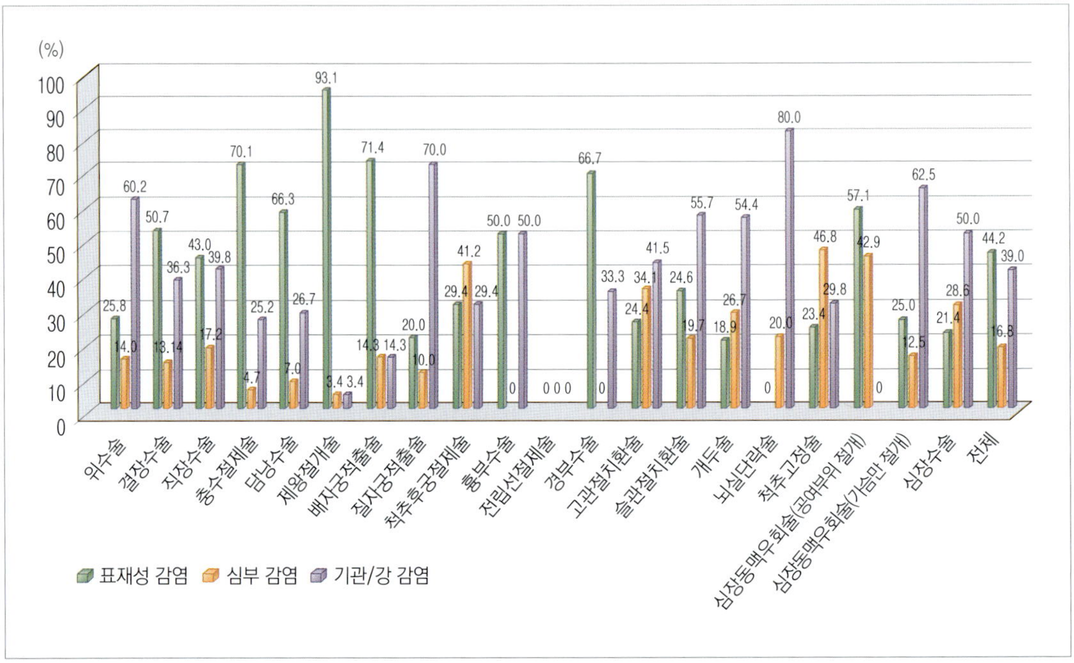

| 그림 1-3 | 수술부위감염 부위별 발생 분포(KONIS)

감염관리체계

감염을 예방하고 관리하는 가장 궁극적인 목표는 의료관련감염의 발생을 최소화하는 것이며, 감염관리 중재 활동을 통하여 환자를 보호하고 안전한 의료 환경을 제공하는 것이다. 효율적인 감염관리를 위해 감염관리위원회 및 감염관리실과 같은 인프라 구축이 필수적이며, 의료기관 최고의 경영진에서부터 의료현장의 다양한 실무담당자까지 모두가 하나의 목표를 공유하고 감염관리를 본인의 책임으로 인식하는 것이 중요하다. 이러한 조직을 기본으로 구축된 의료기관 내 감염관리 프로그램을 환자, 직원, 방문객 및 병원 환경을 대상으로 실행하고, 그 활동의 결과를 기반으로 수집된 관련 자료와 정보를 감염관리위원회에서 논의 후에 의사결정을 통해 새로운 감염관리 프로그램을 구축하는 과정이 끊임없이 순환되어야 한다. 훈련된 감염관리 인력으로 구성된 감염관리조직, 과학적 근거를 기반으로 제정된 규정 및 감염관리지침, 체계적인 교육과 훈련을 통해 의료직 종사자가 현장에서 일관되게 지침을 실행할 때 감염관리의 목표가 달성될 수 있다(그림 1-4).

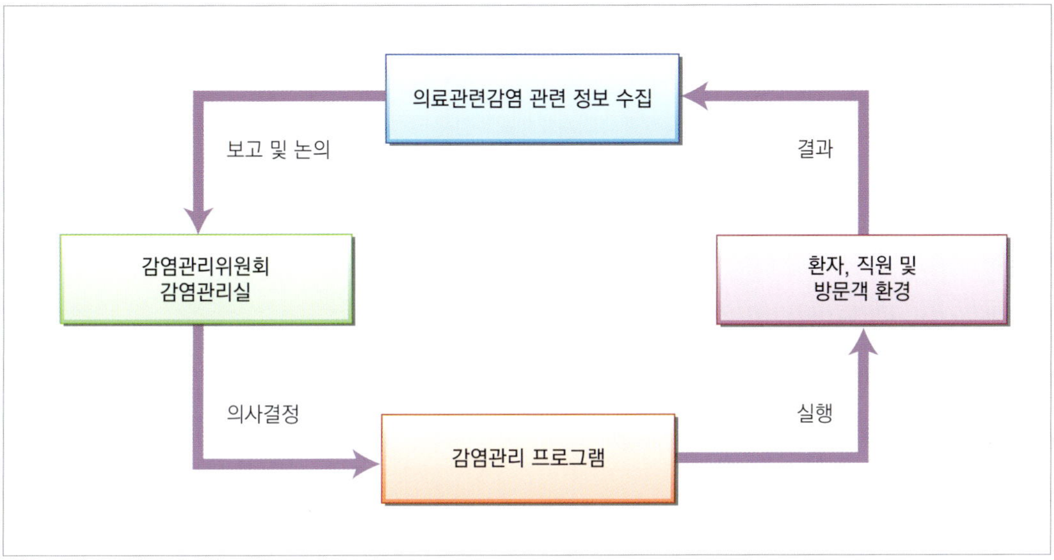

| 그림 1-4 | 감염관리 프로그램의 계획 및 승인 절차

1. 의료관련감염관리의 필수 요소

SENIC(Study on the Efficacy of Nosocomial Infection Control) 프로젝트는 미국에서 10년에 걸쳐 시행된 의료관련감염관리의 비용 효율성에 대한 연구로, 1985년도에 그 결과가 발표되었다(표 1-1). 여기에서는 효율적 감염관리의 필수적인 구성요소로 아래의 4가지를 제시하였다. 병원마다 성격이나 규모가 다르므로 그 필요에 따라 세부적인 프로그램은 조정할 수 있겠으나, 가장 핵심적인 요소는 감염관리 프로그램을 운영할 수 있는 전담요원의 활동이다.

- 체계적인 감염감시: 의료관련감염 발생률과 위험요인 조사
- 의료관련감염률 환류 프로그램 시행: 수술 외과의사 및 관련된 의료진
- 감염관리간호사: 250병상당 적어도 1명
- 역량 있는 감염관리의사의 활동

SENIC 프로젝트 보고서를 보면, 앞의 4가지 감염관리 구성요소가 갖추어진 병원에서는 의료관련감염의 발생률이 32% 감소했으나, 효과적인 감염관리 프로그램이 없는 병원에서는 의료관련감염 발생률이 18% 증가했다고 밝혔다. 또한 감염관리간호사의 수를 250병상당 최소 1명을 권장하였는데, 최근 미국 질병통제예방센터(Centers for Disease Control and Prevention, CDC)에서는 감

표 1-1 의료관련감염 감소에 효과적인 요소

종류	효과 있는 감염관리 방법	감염예방(%)
수술부위감염	ⓐ 감염발생 감시를 기초로 한 관리 ⓑ 집도의에게 감염률 통보, 역량 있는 감염관리의사의 활동	20%(ⓐ) 35%(ⓐ+ⓑ)
요로감염	ⓐ 250병상당 1명의 감염관리간호사 ⓑ 감염발생 감시를 기초로 한 관리	38%(ⓐ+ⓑ)
폐렴	ⓐ 감염발생 감시를 기초로 한 관리 ⓑ 250병상당 1명의 감염관리간호사	13%(ⓐ) 27%(ⓐ+ⓑ)
1차 패혈증	ⓐ 강도 높은 감염관리 ⓑ 감염발생 감시를 기초로 한 관리, 250병상당 1명의 감염관리간호사, 역량 있는 감염관리의사의 활동	15%(ⓐ) 35%(ⓐ+ⓑ)

출처: SENIC 프로젝트

염관리간호사가 100병상 또는 125병상당 최소 1명이 필요한 것으로 권고하고 있다.

2. 감염관리 조직

우리나라의 의료관련감염관리는 1990년대에 첫 발을 뗀 후 1992년 '병원감염관리준칙'의 개정과 2002년 의료법에 '병원감염의 예방' 조문을 신설하여 300병상 이상 종합병원의 감염관리위원회 및 감염관리실 운영 의무를 규정하는 등 의료기관의 기본적인 감염관리 시스템의 구축 근거를 마련하였다. 2003년 「의료법」이 개정되면서 병원감염관리와 감염관리전문간호사에 대한 조항이 삽입되었고 2012년에는 200병상 이상 중환자실을 운영하는 의료기관에 대해 의무적으로 감염관리위원회 및 감염관리실을 설치·운영하고 전담인력을 배치하도록 개정하는 등 감염관리 강화를 위한 의무사항이 점차 확대되고 있다. 2016년에는 감염관리 인력의 의무 배치가 좀 더 세분화되고 증가되는 방향으로 법조항이 개정되었으며 감염관리 인프라를 기준에 맞게 배치하고 감염관리 프로그램을 운영하는 의료기관을 대상으로 '감염예방관리료' 수가가 지급되기 시작하였다.

감염관리체계 내에는 감염관리의 전반적인 정책 수립과 의사결정의 기구인 '감염관리위원회'와 감염관리 전체의 실무를 담당하는 '감염관리실'이 가장 핵심적인 조직으로 운영되고 있다.

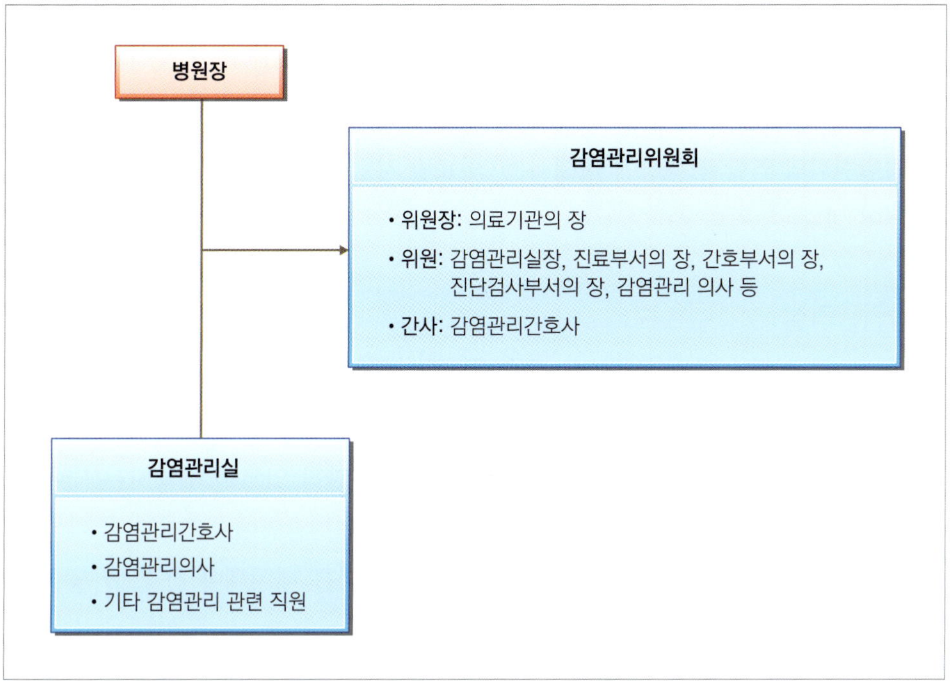

| 그림 1-5 | 감염관리체계의 조직도(예시)

감염관리간호사와 감염관리의사는 감염관리와 관련된 지식과 경험, 기술, 자격을 갖추어야 하며 감염관리 프로그램을 개발, 운영, 평가할 수 있어야 한다.

무엇보다도 환자와 직접적인 접촉 및 대면을 하는 직원들의 적극적인 참여가 중요하며, 각 기관의 규모와 특성에 따라 다양하게 조직될 수 있으나 의료법 시행규칙에 규정된 기본적인 조직은 그림 1-5와 같다.

1) 감염관리위원회

의료기관 내에서 효율적 감염관리를 위한 모든 사항을 다루는 최고의 의사결정 기구로 감염관리의 실무를 담당하는 감염관리실과 기관 내 주요 부서의 장으로 구성되며 의료기관의 장이 위원장으로 선정된다. 감염관리실로부터 의료관련감염의 전반적인 사항에 대하여 보고를 받고 사업 계획과 실적을 심의하며 정책과 규정을 결정한다. 2018년 10월부터는 종합병원 및 200개 이상의 병상을 갖춘 병원에서는 반드시 감염관리위원회를 설치 및 운영하도록 법안이 개정되었다. 감염관리위원회는 위원장 1명을 포함한 7명 이상~15명 이하의 위원으로 구성하며 감염관리실장, 진료부서의 장, 간호부서의 장, 진단검사부서의 장과 그 외 감염관리 의사 및 해당 의료기관의 장이 필요하다고 인정하는 사람(예: 수술실 또는 중환자실의 장, 중앙공급실 등) 그리고 외부 위촉 위원이 포함된다. 감염관리위원회의 역할과 운영에 대해서는「의료법 시행규칙」제43조와 제45조에 기술되어 있다.

2) 감염관리실

감염관리실은 감염관리간호사와 감염관리의사 등으로 구성되며 특히, 감염관리간호사는 감염관리 프로그램 운영의 실무를 담당한다. 국내「의료법 시행규칙」제46조에는 감염관리실 설치를 의무화하고, 감염관리 업무를 수행하는 데에 필요한 인력을 두어야 한다고 명시하였고 요양급여의 '감염예방관리료' 수가를 받으려면 일정 수의 감염관리간호사와 감염관리의사를 배치해야 하고, 이들은 필수 교육을 이수하거나 자격증을 갖추어야 한다.

(1) 감염관리간호사

감염관리간호사(infection control nurse)는 감염관리 전문인력으로서 감염관리 프로그램을 효과적으로 운영하는 핵심 실무자이다.

국내에서 감염관리전문간호사는 보건복지부장관이 지정하는 교육기관에서 감염관리전문간호사 교육과정을 이수하고, 한국간호교육평가원에서 주관하는 감염관리전문 분야 임상전문간호사 자격시험을 통과하면 보건복지부에서 인정하는 자격을 취득할 수 있다. 또한 대한감염관리간호사회에서 감염관리 실무경력, 학회 활동, 교육이수, 학술평점 및 논문 발표 등을 심사하여 감염관리 실무전문가 자격 인증을 하고 있다.

감염관리간호사는 감염병, 역학과 통계, 미생물, 환경 관리 등에 관련된 전문적 지식을 지녀야 하며, 병원체의 전파를 예방함으로써 안전한 환경을 유지하도록 노력해야 한다. 감염관리간호사의 주요 임무는 감염발생 감시, 유행조사, 상담과 자문, 감염관리위원회 활동과 참여, 교육 등을 통하여 의료관련감염의 발생을 감소시키는 데 있다.

(2) 감염관리의사

감염관리의사(infection control doctor)는 감염병, 미생물학, 역학, 통계학 등 감염관리에 필수적인 전문 지식과 경험이 있는 의사가 담당하는 것이 필요하다. 미국의 경우 대학병원에서는 감염관리를 전담하는 별도의 감염관리 전문의사인 병원 역학자(hospital epidemiologist)를 두기도 한다. 국내의 경우에는 감염내과, 진단검사의학과, 소아감염 관련 의사 등이 감염관리의사를 전담하거나 겸직하고 있다.

법 체계 내의 감염관리

■ 의료법 시행규칙

보건복지부령 제747호, 2020.9.4. 일부 개정, 2020.9.5. 시행

제43조(감염관리위원회 및 감염관리실의 설치 등) ① 법 제47조제1항에서 "보건복지부령으로 정하는 일정 규모 이상의 병원급 의료기관"이란 다음 각 호의 구분에 따른 의료기관을 말한다. 〈개정 2016.10.6.〉

1. 2017년 3월 31일까지의 기간: 종합병원 및 200개 이상의 병상을 갖춘 병원으로서 중환자실을 운영하는 의료기관
2. 2017년 4월 1일부터 2018년 9월 30일까지의 기간: 종합병원 및 200개 이상의 병상을 갖춘 병원
3. 2018년 10월 1일부터의 기간: 종합병원 및 150개 이상의 병상을 갖춘 병원

② 법 제47조제1항에 따른 감염관리위원회(이하 "위원회"라 한다)는 다음 각 호의 업무를 심의한다. 〈개정 2009.4.29., 2010.12.30., 2015.12.23., 2016.10.6.〉

1. 병원감염에 대한 대책, 연간 감염예방계획의 수립 및 시행에 관한 사항
2. 감염관리요원의 선정 및 배치에 관한 사항
3. 감염병환자 등의 처리에 관한 사항
4. 병원의 전반적인 위생관리에 관한 사항
5. 병원감염관리에 관한 자체 규정의 제정 및 개정에 관한 사항
6. 삭제 〈2012.8.2.〉
7. 삭제 〈2012.8.2.〉
8. 삭제 〈2012.8.2.〉
9. 그 밖에 병원감염관리에 관한 중요한 사항

③ 법 제47조제1항에 따른 감염관리실(이하 "감염관리실"이라 한다)은 다음 각 호의 업무를 수행한다. 〈신설 2012.8.2., 2016.10.6.〉

1. 병원감염의 발생 감시
2. 병원감염관리 실적의 분석 및 평가
3. 직원의 감염관리교육 및 감염과 관련된 직원의 건강관리에 관한 사항
4. 그 밖에 감염관리에 필요한 사항

[제목개정 2012.8.2.]

제45조(위원회의 운영) ① 위원회는 정기회의와 임시회의로 운영한다.

② 정기회의는 연 2회 개최하고, 임시회의는 위원장이 필요하다고 인정하는 때 또는 위원 과반수가 소집을 요구할 때에 개최할 수 있다.

③ 회의는 재적위원 과반수의 출석과 출석위원 과반수의 찬성으로 의결한다.

④ 위원장은 위원회를 대표하며 업무를 총괄한다.

⑤ 위원회는 회의록을 작성하여 참석자의 확인을 받은 후 비치하여야 한다.

⑥ 그 밖에 위원회의 운영에 필요한 사항은 위원장이 정한다.

제46조(감염관리실의 운영 등) ① 법 제47조제1항에 따라 감염관리실에서 감염관리 업무를 수행하는 사람의 인력기준 및 배치기준은 별표 8의2와 같다. 〈개정 2016.10.6.〉

의료법 시행규칙 [별표 8의2] 〈신설 2016.10.6.〉

감염관리 업무를 수행하는 사람의 인력기준 및 배치기준(제46조제1항 관련)

1. 인력기준: 감염관리실에서 감염관리 업무를 수행하는 사람은 감염관리에 관한 경험 및 지식이 있는 사람으로서 의사, 간호사 또는 해당 의료기관의 장이 인정하는 사람으로 한다.

2. 배치기준: 다음 각 목의 구분에 따라 배치한다.

가. 상급종합병원

1) 의사

구분	100~ 300 병상	301~ 600 병상	601~ 900 병상	901~ 1,200 병상	1,201~ 1,500 병상	1,501~ 1,800 병상	1,801~ 2,100 병상	2,101~ 2,400 병상	2,401 병상 이상
의사	1명 이상	2명 이상	3명 이상	4명 이상	5명 이상	6명 이상	7명 이상	8명 이상	9명 이상

2) 간호사 및 해당 의료기관의 장이 인정하는 사람

구분	100~ 200 병상	201~ 400 병상	401~ 600 병상	601~ 800 병상	801~ 1,000 병상	1,001~ 1,200 병상	1,201~ 1,400 병상	1,401~ 1,600 병상	1,601~ 1,800 병상	1,801~ 2,000 병상	2,001~ 2,200 병상	2,201~ 2,400 병상	2,401 병상 이상
간호사	1명 이상	2명 이상	2명 이상	3명 이상	3명 이상	4명 이상	4명 이상	5명 이상	5명 이상	6명 이상	6명 이상	7명 이상	7명 이상
의료기관의 장이 인정하는 사람	1명 이상	1명 이상	2명 이상	2명 이상	3명 이상	3명 이상	4명 이상	4명 이상	5명 이상	5명 이상	6명 이상	6명 이상	7명 이상

나. 종합병원

구분	100~ 300 병상	301~ 600 병상	601~ 900 병상	901~ 1,200 병상	1,201~ 1,500 병상	1,501~ 1,800 병상	1,801~ 2,100 병상	2,101 병상 이상
의사	1명 이상	2명 이상	3명 이상	4명 이상	5명 이상	6명 이상	7명 이상	8명 이상
간호사	1명 이상	2명 이상	2명 이상	3명 이상	3명 이상	4명 이상	4명 이상	5명 이상
의료기관의 장이 인정하는 사람	1명 이상	1명 이상	2명 이상	2명 이상	3명 이상	3명 이상	4명 이상	4명 이상

다. 병원

인력	150~300병상	301~600병상	601~900병상	901~1,200병상	1,201병상 이상
의사	1명 이상	2명 이상	3명 이상	4명 이상	5명 이상
간호사	1명 이상	1명 이상	1명 이상	1명 이상	1명 이상
의료기관의 장이 인정하는 사람	1명 이상	1명 이상	1명 이상	1명 이상	1명 이상

② 제1항에 따라 감염관리실에 두는 인력 중 1명 이상은 감염관리실에서 전담 근무하여야 한다.

③ 제1항에 따라 감염관리실에서 근무하는 사람은 별표 8의3에서 정한 교육기준에 따라 교육을 받아야 한다. 〈개정 2016.10.6.〉

[전문개정 2012.8.2.]

의료법 시행규칙[별표 8의3]〈개정 2016.10.6〉

감염관리실 근무 인력의 교육기준(제46조제3항 관련)

1. 교육 내용: 감염관리업무 개요 및 담당 인력의 역할, 감염관리 지침, 감시자료 수집 및 분석, 의료관련감염 진단, 미생물학, 소독 및 멸균, 환경관리, 병원체별 감염관리, 분야별 감염관리, 역학통계, 임상미생물학, 유행조사, 감염감소 중재전략, 격리, 감염관리사업 기획 · 평가 등 감염관리와 관련된 내용
2. 교육 이수 시간: 매년 16시간 이상
3. 교육 기관: 다음 각 목의 어느 하나에 해당하는 기관
   가. 국가나 지방자치단체
   나. 「의료법」 제28조에 따른 의사회 또는 간호사회
   다. 「한국보건복지인력개발원법」에 따른 한국보건복지인력개발원
   라. 그 밖에 감염관리 관련 전문 학회 또는 단체

※ 비고: 감염관리실 근무 인력(감염관리 경력 3년 이상인 사람으로 한정한다)이 감염관리 관련 전문 학회에서 주관하는 학술대회 또는 워크숍에 매년 16시간 이상 참석한 경우에는 제1호부터 제3호까지의 규정에 따라 교육을 받은 것으로 본다.

제46조의4(의료관련감염 자율보고의 절차 등) ① 법 제47조제8항에 따른 자율보고(이하 "자율보고"라 한다)를 하려는 사람은 다음 각 호의 구분에 따른 보고서를 질병관리청장에게 제출해야 한다.

감염관리 프로그램

감염관리 프로그램은 가장 효율적인 방법을 통해 감염의 발생을 예방 및 최소화하여 환자, 방문객, 의료기관 종사자를 비롯한 모든 출입자를 안전하게 보호하기 위한 목적을 가지고 있다.

효율적인 감염관리를 위해서는 각 의료기관에 맞는 위험 분석을 통해 우선순위를 결정한다. 감염관리 프로그램은 감시체계 구축과 운영, 감염관리 규정 및 지침 개발, 감염예방과 관리를 위한 중재활동, 지침 이행도 모니터링, 교육과 훈련, 신속대응체계 구축, 상담과 자문, 직원 감염관리 등을 포함한다.

1. 감염관리 프로그램의 계획

감염관리 프로그램은 의료기관의 내 · 외부적 특성을 고려하여 계획하고, 위험분석을 통해 우선순위를 결정하며 이에 따라 감염관리의 목표를 설정한다. 위험요인이나 감염관리 우선순위는 각 의료기관별로 다양할 수 있지만, 감염관리에 대한 기본 운영원칙은 다르지 않다. 감염관리 프로그램은 감염관리위원회의 승인 후 시행하도록 하며 매년 재평가 및 계획을 시행한다.

2. 감염관리 프로그램의 구성

감염관리 프로그램은 다음의 내용을 포함하며, 의료기관 전체에서 동일하게 적용되어야 한다.

1) 감염관리 지침 및 규정의 제정과 개정

의료기관은 명문화된 감염관리 지침과 규정을 제정하고 적용하며 주기적으로 개정해야 한다. 감염관리 지침은 질병관리청 등 보건당국과 전문학회 및 단체의 권고사항을 기반으로 관련법과 최신의 과학적 근거에 따라 작성한다. 또한 감염관리 지침은 임상실무에서 잘 수행되고 있는지 주기적으로 평가한다.

2) 감시

감시체계 구축에 있어 훈련된 인력과 검사체계 확보는 매우 중요하다. 감염발생

조사, 자료의 데이터화, 결과 분석을 시행하고 감시활동의 결과를 감염관리위원회에 보고하며, 유관 부서에 공유 후 환류한다. 의료기관의 감염발생뿐만 아니라 지역사회 관련 주요 병원체 발생에 대한 감시도 체계 내에 포함할 수 있다.

3) 유행관리

의료기관 내 감염성 질환의 유행발생(outbreak)이 의심되는 경우, 역학조사 및 중재활동을 실시한다. 유행발생은 감염감시 활동 중 감염률의 증가, 일상적이지 않은 균주의 확인 등을 통해 확인할 수 있다.

4) 감염예방과 감소를 위한 수행증진 방안 마련

의료관련감염 감소를 위한 중재방안을 마련하고 실무 현장에서 효율적으로 적용될 수 있도록 다양한 전략을 활용하도록 한다. 지침을 만들어 배포하는 것에서 그쳐서는 안 되며 간단하고 비용 효과적인 방법이 실제적으로 적용될 수 있도록 하는 것이 필요하다(예: 동선 감안, 인체공학적 설계 등).

5) 감염관리 지침 수행도 모니터링

감염관리 지침과 규정이 실무에서 잘 이해되고 있는지 확인하는 과정이며, 표준화된 방법으로 주기적인 모니터링을 시행하고, 그 결과를 의료기관 경영진, 부서장 및 유관부서 직원들에게 환류한다.

6) 교육 및 훈련

의료기관의 직원과 환자에게 감염관리에 대한 교육과 훈련을 제공할 때는 대상자의 교육 수준, 학습방법, 근무 형태에 따라 교육 방법과 내용을 조정한다. 환자와 방문객에게 감염관리 주의사항을 안내하고 환자와의 접촉이 가능한 교육생이나 업체 직원도 교육 대상에 포함시킨다.

7) 상담과 자문

의료기관 내에서 다양하게 발생하는 감염관리 측면의 질의와 고려사항을 자문하고 대안을 탐색한다.

8) 직원 감염관리

직원 건강관리 프로그램은 질병의 감염력, 감염성 질환에 노출된 직원관리, 노출 후 예방 조치와 직무 제한 등을 포함한다. 모든 직원은 정기적인 건강관리를 받아야 하며, 가능하면 B형간염 등의 감염성 질환에 대한 면역상태를 확인할 필요가 있다. 또한 직원의 감염성 질환에 대한 적절한 예방접종 프로그램이 있어야 한다.

9) 신속대응체계 구축

감염병 유행 발생과 같은 국가재난 상황 및 응급상황에 대하여 신속하게 대응할 수 있는 체계를 구축하고 각 경보 단계별로 실제 운영과 동일한 과정의 예방 교육과 훈련을 실시한다.

감염관리간호사의 역할과 역량 강화

미국의 SENIC 프로젝트에 따르면 효과적인 감염관리를 위한 적정인력으로 250병상당 1명을 권고하였으며, 최근 급성질환자를 다루는 병원의 경우 100병상당 1명 수준을 권고하고 있다. 국내에서는 1991년 최초의 감염관리간호사가 배치된 이후 감염관리간호사는 의료관련감염으로부터 환자와 직원을 보호하는 데 선두적인 역할을 해왔다. 2004년부터 시행된 의료기관평가와 2010년 변경된 의료기관인증평가에 환자안전과 감염관리를 질향상 평가의 중요한 요소로 반영하고 있어 일선 병원에서 감염관리의 중요성이 부각되었다. 2016년 개정된 「의료법 시행규칙」에 따라 200병상당 1명 이상 전담 인력 배치가 규정되었고, 같은 해 신설된 '감염예방관리료' 수가 수급을 위해서는 150병상당 1명의 전담 인력 및 500병상당 1명의 자격증 소지자를 배치하도록 관련 조항이 강화되었다.

1. 감염관리간호사의 역할

감염관리간호사는 감염관리 프로그램을 실제적으로 운영하는 핵심적인 인물로 감염관리 프로그램에 포함되는 감시(surveillance) 및 감염 자료의 수집과 분석,

유행발생의 예방과 조사, 감염관리위원회 운영, 감염 관련 정책 개발 및 지침수립, 감염성 질환관리, 직원 감염관리, 감염관리에 대한 조언 및 상담, 환경관리, 외부평가 대비, 행정업무, 감염관리 중재활동 등을 수행한다. 또한 효과적이고 질 높은 감염관리를 위해서는 최신 연구 결과를 활용하거나 감염 관련 연구를 수행하는 것이 필요한데, 지속적인 문헌고찰과 사정을 통해 필요한 연구 분야가 있는지 파악하고 연구된 내용에 대하여 실무에 적용이 가능하도록 추진한다. 감염관리활동 중 다른 전문가와 정보를 공유할 필요가 있는 경우, 국내외 학회에 발표하고 논문을 작성하는 것도 중요하다.

2. 감염관리간호사의 핵심역량

감염관리업무를 담당하는 필수 전문인력인 감염관리간호사의 핵심역량은 감염관리와 의료의 질적인 향상을 위해 매우 중요한 부분이라 할 수 있다. 핵심역량이란 특정 역할을 성공적으로 수행하는데 결정적인 영향을 주는 지식, 기술, 가치 및 태도 등의 통합체이며 해당 분야에 필수적인 역할을 수행하는데 요구되는 능력을 규명하는 의사결정도구이다. 미국감염관리자격시험위원회(Certification Board of Infection Control and Epidemiology, Inc., CBIC)는 감염관리 실무 전문가가 되기 위한 핵심역량으로 감염성 질병과정의 역학 및 확인, 감염감시 및 역학조사, 감염원과 인체의 전파예방 및 관리, 직원건강, 관리와 의사소통(리더십), 교육 및 연구의 6가지 영역에 대한 지식이 있어야 한다고 하였다(그림 1-6).

국내 감염관리간호사 103명을 대상으로 한 핵심역량과 영향요인 분석연구(김경미와 최정실, 2014)에 따르면 직원건강, 감염감시 및 역학조사 영역의 핵심역량 수준이 높았고, 관리와 의사소통, 교육과 연구영역의 핵심역량 수준이 비교적 낮았다. 감염관리간호사의 핵심역량에 영향을 미치는 요인으로는 감염관리 경력, 감염관리전문간호사 자격증의 유무 등이었다.

2015년 메르스 유행 시 문제로 지적된 감염관리 인프라 구축을 위해 2016년 의료법이 개정됨에 따라 감염관리간호사의 수가 급격히 증가하였고, 약 2년이 경과한 2018년에 243명의 감염관리간호사를 대상으로 시행된 '감염관리인력을 확대하는 의료법 개정에 따른 감염관리간호사의 핵심역량 조사'(최정실, 2019)에서도 감염관리간호사의 핵심역량에 영향을 미치는 요인으로 감염관리 지식,

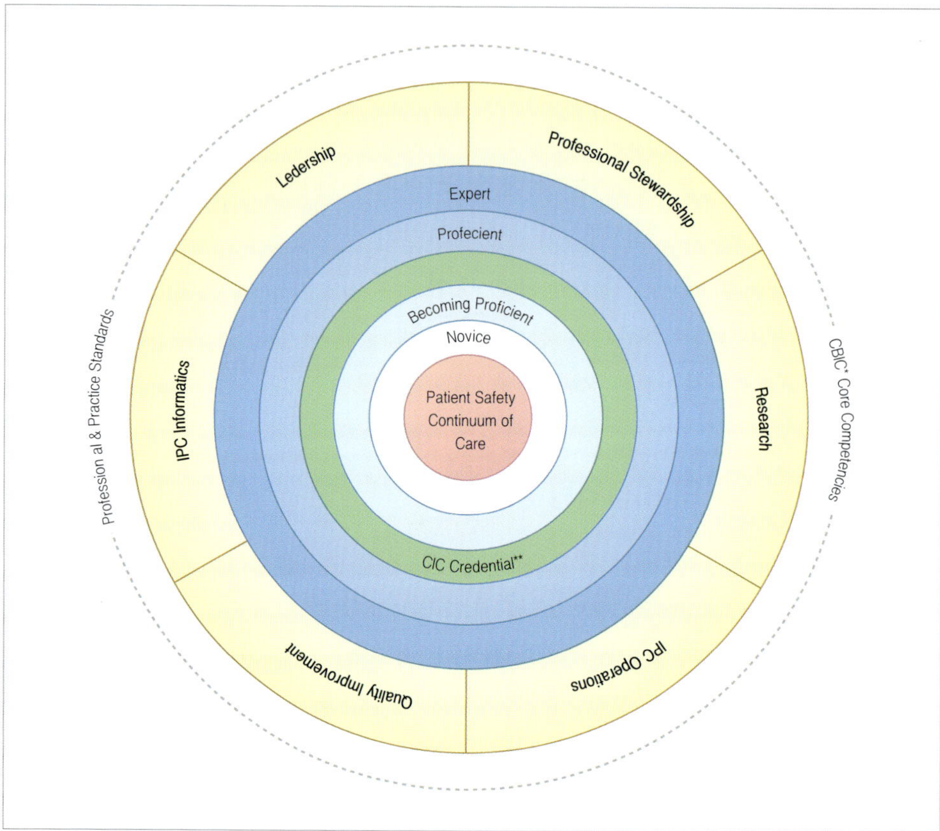

| 그림 1-6 | 감염관리간호사 핵심역량모델(2019)

* CBIC: Certification Board of Infection Control and Epidemiology, Inc.
** CIC: Certification of Infection Control and Epidemiology
출처: 미국 감염관리전문가협회(Association for Professionals in Infection Control and Epidemiology, Inc.)

감염관리 경력, 감염관리간호사 인정 여부의 순으로 유의하게 나타났다.

감염관리간호사의 핵심역량 수준을 향상하기 위해서는 감염관리 전문 경력을 유지하고, 지속적으로 자격증을 관리하기 위한 제도적 노력이 수반되어야 할 것이다.

표 1-2 감염관리간호사의 핵심역량(김경미와 최정실, 2014)

A. 감염질환 과정의 확인
1. 집락, 감염, 오염을 구분한다.
2. 질병과정과 관련된 발생, 보유소, 잠복기, 전염기간, 전파양식, 증상과 징후, 감수성을 안다.
3. 진단검사 결과와 검사실 결과를 해석한다.
4. 즉시 검토하고 조사해야 하는 역학적으로 중요한 미생물을 안다.
5. 예방적 · 경험적 · 치료적 항생제의 차이를 안다.
6. 환경 미생물 모니터링의 적응증을 안다.
7. 일반적인 감염과정을 진단하는 검사 종류의 장단점을 안다.
8. 복잡한 진단검사결과(PCR, 분자역학 검사 등)의 장단점 및 정보를 알고 결과를 해석할 수 있다.
B. 감염감시 및 역학조사
1. 감시체계를 설계한다.
2. 감시자료를 수집하고 정리한다.
3. 감시자료를 해석한다.
4. 감염유행 조사를 실시한다.
C. 감염원과 인체의 전파예방 및 관리
1. 감염예방 및 관리를 위한 지침과 방법을 개발하고 검토한다.
2. 탄저, 인플루엔자 등의 생물학적 원인체에 대한 지역사회 대응을 계획함에 있어서 공중보건 단체와 협조한다.
3. 다음과 관련된 감염예방 및 관리 전략을 알고 적용한다. 1) 손위생 2) 세척, 소독, 멸균 3) 부서별 감염관리와 치료 환경 4) 치료적 · 진단적 시술 및 기구와 관련된 위험요인 5) 감염의 가능성이 있는 오염된 기구나 물품의 회수 6) 격리주의의 시작과 종료 7) 환자의 배치, 이송, 퇴원 8) 환경의 감염위험과 관리 9) 환자의 치료 물품과 의료기구 사용에 대한 감염관리 지침 10) 환자 예방접종 프로그램 11) 병원의 공사와 보수 12) 전염성질환 환자의 유입과 감염관리
D. 직원건강
1. 건강검진과 예방접종 프로그램을 검토 · 개발한다.
2. 전염성질환 및 전염성질환의 노출과 관련된 상담, 추후관리, 권고를 제공한다.
3. 직업상 노출 발생률의 동향과 정보에 대한 직원건강관리 부서와 감염관리부서 간의 정보교환과 분석을 돕는다.
4. 감염질환에 대한 직업적 노출 위험요인을 사정한다.

표 1-2 감염관리간호사의 핵심역량(김경미와 최정실, 2014)(계속)

E. 관리와 리더십
1. 조직의 감염위험을 사정한다.
2. 감염예방 및 관리 프로그램에 대한 사명, 전망, 목적, 측정가능한 목표, 활동계획을 개발, 평가, 개정한다.
3. 감염예방 및 관리 프로그램을 위한 특정한 물품, 인원, 자원을 권고한다.
4. 손익 사정, 효과 연구, 물품의 평가에 참여한다.
5. 임상소견(clinical outcome)과 재정 영향에 기초한 실무 변화를 권고한다.
F. 의사소통과 회환
1. 감염예방과 관리 결과, 권고, 연중 보고, 지침, 절차를 개인, 위원회, 부서, 병동에 제공할 수 있다.
2. 외부, 내부 고객과 의사소통을 한다.
3. 반대하거나 예견하지 못한 사건의 확인과 검토를 함에 있어 위험관리 및 질관리에 협력한다.
4. 인증 및 규제사안을 평가하고 실천을 촉진한다.
G. 질 · 수행 증진과 환자의 안전
1. 감염예방 및 관리와 관련된 질 · 수행 증진과 환자의 안전에 참여한다.
2. 도표를 사용하여 질 · 수행 증진 프로젝트를 설명한다.
H. 교육
1. 교육요구의 사정, 목적 및 측정 가능한 목표의 개발, 교육 제공을 위한 수업계획을 준비한다.
2. 교육적 전략을 위한 성인학습원리를 적용하고, 교육적 수업을 제공한다.
3. 여러 가지 감염관리예방 및 관리의 주제로 교육적 워크숍, 강의토의, 일대일 강의를 준비, 실시, 조정한다.
4. 교육의 효과와 학습자 결과를 평가한다.
5. 감염예방 및 관리 방법에 대하여 환자, 가족, 방문자를 교육한다.
I. 연구
1. 연구 결과를 평가하기 위해 비판적 독해 능력을 적용한다.
2. 교육과 자문을 통해 연구 결과를 실무에 포함시킨다.

관련 연구

2018년 국내 의료기관 종별 감염관리 기반 및 활동 현황 조사 결과

질병관리청 감염병관리센터 의료감염관리과 박현정, 구현숙, 이승재, 이형민
보건복지부 보건의료정책실 질병정책과 정율원
주간 건강과 질병 제12권 제31호

지속적인 증가 추세에 있는 의료관련감염에 대한 관리 정책을 위해, 2018년 의료기관 내 감염관리 현황에 대한 조사가 수행되었다. 2,018개의 조사 대상 의료기관 중, 1,442개 의료기관이 설문에 응답하였고 분석 결과, 감염관리위원회와 감염관리실을 설치하고 운영하는 것이 감염관리 계획 수립, 감염 위험요인 평가, 유행 확인 및 대응 등의 감염관리 활동을 더욱 강화하는 것으로 나타났다. 종합병원, 상급종합병원 이상 규모의 의료기관은 감염관리실 설치와 감염관리위원회 운영에 모두 참여하고 있으나, 설치 의무기관이 아닌 200병상 이하인 병원의 73.8%는 감염관리위원회를, 89.7%는 감염관리실을 운영하지 않고 있었다. 상급종합병원의 경우, 평균 4명의 의사와 7명의 간호사가 감염관리실에 근무 중이나, 병원과 요양병원의 감염관리 평균 인력은 의사와 간호사 모두 1명 이하인 것으로 나타났다. 또한 감염관리 인력의 법적 의무교육 이수 시간은 상급종합 · 종합병원에서는 연간 16시간 이상을 상회하였으나, 병원 · 요양병원의 경우 5~12시간으로 16시간에 미치지 못하는 것으로 조사되었다. 대부분의 의료기관에서 병동 입원 예정인 환자의 다제내성균 감염 여부를 확인하고 있었으나, 선별검사까지 시행하는 경우는 많지 않았고 병원과 요양병원은 각각 51.5%, 36.6%에서만 격리를 시행하고 있었다. 연간 감염관리 계획 수립, 구체적인 사정도구를 사용한 의료기관 내 감염 위험 사정 여부, 유행발생 시 관리 등의 활동은 감염관리위원회를 운영하고 있는 의료기관에서 유의하게 높았다.

• 요 약 •

1. 감염관리 활동 현황은 감염관리위원회와 감염관리실이 설치되어 있는 의료기관과 그렇지 않은 의료기관 간 차이가 큰 것으로 나타났다. 의료기관 내 감염에 대한 적극적인 감시 및 관리 프로그램이 감염예방과 관리에 효과적이라는 것은 이미 알려져 있으나, 상당수 의료기관들에서는 감염관리 기반이 취약하여 감염관리 활동에 어려움을 겪고 있다.
2. 의료관련감염 관리를 위해 국내 의료기관 종별로 대규모 조사를 진행하여 감염관리 활동 수준, 문제점 및 장애요인 등에 대한 정확한 현황 파악이 필요하며, 향후 의료관련감염 관리의 향상을 위한 감염관리체계 및 인프라 구축의 토대를 마련해야 한다.

• 확/인/학/습 •

1. 다음 중 의료관련감염이 아닌 것은?
   ① 뇌출혈로 외과계 중환자실에 입실한 후, 30일째 요로감염이 발생한 최 씨
   ② 발열과 기침으로 입원한 다음 날, 폐렴을 진단받은 오 씨
   ③ 입원 2일째 위절제술을 받고 중환자실에 입실한 후, 5일째 폐렴이 발생한 김 씨
   ④ 혈액종양내과에 입원하여 중심정맥관을 삽입한 후, 3일째 혈류감염이 발생한 이 씨
   ⑤ C형간염 환자의 혈액이 눈에 튀는 사고 발생 3개월 후, anti-HCV 양성판정을 받은 의사

2. 다음 중 국내 의료관련감염 발생에 대한 설명으로 맞는 것은?
   ① 일반적으로 전체 수술 환자의 5~10%에서 의료관련감염이 발생한다.
   ② 집중적인 치료가 이루어지는 중환자실은 의료관련감염 발생률이 낮은 부서이다.
   ③ 효율적인 감염관리 활동을 통해 의료관련감염이 전혀 발생하지 않도록 예방할 수 있다.
   ④ 수술부위감염은 수술 전 · 중 · 후 관리와 적극적인 감염관리를 통해 약 35%까지 예방이 가능하다.
   ⑤ 의료기관의 특성, 병상 수, 감염감시 방법은 의료관련감염 발생률에 영향을 미치지 못한다.

3. 의료법 시행규칙에 따른 감염관리실 근무 인력의 연간 필수 감염관리 교육 시간은?
   ① 8시간 ② 12시간 ③ 16시간
   ④ 20시간 ⑤ 24시간

• 정/답/및/해/설 •

1. 정답 ②
   해설 입원 전에 증상이 시작되어 입원 다음 날 폐렴이 발생한 경우는 기존에 지역사회에서 발생한 감염에 속한다.

2. 정답 ④
   해설 일반적으로 전체 입원 환자의 5~10%에서 의료관련감염이 발생하며 침습적 처치, 중증도, 기저질환과 관련하여 중환자실에서의 의료관련감염 발생이 높다.
   효율적인 감염관리 활동을 실행하더라도 의료관련감염이 전혀 발생하지 않도록 예방할 수 없으며, 의료기관의 특성, 병상 수, 감염감시 방법에 따라 의료관련감염 발생률이 달라진다.

3. 정답 ③
   해설 의료법 시행규칙 제46조의 별표 8의 3에서 정한 교육기준에 따라 감염관리실에서 근무하는 동안 매년 16시간의 감염관리 교육을 받아야 한다.

참고문헌

1. 김경미, 최정실(2014). 국내감염관리간호사의 핵심역량과 영향요인 분석. 성인간호학회지, 20(1): 11~21.
2. 대한의료관련감염관리학회(2020). 전국의료관련감염감시체계 중환자실 부문 결과 보고: 2018년 7월부터 2019년 6월. 의료관련감염관리, 25(2): 115~127.
3. 대한의료관련감염관리학회(2020). 2018년 전국 수술부위감염 감시체계 결과 보고. 의료관련감염관리, 25(2): 128~136.
4. 박현정, 구현숙, 이승재, 이형민, 정율원(2018). 2018년 국내 의료기관 종별 감염관리 기반 및 활동 현황 조사 결과. 질병관리청 주간 건강과 질병, 12(31).
5. 질병관리청, 대한의료관련감염관리학회(2017). 의료관련감염 표준예방지침.
6. 질병관리청. 의료관련감염의 정의. http://www.cdc.go.kr/contents.es?mid=a20301080100(Update on 25 January 2021).
7. 최정실(2019). 감염관리인력을 확대하는 의료법개정에 따른 감염관리간호사의 핵심역량 조사. 의료관련감염관리, 24(1): 35~42.
8. Association for professionals Infection control and prevention(2009). *APIC text of Infection Control and Epidemiology*. Washington: APIC, Inc.
9. Harbarth S. et al.(2003). The preventable proportion of nosocomial infections: an overview of published reports. *J Hosp Infect* 54: 258~266.

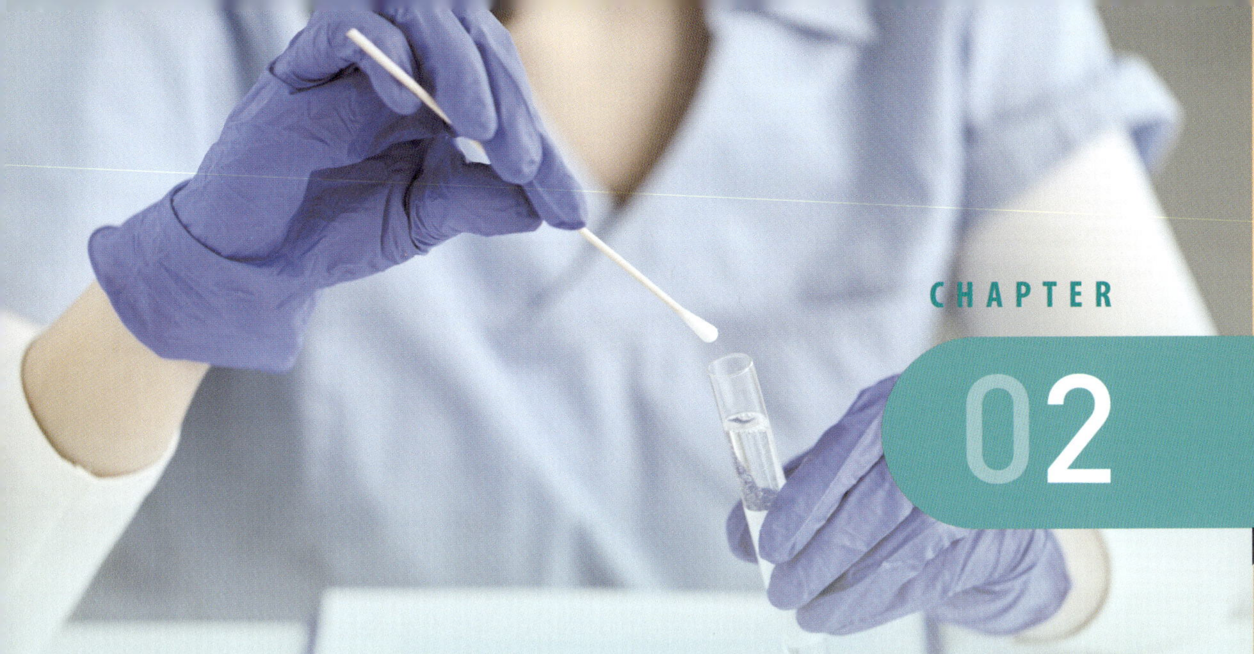

CHAPTER

02

감염관리와 유행조사

최정실

유행조사는 감염원과 전파경로를 파악하여 유행을 종식시키고 재발을 예방하기 위한 것이다. 병원뿐만 아니라 지역사회에서 사용되는 효과적인 감염관리 방법으로 역학이 활용된다. 그러므로 유행발생에 대한 기본적인 개념과 역학조사, 대책수립 및 보고과정에 대하여 잘 알고 유행발생 시 적절하게 대응해야 한다.

학습목표

1. 감염유행의 개념을 설명할 수 있다.
2. 유행발생을 확인할 수 있다.
3. 유행조사의 순서를 설명할 수 있다.
4. 유행조사 시 역학적인 방법을 활용할 수 있다.

개요

1. 용어 정의

- **감염토착:** 감염토착(endemic)이란 특정한 지역(혹은 병원)에 그 질병이 어떤 형태이건 항상 존재하며, 비교적 오랜 기간 동안 발생이 일정한 수준을 유지하는 경우를 의미한다.
- **감염유행:** 감염유행(outbreak, epidemic)은 특정지역(혹은 병원)에서 질병이나 감염이 일상적인 수준 이상으로 많이 발생하는 것으로, 통계적으로 유의하게 증가($p<.05$)하는 것을 의미한다. 단, 흔히 발생하는 질병이 아닌 경우(예: botulism)에는 한 건의 질병이 발생하더라도 유행발생으로 간주한다.

2. 유행조사의 목적

유행조사의 목적은 다음과 같다.

- 감염이 더 이상 발생하지 않도록 조절하고 예방한다.
- 감염유행의 원인이 되는 요인들을 확인하여 이와 유사한 감염유행이 발생하지 않도록 적절한 중재방법을 개발한다.
- 감염유행에 의하여 발생하는 문제점들을 사전에 예방한다.

3. 유행발생 조사 시 주의사항

감염유행은 단순한 의료적인 문제뿐만 아니라 정치적 · 경제적 · 법적인 문제를 야기시킬 수 있으므로 신중하고 조심스럽게 조사에 임한다. 필요에 따라 조사내용을 병원행정가(원장단 등), 해당 부서장에게 알리고 긴밀한 연락을 취한다. 또한 법적인 문제에 당면할 수도 있으므로 직원과의 면담일시, 면담내용, 조사내용 등 역학조사팀의 결과를 자세히 기록하여 해결책을 찾도록 한다. 또한 조사 시작 시에는 책임자를 미리 정해두고 조사를 실시한다.

4. 유행의 확인

유행은 다음과 같은 자료를 토대로 확인하며, 유행이 확인되면 유행조사를 실시한다.

① 정기적인 감염감시 자료

의료관련감염 감시활동을 통해 감염률의 증가, 병원 균주의 추이, 일상적이지 않은 균주 발생, 감염률의 증가 등으로 유행을 확인할 수 있다. 감염률의 증가는 관리도를 통해 확인할 수 있다(그림 2-1).

② 미생물검사 결과

정기적인 미생물검사 결과 검토를 통해 특정균에 의한 감염이 동시에 많이 발생하는 경우를 확인한다.

③ 병원의료진의 보고

환자와 직원이 동시에 동일한 질병이 발생하는 경우, 특별한 시술이나 기구와 관련된 감염이 동시에 발생하는 경우에 해당된다.

④ 기타

레지오넬라폐렴, 사슬알균상처감염, 살모넬라감염증은 병원에서 흔히 발생하지 않는 감염이다.

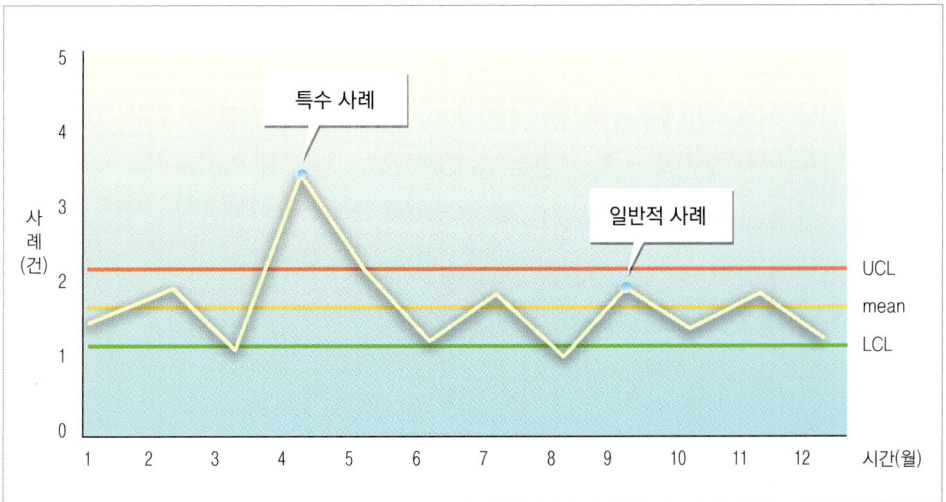

| 그림 2-1 | 관리도(control chart)

UCL: upper control limit(mean+3SD), LCL: lower control limit(mean-3SD)

Tips

관리도(control chart)

산업분야에서 사용되던 것으로 품질의 산포를 관리하기 위하여 하나의 중심선과 2개의 관리한계선(관리 상한선, 하한선)을 설정한 그래프를 의미한다. 보통 시간적인 흐름을 횡축으로 해서 플로트되고, 그 점의 위치나 배열에 따라서 특성치의 변동이 우연변동인지 혹은 이상한 변동인지의 여부가 판정된다.

역학

유행발생의 수준에 대하여 Halley 등은 퇴원환자 12,000명당 1건이 발생하며, 150병상 이상의 규모에서는 적어도 1년에 1건의 감염유행이 발생하는 것으로 추정하였다. 또한 Wenzel 등은 3차 의료기관의 경우 10,000명당 1건의 감염유행이 발생하며, 전체 의료관련감염의 4%가 감염유행과 관련이 있고, 병원성 균혈증의 8%가 감염유행 기간 중에 발생한다고 보고하였다.

유행조사의 방법

감염은 병원성 미생물이 존재하거나(the agent), 환자의 면역기전이 저하된 상태(the host), 적절한 전파경로(mode of transmission)가 존재 시 발생하게 된다. 따라서 이러한 요소들은 집단감염 발생을 차단시킬 수 있는 중요한 연결고리가 되며 감염유행의 조사 시 필수요소이다.

유행발생을 조기에 감지하였을 때 가장 먼저 해야 할 일은 임상적으로 매우 중요한 병원균주나 유행발생과 관련된 것으로 의심되는 기구나 각종 도구 등을 확보하는 것이다. 유행조사는 감염원, 숙주 및 전파방법을 고려해야 하며, 유행발생이 의심되면 가능한 모든 의료인이 유행조사팀에 포함되어야 한다(예: 감염관리 전담 인력, 발생부서의 장, 수간호사, 미생물검사 관련 부서장, 병원관리자 등). 두 번째 고려해야 할 사항은 유행조사 초기단계에 분리균주에 대한 항생제 감수성과 분자생물학적 분석을 하는 것이다. 이는 병원전파의 연결고리를 확인하는 데 있어 필수적인 과정이다. 마지막으로 유행조사를 시작하기 전, 확인된 자료에 대한 통계분석을 실시한다(그림 2-2).

> **Tips**
>
> **발병률**(attack rate)
>
> 특정 인구가 제한된 기간 내에 특정 위험요인에 노출되어 발생하는 감염률이다. 기간 중심보다는 노출된 요인을 기준으로 한다.
>
> 예: 100명의 유아가 3주 동안 오염된 우유에 노출되어 14명이 감염된 경우
>
> **3주간 발병률**
>
> 14/100명 = 14%

1. 사례정의

유행조사팀이 가장 먼저 해야 할 일은 유행발생에서 알려진 사실에 근거하여 사례정의를 하는 것이다. 이는 시간, 장소, 사람, 임상적, 검사상 지표(예: 질병발생일, 증상, 특별한 검사상, 진단적 결과)와 역학적 지표(특정기간 동안 특정한

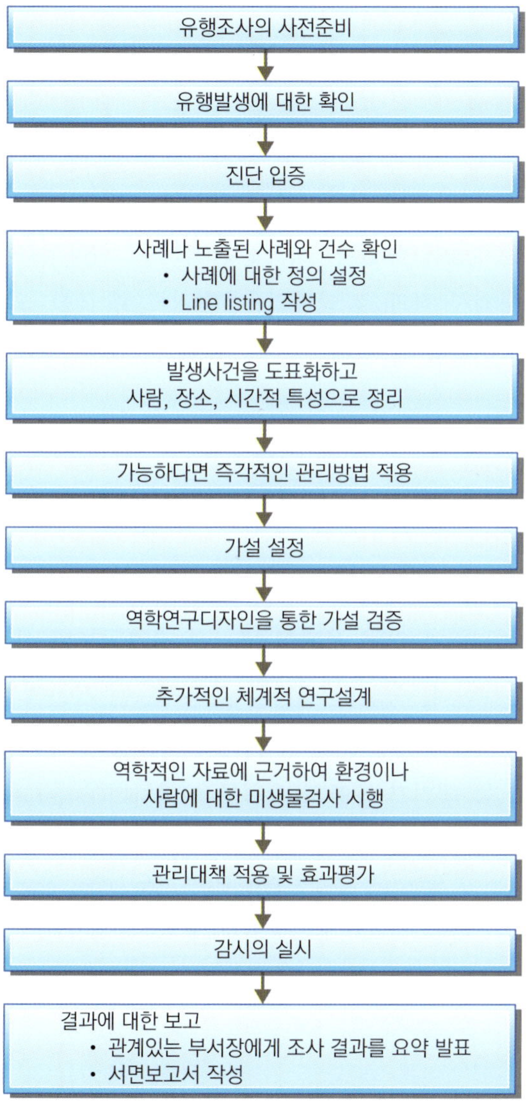

| 그림 2-2 | **유행조사의 단계**

병동 또는 진료과에서 환자 발생), 다른 진단기준에 근거하여 확인되거나 가능성 있는 사례 등을 포함해야 한다.

사례정의는 유행조사 초기에는 모든 사례가 포함될 수 있도록 광범위하게 하며, 연구가 진행되고 관련 정보를 많이 얻을수록 세밀하게 기술한다. 또한 초기에는 단순하게 정의되며, 뒤에는 복잡해질 수 있고 연구가 진행될수록 사례정의는 변경될 수 있다.

2. 사례발견

사례정의가 이루어지면 추가로 발생하는 사례에 대한 확인과정이 이루어져야 한다. 사례정의는 원인 인구집단이나 잠재적인 위험요인을 가진 숙주나 환경에 대하여 일관되게 적용해야 한다. 사례발견에 주로 사용되는 자료원은 퇴원진단 코드이며, 미생물검사 결과, 감염관리, 수혈기록, 응급실, 외래, 투석실 등의 기록과 의무기록을 이용할 수 있다.

Tips

발생률(incidence)

특정한 환자에게 특정한 기간 동안에 발생하는 새로운 감염의 수

유병률(prevalence)

어느 특정한 기간 동안(period)이나 시점(point)에 특정한 환자군에 존재하는 의료관련감염의 수

3. 유행 확인

1) 유행 확인의 정의

유행 확인이란, 기본발병률과 유행기간 동안의 발병률을 비교함으로써 확인할 수 있다. 유행기간은 첫 번째 사례의 가능한 잠복기부터 마지막 사례와 유행조사시기까지로 간주한다. 동일한 질병의 기본자료는 기존의 자료를 이용하거나, 유행발생시기 이전의 수개월 또는 수년간의 자료를 조사한 뒤 기본발병률을 계산하여 이용한다. 유행기간 동안의 발병률은 비차비(rate ratio)로 계산한다.

$$\text{비차비(rate ratio)} = \frac{\text{유행기간 동안 발병률(attack rate during epidemic period)}}{\text{비교시기 동안의 발병률(attack rate during background period)}}$$

2) 가성유행 확인

실제 감염유행이 발생하는 것이 아니라 잘못된 검체수집이나 감염감시 방법의 변화, 미생물 검사방법의 변화 등에 의해서 발생하는 가짜 감염유행을 말한다. 그러므로 질병의 증상이 없는 환자들에게 집단적인 배양 양성이 나타나거나 감시방법이 변화되었을 경우에는 가성유행(pseudo-outbreak)의 가능성을 염두에 두어야 한다. 1956~1979년 사이 미국 질병통제예방센터(Centers for Disease Control and Prevention, CDC)에서 조사한 감염유행 중 11%가 가성감염 유행인 것으로 보고되었다. 이런 경우 불필요한 환자치료나 과잉 감염관리로 인하여 경제적인 비용 및 시간의 낭비를 초래하기 때문에, 이를 사전에 파악하여 불필요한 의료행위를 예방하는 것이 중요하다.

4. 기술역학

수집한 자료는 사람, 장소, 시간적 특성에 따라 정리한다. 시간적 경과에 따른 감염발생을 도식화한 그래프는 감염원과 전파경로를 추정하는 데 중요한 정보를 제공한다.

1) 시간

감염유행발생 시점을 전후로 감염사례를 확인한다면 유행시기나 전파양상, 균주의 잠복기 등을 쉽게 파악할 수 있다. 시간경과에 따른 분석은 유행곡선(epidemic curve: 시간의 경과에 따른 사례 건수를 표시)을 그리면 양상을 확인하기 쉽다(그림 2-3). 유행곡선의 y축에는 사례 건수, x축에는 시간경과를 표시한다. x축의 시간간격에는 유행발생의 잠복기와 유행기간이 표시된다(그림 2-4).

2) 장소

점지도(spot map, 질병이 발생한 장소를 점으로 표시하는 지도)를 작성함으로써 감염유행이 일부 병실에서 국한되어 발생하는지, 주위의 환자들에게 어떻게 전파되는지의 전파경로를 확인할 수 있다(그림 2-5). 이때, 발생장소를 시간별로 구

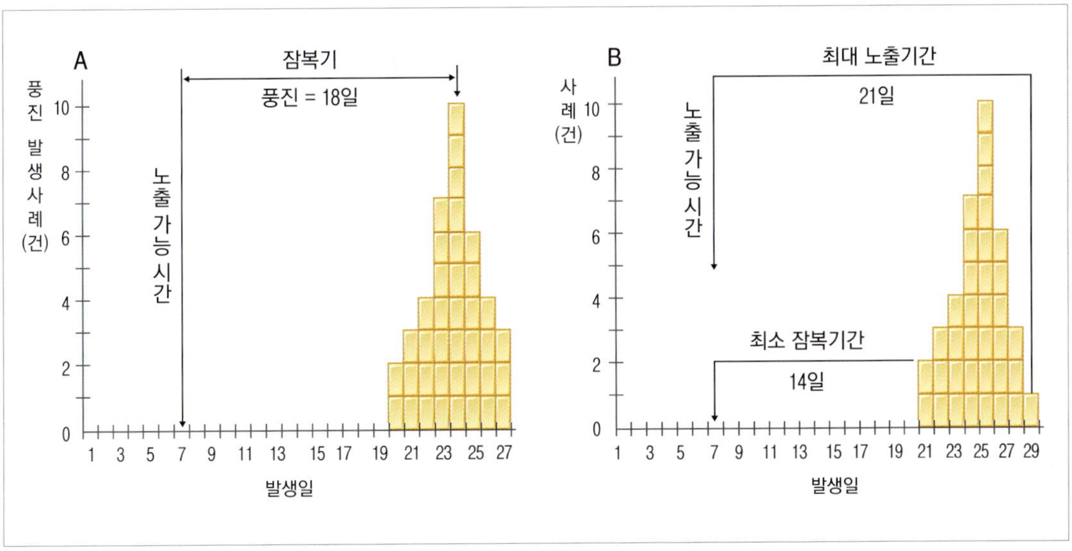

| 그림 2-3 | **A:** 일반적으로 단일 노출원에 폭로된 유행발생(common source outbreak) 시 평균 또는 중앙값으로 잠복기간을 예측하는 결정방법, **B:** 최대 및 최소 잠복기간

출처: APIC(2005). Outbreak investigation. in: APIC infection control and applied epidemiology, *principles and practice*, Mosby.

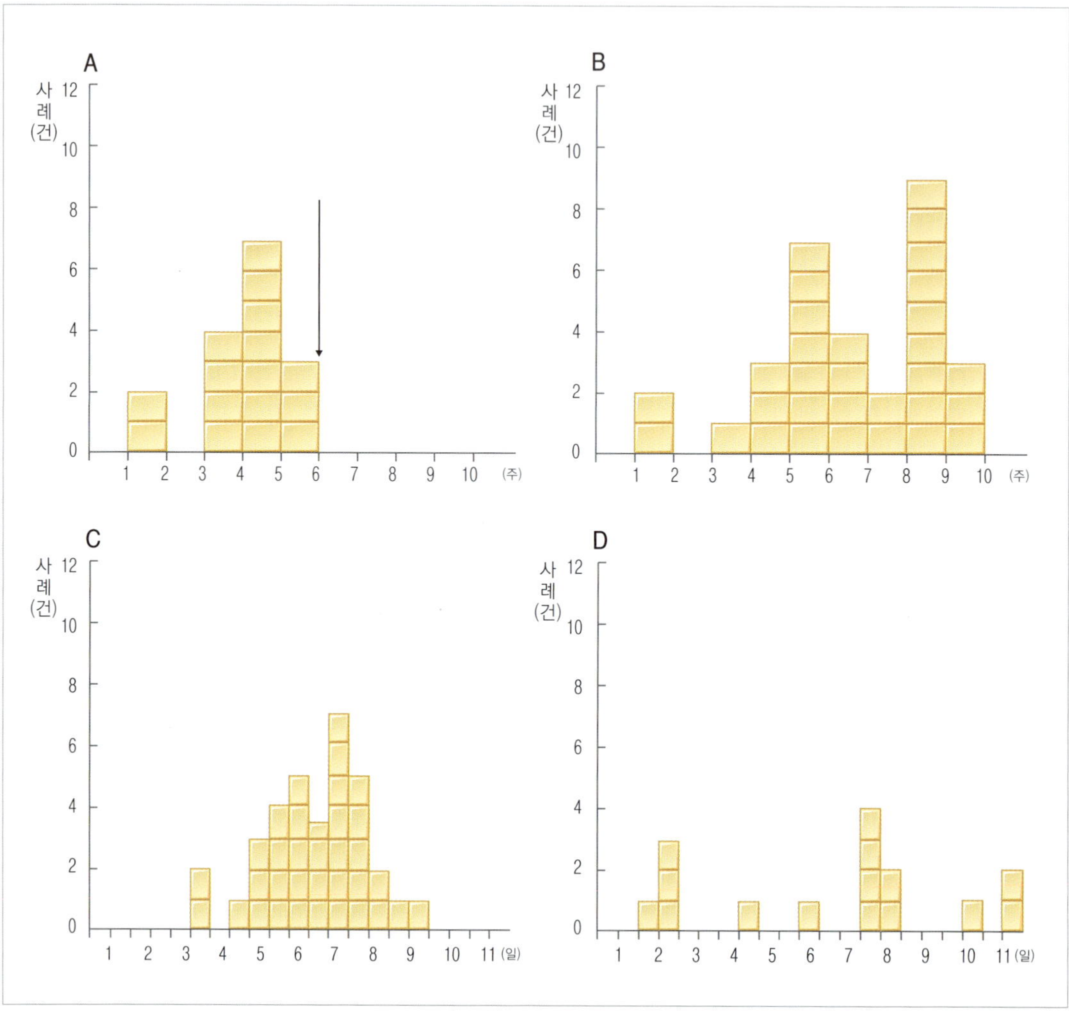

| 그림 2-4 | 감염원과 전파경로별 유행곡선 그림

A: 전파력을 지닌 감염원으로 1회 노출, 2차 사례가 없을 경우(예: 홍역), B: 전파력을 지닌 감염원으로 2차, 3차 사례가 있는 경우(예: A형간염), C: 일반적인 감염원으로 특정 시점에 노출된 경우(예: 피크닉에서의 음식을 다루는 사람에 의한 살모넬라 감염), D: 일반적인 감염원으로 간헐적 노출(예: 오염된 수액으로 인한 균혈증)

출처: APIC(2005). Outbreak investigation. in: APIC infection control and applied epidemiology, *principles and practice*, Mosby.

분하는 것이 중요하다. 감염유행의 원인균주나 전파경로에 따라 감염발생 장소의 차이를 보일 수 있다.

3) 사람

감염유행의 환자나 의료진의 특성을 파악하는 것은 가장 가능성 있는 위험요인을 확인하는 데 있어 중요하다. 성별, 나이, 기저질환, 침습적인 처치, 면역상

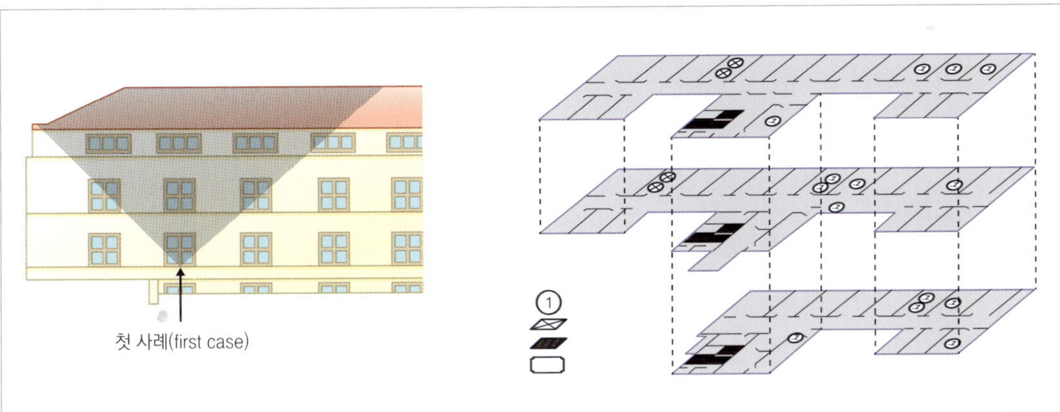

| 그림 2-5 | **점지도 작성의 예.** 병원 내 환자에게 천연두(smallpox)의 사례를 지도로 작성한 것으로 공조 흐름과 관련성을 보여준다.
출처: APIC(2005). Outbreak investigation. in: APIC infection control and applied epidemiology, *principles and practice*, Mosby.

태, 투약, 감염자와의 노출, 의료물품이나 삽입물 등을 확인한다. 앞의 요인 중 내인성 요인으로는 성별, 나이, 기저질환, 영양상태 등이 있으며, 외인성 요인으로는 투약, 환경(예: 중환자실, 응급실 등), 숙주의 감수성에 영향을 미치는 치료방법, 침습적인 시술이나 기구의 사용 등이 해당된다.

4) 수집된 자료의 정리

수집된 자료들을 관련성 있는 사례별 요인에 따라 정리하는 것이 필요하다. 주로 사례들의 일반적인 특성(예: 성별, 나이, 진단명) 등과 위험요인(예: 의료진, 투약, 처치, 삽입물 등)을 잘 선택하여 정리한다. 자료정리는 Line listing form을 만들어 사용한다(표 2-1).

표 2-1 Line listing form

사례	이름	등록번호	입원일	감염일	나이	성별	진료과	병동	감염 종류	도뇨관	균주
1	김○○	1000411	4/30	5/4	28	남	GS	SICU	UTI	4/30~5/30	*Candida* spp.
2	박○○	1000233	5/1	5/13	65	남	NS	SICU	UTI	5/1~5/15	*Candida* spp.
3	이○○	1000422	4/28	5/4	53	여	OS	SICU	UTI	4/28~5/7	*Candida* spp.

5. 가설의 설정

발생사례에 대하여 가능한 빠르게 평가한다. 지금까지 얻은 모든 정보의 기록,

표, 자료분석 등을 통하여 일반적인 환자요인과 노출요인을 요약한 뒤에 분석 결과를 기초로 하여(필요하면 문헌고찰과 전문가의 의견수렴 등) 저장소, 감염원, 전파경로 등에 대하여 가장 가능성 있는 가설을 설정한다.

가설은 가능한 대부분의 사례를 설명할 수 있어야 한다. 그러나 가설로 설명할 수 없는 사례들이 있을 수 있는데, 이들은 대부분 토착발생의 경우이거나 증상은 비슷하지만 다른 질병 또는 감염원이나 질병전파의 경로가 다른 경우이다.

6. 가설검정

유행조사는 질병이 발생하고 난 뒤에 후향적으로 시도하게 된다. 그러므로 유행조사 시 가설검증을 하기 위한 역학연구디자인은 주로 환자-대조군 연구와 코호트 연구를 이용한다. 각각의 연구디자인은 장단점을 가지고 있으므로 연구 착수 전에 충분히 고려하여 선택한다.

1) 환자-대조군 연구

환자-대조군 연구(case-control study)는 병원 역학조사에서 많이 사용되는 방법이다. 후향적으로 환자군(감염된 환자)과 대조군(비감염 환자)을 선정하여 이 두 소집단이 과거에 원인이라고 의심되는 요인에 폭로되었던 비율을 비교하고, 두 집단 간 폭로의 차이가 통계적으로 유의한가를 검증하는 것이다. 대조군은

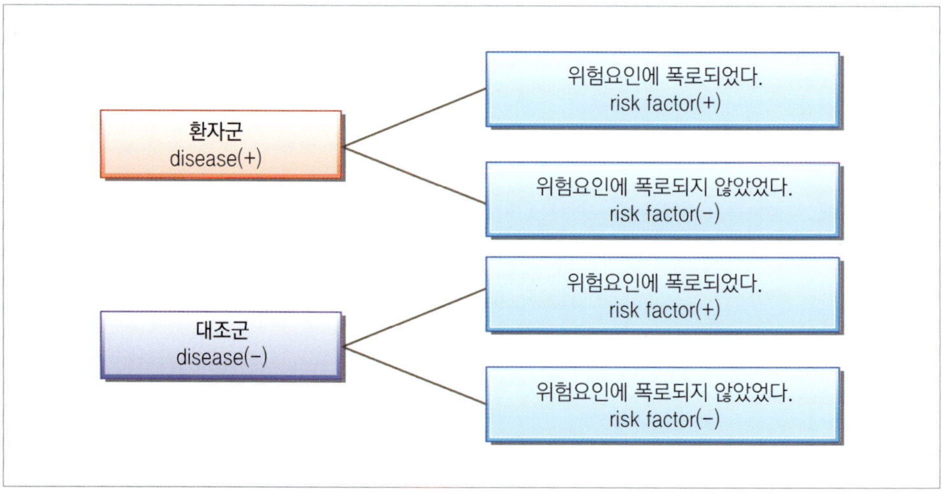

| 그림 2-6 | 환자-대조군 연구

질병발생과 관련이 있을 것이라고 생각되는 요인 이외의 다른 요인들은 환자군과 동일하여야 한다(그림 2-6).

2) 코호트 연구

코호트 연구(cohort study)는 전향적, 후향적으로 조사가 가능하다. 감염이 없거나 발생하지 않은 인구집단을 선정하여 특정한 요인에 대한 폭로 여부에 따라 감염발생을 추적·조사하여 인과관계를 규명하는 것이다. 드물게 발생하는 질환의 경우에 장기간의 관찰기간과 많은 수의 연구대상을 필요로 하지만, 의료관련감염의 경우 접촉 후 발병기간이 짧기 때문에 코호트 연구가 가능하다(그림 2-7).

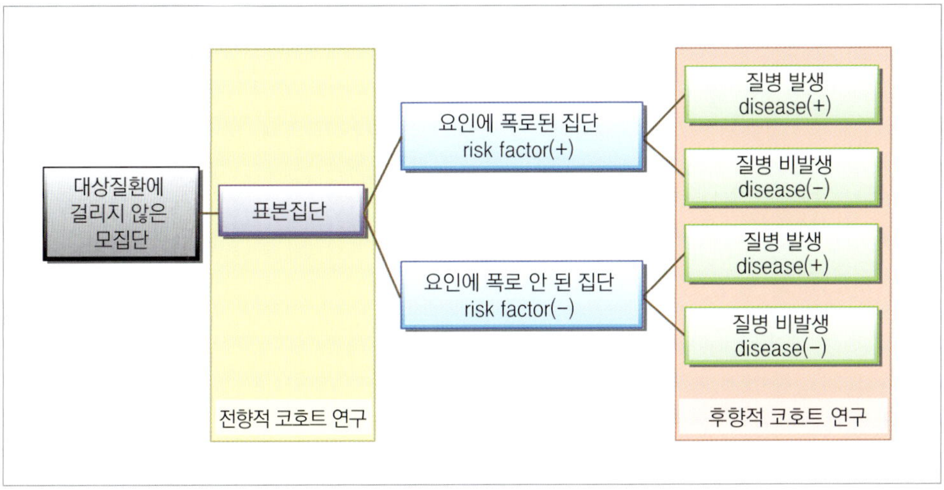

| 그림 2-7 | 코호트 연구

7. 자료분석

각종 통계 프로그램을 사용하여 각종 변수와의 관계를 분석한다. 일반적으로 사용하는 통계 프로그램으로는 SAS, SPSS, EPI Info 등이 있다.

8. 임상미생물학적 측면

유행발생이 감지되면 검사실에 알려서 관련 검체를 보관하도록 해야 한다. 의료기관 환경에서는 미생물이 어디에나 존재하기 때문에 미생물 동정(typing)은 감염된 환자가 유행발생과 실제로 관련되어 있는지를 확인하기 위하여 필수적이

> **Tips**
> **미생물 동정(typing)**
> 미생물의 동정은 전통적인 현미경을 이용한 검사가 있으며, 미생물의 항원과 핵산을 기초로 한 분자기법들이 이용되고 있다.

[진단검사] 세균.진균.바이러스[Blood] 채취일시 - 2016-06-04 07:00 접수일시 - 2016-06-04 08:18

검사명	결과값	단위	참고치	보고일시
Blood culture (1st)	Growth	[최종보고] 정맥, 두부&경부 LEFT		2016-06-07 08:03
→ Staphylococcus aureus	완료			2016-06-07 08:03
Ciprofloxacin	<=0.5	S		2016-06-07 08:03
Clindamycin	<=0.25	S		2016-06-07 08:03
Erythromycin	<=0.25	S		2016-06-07 08:03
Gentamicin	<=0.5	S		2016-06-07 08:03
Linezolid	2	S		2016-06-07 08:03
Oxacillin	>=4	R		2016-06-07 08:03
Penicillin	>=0.5	R		2016-06-07 08:03
Quinupristin/dalfopristin	<=0.25	S		2016-06-07 08:03
Tetracycline	<=1	S		2016-06-07 08:03
Trimethoprim/sulfamethoxazole	<=10	S		2016-06-07 08:03
Vancomycin	1	S		2016-06-07 08:03
Rifampin	<=0.5	S		2016-06-07 08:03
Fusidic acid	<=0.5	S		2016-06-07 08:03
Mupirocin	<=2	S		2016-06-07 08:03
Nitrofurantoin	32	S		2016-06-07 08:03
Teicoplanin	<=0.5	S		2016-06-07 08:03
Telithromycin	<=0.25	S		2016-06-07 08:03
Tigecycline	<=0.12	S		2016-06-07 08:03
Arbekacin	<=1	S		2016-06-07 08:03
Cefoxitine screen	Pos	POS		2016-06-07 08:03
Norfloxacin	>=16	R		2016-05-24 09:31
Teicoplanin	>=32	R		2016-05-24 09:31
Tigecycline	<=0.12	S		2016-05-24 09:31

항생제감수성 검사 결과

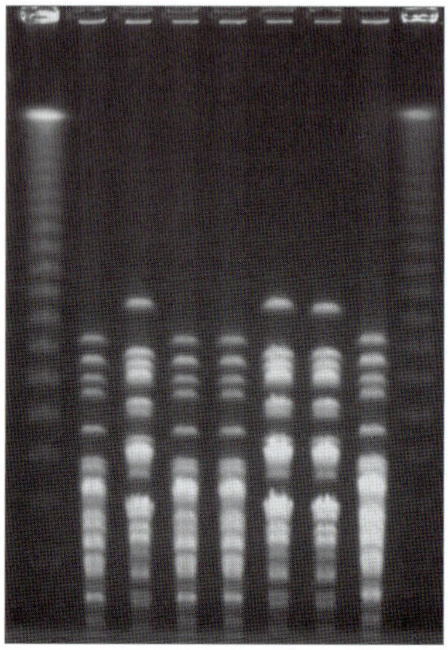

분자생물학적 검사 결과

| 그림 2-8 | 항생제감수성과 분자생물학적 검사 결과의 예

다. 미생물 동정의 첫 단계는 종(species)의 확인이다. 이어서 계통을 확인(biotyping)하고 항생제감수성 검사를 한다.

항생제감수성 검사가 미생물의 연관성을 결정하는 데 충분하지 않은 경우에는 분자생물학적 검사를 실시한다(그림 2-8).

> **Tips**
>
> **현미경 검사를 위한 표본준비와 염색**
>
> - 직접검경(direct examination)
> - 감별염색(different stain)
> - 항산성염색(acid fast stain)

9. 환경감시

철저한 유행조사를 통해 무생물 환경이 전파경로 역할을 한 것으로 추정되는 경우에는 환경에 대한 감시가 필요하다. 대부분의 환경에는 많은 수의 미생물이 존재하기 때문에 무작위로 환경배양을 해서는 안 된다.

> **Tips**
>
> **양반응 관계**
> (dose-response effect)
>
> - 양적 상관(positive): 한 변수의 측정값이 증가하면 다른 변수의 측정값도 증가하는 것
> - 음적 상관(negative): 한 변수의 측정값이 증가하면 다른 변수의 측정값이 감소하는 것

10. 결과 해석

유행조사의 가장 중요한 핵심은 결과를 해석하는 것이다. 위험요인 노출과 질병의 발생과의 의미 있는 관계는 여러 가지 요인에 달려 있다. 연구설계와 연구디자인의 질, 위험요인에의 노출이 질병의 선행요인이 되어야 하는 것 등을 고려한다. 그 외에 다른 질적인 요인으로는 통계적 연관성의 강도, 다른 연구와의 일치성, 양반응관계(dose–response effect) 등이 있다.

11. 감염관리방법의 도입

감염관리방법은 유행발생이 감지되자마자 적용해야 한다. 의료진의 손위생을 증진시키도록 하는 방법과 전파경로를 차단하는 방법 등은 일반적으로 잘 알려진 감염관리 방법이다. 가장 유용한 자료는 미국 질병통제예방센터와 APIC(Association of Professionals in Infection Control and Prevention, Inc.), 질병관리청에서 발표한 지침이나 권고사항을 준수하는 것이다. 또한 유행발생이 특정한 사람이나 기구와 관련이 있는 경우에는 상황에 맞는 특별한 방법을 적용해야 한다.

12. 감염관리방법의 평가

감염관리대책을 시행한 뒤에는 도입한 감염관리방법이 효과적인지를 평가하는 것이 필수적이다. 때로는 전파경로가 한 가지 이상인 경우가 있으므로, 다양한 예방대책이 적용될 수 있다. 또한 기존에 효과가 있다고 입증된 방법을 적용하는 것도 효과적이다.

13. 조사자료의 보고

감염유행조사의 자료는 가급적 서면으로 보고하는 것이 효과적이며, 교육 자료로 활용하거나 학회 등에 보고하여 여러 사람과 정보를 공유하는 것이 바람직하다. 보고서 작성요령은 다음과 같다.

- 문제가 발생하게 된 배경과 조사 시 동기를 기록한다.
- 조사방법을 기술한다.
  - 역학조사, 미생물검사 결과, 사례의 정의와 발견방법, 진단과정, 자료수집방법, 가설검증의 방법, 연구방법(통계처리) 등을 포함한다.
- 결과를 기술한다.
  - 그래프나 표를 이용하고 통계분석 결과도 기술한다.
- 논의 및 토의사항을 기술한다.
  - 결과의 해석, 관리방법의 설명, 문제해결과정이나 오류점, 결과에서 유추가능한 것, 앞으로 연구를 위한 제언 등의 의견을 기술한다.
- 참고문헌을 기록한다.

관련 연구

국내 병원 옴 유행과 감염관리 실태조사

김신정, 정재심, 박은숙, 최상호(2019). 의료관련감염관리, 24(1): 1~10.

옴은 옴 진드기(*Sarcoptesscabiei* var.hominis)에 의해 발생되는 피부 질환으로 피부접촉에 의해 전파된다. 국내에서는 1990년 이후 1% 미만으로 감소하였으나, 최근 옴 환자가 증가하는 추세이다. 국내 병원의 옴 감염 발생빈도와 옴 유행 사례의 특성 그리고 감염관리 실태를 조사하였다.

방법: 국내 100병상 이상의 감염관리실이 설치되어 있는 70개 병원을 편의 추출하였다. 자가 보고형 단면조사로 2009년 1월 1일부터 2014년 4월 30일까지 연구 대상 병원 내 연도별 옴 감염발생빈도, 가장 마지막에 발생한 옴 유행 한 사례의 특성 및 감염관리와 관련된 문항으로 구성된 설문지를 이용하였다. 유행조사 방법의 예시는 옴 환자의 사례를 정의하고, 시간, 장소, 사람에 대한 역학적인 조사를 위하여 환자들의 의무기록을 검토하고 병원 근무자들과의 면담을 실시하였다. Line listing을 작성하고, 환자들과 병원 직원, 병원직원가족 간의 유행전파는 역학적 · 임상적 조사와 피부 병변에 대한 미생물학적인 표본조사를 실시하였다(김희섭 외, 2008).

결과: 병원의 평균 병상 수는 607.8병상이었고, 입원 시 옴에 관한 스크리닝을 하는 병원은 44%였다. 2009년부터 2014년 4월까지 감염관리실에서 옴 환자발생을 보고받은 병원은 43개(86.0%)였고 연도별로 꾸준히 증가하였다. 옴 유행을 경험한 병원은 60%(30/50)였고, 옴 유행 사례에서 원인 감염자의 평균 연령은 70.2세였으며 장기요양시설을 통한 입원이 66.7%로 가장 높았다. 입원 시 47.0%의 환자에게 소양증이 있었고 옴 진단까지의 평균 기간은 27.3(1~150)일이었다. 옴 유행 사례 발생 시 감염관리 방법으로 원인 감염자 1인실 격리가 64.5%로 가장 많았고, 가운(83.9%)과 장갑(90.3%)을 이용하였으며 사용한 린넨은 비닐에 밀봉해 라벨링 후 분리하여 배출하는 방법이 83.8%로 가장 많았다. 환경 소독은 다른 환자 병실과 동일하게 하는 경우가 67.7%였다.

결론: 옴 유행 상황이 발생하기 전에 미리 예방할 수 있는 입원 시 스크리닝 제도의 확대가 필요하며, 장기요양시설의 옴 감염관리 방법과 현황에 대한 실태조사가 추가로 필요하다.

• 요 약 •

1. 감염유행은 특정지역(혹은 병원)에서 질병이나 감염이 일상적으로 발생하는 수준 이상으로 많이 발생하는 것으로, 통계적으로 유의하게 증가($p<.05$)하는 것이다. 단, 흔히 발생하는 질병이 아닌 경우(예: botulism)에는 한 건의 질병이 발생하더라도 유행발생으로 간주한다.
2. 유행조사 시 가장 먼저 해야 할 일은 유행발생에서 알려진 사실에 근거하여 사례정의를 하는 것이다.
3. 사례정의는 시간, 장소, 사람, 임상적, 검사상 지표(질병발생일, 증상, 특별한 검사상, 진단적 결과)와 역학적 지표, 다른 진단기준에 근거하여 확인되거나 가능성 있는 사례 등을 포함해야 한다.
4. 유행발생에 대한 기본적인 개념과 역학조사, 대책수립 및 보고과정에 대하여 잘 알고 유행발생 시 적절하게 대응하여야 한다.

• 확/인/학/습 •

1. 감염유행에 대한 설명이다. ○, ×로 표기하시오.
   ① 감염유행은 특정지역에서 질병이나 감염이 일상적으로 발생하는 수준 이상으로 많이 발생하는 것이다. ( )
   ② 감염유행의 목적은 원인이 되는 요인들을 확인하여 중재방법을 개발하는 것이다. ( )
   ③ 우리나라에서 처음 발생한 한 건의 질병은 유행발생이 아니다. ( )
   ④ 유행조사 시 가장 먼저 해야 할 일은 사례정의를 하는 것이다. ( )
   ⑤ 사례정의는 시간, 장소, 사람에 대한 정보를 상세히 기록한다. ( )

2. 유행조사를 위해 자료를 정리하는 특성 중 적합하지 않은 것은?
   ① 사람 ② 장소 ③ 시간
   ④ 유행조사자 ⑤ 시간 경과에 따른 발생장소

3. 병원 역학조사에서 많이 사용되고 있는 방법으로 감염환자와 비감염환자를 선정하여 두 집단이 과거의 원인이라고 의심되는 요인에 폭로되었던 비율을 비교하는 방법으로 옳은 것은?
   ① 환자-대조군 연구 ② 전향적 코호트 연구
   ③ 후향적 코호트 연구 ④ 임상 사례 연구
   ⑤ 메타 분석 연구

• 정/답/및/해/설 •

1. 정답 ① ○ ② ○ ③ × ④ ○ ⑤ ○
   해설 흔히 발생하는 질병이 아닌 경우(예: botulism, MERS)에는 한 건의 질병이 발생하더라도 유행발생으로 간주한다.

2. 정답 ④
   해설 유행조사를 위한 자료는 사람, 시간, 장소의 특성으로 조사한다.

3. 정답 ①
   해설 환자-대조군 연구(case-control study)는 병원 역학조사에서 많이 사용하는 방법이다. 후향적으로 환자군(감염된 환자)과 대조군(비감염 환자)을 선정하여, 두 소집단이 과거에 원인이라고 의심되는 요인에 폭로되었던 비율을 비교하고, 두 집단 간의 폭로의 차이가 통계적으로 유의한가를 검증하는 것이다. 대조군은 질병발생과 관련이 있을 것이라고 생각되는 요인 이외의 다른 요인들은 환자군과 동일하여야 한다.

참고문헌

1. 김신정, 정재심, 박은숙, 최상호(2019). 국내 병원 옴 유행과 감염관리 실태조사. 의료관련감염관리, 24(1): 1~10.

2. 기초간호학회, 대한미생물학회(2014). 간호미생물학 3판. 엘스비어 코리아.

3. 김희섭, 정영종, 김수연, 김지호, 남혜정, 김춘관(2008). 일개 종합병원 신경외과 중환자실에서 발생한 옴 집단발생. 병원감염관리, 13(1): 16~23.

4. Association for professionals in infection control and epidemiology(2014). *APIC text of Infection Control and Epidemiology*, 4th ed. Washington: APIC, Inc.

5. Bennett, J. V., Brachman, P. S.(1998). *Hospital infection*, 4th ed. Philadelphia: Lippincott–Raven Publishers.

6. Mayhall, C. G.(2004). *Hospital Epidemiology and Infection Control*, 3rd ed. Philadelphia: Lippincott Williams & Wilkins.

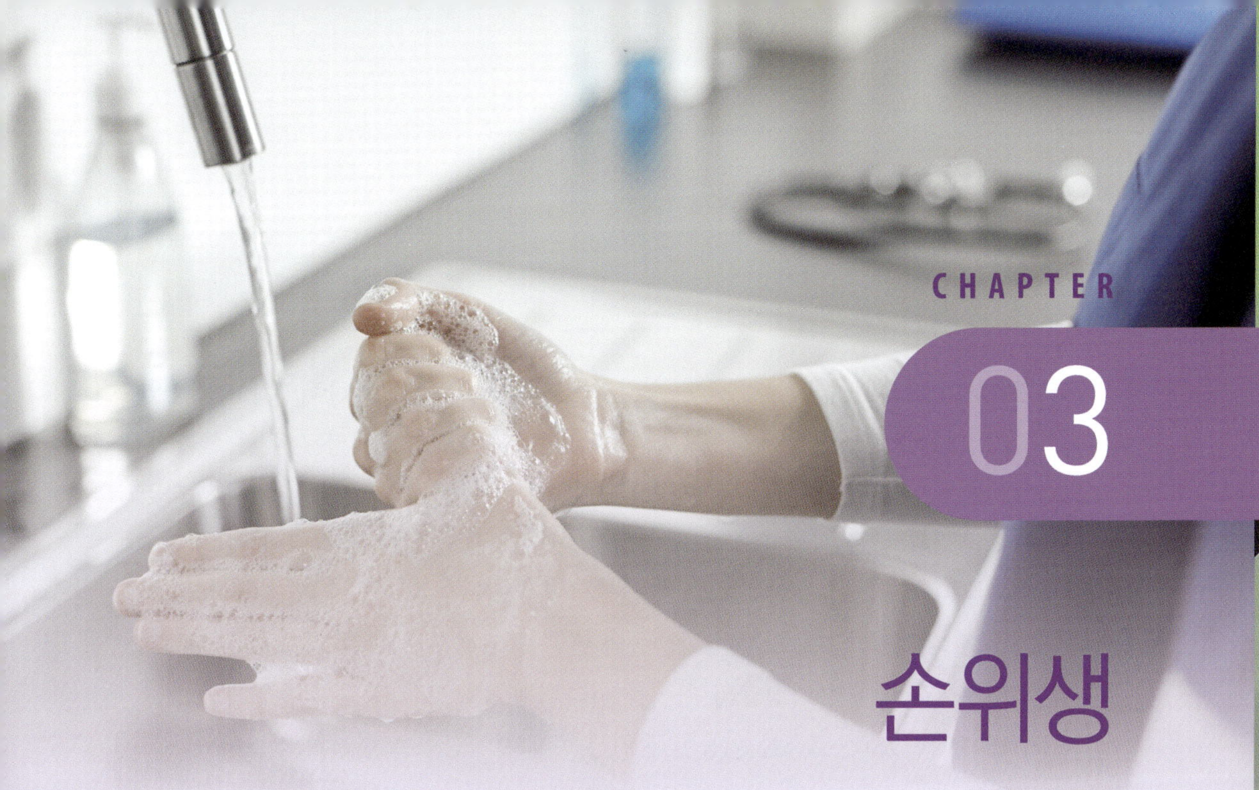

CHAPTER

03

손위생

김진화

의료종사자의 손은 환자를 안전하게 지켜주는데 중요한 역할을 한다. 손이 환자의 분비물에 직접 노출되거나 오염된 환경표면과 접촉한 후 적절하게 손을 씻지 않으면 미생물에 오염될 수 있다. 오염된 손은 의료관련감염과 감염유행의 잠재적 원인이 되기 때문에 미생물의 전파를 차단하기 위한 손위생은 자신과 환자를 보호하는 측면에서 감염관리 중 가장 중요하고 효과적인 기본요소이다.

학습목표

1. 손위생의 필요성과 중요성을 설명할 수 있다.
2. 손위생이 필요한 상황과 방법을 이해하고 수행할 수 있다.
3. 손위생 제제의 종류와 특성을 설명할 수 있다.

개요

손위생의 중요성은 19세기 중반 헝가리 의사인 Ignaz Semmelweis가 제기하였다. 비엔나의 여성병원에 근무 중이던 그는 2개의 분만실에서 각각 출산을 한 산모들이 다른 산욕열 사망률을 보이는 사실을 근거로 그 원인을 찾기 시작하였다. 그 결과, 조산사의 도움으로 분만을 한 산모들보다 부검 경험이 있는 의사와 의과대학생들이 분만에 참여한 산모들에서 산욕열로 인한 사망률이 높은 것을 알게 되었다. 그는 의사와 학생들의 손을 통해서 '사체관련 입자(cadaverous particle)'가 들어가 사망률의 차이를 나타내는 것으로 가정하여 손위생의 필요성을 주장하였고, 염소를 이용한 손위생 중재로 사망률은 현저히 감소하였다(그림 3-1).

효과적인 손위생은 미생물의 전파를 차단하여 의료관련감염을 감소시킬 수 있는 가장 손쉽고 비용효과적인 방법이기 때문에 손위생의 중요성을 인식하고 올바른 방법을 수행해야 한다.

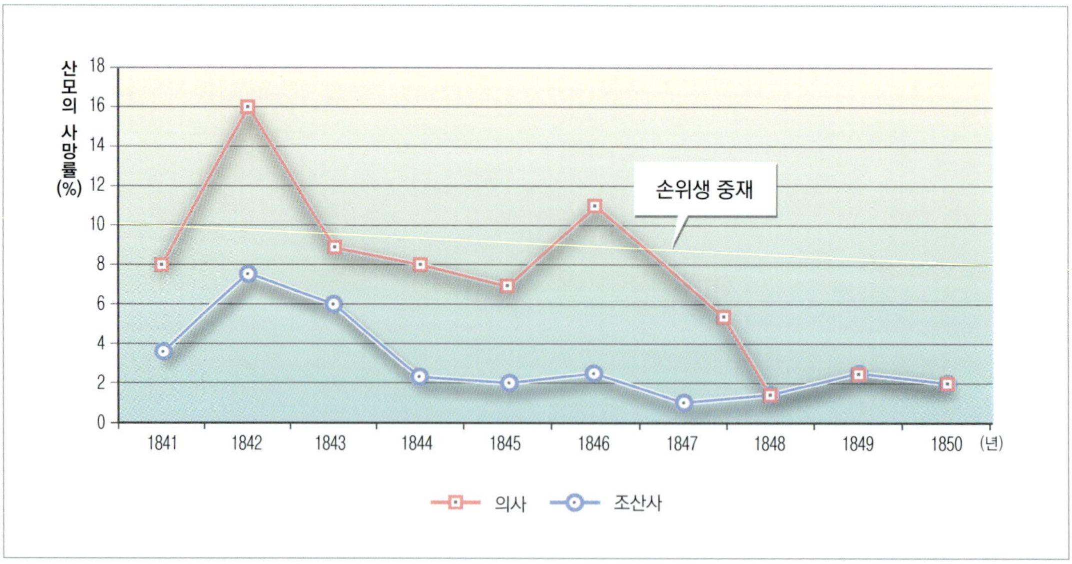

| 그림 3-1 | Semmelweis의 손위생 중재와 관련된 연구

출처: russgeorge.net/wp-content/uploads/2014/06/semmelweis_graph.jpg

역학

의료종사자들의 손위생 수행률은 5%에서 89%까지 매우 다양하게 보고되고 있다. 2016년부터 2017년까지 전국의료관련감염감시체계(Korean National Healthcare-associated Infections Surveillance System, KONIS)의 손위생 감시체계 운영 결과에 따르면, 총 손위생 수행률은 84.4%이었고, 손위생 수행의 5가지 상황을 기준으로 한 행위별 수행률은 체액노출 위험행위 후가 88.8%로 가장 높았고, 환자 주변 환경 접촉 후가 80.1%로 수행률이 가장 낮았다. 병상 규모가 클수록 수행률이 높았으며, 직종별 손위생 수행률은 간호사가 87.4%로 가장 높았고, 의사는 71.7%로 가장 낮았다.

손위생의 실천은 항생제 내성균의 확산을 막는 데 가장 기본적인 방법이라 할 수 있다. Pittet 등(2000)은 병원 전체에 포스터, 알코올 손소독제 비치, 피드백 제공 등의 수년간에 걸친 손위생 증진활동을 통해 손위생 수행률이 향상되었고, 의료관련감염이나 MRSA 전파가 줄었다고 보고하였다. 영국에서도 187개 의료기관에서 손위생 캠페인을 도입한 결과, 손위생 수행률이 향상되었고 MRSA 균혈증과 *Clostridioides difficile* 감염증이 감소하였다(Stone, 2012).

손위생의 이해

1. 피부의 미생물

연구에 의하면 의료인의 손에는 3.9×10^4~4.6×10^6CFU/cm^2의 세균이 존재한다. 피부의 세균은 일시적 오염균과 상재균으로 분류한다. 일시적 오염균(transient flora: *Staphylococcus aureus, Proteus mirabilis, Klebsiella* spp.)은 피부의 표피에 집락을 이루며 장시간 생존하지는 못하지만, 잠재적으로 병원성을 지니는 세균이다. 일시적 오염균은 오염된 환경과의 접촉으로 피부에 집락되어 의료관련감염과 가장 빈번하게 연관되며 손위생만으로 비교적 쉽게 제거할 수 있다. 상재균(resident flora: coagulase-negative staphylococci, *propionibacterium, corynebacterium* 등)은 피부의 깊은 층에 부착되어 일반적인 손위생으

> **Tips**
>
> **집락**(colonization)
>
> 미생물이 피부나 점막 또는 혈액이나 체액 등에서 집단을 이루고 있는 상태를 말한다.

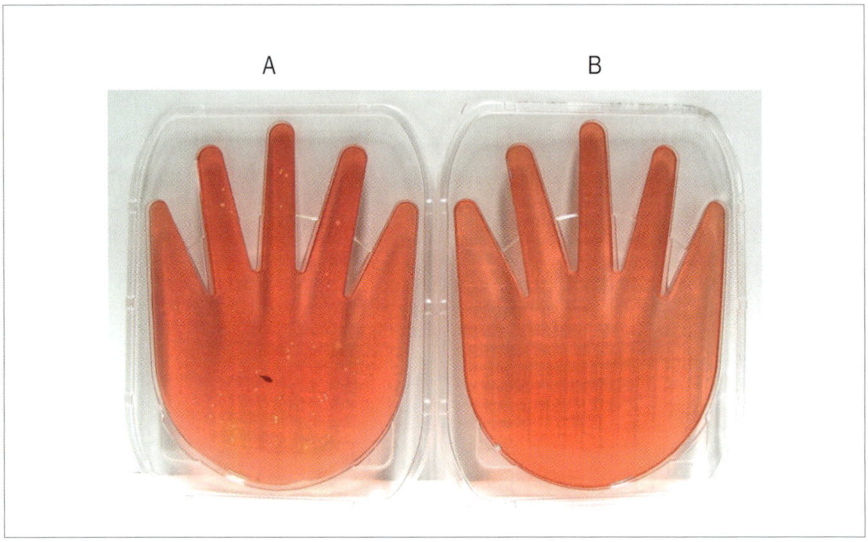

| 그림 3-2 | 손위생 후 미생물의 감소효과. A: 손위생 시행 전, B: 손위생 시행 후

로는 제거하기 어려우며, 상재균이 삽입기구 등을 통해 인체 내로 들어가지 않는다면 의료관련감염과의 관련성은 낮은 편이다(그림 3-2).

2. 용어 정의

- **손위생**(hand hygiene): 손씻기, 물 없이 적용하는 손소독, 수술 전 손소독을 포함하는 일반적인 용어이다.
- **손씻기**(hand washing): 일반비누나 항균비누와 물을 이용하여 손을 씻는 것을 말한다.
- **물 없이 적용하는 손소독**(antiseptic hand rubbing): 물 없이 손을 문지르는 피부소독제(예: 알코올 손소독제)를 적용하여 미생물을 감소시키거나 성장을 억제하는 방법으로, 손소독 후에 손을 씻거나 타올을 이용한 건조 등의 방법이 필요하지 않다.
- **외과적 손위생**(surgical hand antisepsis, surgical hand preparation): 피부 상재균을 감소시키고 일시적 오염균을 제거하기 위하여 수술이나 시술 전 피부소독제를 이용한 손씻기나 물 없이 적용하는 손소독을 말한다.

3. 손을 통한 미생물의 전파

미생물이 환자 피부와 주변 환경 표면에 존재하기 때문에 의료진들의 손은 직 · 간접 접촉에 의해 오염되고 가장 중요한 주요 미생물 전파의 원인이 된다(그림 3-3).

한 환자에서 다른 환자로 미생물이 전파되기 위해서는 다음과 같은 단계를 거치게 된다.

- 환자의 피부 또는 주변 환경 표면에 존재하는 미생물의 직 · 간접 접촉에 의해 의료종사자의 손에 환자의 미생물이 오염된다.
- 미생물은 최소 몇 분 동안 손에 생존하고 증식한다.
- 손위생을 생략했거나 부적절한 손위생으로 오염된 미생물이 남아있다.
- 미생물은 의료종사자의 손을 통해 A환자에서 B환자로 교차 전파된다.

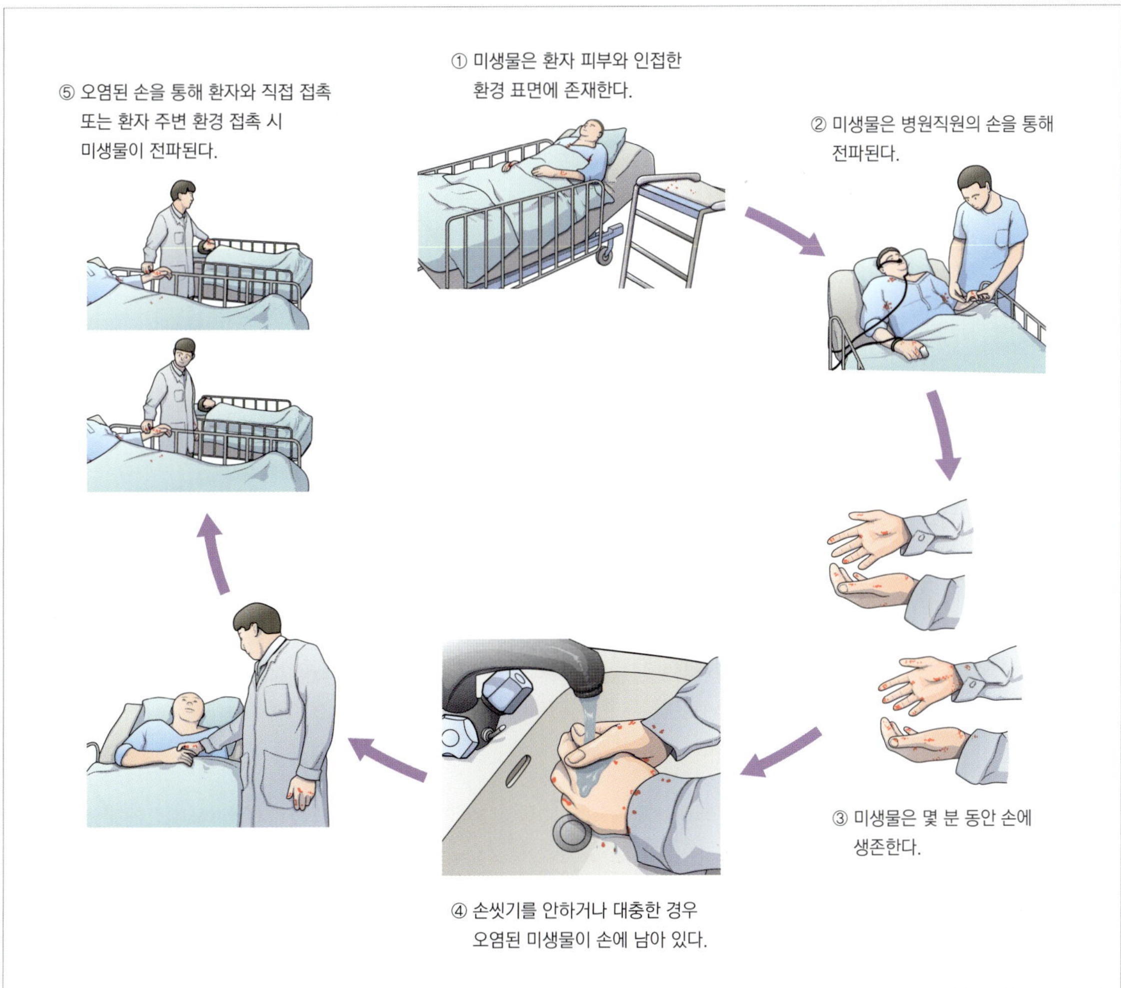

| 그림 3-3 | 손을 통한 미생물의 전파

4. 손위생 권고사항

1) 손위생이 필요한 시점

유기물이 묻은 경우, 손소독제가 유기물 내로 침투하여 병원균을 사멸시킬 수 없으므로, 혈액이나 체액의 유기물은 흐르는 물과 비누를 이용한 손씻기로 제거해야 한다. *C. difficile* 등 아포를 형성하는 세균에 오염되었을 가능성이 있는 경우에도 물과 비누로 손을 씻어야 한다. 눈에 보이는 오염이 없다면 손소독제를 이용하여 손위생을 할 수 있다.

손위생이 필요한 5가지 시점은 그림 3-4, 표 3-1과 같다.

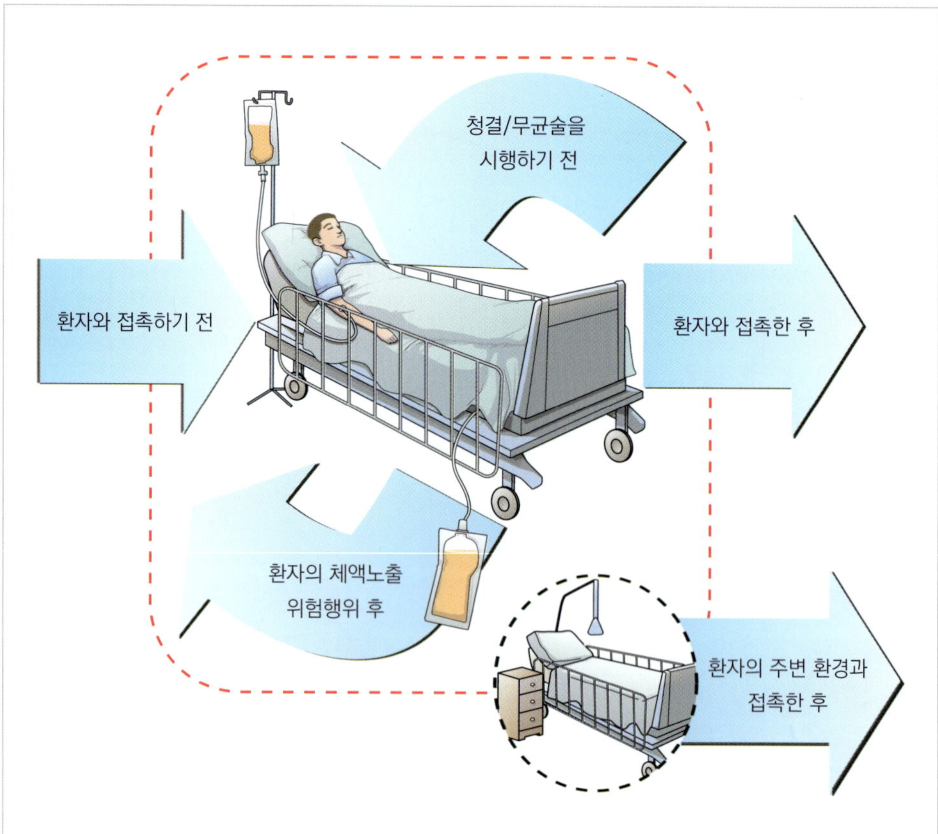

| 그림 3-4 | 손위생이 필요한 5가지 시점

표 3-1 손위생이 필요한 5가지 시점

5가지 시점	구분	내용
환자와 접촉하기 전	시점	• 의료인이 환자 영역에 들어가서 환자와 접촉하기 전
	이유	• 의료인의 손에 있는 미생물이 환자에게 전파되는 것을 예방하기 위함(예: 악수, 환자의 이동, 옷입기 등 환자 돕기, 활력징후 측정, 산소마스크 적용 등)
청결/무균술을 시행하기 전	시점	• 점막, 손상된 피부, 침습적 기구로 환자의 감염 위험이 있는 부위로 접촉하기 전
	이유	• 환자 자신으로부터 나오는 미생물이 환자에게 전파되는 것을 예방하기 위함(예: 안약 점적, 흡인하기 전, 주사 놓기 전 등)
환자의 체액노출 위험행위 후	시점	• 체액에 노출될 위험이 있는 업무가 끝난 후 장갑을 벗고 가능한 빨리 수행
	이유	• 집락 또는 감염된 환자의 미생물로부터 직원과 환경을 보호하기 위함(예: 점막과 상처 난 피부와 접촉 후, 주사 놓은 후, 침습적 의료기구 제거 후 등)
환자와 접촉한 후	시점	• 환자 접촉 후 환자를 떠날 때
	이유	• 환자가 가지고 있는 미생물로부터 직원과 환경을 보호하기 위함(예: 악수, 환자의 이동, 옷입기 등 환자 돕기, 활력징후 측정, 산소마스크 적용 등)
환자의 주변 환경과 접촉한 후	시점	• 환자와 접촉은 하지 않고 환자 주변 물품이나 가구를 만졌을 때
	이유	• 환자 주변 표면과 물품에 존재 가능한 미생물이 직원과 환경에 전파되는 것을 예방하기 위함(예: 환자 린넨 교환, 침상 난간 접촉, 수액 주입 속도 조절, 모니터 알람 조작 후 등)

Tips

환자 영역

환자와 환자가 직접 접촉하는 주변 환경

예: 침대난간, 침대 옆 테이블, 린넨, 수액 연결관, 의료장비 등

2) 손위생 방법

(1) 물과 비누를 이용한 손위생

흐르는 물에 손을 적신 후, 충분한 비누를 사용하여 손의 모든 표면에 비누액이 접촉하도록 15초 이상 문지른다. 뜨거운 물을 사용하면 피부염 발생 위험이 증가하므로 미지근한 물을 사용한다. 물로 헹군 손이 재오염되지 않도록 일회용 타월로 건조시키고 수도꼭지를 잠글 때는 사용한 타월을 이용하여 잠근다. 사용한 타월은 교차감염 위험이 있으므로 재사용하거나 다른 사람과 함께 사용하지 않는다. 물과 비누로 손을 씻은 직후 추가적으로 물 없이 적용하는 손소독제를 적용할 필요는 없다(그림 3-5).

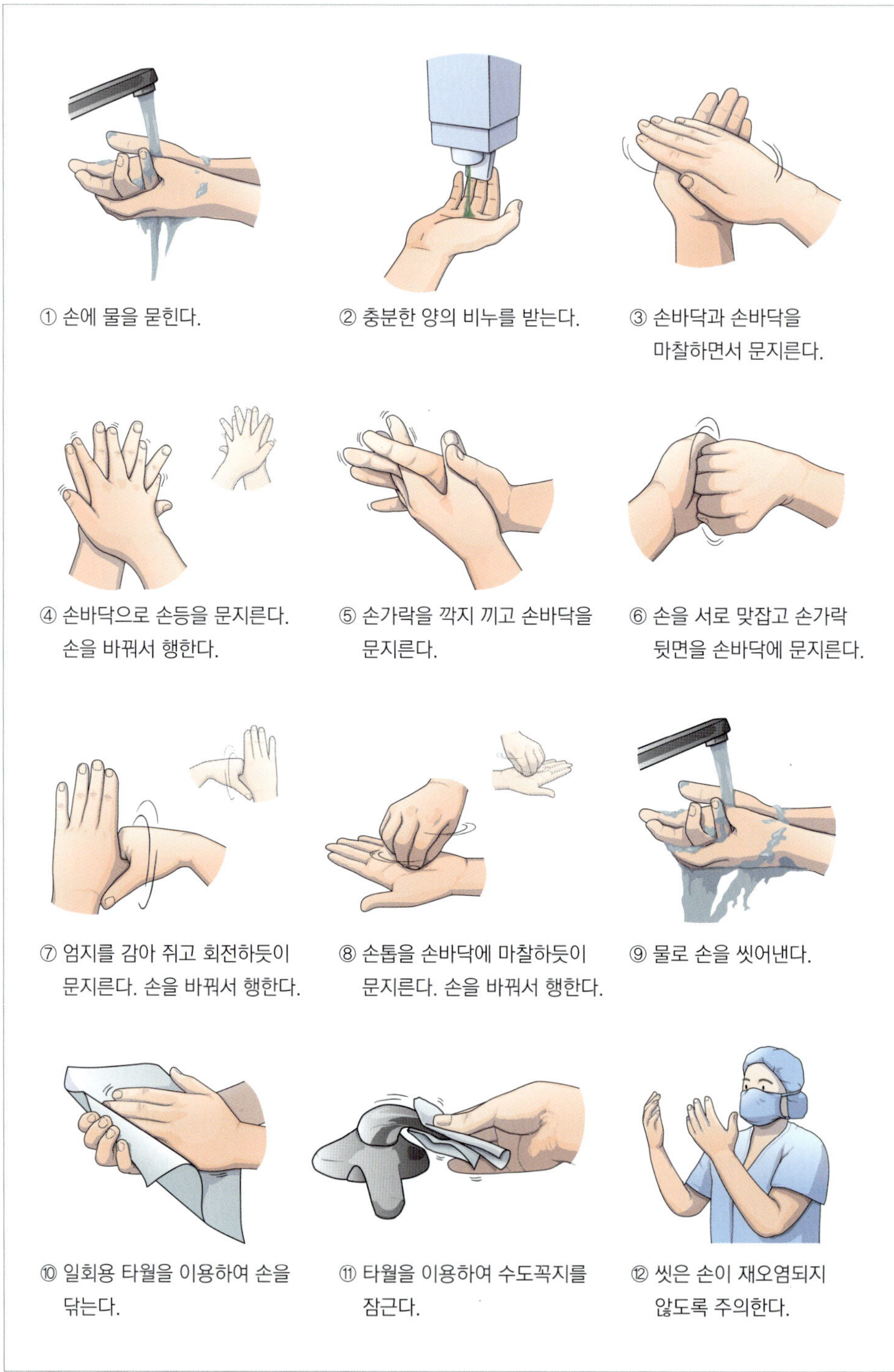

| 그림 3-5 | 물과 비누를 이용한 손위생 방법

(2) 물 없이 적용하는 손소독

손이 마른 상태에서 충분한 양의 손소독제를 손의 모든 표면에 접촉되도록 적용하고, 모든 표면이 마를 때까지 문지른다(그림 3-6).

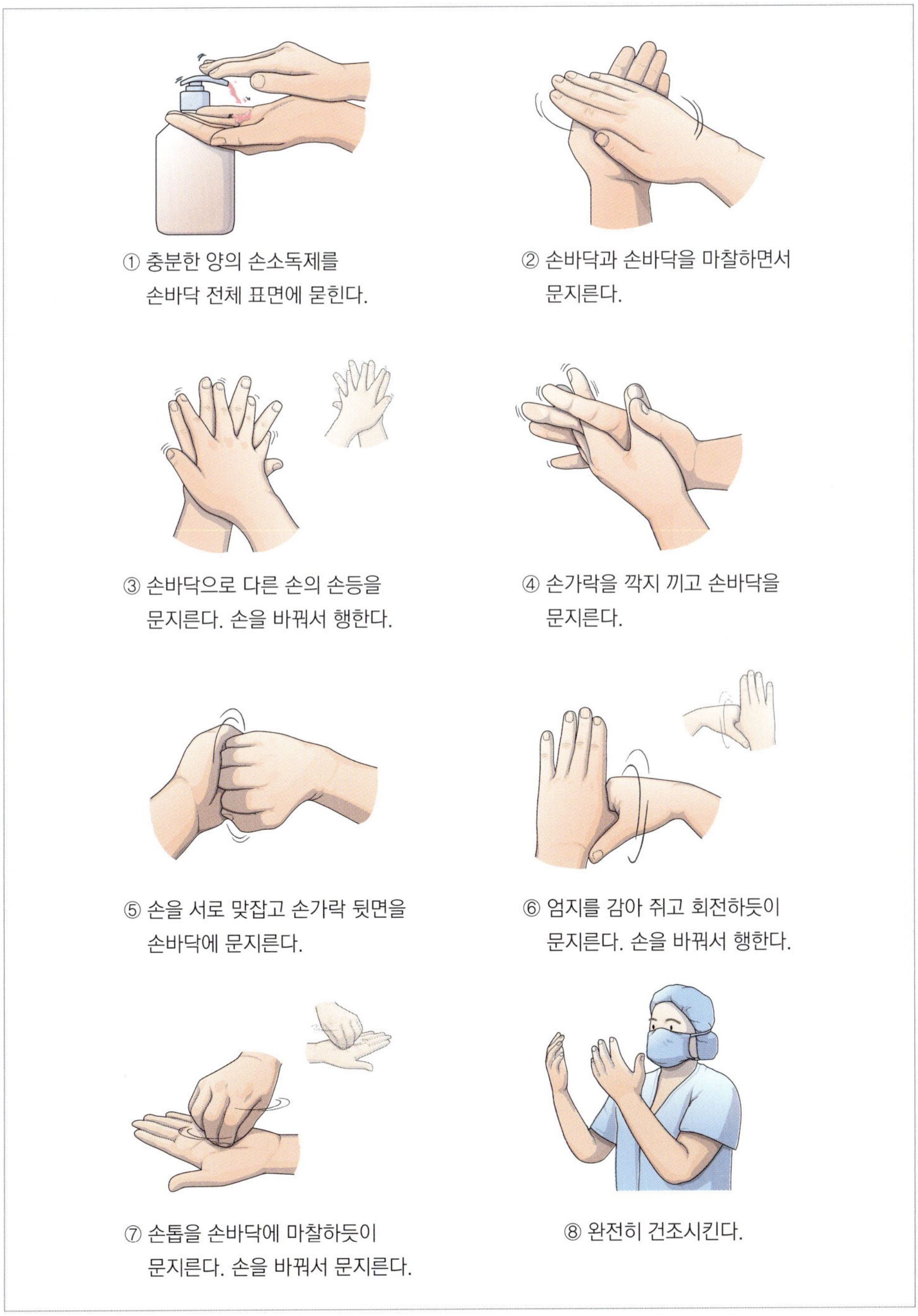

| 그림 3-6 | 알코올 손소독제를 이용한 손위생 방법

(3) 외과적 손위생

손위생 전에 인공손톱, 반지, 시계, 장신구를 제거하고 눈에 보이는 오염이 있는 경우에는 물과 비누를 이용하여 손을 씻는다. 솔을 이용한 손위생은 피부손상을 일으킬 수 있어 권고하지 않으며 소독력이 있는 비누나 알코올이 함유된 손소독제를 이용한다. 수술 종료 후 장갑을 벗은 후에는 바로 손위생이 필요하다. 왜냐하면 수술 중 미세한 장갑 손상 등으로 손이 오염되었을 가능성이 있기 때문이다.

① 물과 비누를 사용하는 경우

- 물과 비누를 이용하여 외과적 손씻기를 할 때 아래 팔과 손은 일반적으로 2~5분 정도 손위생을 실시한다. 장시간(예: 10분)의 손소독은 불필요하다.
- 손가락 끝부터 손가락 사이, 손바닥, 손등, 팔, 팔꿈치를 향하여 닦고 헹굴 때 전 과정에서 손은 항상 팔꿈치보다 높이 유지하여 사용한 물이 손가락을 오염시키는 것을 예방하고, 손을 씻는 과정에서 수술복이 젖지 않도록 주의한다.
- 멸균된 타월로 손을 완전히 건조시킨다(그림 3-7).

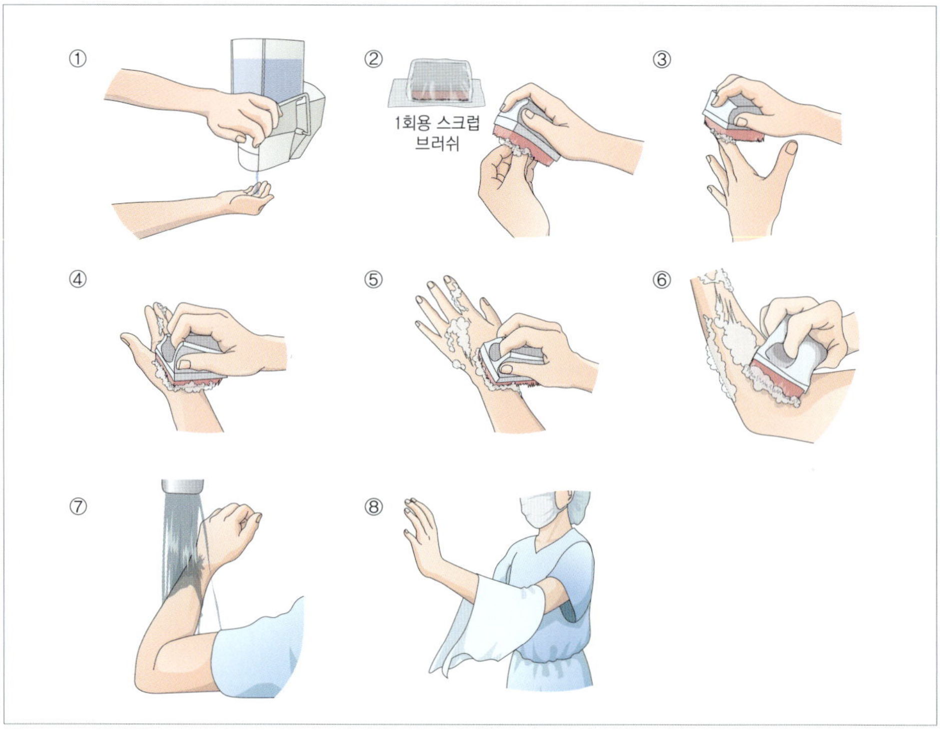

| 그림 3-7 | 물과 비누를 이용한 외과적 손위생 방법

② 물 없이 사용하는 손소독제를 사용하는 경우

- 손이 깨끗하고 건조한 상태에서 손과 팔의 모든 표면에 충분히 손소독제를 적용한다.
- 손과 아래팔을 완전히 건조시킨 후 장갑을 착용한다(그림 3-8).

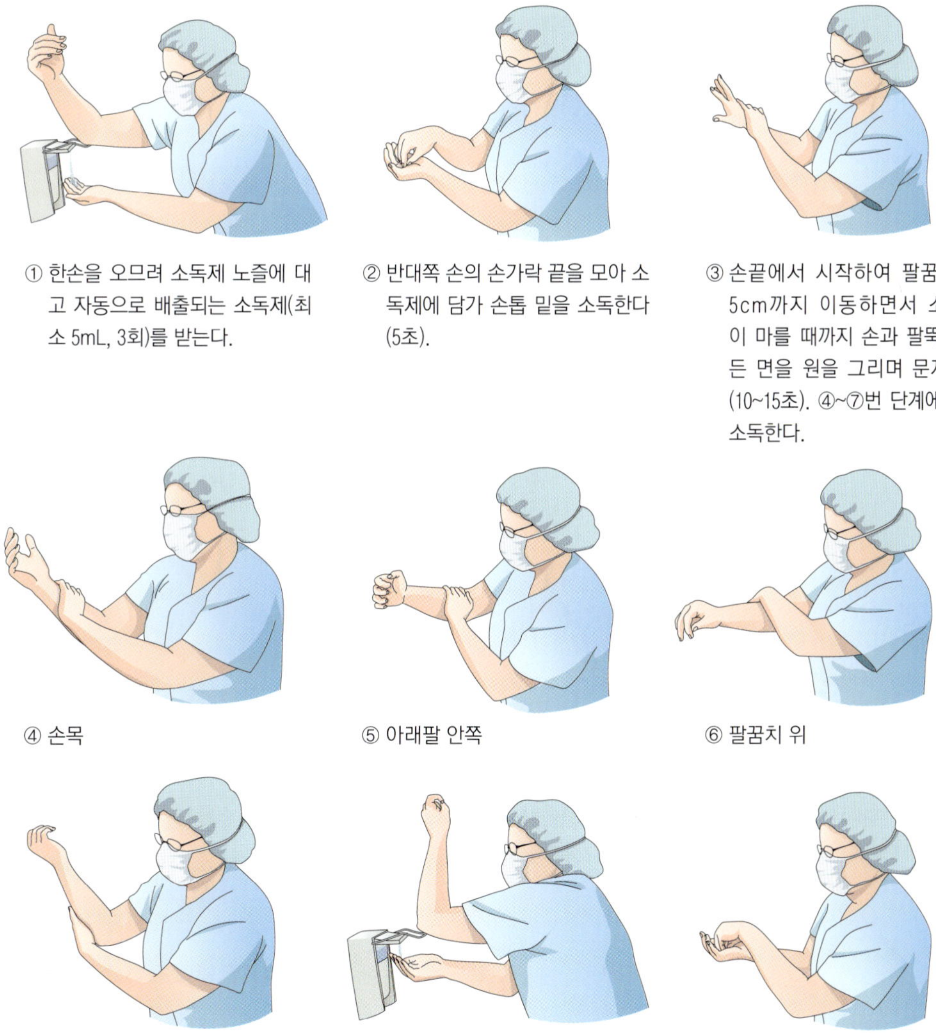

① 한손을 오므려 소독제 노즐에 대고 자동으로 배출되는 소독제(최소 5mL, 3회)를 받는다.

② 반대쪽 손의 손가락 끝을 모아 소독제에 담가 손톱 밑을 소독한다(5초).

③ 손끝에서 시작하여 팔꿈치 위 5cm까지 이동하면서 소독액이 마를 때까지 손과 팔뚝의 모든 면을 원을 그리며 문지른다(10~15초). ④~⑦번 단계에 따라 소독한다.

④ 손목

⑤ 아래팔 안쪽

⑥ 팔꿈치 위

⑦ 아래팔 바깥쪽

⑧ 반대쪽 손을 노즐 아래에 대고 자동으로 배출되는 소독제(최소 5mL, 3회)를 받는다.

⑨ 반대쪽 손의 손가락 끝을 모아 소독제에 담가 손톱 밑을 소독한다(5초).

| 그림 3-8 | 물 없이 사용하는 손소독제를 이용한 외과적 손소독 방법

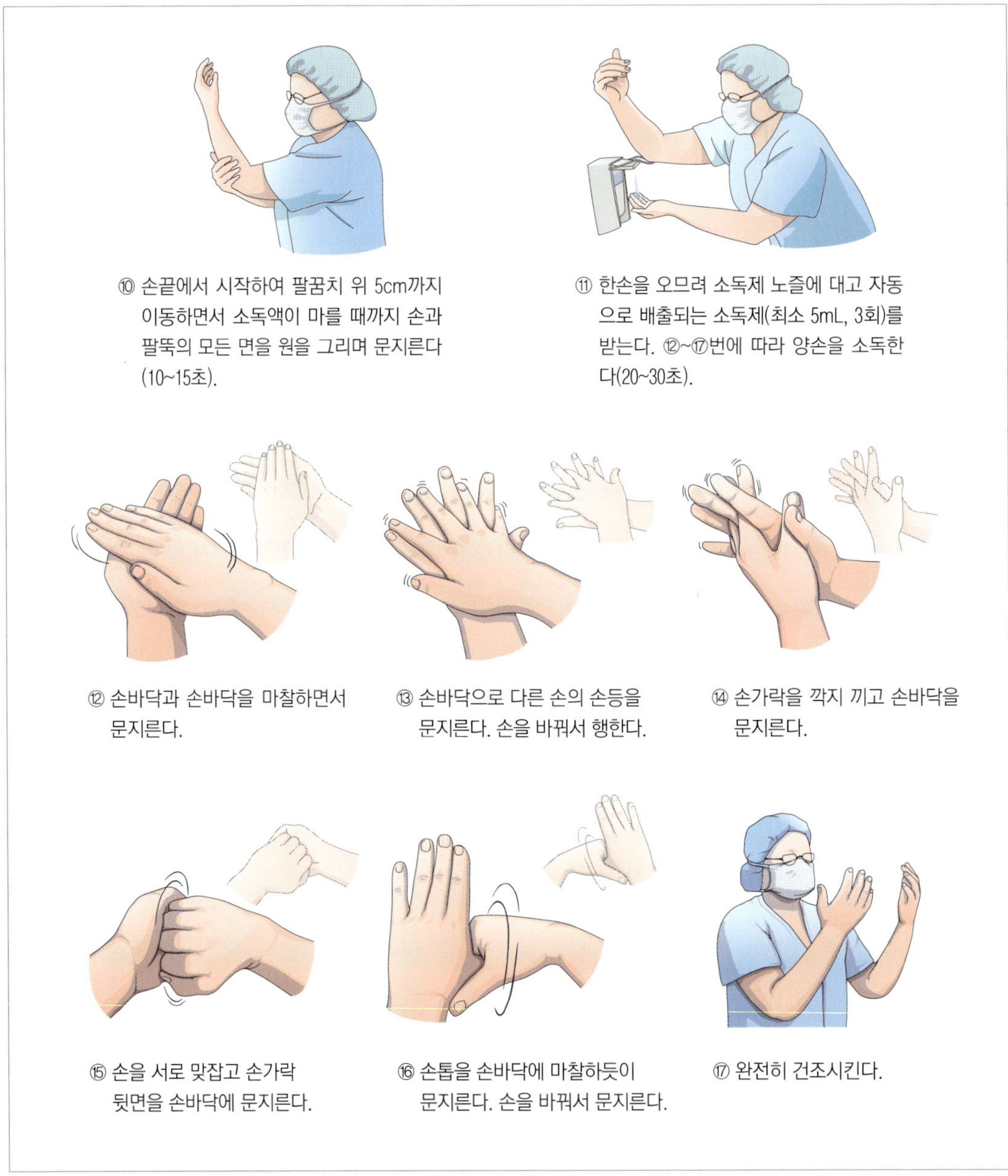

| 그림 3-8 | 물 없이 사용하는 손소독제를 이용한 외과적 손소독 방법(계속)

3) 손위생 물품

손소독제는 효과적인 살균력을 갖춘 자극이 적은 제품을 선택하고, 손위생 제품에 알레르기나 기타 부작용이 있는 경우 대체할 수 있는 제제를 사용한다. 개봉하여 사용 중인 손소독제는 내용물이 남아 있는 상태에서 보충하면 미생물 오염

가능성이 있으므로 사용 후 폐기한다.

가능한 액상 제품을 사용하며 고형비누를 사용할 경우 건조한 상태로 보관하여 그람음성막대균의 오염을 줄여야 한다.

4) 피부 관리

일부 연구에서 간호사의 25~55%가 심각한 접촉성 피부염을 경험하는 것으로 보고하고 있으므로 손소독제로 인한 피부건조와 알레르기 유발 등의 자극을 최소화하기 위해 로션이나 크림을 사용한다. 손톱 밑과 인공손톱 사이에 다량의 미생물이 번식하므로 환자와 직접 접촉하는 직원은 손톱을 짧게 유지한다.

5) 장갑 착용 시 손위생

장갑착용이 손위생을 대체할 수 없으므로 장갑을 착용하더라도 손위생이 필요한 시점에서는 손위생을 수행한다. 혈액이나 체액 등에 노출될 위험이 있거나 점막 또는 손상된 피부와 접촉할 경우 장갑을 착용하고, 사용 직후 바로 벗으며, 매 환자마다 장갑을 교체한다. 동일한 환자에서 오염된 부위로부터 다른 부위(손상된 피부, 점막, 의료기구 포함)를 접촉할 경우 장갑을 교체한다.

5. 손위생 제제의 종류와 특성

의료기관에서 사용하는 주요 손소독제의 종류로는 알코올, 클로르헥시딘 글루코네이트, 아이오다인과 아이오도퍼 등이 있다.

1) 일반비누

일반비누는 세정 제품으로 고체형, 액체형 등 다양한 형태가 있으며, 손의 오염물과 유기물을 일시적으로 가볍게 제거할 수 있으나 항균력은 매우 미미하다. 일반비누는 자극이 적은 제품을 선택하고 오염예방을 위해 일회용 제품이나 액상형을 선택한다.

2) 손소독제

(1) 알코올

알코올(alcohol)은 단백질을 변성시켜 살균효과를 나타내는 소독제로 사용

농도는 60~90%가 가장 효과적이다. 항생제 내성균(MRSA, VRE 등)을 포함한 그람양성균과 음성균, 결핵균, 기타 다양한 진균, 외피 바이러스(herpes simplex virus, HIV, influenza virus, RSV, vaccina virus) 등에 효과적이다. 그러나 아포, 외피 비보유 바이러스에는 효과가 떨어진다.

피부에 적용 시 신속한 살균효과가 있지만 지속효과는 없어 클로르헥시딘 글루코네이트를 첨가하여 지속효과를 얻을 수 있다. 피부건조로 인한 손상이 발생할 수 있으며, 가연성으로 화재가 발생할 수 있으므로 주의가 필요하다. 눈에 보이는 오염이나 유기물에 오염된 손에 사용하는 것은 부적절하다.

(2) 클로르헥시딘 글루코네이트

클로르헥시딘 글루코네이트(chlorhexidine gluconate, CHG)는 미생물의 세포막을 파괴하여 살균효과를 나타낸다. 그람양성균에 효과적이나 그람음성균, 결핵균, 진균에는 효과가 떨어지고, 아포형성 세균에는 효과가 없다. 피부를 통한 흡수는 거의 없고, 잔류효과가 높아 6시간 이상 효과가 지속되는 장점이 있으나 이독성, 안독성, 각막손상, 접촉성 피부염 등을 초래할 수 있다.

(3) 아이오다인과 아이오도퍼

아이오다인(iodine)은 비교적 안전하고 빠르게 작용하나 피부에 잔류하여 피부를 자극하므로 반드시 제거해 주어야 한다. 반면, 아이오도퍼(iodophor)는 반드시 제거할 필요는 없다. 그람양성균, 그람음성균, 결핵균, 진균 및 바이러스에 모두 효과적이며 일부 세균의 아포에도 작용한다. 주로 7.5% 농도가 시술과 수술 전 손위생에 사용된다. 피부자극이나 손상이 있을 수 있고 민감한 경우 알레르기를 유발하며, 신생아는 점막을 통해 흡수되므로 주의가 필요하다. 드물게 소독제 제조과정에서 그람음성균에 오염되어 감염유행이나 가성유행(pseudo-outbreak)이 발생하기도 한다.

관련 연구

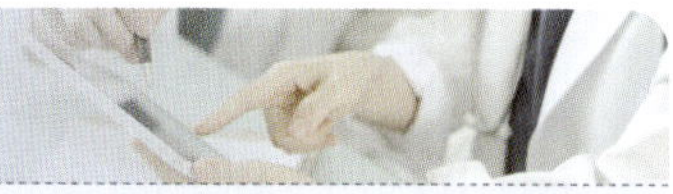

세계보건기구의 다각적인 손위생 증진전략을 적용한 의료기관에서의 손위생 증진활동

천희경, 김미라, 황지인(2014). 의료관련감염관리, 19(1); 1~14.

배경: 의료기관 내에서 세계보건기구(WHO)의 다각적인 손위생 증진활동을 적용하고, 의료진의 손위생 수행도와 적절성이 향상되는지를 평가하며, 손위생 수행도 증진에 따른 MRSA 및 VRE 분리율, 중증도가 높은 중환자실의 MRSA 획득 발생률과 MRSA 집락도에 미치는 영향을 연구하였다.

방법: 2012년 1월부터 9월까지 850병상인 대학병원의 중환자실, 인공신장실, 응급실과 16개 병동에서 근무하는 의사 169명, 간호사 346명, 간호보조인력 65명 등 총 580명을 대상으로 세계보건기구의 손위생 자체평가 도구를 이용하여 의료기관 손위생 현황을 평가하고, 점수가 낮은 지표에 대한 증진활동을 시행하여 그 활동 결과를 재평가하였다. 세계보건기구의 손위생 자체평가 도구에 있는 손위생 증진 전략 내용은 시스템 변화, 직원의 훈련과 교육, 평가와 피드백, 근무지에 각종 홍보물 게시, 조직의 안전문화 형성이며, 각각의 구성요소에 증진 전략으로 제시하고 있는 각 지표들의 총점은 100점으로 총 점수는 500점이었다. 연구대상 의료기관에서 이 도구를 이용하여 현재 손위생 수행 상황을 평가하였다.

결과: 손위생 총 관찰건수는 5,920건이었고, 부서당 평균 관찰건수는 269.1(±55.8)건이었다. 손위생 증진활동 결과, 의료진의 손위생 수행률이 58.7%에서 72.6%로 증가(P<.001)하였고, 중환자실에서의 손위생 수행률은 77.9%였다. 올바른 방법으로 손위생을 수행하는지 여부를 알아보는 손위생 적절성 평가는 5점 만점에 4.16점으로 가장 높았다. 손위생 증진 효과를 보기 위한 중환자실의 MRSA획득 발생률은 7.5%에서 4.3%로 감소(P=.028)하였고, MRSA 집락도는 26.2%에서 16.9%로 감소(P<.001)하였다.

결론: 세계보건기구의 손위생 자체평가 도구를 이용한 다각적인 손위생 증진전략은 의료진의 손위생 수행률 증진에 효과가 있는 것으로 생각된다. 또한 중환자실에서 손위생 수행률이 증가함에 따라 MRSA 획득 발생률과 MRSA 집락도 감소를 보여 교차감염 예방에 효과가 있었음을 확인할 수 있었고, 이러한 증진 전략들은 꾸준히 지속적으로 적용하는 것이 중요하다는 것을 확인할 수 있었다.

• 요 약 •

1. 손위생은 감염으로부터 환자를 보호하기 위한 최선의 수단이다.
2. 정확한 방법, 적절한 제제를 이용한 손위생은 교차감염의 가능성을 감소시킬 수 있다.
3. 손위생은 교차감염에 의한 의료관련감염을 감소시켜, 추가적인 의료비용의 발생을 줄일 수 있는 가장 비용-효과적인 방법이다.

• 손위생 캠페인(예시) •

다각적인 손위생 증진전략 중 손위생 캠페인은 조직의 안전문화를 확산하여 정착시키는데 효과적인 프로그램이다.

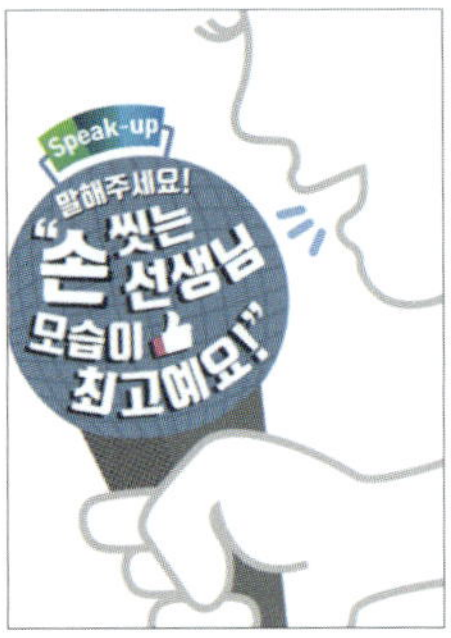
Speak-up
말해주세요!
“손 씻는 선생님 모습이 최고예요!”

손위생 증진 게시물

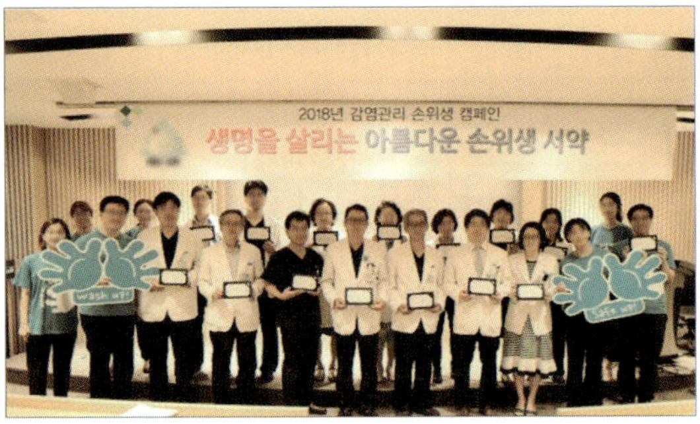
2018년 감염관리 손위생 캠페인
생명을 살리는 아름다운 손위생 서약

손위생 서약식

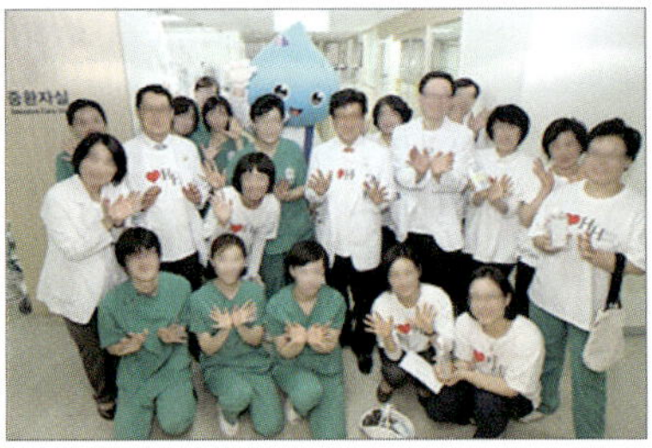

손위생 격려 부서 라운딩

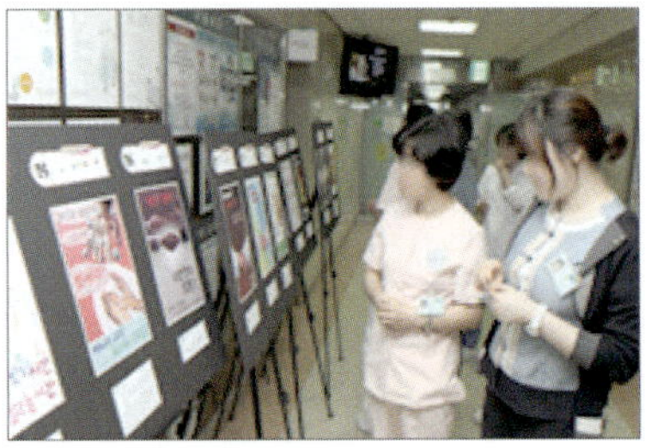

손위생 포스터 전시

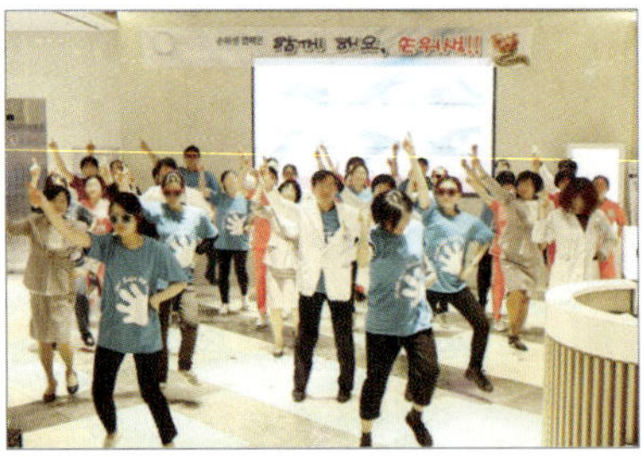

손위생 플래쉬 몹

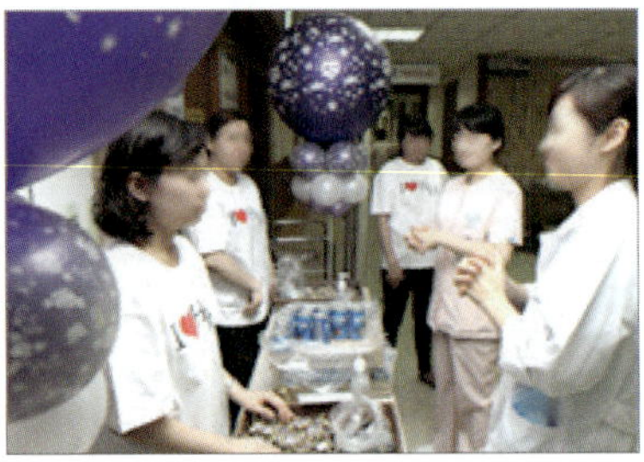

손위생 퀴즈를 맞춘 후 사은품 증정

• 확/인/학/습 •

1. 손위생 방법으로 가장 적절한 것은?
   ① 화장실을 다녀온 후 손소독제로 손위생을 하였다.
   ② 환자의 기저귀 교환 후 물과 비누로 손위생을 하였다.
   ③ *C. difficile* 감염환자 간호 후 알코올 제제로 손위생을 하였다.
   ④ VRE 격리 환자 간호 후 물과 비누로 손씻기를 한 후에 손소독제로 손위생을 하였다.
   ⑤ 손소독을 한 다음 환자의 회음부 간호를 한 후에 가래량이 많아 바로 흡인 간호를 수행하였다.

2. 교차감염을 예방하기 위한 가장 비용효과적인 방법은?
   ① 손위생을 수행한다.
   ② 방문객을 제한한다.
   ③ 소독제를 최신제품으로 구비한다.
   ④ 모든 물품을 일회용으로 사용한다.
   ⑤ 감염관리에 대한 전 직원 교육을 실시한다.

3. 손위생 제제의 관리에 대한 설명 중 옳지 않은 것은?
   ① 액체비누는 리필하여 사용하는 것이 좋다.
   ② 알코올 제제는 안전하고 빠른 것이 장점이다.
   ③ 고체비누를 사용하는 경우 비누를 건조하게 유지해야 한다.
   ④ 클로르헥시딘 글루코네이트는 6시간 이상 효과가 지속되는 장점이 있다.
   ⑤ 일반비누를 사용하는 경우 항균력은 없으나 손씻기 과정을 통해 일시적 상재균을 제거할 수는 있다.

• 정/답/및/해/설 •

1. 정답 ②

   해설 기저귀 교환 후, 화장실 다녀온 후, *C. difficile*과 같은 아포가 있는 균에 감염된 환자 간호 후에는 반드시 물과 비누로 손위생을 실시한다. VRE 환자와 접촉 후에 눈에 보이는 오염이 없다면, 손소독제를 이용한 손위생이나 물과 비누를 이용한 손위생 중 한 가지만 시행해도 된다. 같은 환자라도 오염된 행위에서 청결한 행위로 이동할 때는 손위생을 실시하여야 한다.

2. 정답 ①

   해설 손위생의 수행은 가장 낮은 비용으로 교차감염을 차단할 수 있는 방법이다.

3. 정답 ①

   해설 액체 비누를 리필하는 과정은 오염의 가능성이 있어 권장하지 않는다.

참고문헌

1. 질병관리본부(2014). 의료기관의 손위생 지침.
2. 질병관리본부(2017). 의료관련감염 표준예방지침.
3. 질병관리본부(2019). 전국의료관련감염감시체계(KONIS) 손위생 감시체계 운영결과(2016~2017).
4. 천희경, 김미라, 황지인(2014). WHO의 다각적인 손위생 증진전략을 적용한 의료기관에서의 손위생 증진활동. 의료관련감염관리 19(1): 1~14.
5. Lee, M. H., Kang, H. S.(2007). A comparative study on profession-specific handwashing practices of ICU health care providers. *Journal of Korean Academy of Fundamental Nursing*, 14: 297~305.
6. Pittet, D. et al.(2006). Evidence-based model for hand transmission during patient care and the role of improved practices. *The Lancet Infect Dis*.
7. Pittet, D. et al.(2000). Effectiveness of a hospital-wide programme to improve compliance with hand hygiene. Infection Control Programme. *Lancet 356*: 1307~1312.
8. Stone S.P. et al.(2012). Evaluation of the national Clean yourhands campaign to reduce *Staphylococcus aureus* bacteraemia and *Clostridioides difficile* infection in hospitals in England and Wales by improved hand hygiene: four year, prospective, ecological, interrupted time series study. *British Medical Journal*. 344: e3005.
9. WHO Patient safety(2009). WHO guideline on hand hygiene in Health care.
10. World Health Organization(2014). *Evidence of hand hygiene to reduce transmission and infections by multidrug resistant organisms in health-care settings*.

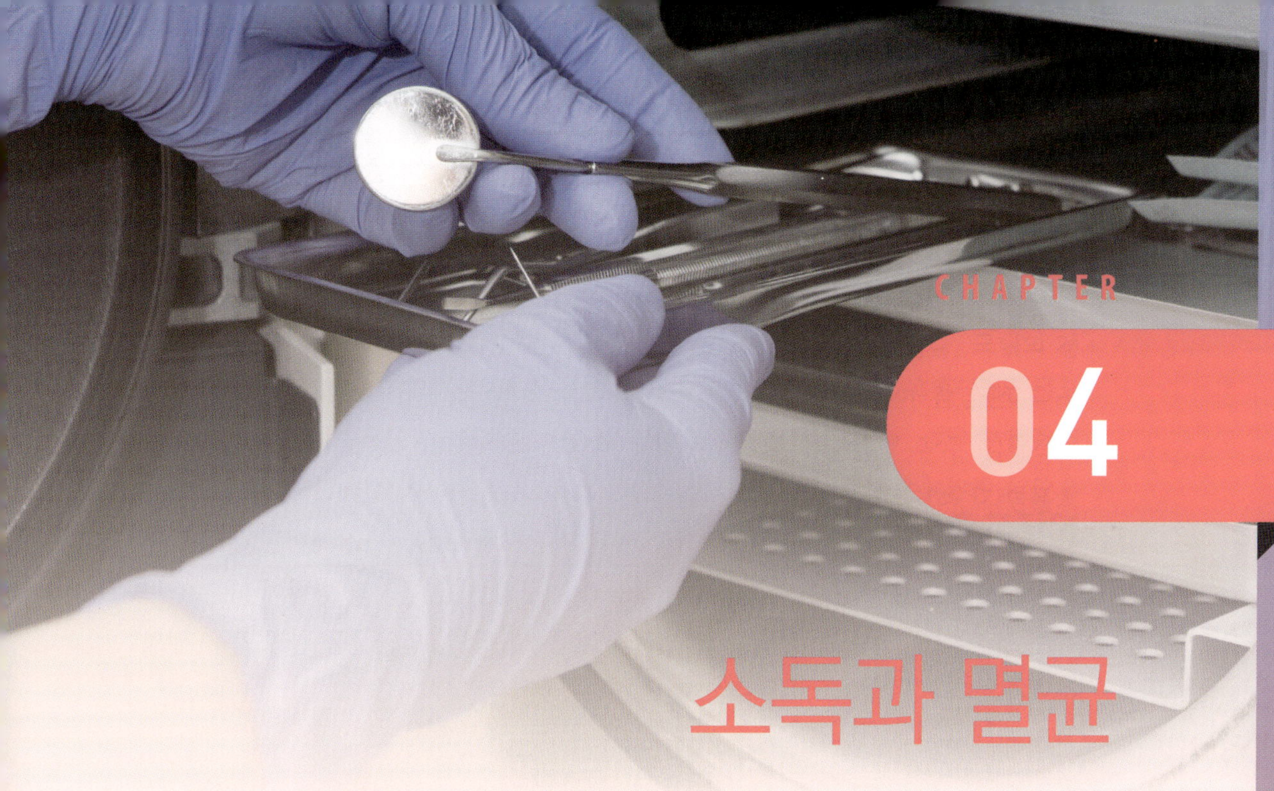

CHAPTER 04

소독과 멸균

최종림

소독과 멸균은 미생물의 숫자를 감소시키거나 제거하는 과정으로, 의료 물품이나 기구 사용으로 인해 환자에게 병원성 미생물이 전파되는 것을 방지하기 위하여 실시한다. 의료 물품 및 기구는 사용 목적 및 재질에 따라 소독 및 멸균 방법을 선택하여야 하며, 적절하지 못한 소독과 멸균 방법은 미생물 전파의 위험, 기구 파손, 경제적 손실, 환경오염 등의 문제를 초래하므로 올바른 소독과 멸균 방법을 적용하는 것이 중요하다.

학습목표

1. 세척, 소독, 멸균의 기본 원칙을 설명할 수 있다.
2. 소독제의 종류와 특성을 설명할 수 있다.
3. 소독과 멸균 방법의 종류와 특성을 설명할 수 있다.
4. 의료기구별 소독과 멸균 방법을 설명할 수 있다.

개요

모든 멸균 혹은 청결한 기구는 침습적 시술을 통해 환자의 멸균 조직이나 점막에 접촉하게 된다. 이러한 시술의 중요한 위험 중에 하나인 감염은 시술 시 인체 내로 유입된 병원체에 의하여 발생한다. 적절한 소독 혹은 멸균이 실패한 경우에는 병원균 전파의 원인이 된다(예: 결핵균에 오염된 기관지내시경). 이 장에서는 세척의 중요성과 방법, 의료기관에서 사용하는 물품과 기구의 사용 목적과 방법에 따른 소독 수준 결정, 소독제의 종류와 특성, 멸균의 종류 및 방법, 멸균물품 관리 등을 설명하고자 한다.

역학

의료기관 내에서 환자의 진료, 검사 및 간호 행위 시 사용되는 의료기구나 물건을 통해 환자 간에 균 전파가 발생할 수 있다. 환자의 점막 혹은 무균 조직에 의료기구나 수술기구를 사용하는 침습적 처치는 감염 위험이 매우 높으며, 기구의 소독과 멸균의 실패는 오염된 의료기구나 수술기구에 의한 교차감염의 원인이 된다.

용어 정의

소독과 멸균에서 사용하는 주요 용어는 다음과 같다.

- **세척(cleaning)**: 소독과 멸균 과정의 첫 번째 과정으로 물과 기계적인 마찰, 세척제를 사용하여 기구의 오염을 제거하는 과정이다.
- **소독(disinfection)**: 무생물 표면에 있는 세균의 아포를 제외한 모든 미생물을 제거하는 과정으로 높은 수준 소독, 중간 수준 소독, 낮은 수준 소독으로 분류된다.
- **멸균(sterilization)**: 아포를 포함하여 모든 미생물을 완전히 사멸시키는 방법으로 증기멸균법, Ethylene oxide 가스멸균법, 건열멸균법, H_2O_2 가스플라즈마멸

균법, 액체화학제 등을 이용한 멸균법 등이 있다.

- **오염(contamination)**: 기구나 환경, 인체표면에 혈액이나 체액, 분비물, 배설물 등이 부착되어 있는 상태로 세균이나 바이러스 등의 미생물이 존재할 가능성이 높다.
- **세척제(detergent)**: 기구의 오염을 씻어내는 것으로 특성에 따라 친수성(hydrophilic)과 친유성(lipophilic), 음이온(anionic), 양이온(ationic), 양성이온(amphoteric), 비이온(non-ionic), 산성(pH 0~6.9), 중성(pH 7.0), 알카리성(pH 7.1~14.0) 효소세척제 등이 있다.
- **소독제(disinfectant)**: 무생물의 표면에서 모든 병원성 미생물을 불활성화시키지만 세균의 아포는 사멸시키지 못한다.
- **재처리(reprocessing)**: 사용한 기구를 다시 원래의 기능상태로 되돌리기 위한 과정으로 세척, 기능 확인, 소독, 포장 및 멸균 과정이 포함된다.
- **재사용(reuse)**: 사용한 의료기구 및 물품을 재처리 과정을 거쳐서 다시 사용하는 것을 말한다. 일회용품은 재사용할 수 없다.

소독과 멸균의 원칙

1. 의료기구의 재처리 과정

의료기관에서 사용한 기구는 기구로 인한 교차감염을 예방하기 위하여 사용용도와 목적, 기구 재질 등을 고려하여 재처리한 후 다음 환자에게 사용한다. 재처리는 재사용이 가능한 의료기구에 한해 세척과정 후 소독 또는 멸균 과정을 거쳐 사용한 기구를 원래의 기능 상태로 되돌려 사용할 수 있도록 하는 전 과정을 의미한다(그림 4-1). 일회용 의료기구로 판매되는 제품은 사용 후 폐기하여야 한다(그림 4-2).

2. 의료기구 재처리 대상의 분류

의료기관에서 사용하는 모든 기구 및 물품은 환자와의 접촉 방법이나 상황에 따라 고위험, 준위험, 비위험 기구로 나눌 수 있다.

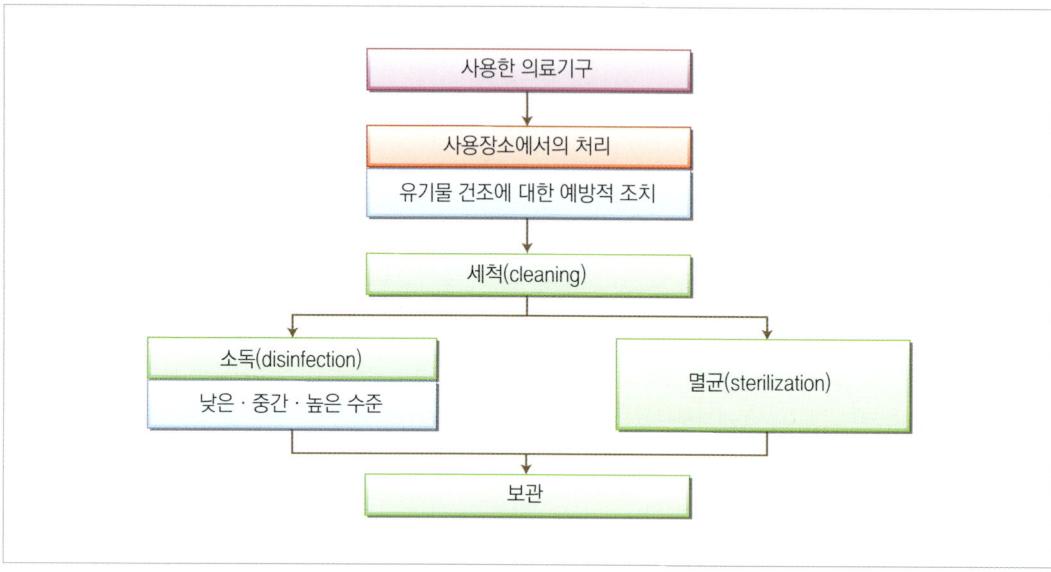

| 그림 4-1 | 사용한 의료기구의 재처리 과정

출처: Guidance for Industry and FDA Staff Processing/Reprocessing Medical Devices in Health Care Settings: Validation Methods and Labeling, 2011.

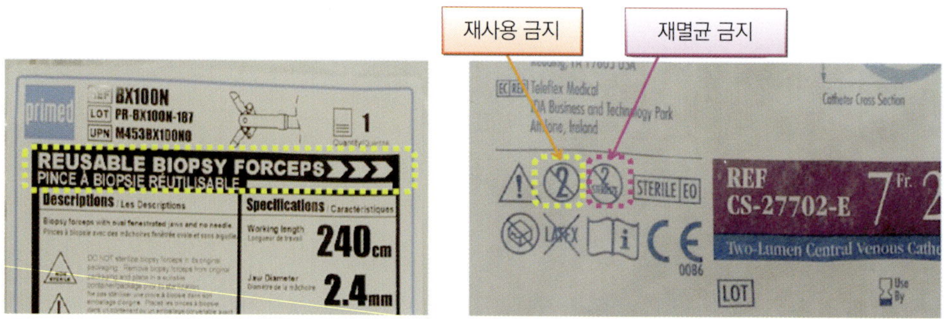

A B

| 그림 4-2 | 의료기구의 재처리 가능제품 확인 방법. A: 재처리하여 재사용 가능한 제품, B: 일회용 제품.

1) 고위험 기구

고위험 기구(critical items)는 조직이나 혈관에 직접 접촉하는 기구이다. 세균의 아포를 포함한 어떤 미생물이라도 오염이 되면 감염의 위험이 높은 기구로 멸균제품을 구매하거나 병원 내에서 적절한 방법으로 멸균하여 사용해야 한다. 수술기구, 심장 및 요도에 사용하는 카테터, 인체 삽입물, 주삿바늘 등이 있다(그림 4-3).

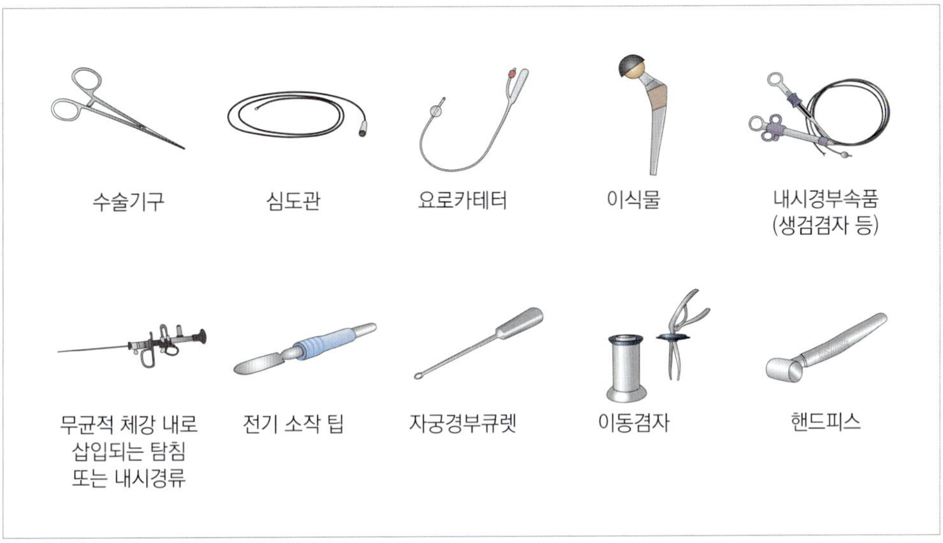

| 그림 4-3 | 고위험 기구: 무균조직이나 혈관계에 삽입되는 기구

2) 준위험 기구

준위험 기구(semi-critical items)는 점막이나 손상이 있는 피부에 접촉하는 물품으로, 세균의 아포를 제외한 모든 미생물이 존재하지 않아야 한다. 호흡기 치료기구(예: breathing circuit), 마취기구, 내시경 등이 여기에 속하며 높은 수준 소독 이상이 요구된다(그림 4-4).

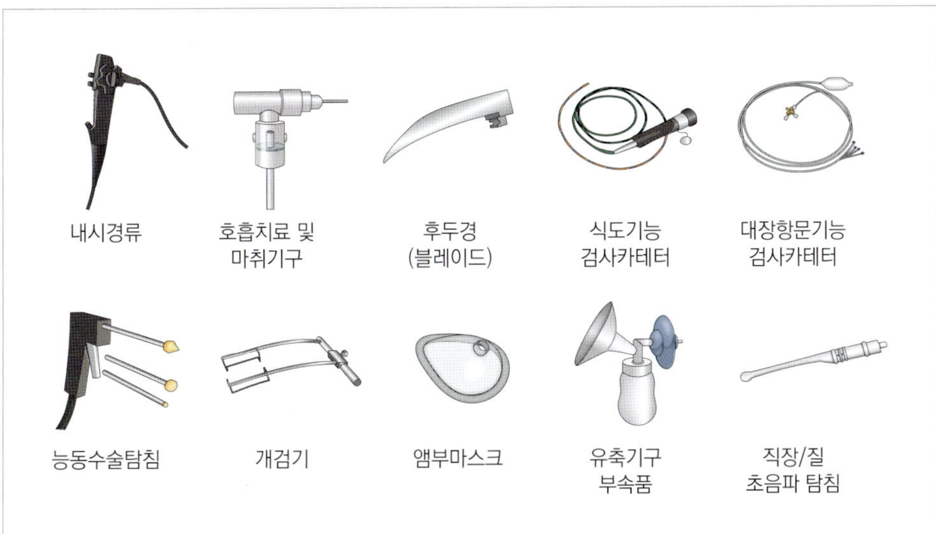

| 그림 4-4 | 준위험 기구: 점막이나 손상된 조직에 접촉하는 기구

3) 비위험 기구

비위험 기구(non-critical items)는 손상되지 않는 피부와 접촉하는 물품으로 점막에는 사용되지 않는 기구이다. 대소변기, 혈압기 커프, 침대, 청진기, 욕조, 린넨 등이 있다. 일반적으로 비위험 기구에 의해 환자에게 감염이 전파될 위험은 거의 없지만 의료진의 손을 오염시키거나 의료기구와의 접촉을 통해 간접적으로 감염을 전파시킬 수 있다. 일반적으로 세균, 지질 바이러스, 일부 곰팡이를 제거할 수 있는 낮은 수준 소독을 적용한다(그림 4-5).

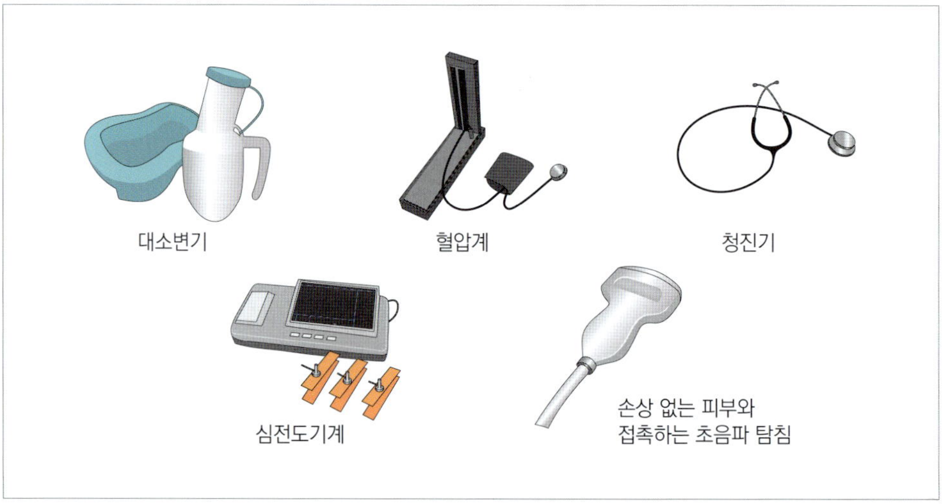

| 그림 4-5 | 비위험 기구: 손상이 없는 피부에 접촉하는 기구

3. 의료기구 분류에 따른 재처리 방법

의료기관에서 사용하는 물품 및 기구는 사용 목적과 방법에 따라 소독 수준을 결정한 후 적절한 방법을 적용한다(표 4-1, 4-2). 의료기관에서 사용하는 의료기구 및 물품의 재질과 형태별 소독과 멸균 적용 방법은 표 4-3과 같다.

1) 멸균

세균의 아포를 포함하여 모든 미생물을 사멸시킨다. 증기멸균, 가스멸균, 과산화수소플라즈마가스멸균, 액체화학제멸균, 오존멸균, 감마선멸균 등이 있다(그림 4-6~4-8).

표 4-1 소독과 멸균에 대한 미생물의 내성 수준

내성(resistant)	소독 수준
프리온(Creutzfeldt-Jakob Disease, CJD)	프리온 소독
세균 아포(*Bacillus atrophaeus*)	멸균
Coccidia(*Cryptosporidium*)	
항산균(*M. tuberculosis, M. terrae*)	높은 수준 소독
비지질, 소형 바이러스(Polio, Coxsackie)	중간 수준 소독
진균(*Aspergillus, Candida*)	
영양형 세균(*S. aureus, P. aeruginosa*)	낮은 수준 소독
지질, 중형 바이러스(HIV, Herpes, Hepatitis B)	
감수성(susceptible)	

표 4-2 의료기구 분류에 따른 소독 수준

분류	기구의 예	소독 수준
고위험 기구 (무균 조직 · 혈관계에 사용)	이식물, 외과용 칼, 주삿바늘, 수술기구 등	멸균
준위험 기구 (점막에 접촉: 치과용 기구 제외)	내시경 · 기관지경, 기관지삽관 튜브, 기타 유사 기구 등	높은 수준 소독(아포를 제외한 모든 미생물 사멸)
	구강 및 직장 체온계, 손상이 있는 피부와 접촉하는 수치료 기구 등	중간 수준 소독(결핵균에 살균력이 있는 소독제)
비위험 기구 (손상이 없는 피부에 접촉)	청진기, 탁자 위, 곡반 등	낮은 수준 소독(영양형 세균 사멸)

표 4-3 물품의 재질과 형태별 소독과 멸균의 적용

구분	멸균		소독		
			높은 수준	중간 수준	낮은 수준
	고위험 기구		준위험 기구	준위험 기구의 일부, 비위험 기구의 일부	비위험 기구
	방법	노출 시간	방법(노출 시간 20℃ 이상에서 12~30분간)[2,3]	방법(노출 시간 1분 이상)[9]	방법(노출 시간 1분 이상)[9]
표면이 견고하고 매끄러운 제품[1,4]	A	제조사 권고대로	D	K	K
	B	제조사 권고대로	E	L[5]	L
	C	제조사 권고대로	F	M	M
	D	20~25℃에서 10시간	H	N	N
	F	6시간	I[6]		O
	G	50~56℃에서 12분	J		
	H	3~8시간			

표 4-3 물품의 재질과 형태별 소독과 멸균의 적용(계속)

구분	멸균		소독		
			높은 수준	중간 수준	낮은 수준
	고위험 기구		준위험 기구	준위험 기구의 일부, 비위험 기구의 일부	비위험 기구
	방법	노출 시간	방법(노출 시간 20℃ 이상에서 12~30분간)[2, 3]	방법(노출 시간 1분 이상)[9]	방법(노출 시간 1분 이상)[9]
고무 튜브, 카테터[3, 4]	A B C D F G H	제조사 권고대로 제조사 권고대로 제조사 권고대로 20~25℃에서 10시간 6시간 50~56℃에서 12분 3~8시간	D E F H I[6] J		
폴리에틸렌 튜브, 카테터[3, 4, 7]	A B C D F G H	제조사 권고대로 제조사 권고대로 제조사 권고대로 20~25℃에서 10시간 6시간 50~56℃에서 12분 3~8시간	D E F H I[6] J		
렌즈가 있는 기구[4]	A B C D F G H	제조사 권고대로 제조사 권고대로 제조사 권고대로 20~25℃에서 10시간 6시간 50~56℃에서 12분 3~8시간	D E F H J		
체온계(구강, 항문용)[8]					K[8]
경첩이 있는 기구[4]	A B C D F G H		제조사 권고대로 제조사 권고대로 제조사 권고대로 20~25℃에서 10시간 6시간 50~56℃에서 12분 3~8시간	D E F H I[6] J	

A. 증기 혹은 열기를 포함한 고열 멸균(제조사 권고에 따르며, 3~30분이 소요됨)
B. Ethylene oxide gas(제조사 권고에 따르며, 일반적으로 50~60℃에서 멸균 1~6시간, 공기정화 8~12시간이 소요됨)
C. Hydrogen peroxide gas plasma(제조사 권고에 따르며, 내강 구경과 길이에 따라 45~72분이 소요됨)
D. Glutaraldehyde-based formulations(>2% glutaraldehyde); glutaraldehyde(1.12%)+1.93% phenol/phenate. 높은 수준의 소독을 위해 35℃에서 5분간 소독이 필요함
E. Ortho-phthalaldehyde(OPA) 0.55%
F. Hydrogen peroxide 7.5%(구리, 아연, 동을 부식시킴)
G. Peracetic acid, 농도는 다양하며 0.2% 이상의 농도에서 아포 사멸됨, 50~56℃에서 최적함

H. Hydrogen peroxide(7.35%) + 0.23% peracetic acid; hydrogen peroxide 1% + peracetic acid 0.08%(금속 기구는 부식됨)
I. Wet pasteurization, 세제를 사용하여 세척한 후 70℃에서 30분간 소독함
J. Hypochlorite, 식염수를 전기 분해하여 바로 사용하며 활동 염소 농도는 >650~675ppm임(금속 기구를 부식시킴)
K. Ethyl 혹은 isopropyl alcohol(70~90%)
L. Sodium hypochlorite(5.25~6.15% 가정용 표백제를 1:500 희석하면 유효염소량 100ppm 이상임)
M. Phenolic germicidal detergent solution(제조사 권고에 따라 희석)
N. Iodophor germicidal detergent solution(제조사 권고에 따라 희석)
O. Quaternary ammonium germicidal detergent solution(제조사 권고에 따라 희석)
1. 수치료 기구는 관련 자료를 참조
2. 모든 미생물을 제거하려면 좀 더 긴 시간이 필요. 10분으로 불충분한 경우가 많음. 특히 좁은 관이나 미생물이나 세균의 은신처가 될 만한 곳은 더 많은 시간이 필요. 20℃에서 2% glutaraldehyde로 결핵균과 비결핵성 마이코 박테리아의 사멸을 위해 최소 필요한 시간은 20분. 일부 고수준 소독제는 노출 시간이 짧아지기도 함(예: ortho-phthalaldehyde는 20℃에서 12분). 온도를 높이면 노출 시간을 줄일 수 있음(예: 내시경 자동세척소독기의 경우, 2.5% glutaraldehyde는 35℃에서 5분간, 0.55% OPA는 25℃에서 5분간)
3. 튜브제품들은 소독제에 충분히 담가야 함. 공기로 인해 잠기지 않은 부분이 없도록 주의해야 함
4. 재료와의 적합성을 사용하기 전에 충분히 검토해야 함
5. 1,000ppm 농도는 배양하거나 농축하는 검사실, 혹은 미생물이 엎질러졌을 때 사용. 경우에 따라 표면을 부식시키기도 함(5.25~6.15% 가정용 표백제를 1:50 희석하며 유효염소량이 1,000ppm 이상임)
6. 호흡치료 기구 혹은 마취 기구를 pasteurization(washer-disinfector)하는 방법은 고수준 소독의 대안으로 알려져 있으나 일부 보고에 따르면 pasteurization 효과가 불분명함
7. 적용 시 온도에 안전한지를 평가해야 함
8. 구강체온계와 직장체온계는 세척, 소독, 멸균 과정에서 섞이지 않도록 함
9. 국내 관련 법규와 제조사의 권고에 따라 사용해야 함

출처: Centers for Disease Control and Prevention(CDC, 2008). *Guideline for disinfection and sterilization in healthcare facilities*.

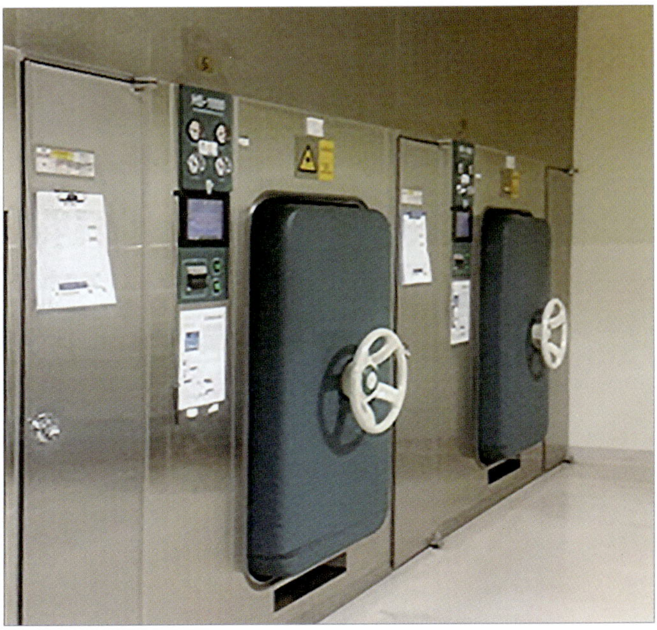

| 그림 4-6 | 대형 증기멸균기

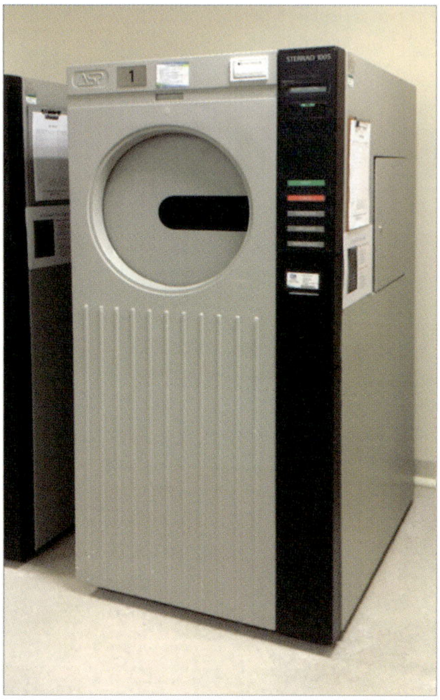

| 그림 4-7 | 플라즈마가스멸균기

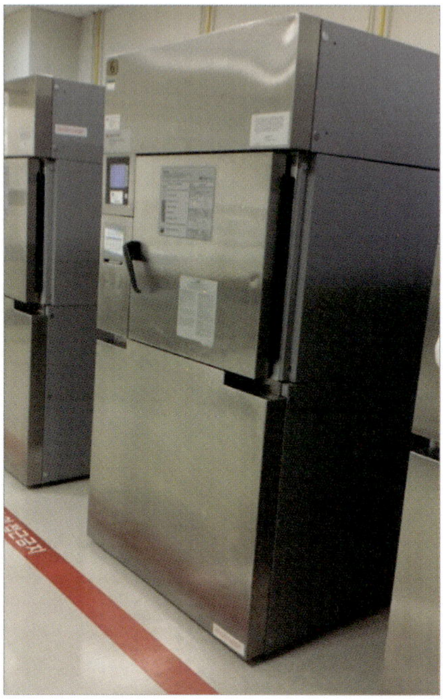

| 그림 4-8 | E.O.가스멸균기

2) 높은 수준 소독

일부 아포를 제외한 모든 영양형 세균, 결핵균, 진균, 바이러스를 사멸시킨다.

3) 중간 수준 소독

영양형 세균, 결핵균, 대부분의 진균과 바이러스를 사멸시키지만 세균의 아포는 사멸시키지 못한다. 원내에서 사용하는 소독제로 유리 이산화염소(demand-release chlorine dioxide), 6% 안정화된 과산화수소(stabilized hydrogen peroxide), 과초산(peracetic acid), 과산화수소와 과초산혼합제(hydrogen peroxide 1% + peracetic acid 0.08%), 습식저온멸균(wet pasteurization, 70℃, 30분) 등이 있다.

4) 낮은 수준 소독

대부분의 영양형 세균과 일부 진균 및 바이러스를 사멸시키지만 결핵균과 세균의 아포는 사멸시키지 못한다. 소독제로는 차아염소산나트륨(sodium hypochlorite 100ppm), 알코올, 아이오도퍼, 4급암모늄제제(quaternary ammonium compound), 양성계면활성제가 있다.

소독과 멸균의 실제

1. 세척

기구는 소독이나 멸균을 시행하기 전에 물과 세척제, 효소세척제를 사용하여 세척해야 한다. 세척 과정을 통해 미생물의 수가 감소되며, 소독이나 멸균의 효과

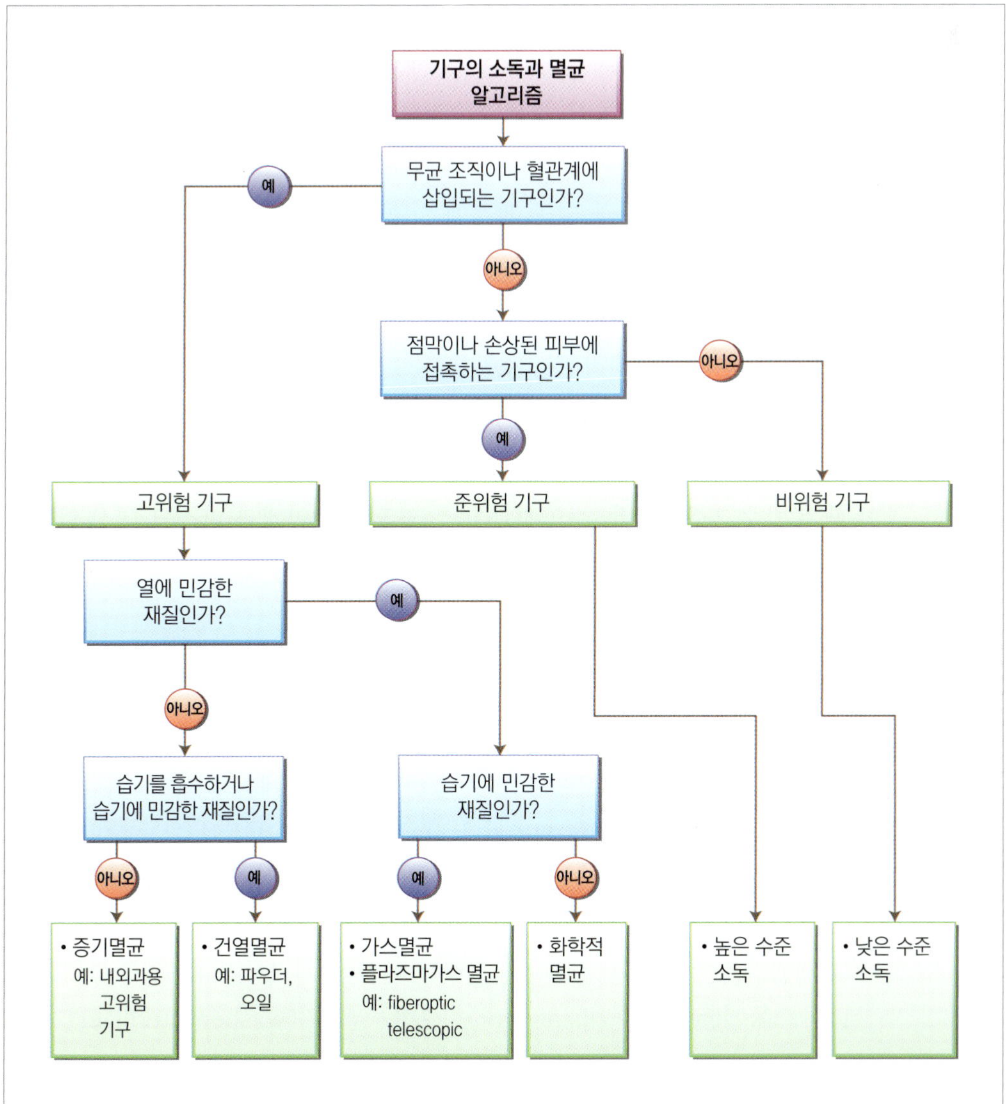

| 그림 4-9 | 의료기구 소독과 멸균 알고리즘

출처: 의료관련감염 표준예방지침, 2017.

를 방해하는 오염 물질(잔재된 유기물과 무기 염류물)이 제거된다. 기구에 묻은 오염 물질이 건조되거나 기구에 말라붙으면 세척이 어렵고, 세척 시 제거되지 않은 오염 물질은 소독이나 멸균의 효과를 감소시키므로 사용 후 가능한 빨리 세척한다(그림 4-9).

1) 세척의 기본 원칙

세척은 적절한 소독이나 멸균을 시행하기 전에 반드시 시행해야 하며 세척 시에는 다음의 사항을 준수한다.

일반적인 기구는 사용 후 가능한 빨리 세척을 하며, 만약 세척을 빨리 할 수 없는 경우에는 물에 담가 놓거나 젖은 수건으로 덮어두는 등 유기물이 건조되지 않도록 한다. 세척 전 분해 가능한 기구들은 제조사의 권고에 따라 분해하여 세척한다. 기구 손상은 소독과 멸균 과정에 영향을 주므로 세척 과정에서 기구 표면에 손상이 있거나 부식 등이 있는지 확인하여 제거한다. 세척 과정에서 분무가 발생하지 않도록 주의하며 세척이 용이하도록 기구를 완전히 침적시킨다. 세척 후 기구에 남아 있는 세척제는 소독제를 불활성화시키거나 멸균 과정을 방해할 수 있으므로 충분히 헹군다. 세척에 사용한 솔을 재사용할 경우에는 세척 대상 기구의 소독 수준에 따라 세척 후 건조하거나 소독 혹은 멸균한다. 세척을 시행할 때는 방수 가운, 장갑, 보안경과 마스크(혹은 보안경과 마스크 대신 안면보호대)를 착용하여 세척 시 오염 물질에 노출되는 것을 방지한다.

2) 세척의 종류

(1) 손세척

기계세척이 부적절하거나 이용할 수 없는 경우에 손세척을 하며, 복잡하거나 날카로운 기구를 다룰 때는 찔리거나 신체에 손상을 입지 않도록 주의한다.

(2) 기계세척

의료기관에서 사용되는 기계세척기에는 초음파 세척기(ultrasonic cleaner), 세척-소독기(washer-disinfector), 세척-멸균기(washer-sterilizer)가 있다. 기계세척기를 사용할 때는 제조사가 추천한 세제를 사용하며, 세척할 기구는 모든 표면이 세척제와 충분히 접촉할 수 있도록 가능한 분해를 하고, 뚜껑은 완전히 열어야 한다. 초음파 세척기는 육안으로 보이는 큰 오염은 제거할 수 없으므로 1차 세척 후 사용한다. 손이 닿기 어려운 부분에 있는 미세한 오염물질을 제거할 수는 있는 장점이 있지만 깨지기 쉬운 물품들은 손상을 받을 수 있다. 고무와 PVC(polyvinyl chloride)는 진동을 흡수하기 때문에 초음파 세척은 불가능하다.

(3) 세척제의 선택

세척제는 기구의 재질과 오염 물질의 성분, 형태 등을 고려하여 선택한다. 세척제는 부식성이 없고, 거품이 적거나, 쉽게 헹궈지며 중성에 가까울수록 좋다.

2. 소독

의료 환경에서 사용되는 소독제의 작용과 효과는 미생물의 종류, 오염 정도, 유기물의 존재, 소독제의 농도 및 접촉 시간, 물리적 · 화학적 요인에 의해 영향을 받는다. 따라서 소독제의 특성을 고려하여 소독 대상과 목적에 맞게 적절한 소독제를 선택하여 사용해야 한다.

1) 소독의 일반적인 원칙

소독제에 소독할 물품을 완전히 담그고, 규정된 희석농도와 침적시간을 준수한다. 사용하는 소독제는 소독할 물품과 직접 접촉되어야 하며 튜브인 경우 내강에 소독제가 채워져야 하고, 용기에 담글 수 없는 큰 기구는 소독제로 충분히 적신 깨끗한 헝겊으로 닦은 다음 공기로 건조시킨다. 필요한 시간 동안 소독제에 담근 다음 기구에 남아 있는 유독한 잔유물은 헹구어 내며, 기구의 종류에 따라 수돗물이나 증류수 또는 멸균수로 헹군다. 헹군 후에는 기구를 완전히 말리고 다시 오염되지 않도록 한다(그림 4-10).

2) 소독제 관리 및 선택

소독제는 제품의 사용 설명서를 확인하여 농도, 적용시간, 유효기간을 준수한다. 개봉한 소독제는 오염되지 않도록 관리한다. 소독제는 재보충해서 사용하지 않으며 소독제 용기는 재사용하지 않고, 재사용하는 경우에는 세척 후 소독 및 멸균하여 사용한다. 희석한 소독제는 보관기준 및 사용방법에 유의하여 사용한

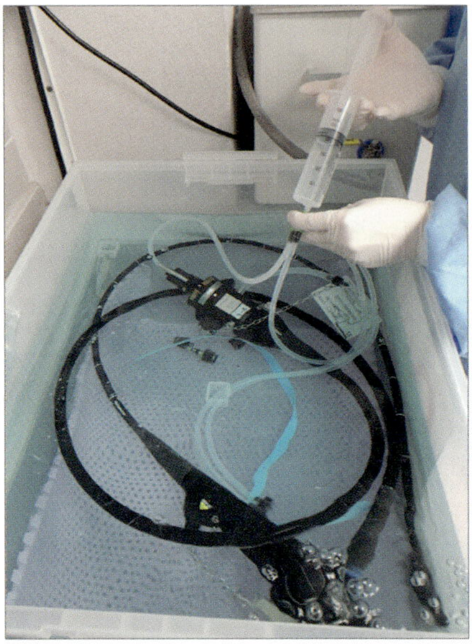

| 그림 4-10 | **소독의 실제.** 내관이 있는 경우는 주사기에 소독제를 넣어 내관까지 충분히 소독제가 도포될 수 있도록 한다. 모든 기구는 소독제에 모두 침적되도록 하고, 필요시 별도의 타이머와 온도계를 이용할 수 있다.

다. 소독제 선택 시에 다음의 조건을 고려한다.

- 각종 미생물에 대한 광범위하고 일정한 소독 효과를 가진다.
- 작용 시간이 신속해야 한다.
- 환경에 의한 영향력이 적어야 한다(유기물질, 물의 경도나 산도 등의 물리 화학적 환경).
- 세척력이 우수하며, 사용 후 물에 잘 세척되어야 한다.
- 사용자나 환자에게 독성이나 자극이 없고 환경에 유해하지 않아야 한다.
- 모든 농도에서 수용성이 있어야 한다.
- 무취 제품이 좋으나 있더라도 불쾌감을 주지 않아야 한다.
- 사용 표면에서의 소독력이 지속되고, 정균 작용을 할 수 있는 필름이 형성되어야 한다.
- 원액이나 희석된 상태에서의 안정성이 있어야 한다.
- 기구나 의료용품을 망가뜨리지 않도록 기구와 적합해야 한다.
- 경제성이 있어야 한다.

3) 소독제 종류와 특성

(1) 알코올alcohol

① 작용기전 및 살균범위

알코올은 단백질을 변성시켜 살균시키며 사용농도는 60~90%이다. 세균, 결핵균, 곰팡이, 바이러스에 살균력이 있으나 아포, 외피비보유(비지질) 바이러스에 대하여는 효과가 떨어진다. 신속한 살균효과가 있지만 잔류효과는 없다. 50% 이하 농도에서 살균력이 매우 저하된다(그림 4-11).

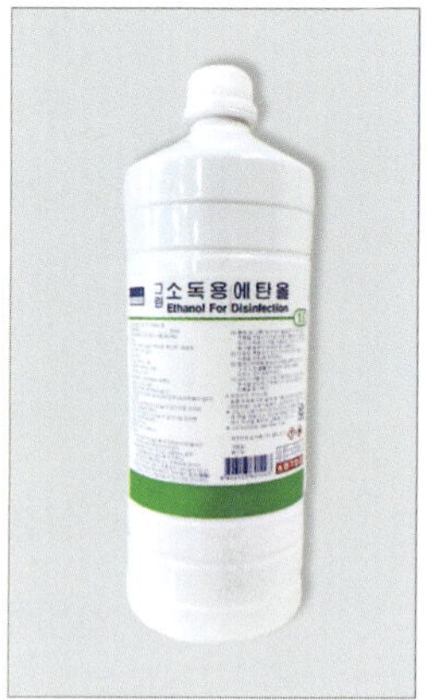

| 그림 4-11 | 알코올

② 사용 범위 및 주의사항

앰플이나 바이알 표면, 좁은 범위의 환경표면(예: 카트, 투약준비대), 일부 의료기구의 표면(예: 청진기, 앰부백), 주사 전 피부 소독이나 손소독제로 사용된다. 고무나 플라스틱 등의 물질을 단단하고 부풀게 하는 경우가 있으며, 안압계 프리즘(tonometer biprism)을 알코올에 담갔을 때 표면을 울퉁불퉁하게 하여 각막손상을 일으킬 수 있다.

(2) 염소, 염소계 화합물chlorine compounds

① 작용기전 및 살균범위

유리 염소(Free Cl^-)가 미생물을 파괴하는 정확한 기전은 분명하게 설명되지 않고 있지만, 세포나 단백질 변성, 핵산의 불활성화 등 효소반응을 저해하는 것과 관련된 것으로 보인다. 액체와 고체 형태가 있으며 액체 상태인 차아염소산나트륨(sodium hypochlorite)이 일반적으로 사용된다. 살균범위가 광범위하며, 독성이 잔존하지 않고 표면에 남아 있는 세균이나 바이오필름을 제거할 수 있다. 경수나 잔존하는 유기물에 의해 비활성화되며 금속류를 부식시킨다(그림 4-12).

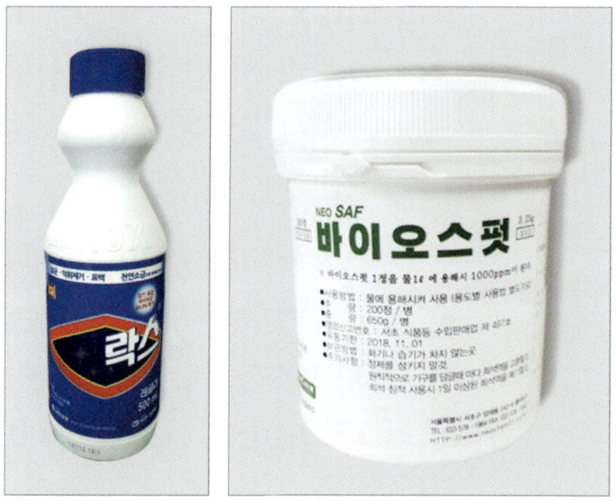

| 그림 4-12 | 염소, 염소계 화합물

② 사용 범위 및 주의사항

낮은 농도의 차아염소산나트륨은 의료 환경에서 환경소독제로 사용되는데, 주로 검체 접수대나 바닥 소독에 사용된다. 혈액이 쏟아지거나 묻은 곳에 500~5,000ppm의 농도로 사용한다. 수치료 욕조, 세탁물, 치과기기, 기계 및 환경표면 소독에 사용한다.

(3) 클로르헥시딘 글루코네이트 chlorhexidine gluconate, CHG

① 작용기전 및 살균범위

양전하를 띤 클로르헥시딘 글루코네이트가 음전하를 띤 세포막과 결합하여 살균력을 가진다. 그람양성균에 효과가 좋으나 그람음성균, 진균, 외피비보유 바이러스에는 효과가 떨어진다. 결핵균에는 최소 효과가 있으며, 아포에는 효과가 없다(그림 4-13).

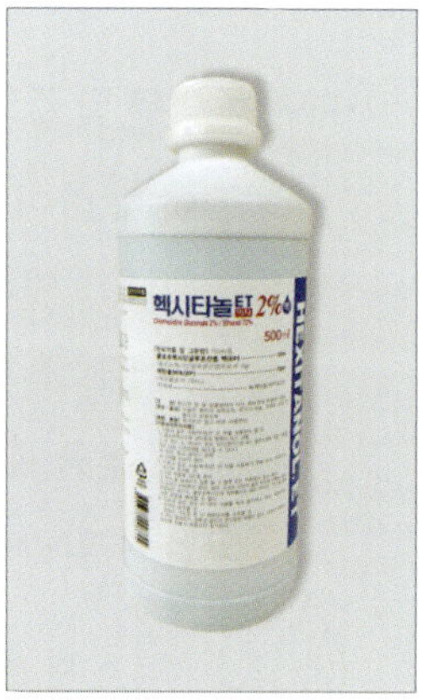

| 그림 4-13 | 클로르헥시딘 글루코네이트

② 사용 범위 및 주의사항

피부에 자극이 적고 잔류효과가 있다. 알코올이나 증류수에 희석하여 피부 및 점막 소독제로 사용한다. 생후 2개월 미만의 신생아에게 사용하는 것은 논란이 있다. 이독성과 안독성이 있으므로 귀와 눈에는 사용하지 않는다. 농도에 따라 다음과 같이 사용 용도가 달라진다.

- 2~4% CHG: 침습적 처치나 수술 전 외과적 손씻기를 위한 손소독제
- 0.5% 초과 CHG(알코올에 희석): 중환자, 면역력 저하 환자의 피부 소독이나 손소독, 중심정맥카테터 삽입 피부 소독
- 0.1~0.5% CHG 희석액(멸균증류수에 희석): 점막 소독

(4) 글루탈알데히드 glutaraldehyde

① 작용기전 및 살균범위

글루탈알데히드는 pH 7.5~8.5에서 활성화되며, DNA, RNA와 단백질 합성을 변형시켜 미생물을 무력화한다. 결핵균을 포함한 그람양성균, 그람음성

균, 진균, 바이러스를 살균한다.

② 사용 범위 및 주의사항

높은 수준의 소독제로 내시경류, 폐기능 측정기구, 투석기, 마취 및 호흡 치료기구 등에 사용하며, 환경소독제로는 사용하지 않는다.

최소 1.0~1.5%의 농도에서 높은 수준의 소독 효과를 가지며, 활성화시킨 소독제의 유효기간이 지나면 유효농도일지라도 폐기한다. 알데히드는 단백질을 고정시키므로 소독 전 철저히 세척해야 하며, 소독제의 유해성분에 환자 및 직원이 노출되는 것을 방지하기 위해 소독 후 물로 충분히 헹구어야 한다. 글루탈알데히드는 사용자에게 비출혈, 알레르기성 피부염, 천식, 비염 등의 부작용을 유발할 수 있으므로 작업장은 충분한 공기 교환이 이루어져야 하고, 주기적 노출 농도를 측정하여 작업환경을 평가해야 한다. 또한 소독에 사용하는 용기는 완전히 밀폐되어야 하며, 작업자는 보호구(예: 장갑, 고글, 앞치마, 마스크 등)를 착용해야 한다.

(5) 과산화수소 hydrogen peroxide

① 작용기전 및 살균범위

과산화수소는 세포막의 지질, DNA, 기타 세포의 필수 성분 등을 파괴한다. 세균, 진균, 아포, 결핵균에 유효하며 6~30%의 농도에서 멸균제로 사용된다(그림 4-14).

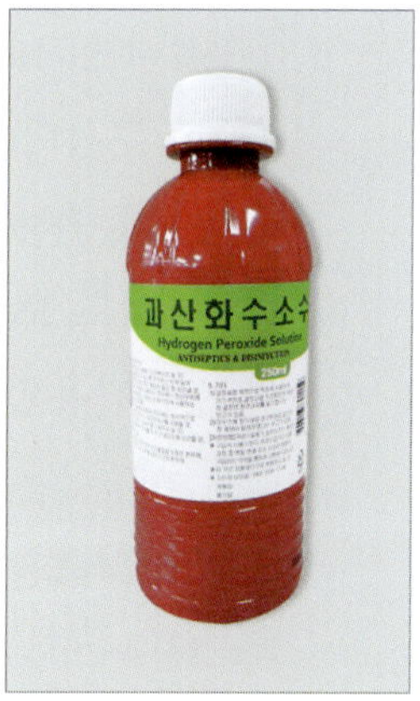

| 그림 4-14 | 과산화수소

② 사용 범위 및 주의사항

농도에 따라 사용 범위가 달라진다.

- 3%: 환경표면 소독, 피부소독제로 사용할 경우에는 소독보다는 괴사조직 제거에 사용
- 3~6%: 콘택트렌즈, 안압계 프리즘, 인공호흡기, 린넨, 내시경 소독에 사용

(6) 요오드, 아이오도퍼 iodine, iodophor

① 작용기전 및 살균범위

미생물의 세포벽을 빠르게 투과하여 단백질과 핵산의 구조와 합성력을 저해

시킴으로써 살균력을 가진다. 아이오도퍼는 요오드를 액화시켜 요오드의 살균작용을 높인 소독제로 수용성 상태에서 유리 요오드가 방출되어 살균력을 가진다. 그람양성균, 그람음성균, 아포, 바이러스, 진균까지 살균 범위가 넓다(그림 4-15).

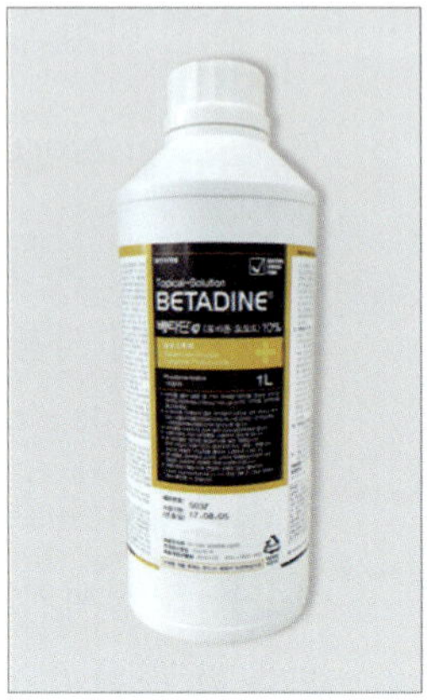

| 그림 4-15 | 요오드, 아이오도퍼

② 사용 범위 및 주의사항

피부 및 점막 소독제로 사용되며 농도에 따라 사용범위가 다르다.

- 10%: 창상치료나 침습적인 시술을 하기 전의 피부 준비
- 7.5%: 계면활성제와 혼합하여 시술 및 수술 전 손위생
- 2%: 구강 함수

(7) 올소프탈알데히드ortho-phthaldehyde, OPA

① 작용기전 및 살균범위

0.55% 1,2-bezenedicarboxaldehyde(O-PA)로 구성되어 있고 연한 푸른빛을 띠는 액체이며 중성(pH 7.5)을 띤다. OPA, 글루탈알데히드 모두 아미노산, 단백질, 미생물과 상호작용함으로써 살균력이 나타난다. 접촉 시간, 온도, 농도 등 조건에 따라 세균, 바이러스, 진균, 아포에 살균력을 가진다(그림 4-16).

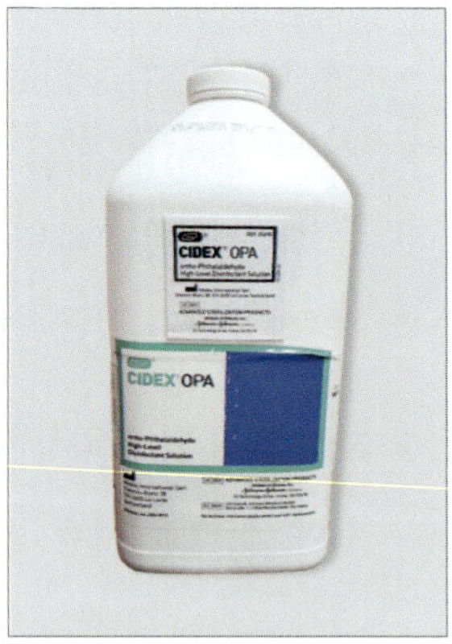

| 그림 4-16 | 올소프탈알데히드

② 사용 범위 및 주의사항

높은 수준의 소독제로 내시경류 소독에 사용하며, 환경 소독에는 사용하지 않는다. 글루탈알데히드보다 안정적이며, 눈이나 코에 자극이 없고 활성화제가 필요하지 않다. 최소 유효농도는 0.3%이며, 개봉 후 사용하지 않은 경우 75일까지 사용이 가능하다. 소독 전에 철저히 세척해야 하며, 소독 후 잔류물질 제거를 위해 물로 충분히 헹군다.

(8) 과초산 peracetic acid

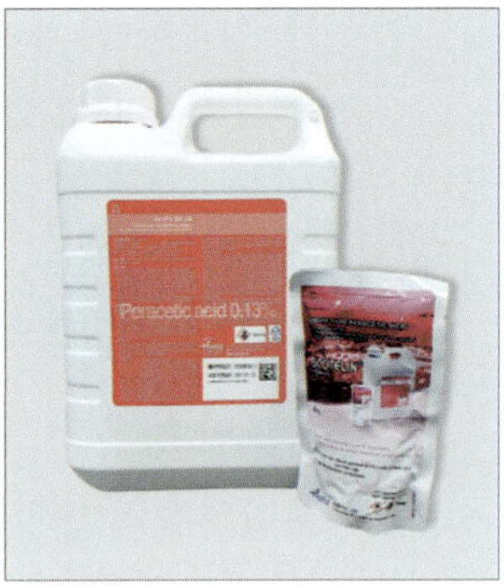

| 그림 4-17 | 과초산

① 작용기전 및 살균범위

단백질을 변형시키고 세포벽 투과율을 방해하며, 단백질, 효소, 다른 대사물질에 영향을 주어 살균력을 갖는다. 유기물 제거 능력이 강하고 잔류물질이 없으며 모든 미생물에 단기간 내에 효과가 있다(그림 4-17).

② 사용 범위 및 주의사항

수술기구, 치과기구, 내시경기구의 화학 멸균제로 사용한다. 구리, 황동, 철, 아연을 부식시킨다.

(9) 양성계면활성제 amphoteric surfactants

① 작용기전 및 살균범위

세포벽의 물질 투과를 방해하고 호흡을 방해하여 살균작용을 갖는다. 그람양성균과 그람음성균에 대한 살균력은 우수하나 진균과 친수성 바이러스, 폴리오 바이러스에는 효과가 없다.

② 사용 범위 및 주의사항

사용농도는 0.5~1%이며, 오염된 기구의 오염 제거나 환경표면 소독제로 사용한다.

(10) 4급암모늄제제 quarternary amonium compound

① 작용기전 및 살균범위

표면장력을 약화시키는 계면활성 소독제 중 양이온 소독제로, 미생물의 세포질막 흡착으로 내용물이 유출되어 세포가 파괴된다. 세균, 지질 바이러스에 효과가 있고, 진균과 결핵균에는 효과가 미약하다. 아포에 대한 살균력은 없다. 유기물이 있을 때 소독효과가 저하되므로 환자의 배설물 소독에는 적합하지 않다.

② 사용 범위 및 주의사항

의료환경에서 청소용 환경소독제(예: 바닥, 가구, 벽 등)와 손상되지 않은 피부에 접촉하는 의료기구(예: 혈압계 커프)를 소독하는 데 사용하며, 피부소독제로 사용하지 않는다.

(11) 페놀계 소독제phenolics

> **Tips**
> **페놀계 소독제 (phenolics)**
> 의료분야에서 최초로 사용한 소독제이지만 현재 독성이 문제되어 사용이 제한되어 있다.

① 작용기전 및 살균범위

고농도인 경우 세포벽의 누출을 막고 있는 세포막에 손상과 용해를 일으키고 세포단백질의 변형을 초래하여 세포원형질에 독성을 유발한다. 저농도인 경우 필수효소제제(세포막에 결합된 산화효소와 탈수소효소)를 불활성화시켜 세포벽의 기초 대사과정을 방해하여 세균을 사멸한다. 세균, 바이러스, 진균, 결핵균에 소독효과가 있으며 아포에는 소독 효과가 없고 친수성 바이러스와 진균에는 소독효과가 명확하지 않다.

② 사용 범위 및 주의사항

0.4~5%의 농도를 사용하며 의료기관 환경표면이나 비위험 기구 소독에 사용한다.

4) 소독제별 사용범위

소독제는 농도와 노출 시간에 따라 피부 소독, 멸균 또는 높은 수준의 소독, 중간 수준의 소독 및 낮은 수준의 소독제로 사용될 수 있다(표 4-4).

표 4-4 멸균 및 소독 수준에 따른 소독제의 적용범위 및 방법

구분		방법	종류	적용시간
멸균	고위험 기구	침적	• 2% 이상 글루탈알데히드	20~25℃, 10시간
			• 7.5% 과산화수소(hydrogen peroxide)	6시간
			• 0.2% 과초산(peracetic acid)	50분
			• 과산화수소 과초산 화합물(7.35% hydrogen peroxide + 0.23% peracetic acid)	3시간
			• 과산화수소 과초산 화합물(1.0% hydrogen peroxide + 0.08% peracetic acid)	8시간

표 4-4 멸균 및 소독 수준에 따른 소독제의 적용범위 및 방법(계속)

구분		방법	종류	적용시간
높은 수준 소독	준위험 기구	침적	• 2% 이상 글루탈알데히드	2%: 20℃, 20분 2.5%: 35℃, 5분
			• 0.55% 올소프탈알데히드(ortho-phthalaldehyde, OPA)	20℃, 12분 25℃, 5분
			• 7.5% 과산화수소(hydrogen peroxide)	30분
			• 과산화수소 과초산 화합물(7.35% hydrogen peroxide + 0.23% peracetic acid)	15분
			• 과산화수소 과초산 화합물(1.0% hydrogen peroxide + 0.08% peracetic acid)	25분
			• 650~675ppm 이상 차아염소산염(hypochlorite)	10분
중간 수준 소독	일부 준위험 기구, 비위험 기구	최소 1분 이상 접촉	• 유효염소량 1,000ppm 이상 차아염소산나트륨 (sodium hypochlorite) • 페놀계 소독제 • 아이오도퍼 소독제 • 70~90% 알코올제(ethanol/isopropanol)	
낮은 수준 소독	비위험 기구		• 유효염소량 100ppm 이상 차아염소산나트륨 (sodium hypochlorite) • 페놀계 소독제 • 아이오도퍼 소독제 • 4급암모늄제제 • 70~90% 알코올 제제(ethanol/isopropanol)	

3. 멸균

1) 멸균의 종류

멸균은 아포를 포함한 모든 미생물을 제거하는 것이며, 고온을 이용한 방법과 화학적 제제를 이용한 저온 방법으로 분류된다. 고온멸균에는 증기멸균(steam sterilization), 급속멸균(flash sterilization), 건열멸균(dry heat sterilization)이 있다. 저온멸균에는 E.O.가스멸균, 과산화수소플라즈마가스멸균, 과초산멸균, 오존멸균, 감마선멸균, 액체화학제멸균 등이 있다. 멸균 방법을 선택할 때는 멸균 대상 및 기구 제조사에서 권고하는 멸균 방법과 제품 설명서를 확인하여 적절한 멸균 방법을 적용한다(표 4-5, 4-6).

표 4-5 멸균 방법에 따른 적용과 주의사항(질병관리본부 '의료기관의 소독과 멸균에 대한 지침', 2014)

증기멸균(steam sterilization)

방법

- 포화 증기를 이용하여 멸균하며, 증기멸균기의 종류에 따른 멸균물품별 노출 시간과 건조 시간은 아래 표와 같다.

멸균기의 종류	멸균할 물품	노출 시간		건조 시간
		121℃	132℃	
중력치환멸균 (Gravity)	포장된 기구	30분	15분	15~30분
	직물팩	30분	25분	15분
	포장된 용기(예: 볼, 대야)	30분	15분	15~30분
선진공멸균 (Prevaccum)	포장된 기구	-	4분	20~30분
	직물팩	-	4분	5~20분
	포장된 용기(예: 볼, 대야)	-	4분	20분

적용 물품

- 열이나 증기, 압력이나 습기에 손상을 받지 않는 의료 기구
- 다음 물품은 스팀멸균을 적용할 수 없다.
  - 열과 습기에 약한 물품. 특히 100℃ 이상의 고온에서 견딜 수 없는 물품(예: 부식되기 쉬운 재질, 예리한 칼날 등)
  - 물기가 닿으면 용해되는 물품(예: 젤라틴으로 만들어진 캡슐, 분말 등)
  - 수증기가 통과하지 못하는 물품(예: 와세린, 오일 등)

주의사항

- 구멍이 뚫리거나 바닥이 망사로 되어 있는 트레이나 바구니를 사용하며, 견고한 용기는 제조사의 지침에 따라 사용한다.
- 멸균물품은 증기멸균기의 문을 열고 배기와 건조된 후(약 10분 정도) 기구가 상온으로 냉각되었을 때(30~60분 정도) 꺼낸다.
- 젖은 팩(멸균물품 포장재의 수분이 물방울이나 웅덩이 형태로 형성된 팩)이 발생하지 않도록 제조사의 지침에 따라 건조 시간을 준수한다.

급속멸균(flash sterilization)

방법

- 급속멸균은 물품을 포장하지 않은 상태에서 132℃에서 3분간 멸균하는 것으로, 시간과 경비 절감 목적으로는 사용하지 않는다.

적용 물품

- 급속멸균은 인체 삽입물의 멸균에 적용하지 않으며, 멸균 후 즉각적으로 사용되거나(예: 수술기구를 예기치 않게 떨어뜨렸을 때) 사용 전 포장하고 멸균하여 보관할 수 없는 물품에 대해 필요시 적용한다.

주의사항

- 급속멸균을 시행할 때는 오염된 물품을 철저히 세척하며, 멸균물품을 옮길 때 오염되지 않아야 하며, 기계적 · 화학적 · 생물학적 지표에 의해 감시 가능한 멸균기를 사용한다.
- 급속멸균을 위해 고안된 포장재나 컨테이너를 사용해야 한다.

건열멸균(dry heat sterilization)

방법

- 뜨거운 공기를 이용하여 멸균한다(예: 160℃에서 1시간).

적용 물품

- 건열멸균이 가능한 물품은 다음과 같다.
  - 열에 의해 녹지 않고, 물기가 닿으면 용해되는 물품(예: 젤라틴으로 만들어진 캡슐, 파우더 등)
  - 수증기가 통과하지 못하는 물품(예: 오일, 글리콜과 글리세린, petrolatum gauze 등)
  - 유리 주사기
  - 열에 강한 기구
- 높은 온도 때문에 손상될 수 있는 직물이나 고무에는 적합하지 않다.

표 4-5 멸균 방법에 따른 적용과 주의사항(질병관리본부 '의료기관의 소독과 멸균에 대한 지침', 2014)(계속)

건열멸균(dry heat sterilization)	
주의사항	• 멸균할 물품의 양은 1회 사용량으로 포장한다. • 다음의 포장재를 사용한다. - 페트리 접시나 실험 튜브와 같은 열에 저항하는 유리 - 스테인리스 스틸 · 뚜껑 - 240℃를 넘지 않는 경우에는 면 모슬린 - 알루미늄 호일 - 나일론 필름 - 건열멸균에 대한 제조사 지침이 있는 멸균 컨테이너
E.O.가스멸균	
방법	• 열이나 습기에 민감한 고위험 기구 멸균에 적용하며, 100% 산화에틸렌 가스멸균기는 진공을 이용하여 음압 방식을 사용하며, 혼합 E.O.가스멸균기는 압력을 이용하여 작동한다. • 제조사의 지침에 따라 적절한 멸균 조건을 선택하여 사용한다. 멸균기가 가동되면 전습과 가열 과정을 거치게 되고 멸균제에 물품을 일정 시간 동안 노출시킨다. • 멸균 종료 후 공기 정화에 일반적으로 50℃에서 12시간, 60℃에서 8시간 소요된다.
적용물품	• 기구 내관의 크기나 길이에 제한 받지 않으며, 습기에 약해서 고온 멸균할 수 없는 물품에 적용한다. • 물기가 있는 물품과 가죽 물품에는 적용하지 못한다.
주의사항	• 금속 재질의 카트나 바구니를 사용한다. • 멸균기내 공기가 완전히 정화된 후 멸균물품을 꺼낸다. 진공 사이클이 없는 멸균기는 멸균한 물품을 꺼내기 전에 6인치 이상 열고 15분 동안 두어야 한다. • 멸균물품을 실은 카트를 운반할 때는 밀지 말고 끌어 작업자의 노출을 예방한다.
과산화수소플라즈마가스멸균(hydrogen peroxide gas plasma)	
방법	• 58%의 과산화수소가 멸균원이고, 이를 가스화하여 사용하며, 46℃±2℃에서 멸균한다.
적용물품	• 열에 약한 기구에 적용하며, 내경의 구경과 길이에 따라 사용이 제한되며 제조회사의 권장사항에 따른다. • 파우더나 종이, 린넨, 셀룰로오즈와 같은 흡수성 물질과 액체, 오일은 멸균할 수 없다.
주의사항	• 멸균기 사용 후 냄새가 난다면 멸균기를 반드시 점검해야 한다. • 포장재는 폴리프로필렌(부직포) 혹은 타이벡 파우치를 사용한다.
과초산멸균(peracetic acid)	
방법	• 35% 과초산을 이용하여 55~56℃에서 12분간 침적 후 멸균수로 헹군다.
적용물품	• 고형 및 유연내시경 중 침적할 수 있는 기구에 적용한다.
주의사항	• 침적하는 방식이기 때문에 멸균 후 보관이 어렵다.

표 4-6 멸균 방법별 장단점 비교(질병관리본부 '의료기관의 소독과 멸균에 대한 지침', 2014)

방법	장점	단점
증기멸균	• 환자, 직원, 환경에 독성이 없음 • 멸균 적용 대상품이 많음 • 짧은 시간의 노출로 멸균 가능 • 경제적임	• 열에 민감한 기구에 해를 미침 • 수분을 포함하지 않는 물품의 멸균은 부적합(예: 바세린, 오일 등) • 물기가 남아 있을 경우, 부식의 원인이 될 수 있음 • 화상 위험 있음
건열멸균	• 환자, 직원, 환경에 독성이 없음 • 전체 과정의 관리 및 감시가 쉬움 • 스팀침투가 불가능하고 분해되지 않는 기구의 고온멸균에 효과적임 • 유리의 표면을 부식시키지 않음	• 열에 불안정한 기구에 해를 미침 • 침투 시간이 길고, 속도가 느림
E.O. 가스멸균	• 포장재질이나 기구의 관 속으로 투과 • 일회용 카트리지의 경우, 음압인 챔버에서 가스 누출이나 E.O.가스 누출 없이 위험을 최소화하면서 사용 가능 • 조작과 감시가 쉬움 • 대부분의 의료재질과 적합성이 높음	• 잔재하는 E.O.가스 제거를 위해 정화 필요 • E.O.가스 독성, 발암성, 가연성임 • E.O.가스 방출에 대한 규정에 따름 • E.O.가스의 카트리지는 가연성 액체 보관장에 저장해야 함 • 적용 주기와 정화시간이 김
과산화수소 플라즈마 가스멸균	• 환경과 의료인에게 안전 • 잔류 독성 없음 • 28~73분의 작용시간, 정화시간이 필요 없음 • 50℃ 이하에서 작용, 열과 습도에 민감한 물품에 사용 가능 • 조작과 설비, 감시가 쉬움 • 대부분의 의료기구에 사용 가능	• 섬유질(종이), 린넨, 액체는 사용할 수 없음 • 모델에 따라 멸균용적이 다양(1.8~9.4 ft^3)함 • 관이 길거나 좁은 경우는 부적합(제조회사의 권장사항 확인) • 합성팩(polypropylene 포장지, polyolefin 봉투)이나 특수용기가 필요함 • 노출기간 중 pH의 농도가 1ppm 이상이 되면 독성의 가능성이 있음
과초산 멸균	• 빠른 시간 • 낮은 온도(50~55℃)에서 침적 • 환경과 의료인에게 안전 • 광범위한 기구나 물건에 적합성이 좋음 • 기구 표면에 혈액이나 조직을 둘러붙게 하지 않음 • 표준화된 소독주기(standardized cycle)	• 알루미늄으로 코팅된 것을 무디게 함 • 침적할 수 있는 기구에만 사용 • 1회 1개의 내시경 혹은 적은 양만 멸균 가능함 • 다른 소독제에 비해 고가의 비용 • 사용자의 눈과 피부 손상(특히 농축된 경우) • 사용 직전 멸균, 멸균 후 보관기간이 짧음

2) 멸균물품의 포장 및 적재

(1) 포장

멸균물품을 포장할 때는 멸균제가 모든 표면에 도달할 수 있도록 포장하며, 경첩이 있는 기구는 열려 있거나 풀려 있어야 한다. 포장할 때는 테이프와

안전핀 등 날카로운 물건을 사용하지 않는다. 고무 밴드는 포장물이 조이지 않게 하며 천은 주름지지 않게 한다. 포장재는 멸균물품의 포장을 개봉할 때까지 멸균이 유지되도록 미생물의 침투나 습기를 막을 수 있게 천공이나 찢어짐에 충분히 잘 견딜 수 있는 재질이어야 한다. 멸균 방법에 따라 적합한 포장재를 선택해야 하며, 포장재에는 리넨, 종이 혹은 플라스틱 봉투, 부직포, 견고한 용기 등이 있다.

(2) 적재

멸균기 내 물품을 적재할 때는 모든 표면이 멸균되도록 여분의 공간을 만들고 과적을 피한다. 멸균물품은 멸균기 내 용적의 60~70%를 채우며, 가능한 한 같은 기구나 물품을 함께 멸균한다.

3) 멸균 확인

멸균을 확인하는 방법에는 기계적 · 화학적 · 생물학적 방법이 있으며, 멸균기에 따라 주기와 방법이 다르다. 멸균 확인 방법을 통해 멸균 실패가 확인되었을 때는 멸균 과정을 거친 물품이라도 사용해서는 안 된다.

(1) 기계적 방법

멸균 과정 중 진공, 압력, 시간, 온도를 측정하는 멸균기의 차트나 출력물을 통해 멸균기의 기능을 확인하는 방법으로, 실제 멸균 여부가 아닌 멸균기 내부 상태를 측정하는 방법이다.

① 보위딕 검사 bowie-dick test

보이딕 검사는 선진공 증기멸균기 챔버 내부에 공기주머니(air pocket)가 생기지 않도록 잔여 공기를 효과적으로 제거하고 증기가 충분히 침투하였는지를 확인하는 멸균기의 효능감시방법이다. 매일 물품을 증기멸균하기 전 첫 번째 사이클에 시행하며 물품을 넣지 않고 빈 챔버에서 시행한다.

② 진공누설 검사 leak test

진공누설 검사는 최고와 최저 압력의 차이를 파악하여 멸균기의 이상 유무를 확인한다. 증기멸균의 경우는 매주 1회 실시하며, 멸균기 제조회사의 지침대로 주기를 이용하여 검사한다.

(2) 화학적 방법

물품 외부에 부착하여 멸균 과정의 하나 혹은 그 이상의 화학적 · 물리적 조건에 대하여 시각적으로 반응하는 화학제로 구성된 화학 표식자를 이용하는 방법이다.

외부 화학적 지시계(external chemical indicator)와 내부 화학적 지시계(internal chemical indicator)가 있으며(그림 4-18), 외부 화학적 지시계는 멸균물품의 표면에 부착하여 색깔의 변화를 통해 물품이 멸균 과정에 노출되었는지를 나타내고, 모든 물품 포장의 외부에 부착한다(그림 4-19). 내부 화학적 지시계는 멸균하려는 물품의 내부에까지 멸균에 필요한 요인들에 노출되었는지 확인하는 것으로 모든 멸균물품 포장 내부에 위치한다. 물품 내부의 내부 화학적 지시계의 결과를 물품 외부에서 육안으로 확인할 수 있다면, 외부 화학적 지시계는 사용하지 않아도 된다. 화학적 지시계의 색 변화 등의 반응이 없거나 확실하지 않으면 멸균과정 이상으로 규정하여 내용물을 사용하지 않는다(표 4-7).

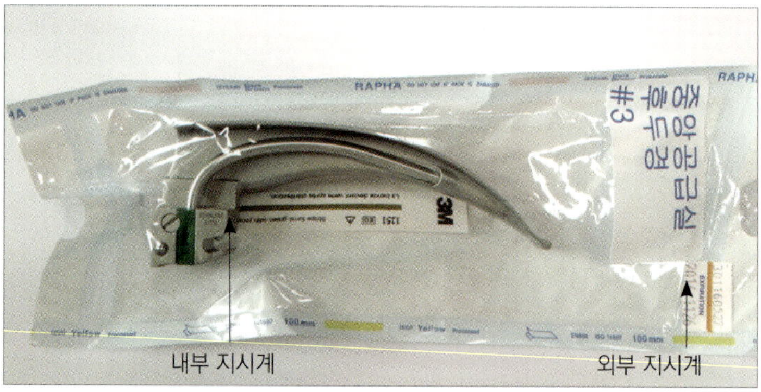

| 그림 4-18 | **파우치 백(pouch bag)에 담아 E.O.가스멸균한 후두경.**
파우치 백을 사용한 경우, 내부 지시계를 육안으로 확인할 수 있으므로 외부 지시계는 사용하지 않는다.

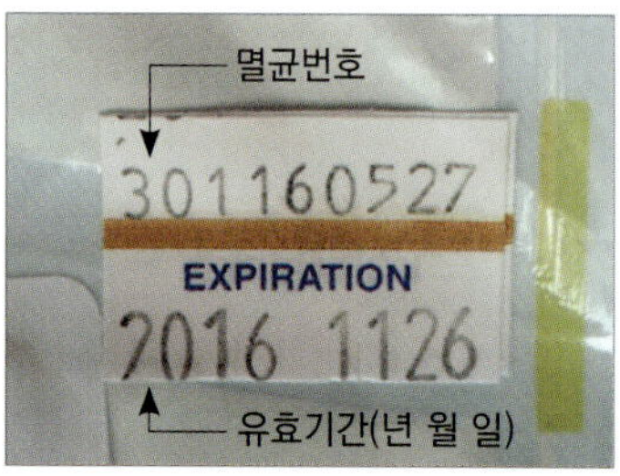

| 그림 4-19 | **유효기간 확인 스티커**

표 4-7 증기멸균과 E.O.가스멸균 전후에 외부 화학적 지시계의 변화

멸균방법	지시계의 종류	멸균 전	멸균 후
증기멸균	외부 지시계		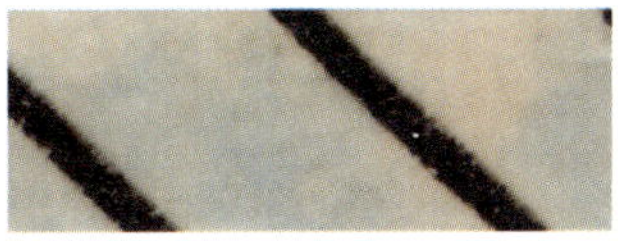
	내부 지시계	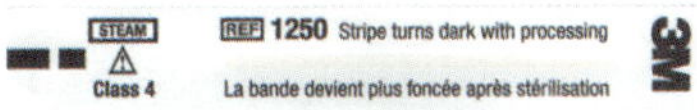	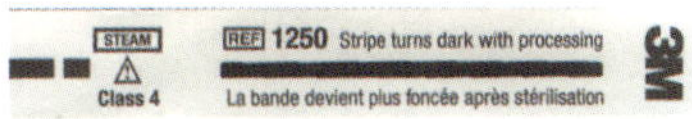
E.O.가스 멸균	외부 지시계	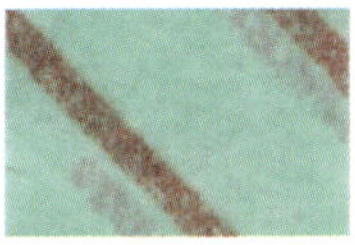	
	내부 지시계	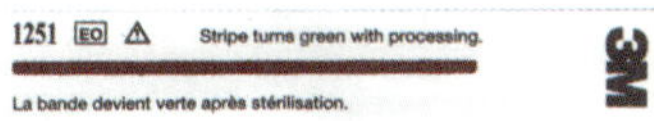	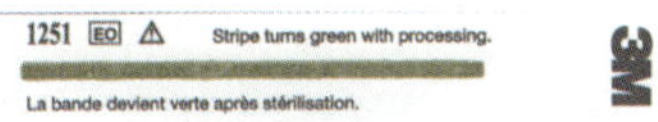

(3) 생물학적 방법

아포를 형성하는 고내성 미생물을 멸균기에 넣고 멸균 과정이 끝난 후 미생물이 존재하는지를 확인하는 방법으로, 멸균을 확인할 수 있는 가장 확실한 방법이다. 최소 매주 1회 이상 생물학적 지시계를 사용하여 멸균기의 효과를 평가하며, 생물학적 지표에 사용되는 미생물은 멸균기의 종류에 따라 다르다(표 4-8).

표 4-8 멸균기의 종류에 따른 생물학적 지표

멸균기의 종류	생물학적 지표
증기멸균	*Geobacillus stearothermophilus*
건열멸균	*Bacillus atrophaeus*
E.O.가스멸균	*Bacillus atrophaeus*
과산화수소플라즈마가스멸균	*Geobacillus stearothermophilus*
과초산멸균	*Geobacillus stearothermophilus*

4) 멸균물품의 보관

멸균한 물품은 사용되기 전까지 멸균 상태를 유지해야 한다. 중앙공급실 내 멸균물품 보관실은 출입이 제한되며 환기가 잘 되고, 온도와 습도가 조절되는 환경에서 저장하여야 한다. 각 사용부서에서는 멸균물품이 오염되지 않도록 청결한 장소에 보관한다(그림 4-20).

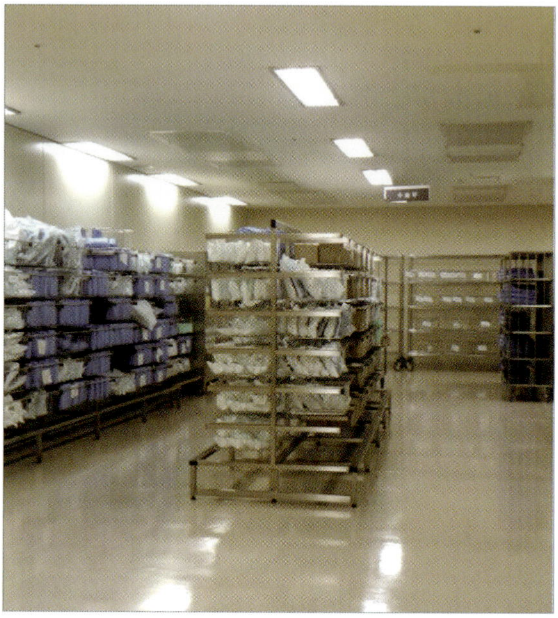

| 그림 4-20 | 중앙공급실 내 멸균물품 보관실

4. 직원관리

1) 직원감염관리

환자에게 사용한 기구와 물건은 혈액, 체액, 조직 등에 오염되어 있으므로 세척 직원은 오염 제거 시 노출로 인한 감염 위험이 있다. 따라서 세척 직원은 노출되지 않도록 기구나 물건을 다룰 때는 조심해야 하며, 방수용 가운, 신발덮개, 장갑, 고글, 마스크 등 적절한 개인보호구를 착용해야 한다. 이러한 노출을 최소화하기 위하여 자동 세척기, 초음파 세척기, 자동 세척-소독기 등과 같은 기계를 사용하는 것이 도움이 된다. 그러나 이러한 기계들은 분무를 발생시킬 수 있으므로 충분한 주의를 기울여야 한다. 적절한 개인보호구를 착용하더라도 날카로운 기구나 오염된 기구의 찔림 사고에 의한 감염 위험성이 있으므로 날카로운 일회용 기구는 사용 직후 손상성 폐기물 용기에 폐기해야 하며, 재사용하는 경우, 세척 장소로 옮길 때는 뚫리지 않는 용기에 담아서 옮겨야 한다. 찔림 사고가 발생하였을 때는 즉각적으로 보고하여 적절한 조치를 취해야 한다.

세척 과정 중에 B형간염, C형간염 및 인간면역결핍바이러스와 같은 혈액매개 병원체에 노출 위험이 있으므로 세척 직원은 B형간염에 대한 면역력을 가지고 있어야 한다.

2) E.O.가스 누출 예방

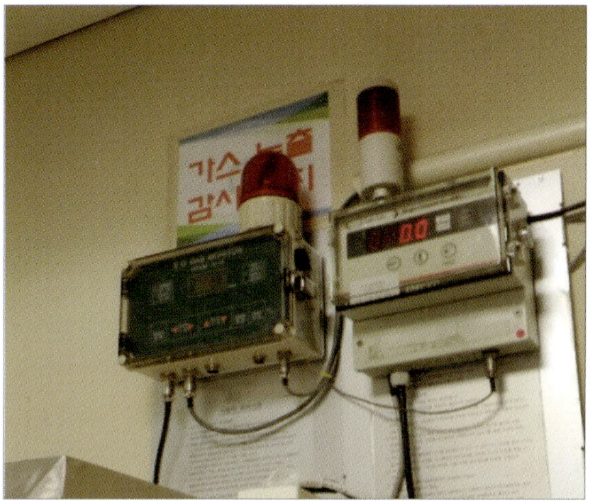

| 그림 4-21 | E.O.가스 누출 경보기

멸균에 사용되는 E.O.가스는 인체 독성 물질로 암 발생, 기형 유발, 자연 유산 등을 일으킨다. E.O.가스가 잔류된 기구는 사용 시 화학적 화상이나 조직 자극을 일으킨다(그림 4-21). 따라서 멸균 후 충분히 환기하여 잔류하는 가스를 제거해야 하며, 직원이 노출되지 않고 적절한 환기가 되도록 공기 흐름, 온도, 배기 등 기계적 환기가 가능한 멸균기를 사용해야 한다. 멸균 후 환기시간은 여러 가지 조건에 영향을 받으므로 멸균기에 따라 달라진다. 멸균 업무를 담당하는 직원의 E.O.가스 누출의 허용 농도는 8시간 TWA(Time-weighted average)가 1ppm이므로 감시 장치를 통해 허용 농도 이하로 유지해야 한다. 또한 작업 공간 내 E.O.가스 누출을 대비하여 적절한 보호구를 착용하여야 한다(그림 4-22).

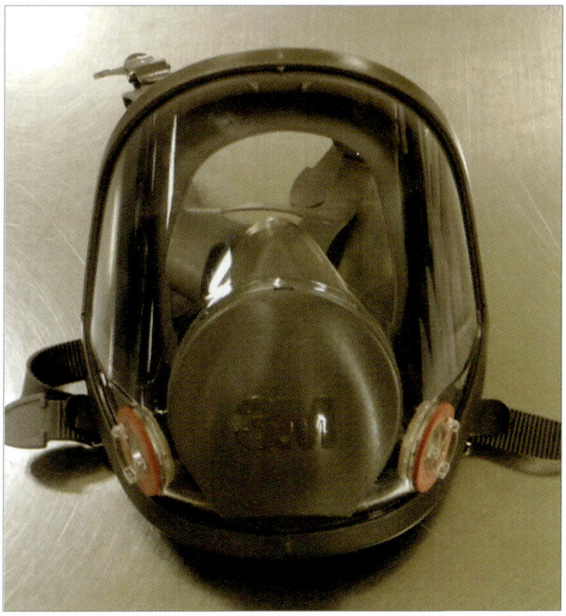

| 그림 4-22 | E.O.가스멸균기 사용 시 착용하는 송기마스크

관련 연구

연성 방광내시경 후 *P. aeruginosa*에 의한 요로감염 유행발생

Nader Alipour, et al.(2017). Outbreak of Hospital Infection from Biofilm-embedded Pan Drug-resistant Pseudomonas aeroginosa, Due to a Contaminated Bronchoscope *J Prev Med (Wilmington)*. 2(2): 1.

터키 앙카라의 종합병원에서 2013년 10~12월까지 기관지내시경 검사를 한 환자 15명에게서 콜리스틴 내성 *P. aeruginosa*가 검출되었고, 10명이 입원치료를 받았다.

표 4-9 콜리스틴 내성 *P. aeruginosa* 검출 환자의 일자별 정리

구분	Case 1	Case 2	Case 3	Case 4	Case 5	Case 6	Case 7	Case 8	Case 9	Case 10	Case 11	Case 12	Case 13	Case 14	Case 15	BSCOPE* 1	BSCOPE 2	BSCOPE 3
나이(세)	64	44	67	59	58	48	59	66	69	48	59	38	59	48	69			
성별	남	여	여	여	여	남	남	남	남	남	남	남	여	남	남			
검출 날짜	10/17	10/22	10/26	10/30	11/01	11/07	11/13	11/17	11/23	11/24	11/25	11/25	11/26	11/29	12/01	11/23	11/29	12/3

* BSCOPE: 기관지내시경

원인 조사를 위한 환경배양검사를 통해 기관지경의 외관 채널에서 동일한 미생물이 검출되어 오염된 기관지경으로 인한 전파를 확인하였고, 기관지경의 사용을 즉시 중단하고, 원인 규명을 위한 추가 조사를 진행하였다. 전자현미경을 통해 미생물의 바이오필름 형성을 확인할 수 있었다.

세척과정을 강화하기 위하여 환자 사용 직후 효소세정제를 이용한 세척을 진행하고, 세정실로 옮겨서 높은 수준 소독을 진행하였다. 세척액과 소독액은 새것으로 준비하여 사용하도록 하였다. 추가적인 중재로 이 유행상황을 종식시키기 위해 E.O.가스 멸균을 진행하였다. 사용 직후 세척, 높은 수준 이상의 제조사 권고에 따른 소독 지침 이행으로 바이오필름의 소멸을 확인하였고, 유행은 종식되었다.

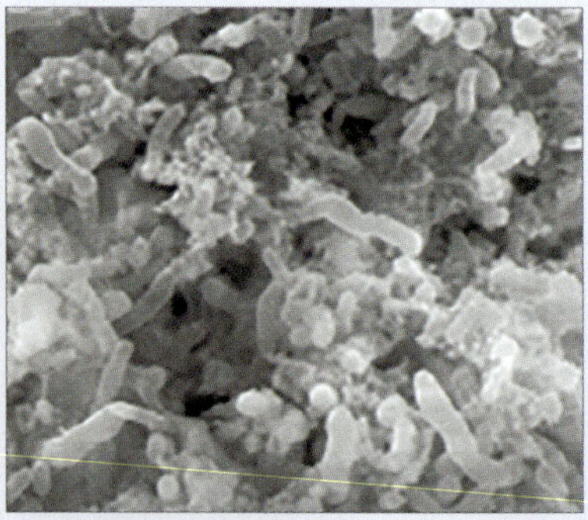

| 그림 4-23 | 기관지경 내의 바이오필름

• 요 약 •

1. 세척은 소독과 멸균의 첫 번째 과정으로 물과 기계적인 마찰, 세척제를 이용하여 기구오염을 제거하는 과정이다.
2. 의료기관에서 사용하는 물품이나 기구는 사용 목적과 방법에 따라 소독 수준을 결정한 후, 적절한 소독이나 멸균방법을 적용한다.
3. 모든 침습적 시술 시 환자의 멸균 조직이나 점막에 사용되는 기구는 사용 목적에 따라 소독 혹은 멸균을 시행한다. 이러한 기구는 수술기구와 같이 멸균 조직에 사용되는 고위험 기구, 내시경과 같이 점막에 접촉되는 준위험 기구, 청진기 등 정상 피부에 닿은 저위험 기구 등으로 분류한다.

• 확/인/학/습 •

1. 아래 사례에서 사용한 의료기구와 소독 및 멸균 수준이 올바르게 연결된 것은?

> A환자는 건강검진 흉부 소견상 발열과 폐결절이 있어 호흡기내과 외래를 방문하였다. 의사는 청진기로 청진 후에 정확한 진단을 위해 기관지내시경을 하기로 하였다. 기관지내시경실로 안내 받은 환자에게 내시경실 간호사는 혈관카테터를 삽입하고, 전 처치로 네블라이저(호흡보조치료기구)를 제공하였다. 그 이후 환자는 내시경실로 이동하여 수면 마취하에 기관지내시경을 진행하고, 회복실로 이동하여 회복 도중 요의를 느껴 소변기를 제공하여 소변을 보게 하였다.

① 소변기 – 중간 수준 소독
② 네블라이저 – 낮은 수준 소독
③ 청진기 – 낮은 수준 소독
④ 혈관카테터 – 높은 수준 소독
⑤ 기관지내시경 – 중간 수준 소독

2. 세척할 때 착용해야 하는 개인보호구의 설명 중 부적절한 것은?

① 일회용 비닐장갑을 착용하고 날카로운 기구를 세척하였다.
② 세척 시 의복의 오염을 방지하기 위해 방수기능이 있는 가운을 착용하였다.
③ 세척 시 의복의 오염을 방지하기 위해 방수 기능이 있는 앞치마를 착용하였다.
④ 세척 시 얼굴에 세척액이 튀는 것으로부터 보호하기 위해 안면보호대를 착용하였다.
⑤ 세척 시 얼굴에 세척액이 튀는 것으로부터 보호하기 위해 마스크와 고글을 착용하였다.

3. 병동에서 유치도뇨관을 삽입하기 위해 유치도뇨관 세트를 준비하였다. 병동에서 유치도뇨관 세트의 멸균을 확인할 수 있는 방법은 무엇인가?

① 진공누설 검사(leak test)
② 보위딕 검사(Bowie–Dick test)
③ 화학적 방법(chemical method)
④ 생물학적 방법(biological method)
⑤ 이상 모두

・정/답/및/해/설・

1. 정답 ③

해설 ① 소변기 - 비위험 기구 - 낮은 수준 소독
② 네블라이져 - 준위험 기구- 높은 수준 소독/일회용품
③ 청진기 - 비위험기구 - 낮은 수준 소독
④ 혈관카테터 - 고위험 기구 - 일회용품/멸균
⑤ 기관지내시경 - 준위험기구 - 높은 수준 소독

2. 정답 ①

해설 세척을 시행할 때는 세척 시 오염 물질에 노출되는 것을 방지하기 위해 방수 가운 또는 앞치마, 방수 장갑, 보안경과 마스크 혹은 안면보호대를 착용한다. 날카로운 기구를 다룰 때, 일회용 비닐 장갑은 손의 오염이 쉽게 발생하므로, 물로 세척하는 작업을 할 경우는 손목의 길이가 길어 물이 새어 들어가지 않고, 잘 찢어지지 않는 고무재질류 등의 세척에 적합한 장갑을 착용한다.

3. 정답 ③

해설 멸균 확인 방법에는 다음 방법이 있다.
①, ② 기계적 방법(mechanical method): 보위딕 검사(Bowie-Dick Test), 진공누설 검사(leak test)는 멸균과정 동안 멸균기가 제대로 작동하였는지를 확인하는 것으로 중앙공급실 또는 멸균기 보유부서에서 확인하는 방법이다.
③ 화학적 방법(chemical method): 멸균 지시계의 색 변화를 통해 멸균이 확인되었는지를 확인할 수 있는 방법으로 중앙공급실과 현장부서에서 모두 확인이 가능하다.
④ 생물학적 방법(biological method): 아포를 형성하는 미생물이 들어 있는 앰플을 멸균기에 넣고 멸균 과정이 끝난 후에 미생물이 존재하는지를 확인하는 방법으로, 중앙공급실 또는 멸균기 보유부서에서 검사를 시행하고, 그 결과를 관리한다.

참고문헌

1. 질병관리본부(2014). 의료기관에서의 소독과 멸균지침.
2. 질병관리본부(2017). 의료관련감염 표준예방지침.
3. Centers for Disease Control and Prevention(2008). *Guideline for disinfection and sterilization in health-care Facilities*.
4. J. Kumarage et al.(2019). Transmission of multi-drug resistant *Pseudomonas aeruginosa* between two flexible ureteroscopes and an outbreak of urinary tract infection: the fragility of endoscope decontamination. *Journal of* Hospital Infection, 102: 89~94.
5. Nader Alipour et al.(2017). Outbreak of Hospital Infection from Biofilm-embedded Pan Drug-resistant Pseudomonas aeroginosa, *Due to a Contaminated Bronchoscope*. *Journal of preventive medicine* 2(2): 1.
6. World Health Organization(2016). *Decontamination and Reprocessing of Medical Devices for Health-care Facilities*.

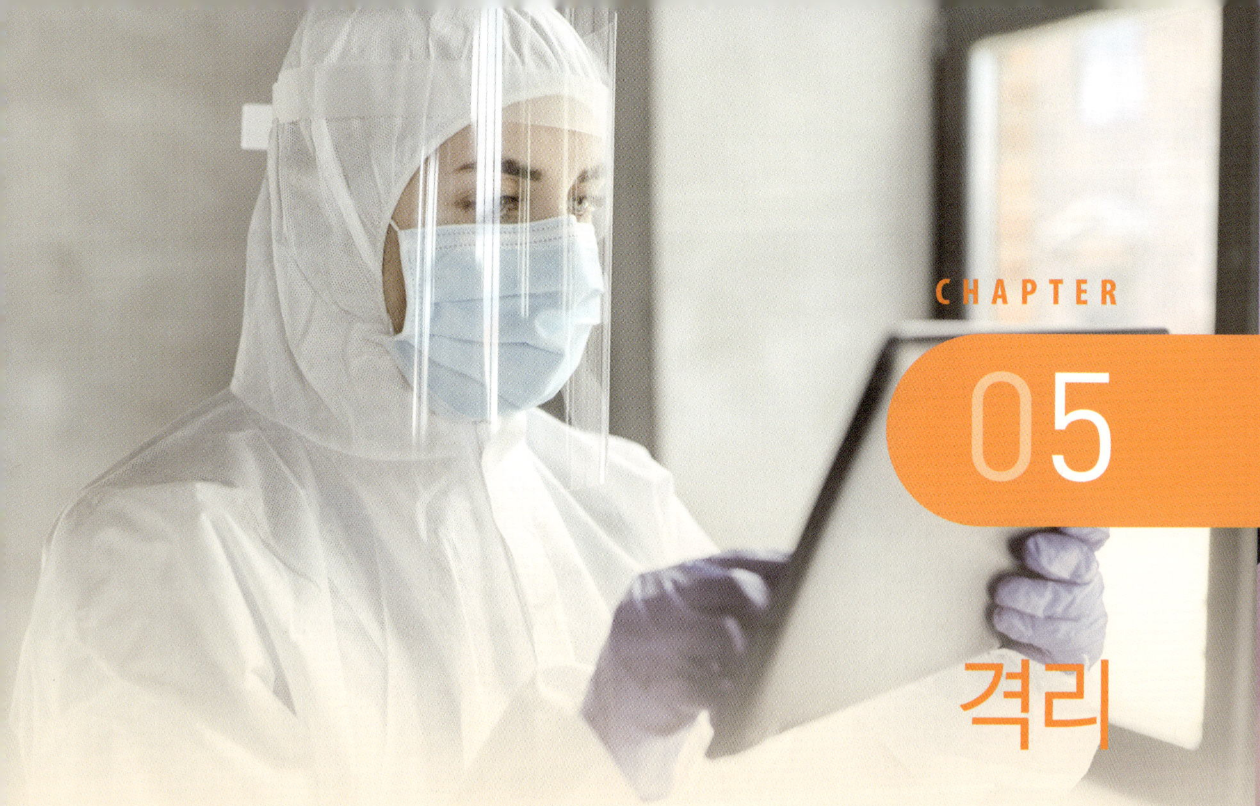

CHAPTER 05

격리

김경미

감염이란 병원성 미생물이 숙주(host)에 침입하여 비정상적인 증식이 진행되는 과정을 말한다. 임상증상이 나타나는 것은 증상감염이나 현성감염(apparent infection), 감염이 되어도 증상이 일어나지 않는 것은 무증상감염 또는 불현성감염(inapparent infection)이라고 한다. 감염의 전파는 원인이 되는 미생물, 감수성이 있는 숙주, 미생물 전파경로의 3가지 요소가 충족되었을 때 일어난다.

학습목표

1. 감염전파의 요인을 설명할 수 있다.
2. 격리주의의 개념을 설명할 수 있다.
3. 격리주의의 구체적인 방법을 설명할 수 있다.

개요

1. 감염의 전파

1) 감염원

감염원(source of infectious agents)이란 감염의 원인이 되는 미생물이나 사람, 환경을 말하며, 사람은 환자, 병원직원, 가족, 방문객 등을 포함한다. 미생물의 경우 내인성 세균총(endogenous flora)도 의료관련감염의 원인이 된다.

2) 감수성 있는 숙주

감염은 숙주(host)와 감염원 간의 복잡한 상호관계의 결과이며, 감염 및 질병 발생 정도에 영향을 미치는 요인의 대부분은 숙주 요소와 관련된다. 감염원 노출 시 면역상태, 병원균의 상호작용, 감염원에 대한 독성인자 등은 숙주의 감염에 매우 중요한 예측인자이다. 숙주의 나이, 기저질환(예: 당뇨), HIV/AIDS 감염 여부, 악성종양, 이식 등은 감염에 대한 감수성을 증가시키며, 감수성이 있는 숙주(susceptible hosts)를 만든다. 또한 정상상재균을 변화시키는 항생제, 제산제, 스테로이드, 항암제, 면역억제제 등의 사용과 수술, 방사선요법, 유치카테터(도뇨관, 기관내튜브, 중심정맥관, 동맥관), 합성이식물 등의 사용도 감염에 취약하게 한다.

3) 전파경로

감염원인 세균, 바이러스, 진균, 기생충, 프리온은 직 · 간접접촉, 비말, 공기, 혈액, 피하 또는 점막 노출 등의 전파경로(mode of transmission)를 통해 전파된다.

(1) 접촉전파

접촉전파(contact transmission)는 가장 흔한 전파경로이며 직접접촉(direct contact)과 간접접촉(indirect contact)으로 나눌 수 있다. 직접접촉은 미생물이 감염된 사람으로부터 다른 사람(환자-환자, 의료진-환자)에게 직접 전파되는 것이다. 환자의 체위변경이나 목욕 등의 직접접촉을 통해 전파되는 것을 말한다.

간접접촉은 미생물에 오염된 물체나 사람을 통해 전파되는 것을 말하며 오염된 의료기구, 멸균이나 소독이 제대로 이루어지지 않은 의료기구 등과의 간접접촉에 의한 전파가 포함된다.

(2) 비말전파

비말전파(droplet transmission)는 감염된 환자의 기침, 재채기, 대화, 흡인, 기관내삽관, 흉부물리요법 시 기침 유도, 심폐소생술 시 5μm을 초과하는 비말이 생성되어 감수성 있는 환자의 호흡기 점막을 통해 전파되는 것을 말한다. 비말은 대개 약 1m(3ft) 이내에서 이동이 가능하나 경우에 따라서는 2m(6ft) 이상 이동도 가능한 것으로 보고된 바 있다.

(3) 공기전파

감염원을 포함한 5μm 이하의 작은 입자나 비말핵이 공기에 의해 전파되는 것을 공기전파(airborne transmission)라고 한다. 결핵균, 수두바이러스, 홍역바이러스, 아스페르길루스 포자 등은 이러한 경로를 통해 먼거리까지 퍼질 수 있으며, 감수성이 있는 숙주는 이를 흡입함으로써 감염된 사람과 직접 대면접촉을 하지 않더라도 감염이 발생할 수 있다.

역학

환자는 물론 의료인을 포함한 병원직원들도 감염에 노출될 우려가 있다. 또한 모든 의료환경은 감염의 전파 위험이 있다. 특히 중환자실, 화상병동, 소아중환자실 등에 입원하는 환자는 감염에 대한 감수성이 높으며, 중증도, 침습적 카테터 보유, 입원기간, 환경 원인의 노출 여부 등이 감염획득에 영향을 미친다. 최근 노인인구의 증가와 함께 influenza virus, rhinovirus, adenovirus, norovirus 등의 바이러스와 group A *Streptococcus*, *Bodetella pertussis*, *Streptococcus pneumoniae*, 기타 다제내성균, *Clostridioides difficile*에 의한 요양시설에서의 집단유행도 보고되고 있다.

이러한 감염의 전파를 막기 위해서 미국 질병통제예방센터(Centers for Disease

Control and Prevention, CDC)에서는 1975년에 질병 전파경로의 유사성에 따른 격리지침을 발표하였고, 1996년에는 표준주의와 전파경로별 지침을 발표하였다. 또한 2007년에는 표준주의에 호흡기예절, 안전한 주사행위, 요추천자 시 마스크 착용 등과 면역저하환자의 감염전파 예방을 위한 보호환경에 대한 내용을 추가한 개정지침을 발표하였다.

1. 격리주의 종류와 방법

격리주의는 모든 환자에게 적용되는 표준주의(standard precaution)와 질병의 전파양식에 따라 적용되는 전파경로별 주의(transmission based precaution)로 구성되어 있다. 전파경로별 주의에는 접촉주의(contact precaution), 비말주의(droplet precaution), 공기주의(airborne precaution), 보호환경(protective environment) 등이 포함된다(그림 5-1).

2. 표준주의

표준주의(standard precaution)란 병원직원, 환자, 가족, 방문객, 환경 간에 미생물의 전파를 막기 위한 첫 번째 방어선이라 할 수 있으며, 모든 환자에게 적

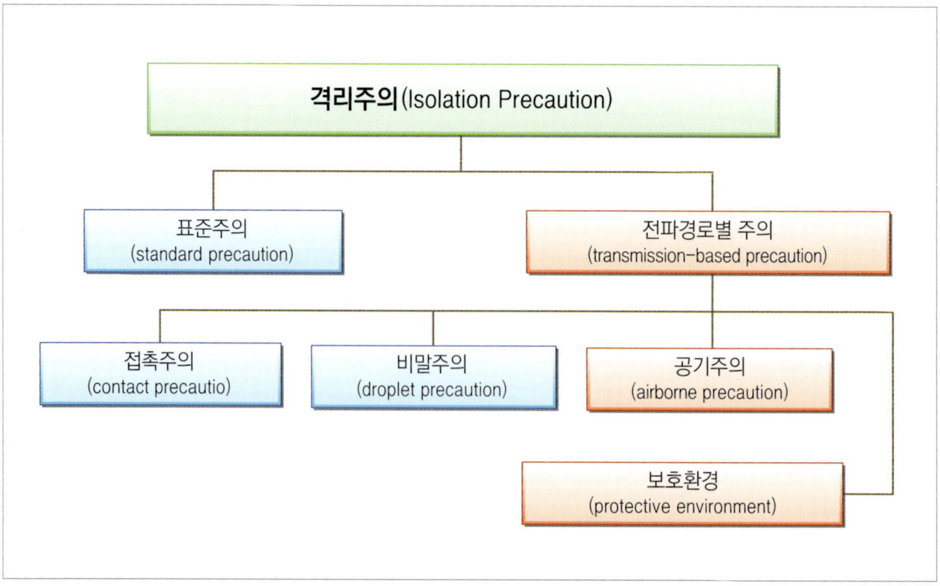

| 그림 5-1 | 격리주의

용하는 격리주의 방법이다. 환자의 진단명이나 감염 여부와 관계없이 모든 환자의 혈액과 체액(땀 제외), 분비물, 배설물, 점막, 손상된 피부를 감염성이 있는 것으로 간주하여 주의하는 격리법이다. 표준주의에는 다음과 같은 내용이 포함된다.

- 손위생(hand hygiene)
- 개인보호구(personal protective equipment, PPE)
- 호흡기예절(respiratory hygiene/cough etiquette)
- 환자배치(patient placement)
- 환자 치료기구 및 물품(patient-care equipment and instruments/devices)
- 안전한 주사행위(safe injection practice)
- 환경관리(care of environment)
- 세탁물(laundry)
- 요추천자 시술(lumbar puncture)
- 직원안전(worker safety)

1) 손위생

손위생은 표준주의 준수에 있어 필수 요소이며 병원직원, 환자, 가족, 방문객, 환경 간에 미생물 전파를 감소시킬 수 있는 가장 효과적인 방법이다. 손위생은 알코올젤을 이용하거나 물과 비누를 이용할 수 있으며, 다음과 같은 경우에 시행한다.

- 환자와 직접접촉하기 전
- 청결 · 무균적 처치 전: 수술이나 시술 전, 투약, 점막 접촉, 침습적 시술 등
- 환자의 체액 노출 위험 후
- 환자와 접촉 후
- 환자 주변과 접촉 후

2) 개인보호구

개인보호구는 감염성 물질과 접촉할 때 혈액이나 체액에 노출될 우려가 있는 경우에 피부, 눈, 점막, 기도, 의복을 보호하기 위해 착용한다. 개인보호구는 예상되는 노출 정도를 기초로 하여 선택하며 필요한 보호의 수준에 따라 마스크, 가

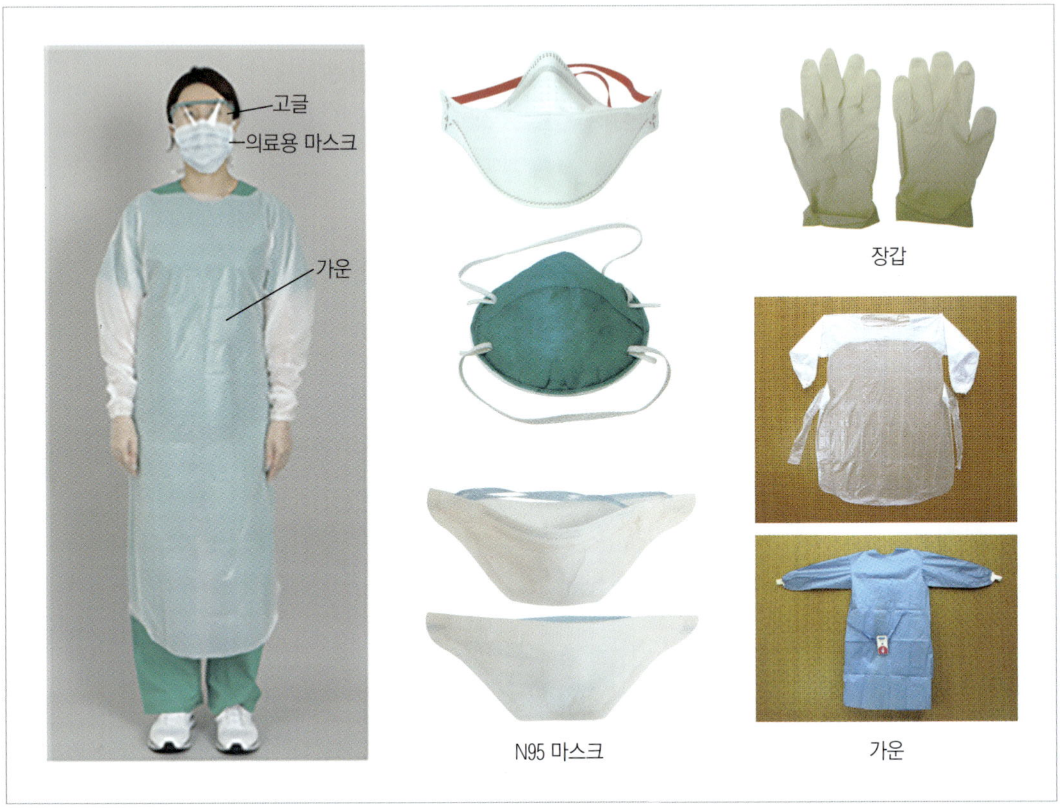

| 그림 5-2 | 개인보호구의 종류

운, 보호안경, 장갑 등을 단독 또는 병용하여 사용한다(그림 5-2). 개인보호구를 벗을 때 의복이나 피부를 오염시키지 않도록 하는 것이 중요하며 환자의 병실을 떠나기 전에 개인보호구를 제거한다.

(1) 장갑

장갑은 혈액이나 잠재적인 감염물질에 손상된 피부, 대변이나 소변과 같은 배설물에 오염된 피부와 접촉할 때 착용하고, 장갑을 제거할 때는 손이 오염되지 않도록 주의하여 벗는다(그림 5-3). 한 환자와 접촉한 후 다른 환자를 접촉할 때마다 장갑을 교환하며, 일회용 장갑은 재사용하지 않도록 한다.

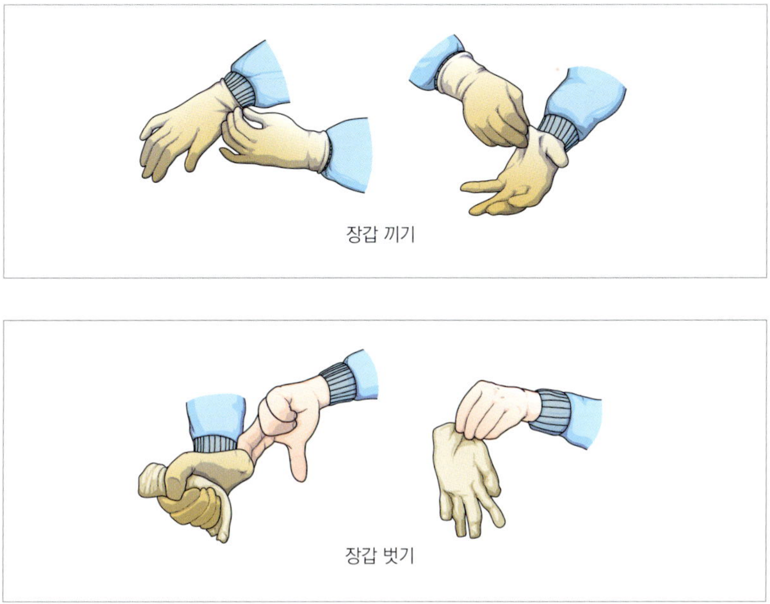

| 그림 5-3 | 장갑 끼는 법과 벗는 법

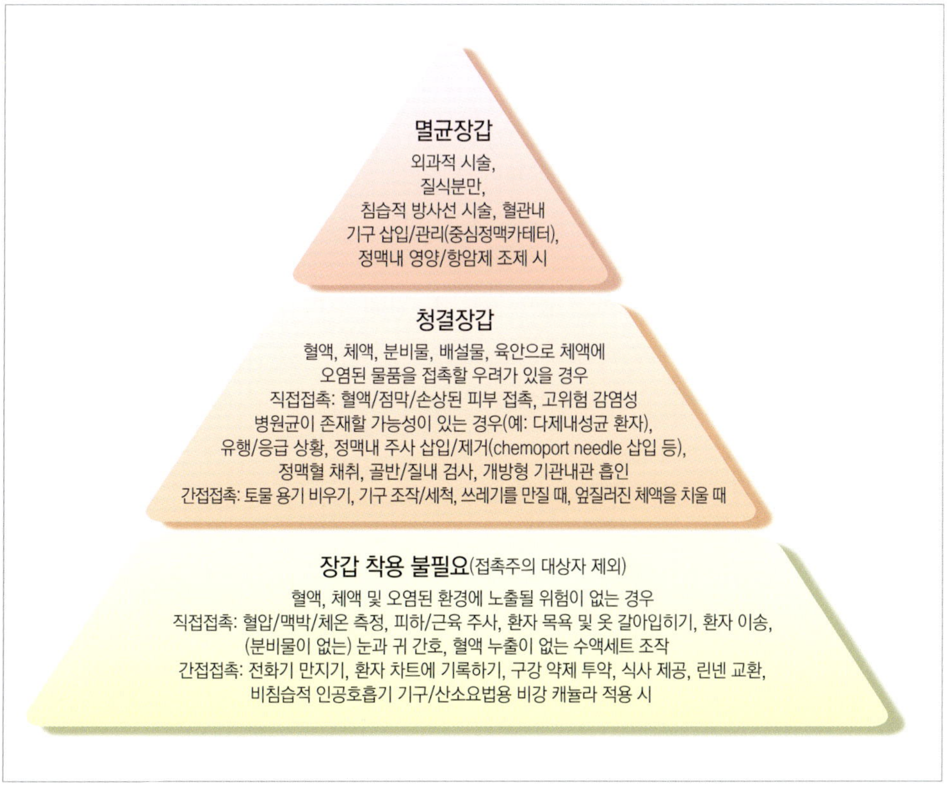

| 그림 5-4 | 상황별 장갑 착용 기준(WHO)

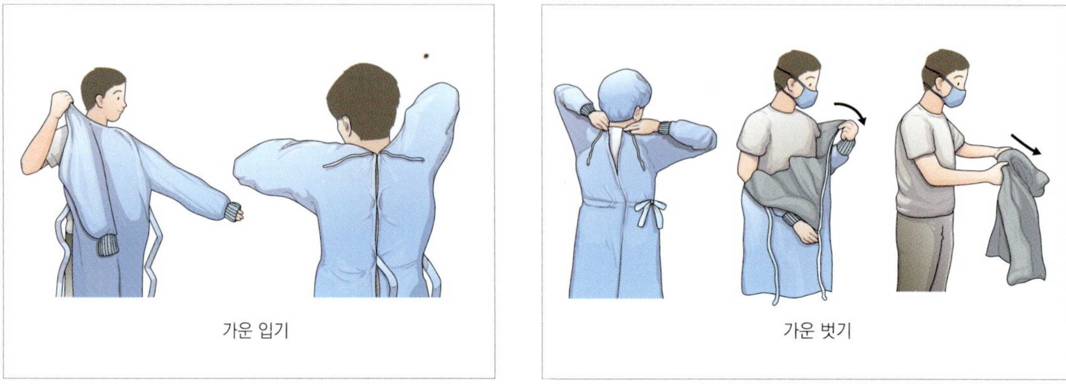

| 그림 5-5 | 가운 입는 법과 벗는 법

(2) 가운

환자의 혈액, 체액, 분비물, 배설물과 접촉이 예상되는 치료를 할 때 의료인의 피부를 보호하고 의복이 오염되는 것을 방지하기 위해 사용한다. 처치 후 환자를 떠날 때는 가운을 벗고 손위생을 실시한다(그림 5-5). 가운은 재사용하지 않으며 동일한 환자를 반복하여 접촉하는 경우라도 가운은 재사용하지 않는다.

중환자실, 신생아중환자실, 조혈모세포이식실과 같은 고위험 부서에 들어갈 때 일상적으로 가운을 착용하는 것은 권고하지 않는다.

(3) 눈, 코, 입의 보호

환자의 혈액, 체액, 분비물 등이 눈, 코, 입의 점막에 튈 우려가 있는 경우 마스크, 고글, 안면보호구(face shield)를 착용한다.

기관지내시경, 호흡기계 흡인, 기관내삽관과 같이 에어로졸을 생성하는

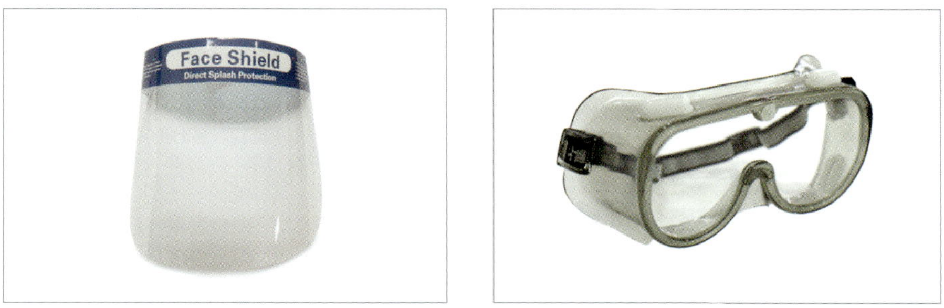

| 그림 5-6 | 안면보호구와 고글

처치를 할 경우, 가운과 장갑에 추가하여 얼굴 전체를 보호할 수 있는 안면 보호구, 쉴드마스크, 마스크, 고글 등을 착용한다(그림 5-6~5-9).

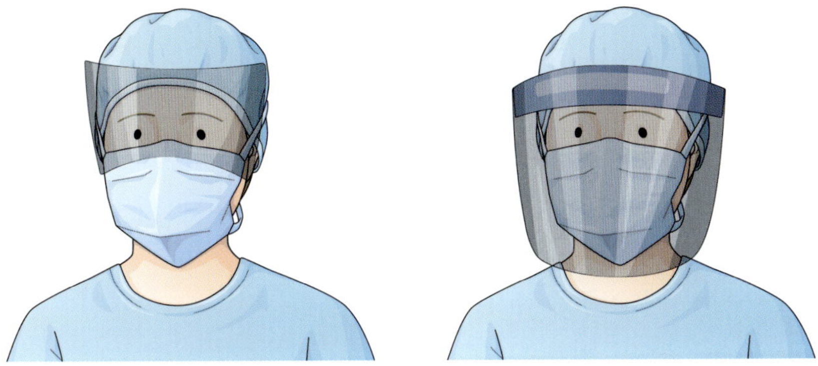

| 그림 5-7 | 쉴드마스크 착용 모습

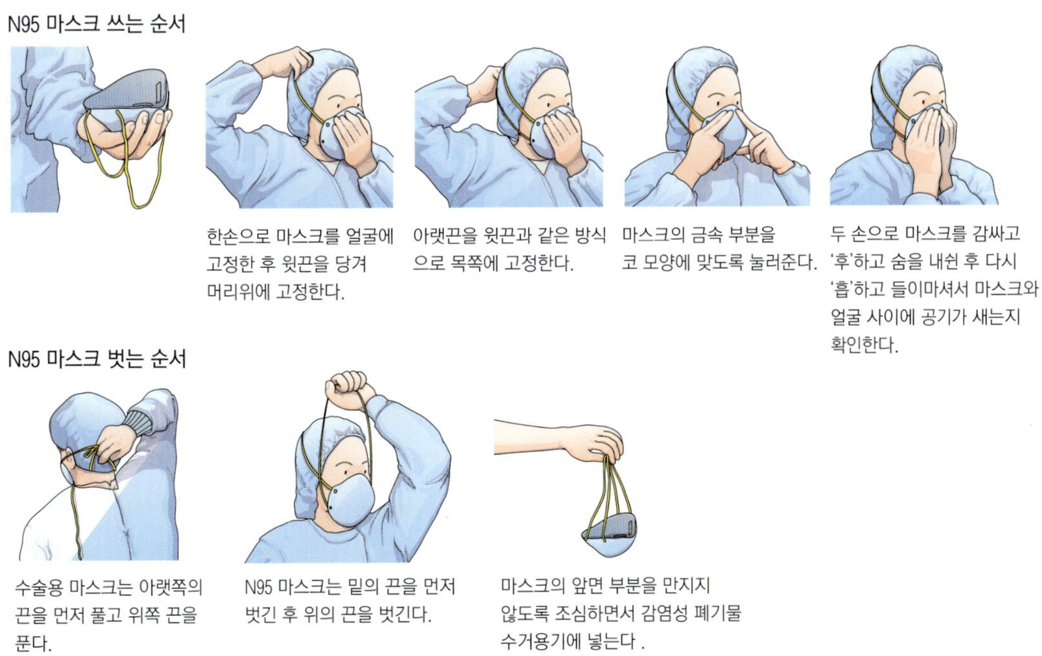

| 그림 5-8 | 마스크 쓰기와 벗는 법

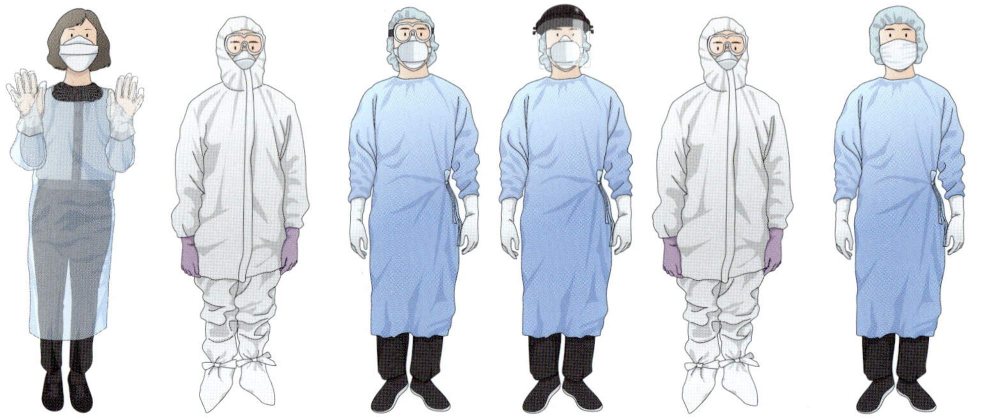

| 그림 5-9 | **코로나19 상황별 개인보호구**(예시)

3) 호흡기예절

호흡기 감염증상이 있는 경우 호흡기 분비물 관리가 필요하다. 병원직원, 환자, 방문객에게 호흡기질환의 증상과 징후에 대해 교육하고, 기침과 가래 등의 호흡기 증상이 있는 환자는 기침이나 콧물이 날 때 코와 입을 가리는 방법을 포스터 등을 통해 알리도록 한다. 또한 휴지를 공급하고, 손으로 만지지 않고 버릴 수 있는 수거 용기를 제공한다. 환자가 대기하는 곳이나 외래진료실에는 이용하기 편리한 곳에 알코올젤, 세면대 등과 같은 손위생 관련 시설과 물품을 제공한다. 의료기관에서는 지역사회 호흡기감염증이 유행할 경우 호흡기 증상 환자를 위해 분리된 대기공간을 마련하거나, 대기실에서 환자 간에 적어도 1m 이상 떨어져 있도록 한다.

구체적인 호흡기예절 방법은 다음과 같다(그림 5-10).

- 기침이나 재채기를 할 때는 휴지로 입과 코를 가리고 한다.
- 기침이나 재채기를 할 때 휴지가 없는 경우 소매로 가리고 한다.
- 기침이 날 때는 마스크를 착용한다.
- 기침이나 재채기 후에는 흐르는 물과 비누로 손을 씻거나 알코올이 함유된

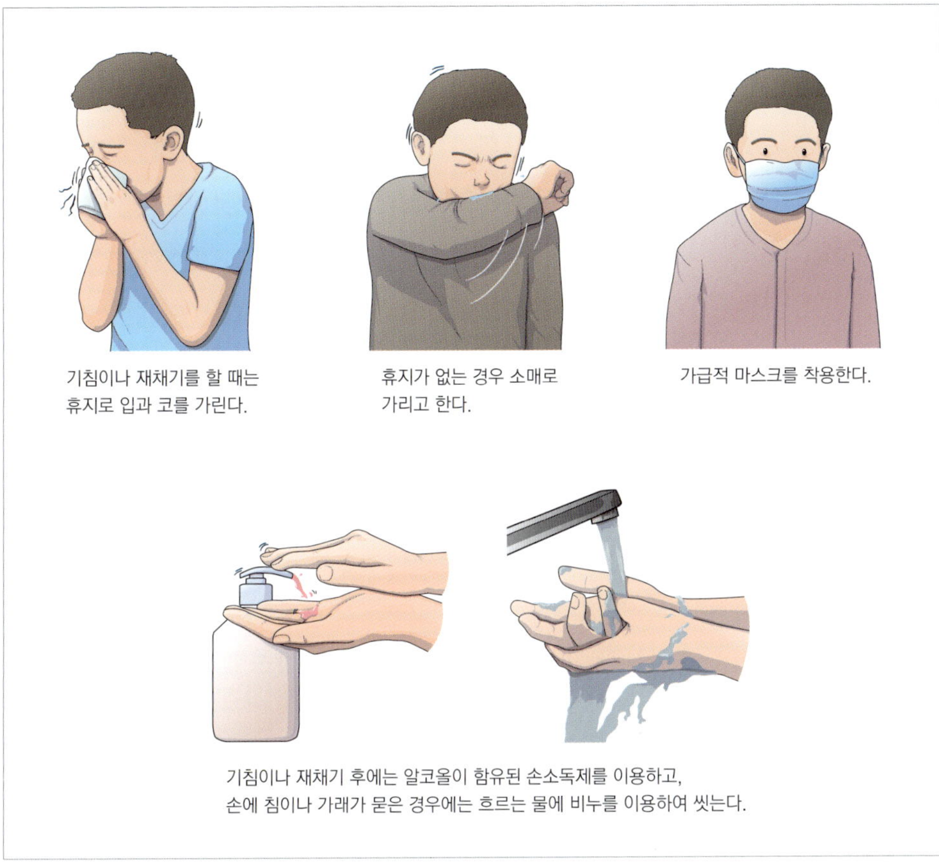

| 그림 5-10 | 호흡기예절

손소독제로 손위생을 실시한다.

4) 환자배치

미생물의 전파 가능성이 높은 환자, 즉 분비물이나 배설물, 상처삼출물이 있거나 바이러스성 호흡기감염이나 소화기감염을 가진 아동은 가능한 한 독방에 배치한다.

5) 환자 치료기구 및 물품

고위험 기구(critical item)와 준위험 기구(semi-critical item)는 세척제를 이용하여 유기물을 제거한 후, 높은 수준 소독(high level disinfection)이나 멸균(sterilization)을 한다. 혈액과 체액에 오염된 물품을 세척하는 경우 개인보호구를 입도록 한다.

6) 환경관리

환자 주변의 모든 환경표면과 물품, 기구 등을 잘 청소하는 것은 미생물 전파예방에 매우 중요하다. 환자의 침상, 환자 옆 테이블과 같은 환자의 주변 환경과 문손잡이, 환자 병실 내 화장실과 그 주변은 다른 환경표면보다 더 자주 청소하고 소독한다. 청소와 소독 시에는 환경을 오염시키는 주요 병원균을 사멸시킬 수 있는 공인된 소독제를 사용한다.

7) 안전한 주사행위

멸균된 일회용 주사기와 주삿바늘을 사용해야 하며 무균술을 준수한다(그림 5-11). 주사기를 교환하지 않고 주삿바늘과 캐뉼라만을 교환한 채 여러 환자에게 주사해서는 안 된다. 환자에게 사용한 수액주입세트는 한 환자에게만 사용하고 사용 후에는 적절한 방법으로 폐기한다. 수액백, 수액주입세트에 연결하여 사용한 주사기, 주삿바늘과 캐뉼라는 오염된 것으로 간주하여 한 번 사용한 후 폐기한다.

앰플과 바이알에서 주사기를 이용하여 약물을 뽑아낼 때 앰플의 절단될 부위와 고무마개를 알코올로 소독한 후 주삿바늘을 삽입하여 약물을 뽑아낸다. 혈관에 연결된 주사기구와 주사포트, 카테터허브 및 바늘이 없는 주사커넥터를 사용할 경우에는 사용 전후에 포트를 알코올 또는 클로르헥시딘/알코올, 포비돈소독제로 충분한 시간(3~15초) 동안 철저히 소독하고 주입 전 충분히 건조시킨다.

가능한 한 일회용량의 바이알(single-dose vial)을 사용한다. 일회용량 바이알은 한 환자에게만 사용하고, 남은 약물은 폐기한다. 일회용량의 바이알을 여러 환자에게 투여하거나 다음에 사용하기 위해 남은 약을 모아 놓지 않는다. 만약 다회용량바이알(multi-dose vial)을 사용해야 한다

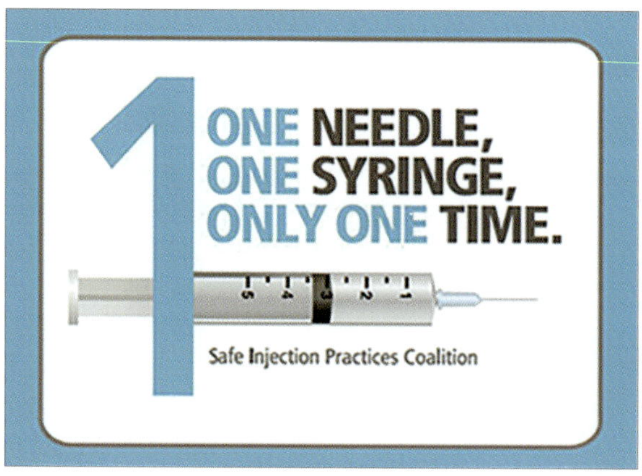

| 그림 5-11 | 안전 주사 실무를 위한 One & Only Campaign
출처: http://www.oneandpnlycampaign.org

> **Tips**
> **다회용량바이알**
> 일회 이상 사용 용량이 들어 있는 주사약물로 제조회사에서 다회용량으로 표시되어 있으며 세균의 성장을 막을 수 있는 보존제가 포함된 것

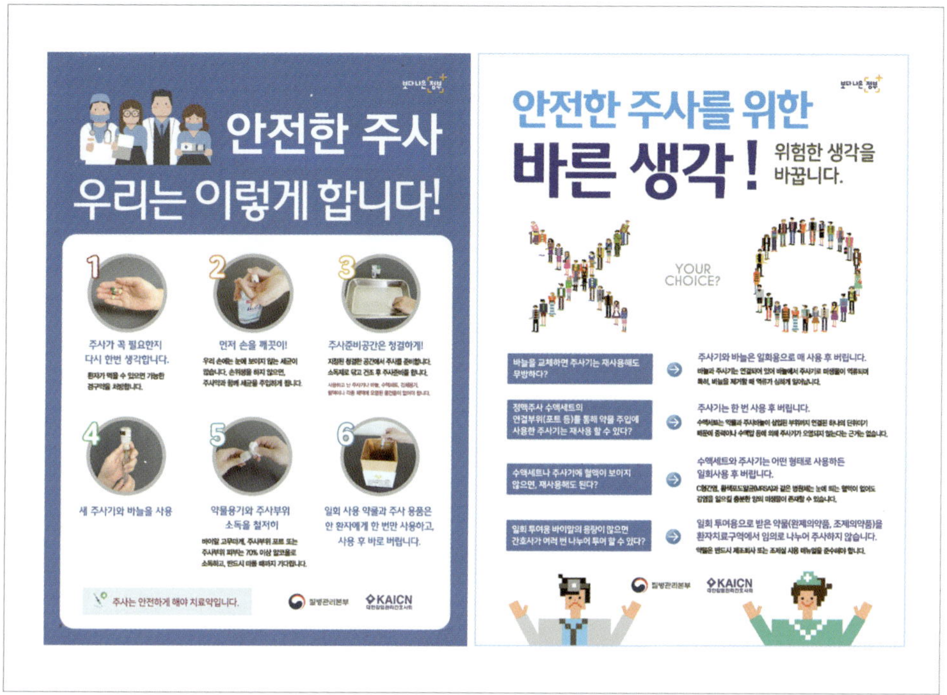
안전한 주사
우리는 이렇게 합니다!
1
주사가 꼭 필요한지
다시 한번 생각합니다.
2
먼저 손을 깨끗이!
3
주사준비공간은 청결하게!
4
새 주사기와 바늘을 사용
5
약물용기와 주사부위
소독을 철저히
6
일회 사용 약물과 주사 용품은
안 환자에게 한 번만 사용하고,
사용 후 바로 버립니다.
주사는 안전하게 해야 치료약입니다.
KAICN
안전한 주사를 위한
바른 생각!
위험한 생각을
바꿉니다.
YOUR
CHOICE?
바늘을 교체하면 주사기는 재사용해도
무방하다?
주사기와 바늘은 일회용으로 매 사용 후 버립니다.
정맥주사 수액세트의
연결부위(포트 등)를 통해 약물 주입에
사용한 주사기는 재사용 할 수 있다?
주사기는 한 번 사용 후 버립니다.
수액세트나 주사기에 혈액이 보이지
않으면, 재사용해도 된다?
수액세트와 주사기는 어떤 형태로 사용하든
일회사용 후 버립니다.
일회 투여용 바이알의 용량이 많으면
간호사가 여러 번 나누어 투여 할 수 있다?
일회 투여용으로 받은 약물(완제의약품, 조제의약품)을
환자치료구역에서 임의로 나누어 주사하지 않습니다.
KAICN

| 그림 5-12 | 안전 주사 실무 포스터
출처: 질병관리청(2018).

면 주사기, 주삿바늘과 캐뉼라는 멸균된 것을 이용한다. 다회용량바이알의 멸균 상태가 의심되거나 오염되었을 경우에는 즉시 폐기한다. 약물 희석용으로 멸균 증류수나 생리식염수 등을 사용하는 경우에는 대용량 제품(예: 수액병, 수액백 등)을 사용하지 않는다(그림 5-12).

8) 세탁물

공기, 환경표면, 사람들에게 오염되지 않도록 최소한으로 조작하며, 세탁물 슈트(chute)를 사용하는 경우 오염된 가운, 리넨 등의 세탁물로부터 에어로졸이 최소한 퍼지도록 설계된 제품을 이용한다.

9) 요추천자 시술

척수조영술, 요추천자, 척수 또는 경막외 마취를 하는 경우 수술용 마스크를 착용한다(그림 5-13).

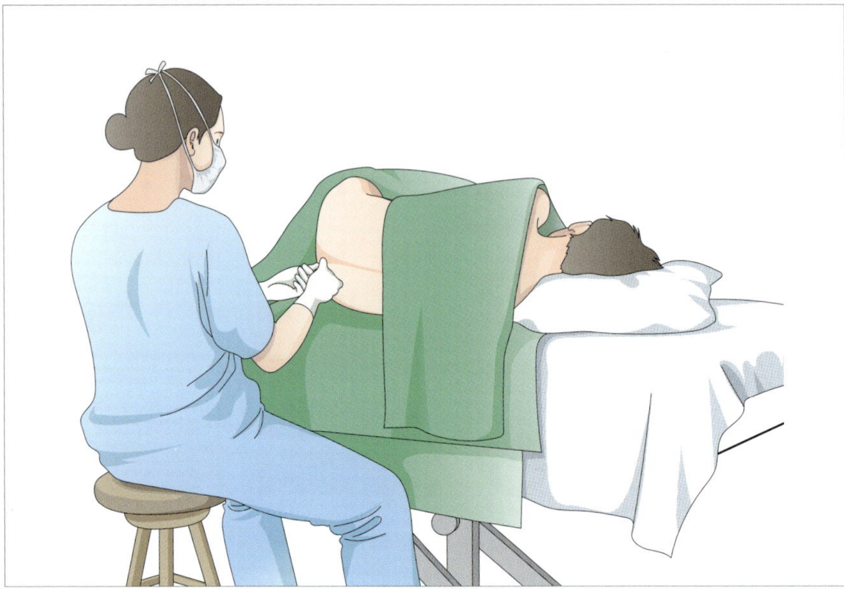

| 그림 5-13 | 요추천자 시술 시 수술용 마스크 착용

10) 직원안전

주삿바늘이나 수술칼과 같이 날카로운 기구를 사용할 경우 손상을 당하지 않도록 주의한다. 주삿바늘을 폐기할 때 주삿바늘의 뚜껑을 다시 끼우지 않도록 하

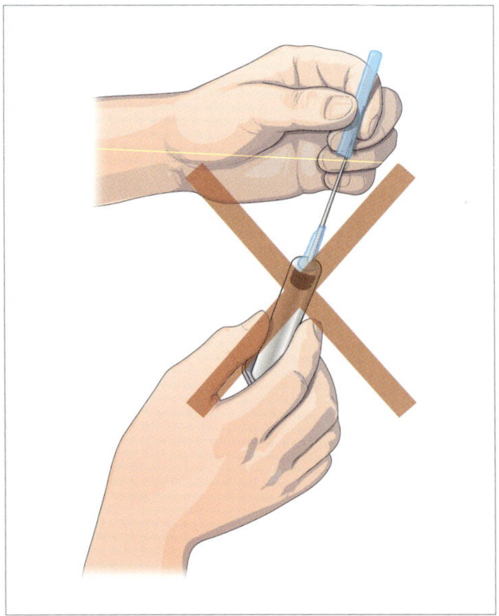

| 그림 5-14 | 주삿바늘 다시 끼우기(recapping) 금지

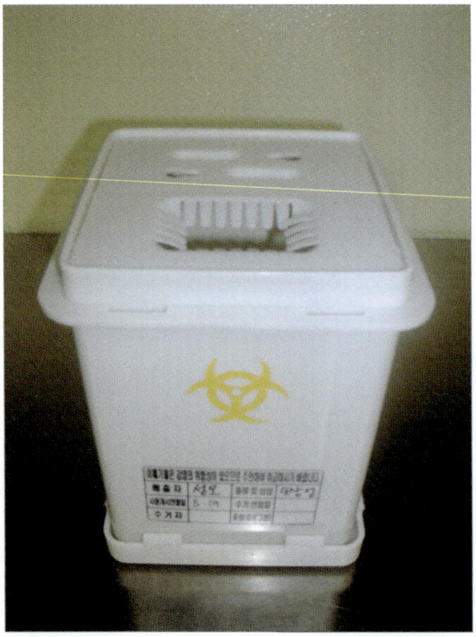

| 그림 5-15 | 손상성 폐기물 전용용기

며 바늘을 구부리거나 부러뜨리지 않는다(그림 5-14). 주삿바늘, 칼날 등 날카로운 기구는 사용 후 즉시 손상성 폐기물 전용용기에 버린다(그림 5-15).

심폐소생술 시행 시 마우스피스, 인공호흡기, 앰부백을 이용하여 직접접촉을 피한다.

3. 전파경로별 주의

모든 환자에게 적용되는 표준주의에 추가하여 특정한 질환이나 병원균을 가진 환자에게 사용한다. 전파경로별 주의에는 접촉주의(contact precaution), 비말주의(droplet precaution), 공기주의(airborne precaution), 보호환경(protective environment)이 포함된다. 이러한 격리주의법은 단독 또는 병용하여 사용된다(그림 5-16).

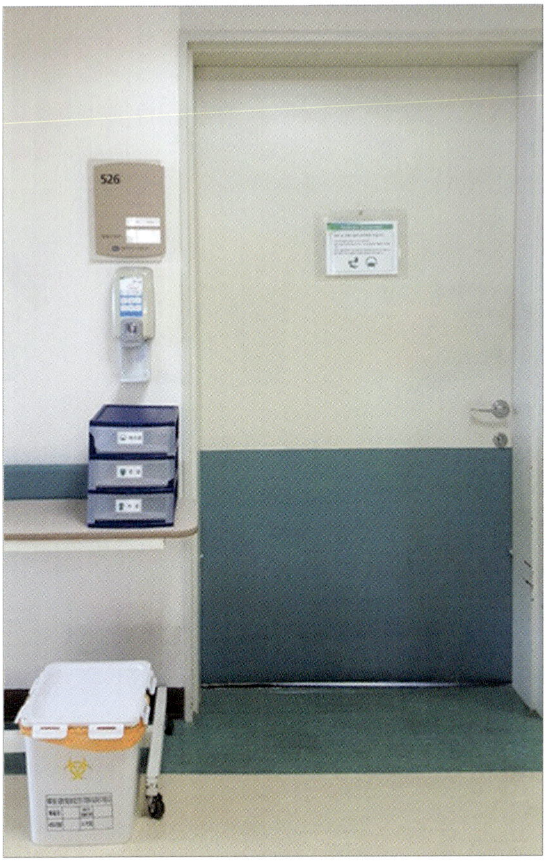

| 그림 5-16 | 전파경로별 표식이 붙어 있는 병원 복도

1) 접촉주의

환자나 환자의 환경과 접촉하여 전파될 가능성이 높은 경우에 사용한다.

환경을 오염시킬 가능성이 높은 반코마이신내성장알균(Vancimycin Resistant Enterococci, VRE), 메티실린내성황색포도알균(Methicillin Resistant *Staphylococcus aureus*, MRSA), *C. difficile*, RSV(respiratory syncytial virus) 등과 같이 접촉으로 전파될 우려가 큰 병원균에 의한 질환 전파를 감소시키는데 적용하며, 이러한 환자가 입원해 있는 병실에 들어가는 경우에는 가운과 마스크를 착용한다(그림 5-17).

접촉주의

면회 전 간호사실에 문의하여 주십시오.

- 가급적 면회를 제한하여 주시기 바랍니다.
- 면회는 간단하게 하시고 가급적 병실 내에서 환자의 침대에 앉거나 물건을 만지지 않습니다.
- 병실 입실 전 손위생을 실시하고 가운과 장갑을 착용하시기 바랍니다.
- 퇴실 전 가운과 장갑을 벗고, 퇴실 후에는 손위생을 실시하시기 바랍니다.
- 환자 이동은 반드시 필요한 경우를 제외하고 제한하여 주시기 바랍니다.

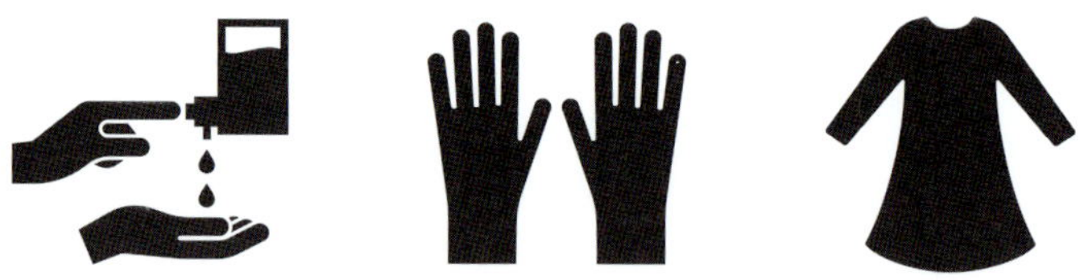

| 그림 5-17 | 접촉주의 표식의 예

(1) 환자 배치

삼출물이 계속 배액되어 주변을 오염시키는 경우나 변실금이 있는 환자는 일인실 입원을 원칙으로 하지만, 일인실 입원이 불가능하다면 같은 병원균에 감염되었거나 보균한 환자를 동일한 병실에 두어 코호트(cohort)한다.

코호트가 불가능할 경우 면역저하자, 개방창상을 가진 환자 또는 재원기간이 길 것으로 예상되는 환자와 같이 감염에 대한 감수성이 높은 환자나 전파를 잘 시키는 환자와 동일한 병실에 배치하는 것을 피한다. 또한 동일한 병실에 입원한 환자와 공간적으로 1m 이상 간격을 두도록 하며, 직접접촉의 기회를 최소화하기 위해 커튼과 같은 물리적 차단벽을 치도록 한다.

동일한 병실에 입원한 환자 중 접촉주의를 적용해야 하는 환자가 여러 명인 경우에는 확인되거나 의심된 감염원이 다르므로 환자마다 보호구를 따로 착용하고, 환자 간 접촉 시에 손위생을 수행한다.

(2) 개인보호구 착용

환자의 손상되지 않은 피부, 환자 주변의 환경표면이나 기구와 접촉할 때는 장갑을 착용한다. 또한 병실에 들어갈 때 환자를 직접접촉하거나 환자의 주변 물건과 접촉할 가능성이 있는 경우에는 가운을 착용한다. 환자나 환경, 기구에 팔이나 옷이 직접 닿을 것이 예상되는 경우에는 긴팔 가운을 착용한다. 환자의 병실을 나오기 전에 가운을 벗고 손위생을 한다. 가운을 벗은 후에는 옷이나 피부가 주변 환경에 오염되지 않도록 주의한다.

(3) 환자 이동

가능하면 환자의 이동은 제한하며 환자의 이동이 불가피한 경우 감염되거나 집락된 부위가 개방되지 않고 잘 덮혀 있는지 확인하며, 주변 환경을 오염시키지 않도록 주의한다.

환자를 이송하려는 사람은 환자를 이동시키기 전 오염된 개인보호구를 벗고 손위생을 한 후 환자를 이송한다. 환자가 이송된 장소에서 환자를 다룰 때는 청결한 개인보호구를 착용한다.

(4) 환자 치료기구 및 장비

입원환자에서 환자 치료기구와 장비를 다룰 때는 표준주의를 지킨다. 비위험 기구(noncritical item)는 일회용을 사용하거나 그 환자에게만 단독으로 사용한다. 여러 환자가 기구나 장비를 함께 사용해야 하는 경우 다른 환자에게 사용하기 전에 세척하고 소독한 후 사용한다.

(5) 환경관리

환자 주변에 있는 기구, 자주 접촉하는 부위(침대난간, 환자 옆 테이블, 대소변기, 화장실, 문 손잡이 등) 등은 의료기관에서 정한 환경소독제를 이용하여 자주 청소하고 소독한다. 접촉주의 환자 병실에 들어가서 청소하기 전 환경관리 직원은 장갑과 가운을 착용한다.

(6) 적용대상

① 소화기계, 호흡기계, 피부 또는 창상의 감염이나 다제내성인 세균(예: MRSA, VRE 등)에 집락된 경우

② 감염율은 낮지만, 환경에서 오랫동안 생존하는 장감염

- *C. difficile*
- 기저귀를 사용하거나 실금 환자의 경우: enterohemorrhagic *E. coli* O157:H7, *Shigella*, hepatitis A, rotavirus
- respiratory syncytial virus, parainfluenza virus, 신생아와 유아의 enteroviral 감염
- 피부를 통해 전염될 수 있는 피부감염
  - 피부 디프테리아(diphteria, cutaneous)
  - 신생아 또는 점막하 단순포진바이러스(herpes simplex virus)
  - 농가진(impetigo)
  - 농양(major abscesses), 봉와직염(cellulitis), 욕창(decubitus ulcer)
  - 이기생증(pediculosis)
  - 옴(scabies)
  - 영유아의 staphylococcal furunculosis zoster(disseminated or in the immunocompromised host)
  - 바이러스성 결막염
  - 바이러스성 출혈성 감염(ebola, lassa, marburg virus)

2) 비말주의

콧물이나 기침, 대화 중에 5㎛를 초과하는 큰 비말을 통해 미생물이 전파할 가능성이 있는 경우에 적용한다. 환자의 호흡기 비말은 재채기 시 1~6m까지 튀어가는 것이 가능하므로 그 반경 안에 있는 사람에게 미생물이 전파되거나 환경이 오염될 수 있다(그림 5-18).

(1) 환자 배치

병원에서 환자는 가능한 한 일인실에 입원시키고 같은 병원균에 의한 감염인 경우 같은 병실에 입원시킬 수 있다.

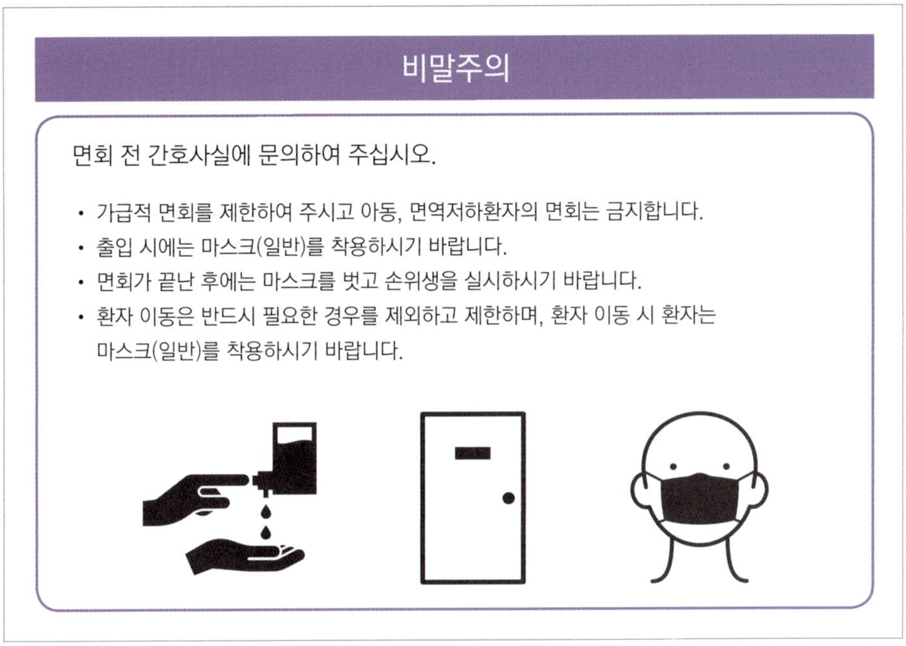

| 그림 5-18 | 비말주의 표식의 예

코호트가 불가능한 경우 면역저하자, 개방창상을 가진 환자 또는 재원기간이 길 것으로 예상되는 환자와 같이 감염 감수성이 높은 환자나 전파를 잘 시키는 환자와는 동일한 병실에 배치하는 것을 피한다. 또한 동일한 병실에 입원한 환자와 공간적으로 1m 이상 간격을 두도록 하며, 직접접촉의 기회를 최소화하기 위해 커튼과 같은 물리적 차단벽을 치도록 한다.

동일한 병실에 입원한 환자 중 비말주의를 적용해야 하는 환자가 여러 명인 경우에는 확인되거나 의심된 감염원이 다르므로 환자마다 보호구를 따로 착용하고, 환자 간 접촉 시에는 손위생을 한다.

(2) 개인보호구

비말주의를 적용하는 환자의 병실에 들어가는 경우 수술용 마스크를 착용한다.

(3) 환자 이동

가능하면 환자의 이동은 제한한다. 만약 이동이 꼭 필요하다면 환자에게 수술용 마스크를 착용하도록 하고 호흡기예절을 지키게 한다. 환자가 수술용 마스크를 착용하고 있다면, 환자를 이송하는 사람은 수술용 마스크를 착용할 필요가 없다.

(4) 적용대상

① 수막염, 폐렴, 후두개염, 패혈증을 포함한 침습적 헤모필루스 B형 감염증
② 수막염, 폐렴, 패혈증을 포함한 침습적인 수막알균 질환
③ 수막염, 폐렴, 부비강염, 중이염을 포함한 침습적인 다제내성 폐렴알균성 폐렴질환
④ 기타 비말에 의해 전파되는 세균성 호흡기계 감염: 인후 디프테리아, 마이코프라즈마 폐렴, 백일해, 사슬알균성 인두염, 폐렴, 영유아 성홍열
⑤ 기타 비말에 의해 감염되는 바이러스성 감염: 유행성 이하선염(mumps), 풍진(rubella), 파보바이러스(parvovirus B19), 아데노바이러스(adenovirus), 인플루엔자(influenza)

3) 공기주의

5㎛ 이하의 작은 비말이 공기의 흐름을 타고 먼거리를 이동하여 전파되는 감염원에 감염되었거나 의심이 되는 경우에 적용한다. 이러한 경우 직접적인 접촉이 없어도 작은 비말을 흡입함으로써 감염이 발생할 수 있다(그림 5-19).

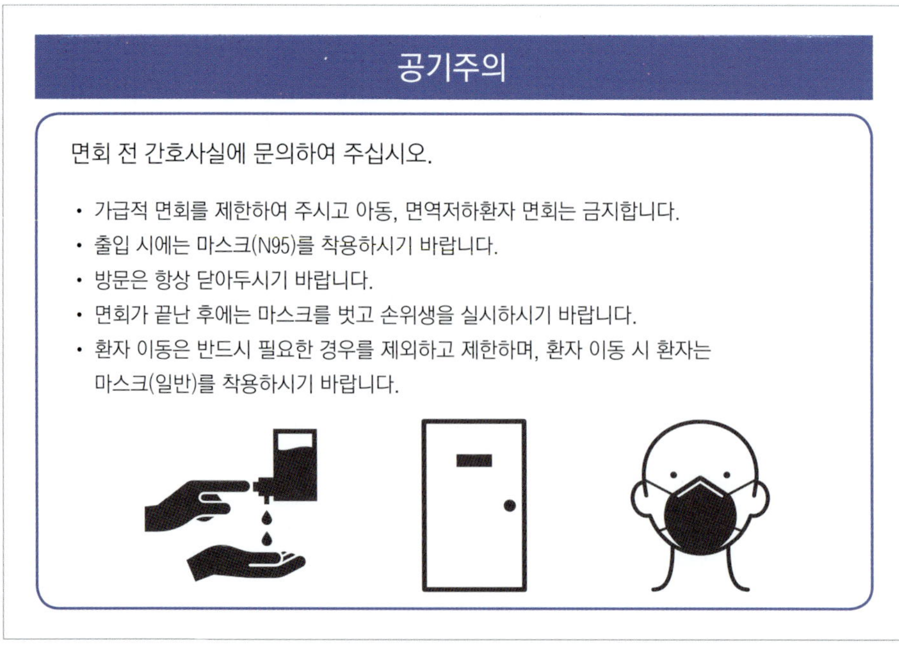

| 그림 5-19 | 공기주의 표식의 예

(1) 환자 배치

환자는 음압(negative pressure)이 유지되는 병실에 입원시켜야 하며, 병실은 시간당 최소 6회(기존 건물)~12회(새 건물 또는 개축 건물)의 공기교환이 이루어져야 한다. 음압격리실의 공기는 건물 외부로 직접 배출하여야 하고, 이것이 불가능하다면 HEPA(high efficacy particulated air) filter를 통해 공조시스템이나 인접 공간으로 유입되도록 한다. 음압격리실의 방과 기압은 최소 2.5Pa 이상 차이가 나도록 해야 한다(그림 5-20).

공기주의 환자가 격리되어 있는 병실은 격리실 공조 압력계(manometer) 유무와 관계 없이 매일 공기 압력을 눈으로 확인할 수 있는 표시자(예: smoke tube, flutter strip)로 모니터를 해야 한다. 공기주의 격리병실은 문을 잘 닫아두어야 한다.

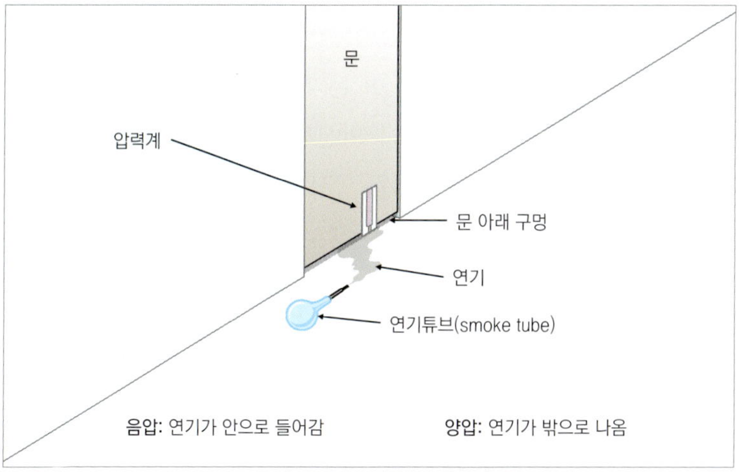

| 그림 5-20 | 음압병실 smoke tube test
출처: www.cdc.gov/mmwr/preview/mmwrhtml/rr5417a1.htm

(2) 출입 제한

홍역, 수두, 대상포진이 확진되거나 의심되는 환자의 병실에는 감수성 있는 병원직원의 출입을 제한한다. 또한 가족 등의 방문객은 꼭 필요한 경우를 제외하고는 방문을 제한하고, 방문이 필요한 경우 N95 마스크를 착용한다.

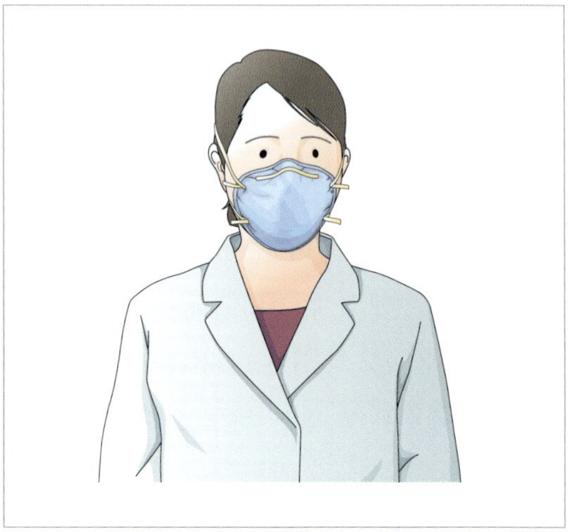

| 그림 5-21 | N95 마스크 착용 모습

(3) 개인보호구 착용

공기로 전파되는 병원체에 감염 또는 확진된 환자의 병실에 들어갈 때는 N95 마스크를 착용한다. 폐결핵이 의심되거나 확진된 경우에 상처 세척, 회전욕 수치료 등과 같이 에어로졸을 생성할 수 있는 감염성 결핵피부병소 처치 시, 기관지삽관과 같은 에어로졸 생성 시술 시에는 N95 마스크나 고효율 호흡기 보호구(high level respirator)를 착용한다(그림 5-21).

홍역, 수두, 대상포진을 앓았던 과거력, 백신접종력, 혈청검사에서 면역 형성이 확인된 경우는 홍역, 수두, 대상포진이 의심되거나 확진된 환자를 치료하거나 간호할 때 개인보호구를 착용하지 않아도 된다.

(4) 환자 이동

격리병실 밖으로 환자의 이동은 제한하며, 공기주의 격리실 밖으로 나가야 하는 경우 환자에게 수술용 마스크를 착용하게 하고 호흡기예절을 지키도록 한다. 수두나 결핵균에 의한 피부병소에서 배액이 나오는 경우는 병변을 덮은 후 이동시킨다.

이송 중 환자가 마스크를 쓰고 있고, 피부병변이 덮여 있는 경우 이송요원은 수술용 마스크나 N95 마스크를 착용할 필요가 없다.

(5) 적용대상

결핵, 수두, 홍역, 파종성대상포진, 중증급성호흡기증후군(SARS는 공기주의를 우선 적용하고 공기주의 적용이 어려운 경우 비말주의를 적용함).

4) 보호환경

동종조혈모세포이식(allogenic hematopoietic stem cell transplantation, HSCT) 환자인 경우 환경에 있는 *Aspergillus* spp.와 같은 진균에 노출되어 감염이 발생하는 것을 줄이기 위해 보호환경을 적용한다(그림 5-22).

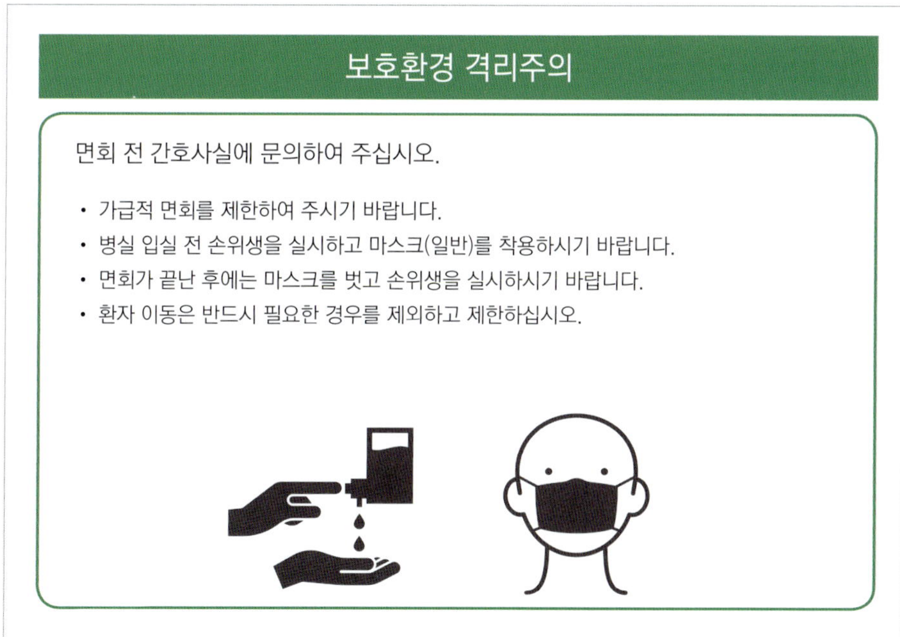

| 그림 5-22 | 보호환경 격리주의 표식의 예

(1) 환경관리

환자의 병실은 양압이 유지(외부와 ≥2.5 Pa 압력 차이)되어야 하고 직경 0.3㎛ 이상 입자를 99.97% 제거하는 HEPA filter를 사용한다. 병실 안 공기는 한쪽 방향에서 환자의 침대를 거쳐 반대편 배출구로 배출되어야 한다. 음압병실과 마찬가지로 눈으로 확인할 수 있는 표시자(예: smoke tube, flutter strip 등)로 공기 압력을 모니터해야 한다.

병실벽은 공기가 빠져나가지 않도록 잘 밀폐가 되어야 하며 시간당 최소 12회의 공기 교환이 이루어져야 한다.

병실 물품은 천으로 된 재질보다는 세척이 가능한 표면이 매끄럽고 구멍이 없으며 닦아낼 수 있는 재질이어야 한다. 먼지가 보일 때마다 닦고, 먼지가 축적되는 틈이나 스프링쿨러 헤드 부분은 주기적으로 청소한다.

복도와 환자 병실에 카펫을 두지 않으며 aspergillus 감염유행이 보고된 바 있으므로 말린 꽃, 생화, 화분 등은 환자 병실에 두지 않는다.

(2) 환자 이동

환자가 보호병실 밖으로 이동하는 것을 제한한다. 공사기간 동안 환자가 보호병실 밖으로 나가야 하는 경우에 환자는 N95 마스크를 착용한다.

(3) 보호환경에서의 표준주의와 전파경로별 주의

모든 환자에게 표준주의 적용을 기본으로 하며 미생물 전파 방식에 따라 전파경로별 주의를 적용한다. 바이러스 감염인 경우에는 면역저하 상태나 바이러스의 잠복기가 길어져서 전파경로별 주의 기간이 연장될 수 있다.

보호환경이 필요한 환자가 공기로 전파되는 질환이 있는 경우(폐나 후두 결핵, 급성 대상포진)에는 보호환경 하에서 공기주의를 적용한다.

관련 연구

간호대학생의 표준주의 이행과 관련된 임상경험: 계획된 행위이론을 기반으로 한 포커스그룹인터뷰

Kyung Mi Kim, Hyunjin Oh(2015). *Asian Nursing Research* 9: 109~114.

본 연구는 간호대학생이 임상실습 동안 경험한 표준주의 경험을 알아보기 위한 목적으로 수행된 질적연구로 한국의 2개 대학의 간호대학생 6개 그룹(총 38명)을 대상으로 포커스그룹 인터뷰를 실시하여 자료를 수집하였고, 계획된 행위이론을 기반으로 분석하였다.

연구 결과로 4개의 주제(태도, 주관적 규범, 지각된 행위통제, 의도)와 9개의 하위주제(subtheme)가 확인되었다. 확인된 4개의 주제 중 태도의 하위주제에는 지식부족과 감수성이 확인되었는데, 간호대학생들은 표준주의 개념에 대해 정확히 알지 못하였으며 손위생, 격리 등과 같은 감염을 예방하기 위한 일반적인 감염관리방법으로 이해하고 있는 경우가 많았다. 주관적 규범에는 부정적 역할모델(negative role model), 학교와 임상의 차이(classroom and in-field gaps), 사각지대(blind spot) 등의 하위주제가 확인되었다. 대부분의 학생들은 임상현장에서 표준주의를 잘 지키지 않는 것을 관찰하였고(negative role model), 학교에서 배운 감염관리 지식과 임상에서 수행되는 것이 다른 것을 관찰하였으며(Classroom and in-field gaps), 간호대학생들도 임상실습 동안 환자의 혈액이나 체액에 노출되어 감염위험이 있다는 사실을 간호사들이 생각하지 않는다고 생각하는 것(blind spot)으로 나타났다. 지각된 행위통제에는 심리적 장애(psychological barriers), 신체적 장애(physical barriers), 정보부족(lack of information) 등이 확인되었다. 간호대학생들은 환자의 불편감에 대한 걱정, 자신의 미숙함, 두려움, 감정적 불편감, 업무에 압도된 느낌 등의 심리적 장애가 있음을 나타내었다. 간호대학생들이 심리적 장애로 느끼는 경우로는 표준주의를 잘 지키지 않는 간호사와 함께 있을 때는 본인도 표준주의를 잘 지키지 못하게 되는 어려움이 있다고 하였고, 바쁜 업무가 표준주의를 준수하기 어렵게 한다고 하였다. 신체적 장애로는 개인보호구 사용에 허락을 받아야 하며, 개인보호구가 어디에 있는지 알려주지 않아 사용에 제한이 있다고 하였다. 정보부족은 감염병환자나 격리 환자에 대한 정보를 제대로 받지 못하는 것과 주사침 찔림 사고 시 보고체계를 포함한 표준주의에 대한 교육을 충분히 받지 못했다고 하였다.

간호대학생들은 임상실습 현장에서 다양한 상황적 제약과 장벽이 있었음에도 불구하고 각 개인의 표준주의 준수가 중요하다는 것을 알고 있었다. 그러나 임상실습을 통해 임상현장에서 표준주의를 지키지 않는 의료인들을 보면서 "표준주의 준수에 대한 인식이 변화하는 것(changes in compliance awareness)"을 경험하였다. 즉, 학교에서 표준주의의 준수가 중요하다는 것을 교육 받았으나 경력이 있는 의료인들이 표준주의를 지키는 것을 무시하는 것을 보면서 표준주의를 지킬 필요가 없다는 생각을 가지게 되어 표준주의 준수 의도(intention)가 변화함을 확인하였다. 이러한 인식의 변화는 이들이 간호사가 되었을 때 표준주의를 준수하는 데 영향을 미치게 될 것이므로 임상실습을 담당하는 간호사의 표준주의 준수에 미치는 영향요인에 대한 탐색이 필요하며 표준주의의 준수, 감염관리지침과 비준수 사례에 대한 토의를 포함하는 계속적인 프로그램을 개발하여야 할 것이다. 또한 본 연구에서 확인된 장애를 제거함으로써 간호대학생들이 표준주의를 준수하고, 안전한 임상환경에서 실습을 할 수 있도록 하여야 할 것이다.

• 요 약 •

1. 표준주의는 환자의 감염 여부와 관계없이 모든 환자에게 적용하는 격리주의 방법이다. 모든 환자의 혈액, 체액(땀 제외), 배설물, 점막, 손상된 피부를 감염 가능성이 있는 것으로 간주한다.
2. 접촉주의는 환자나 환자의 환경과 접촉하여 전파될 가능성이 높은 경우에 적용하는 격리주의 방법이다.
3. 비말주의는 5㎛를 초과하는 큰 비말이 기침, 재채기, 콧물 등을 통해 미생물을 전파할 가능성이 있는 경우에 적용하는 격리주의 방법이다.
4. 공기주의는 5㎛ 이하의 작은 비말이 공기의 흐름을 타고 먼 거리를 이동하여 전파되는 감염원에 감염되었거나 의심이 되는 경우 적용하는 격리주의 방법이다.

• 확/인/학/습 •

1. 격리주의 방법이 다른 질환은?
   ① 풍진
   ② 결핵
   ③ 백일해
   ④ 인플루엔자
   ⑤ 유행성이하선염

2. 후천성면역결핍증 환자에게 적용하여야 하는 격리 방법은?
   ① 표준주의 ② 접촉주의
   ③ 공기주의 ④ 비말주의
   ⑤ 보호환경 격리주의

3. 옴(scabies) 환자가 입원하였다. 필요한 격리 방법은?
   ① 표준주의 ② 접촉주의
   ③ 공기주의 ④ 비말주의
   ⑤ 보호환경 격리주의

4. 주삿바늘에 찔리지 않게 하기 위한 예방법 중 옳은 것은?
   ① 주삿바늘을 구부려 버린다.
   ② 주삿바늘을 부러뜨려 버린다.
   ③ 양손을 이용하여 recapping한다.
   ④ 손으로 주사기에서 주삿바늘을 제거한다.
   ⑤ 주삿바늘은 사용 즉시 손상성 폐기물 전용용기에 버린다.

• 정/답/및/해/설 •

1. 정답 ②

   해설 결핵은 공기주의를 적용해야 하며 나머지 질환들은 비말주의이다.

2. 정답 ①

   해설 후천성면역결핍증은 혈액매개질환이므로 표준주의를 적용해야 한다.

3. 정답 ②

   해설 옴은 진드기에 의한 감염성 질환으로 밀접한 신체 접촉에 의해 전파된다.

4. 정답 ⑤

   해설 사용하고 난 주삿바늘은 구부리거나 부러뜨리지 말고 손상성 폐기물 전용용기에 버린다.

참고문헌

1. Association for professionals Infection control and prevention(2009). *APIC text of Infection Control and Epidemiology*. Washington: APIC, Inc.
2. Lee, S. J. et al.(2017). Influence of Knowledge and Awareness on Nursing Students' Performance of Standard Infection Control Guidelines. *Journal of Korean Academy of Nursing Admministration, 23*(4): 347~358.
3. Sigel, J. D. et al.(2007). Guideline for isolation precautions: Preventing Transmission of infectious agents in healthcare settings. Centers for Disease Control and Prevention. *American Journal of Infection Control, 35*(10): S65~S164.
4. Vieira, F. M. et al.(2015). Difference in compliance with Standard Precautions by nursing staff in Brazil versus Hong Kong. *American Journal of Infection Control, 43*: 769~772.
5. 질병관리청(2018). 의료관련감염 표준예방지침.

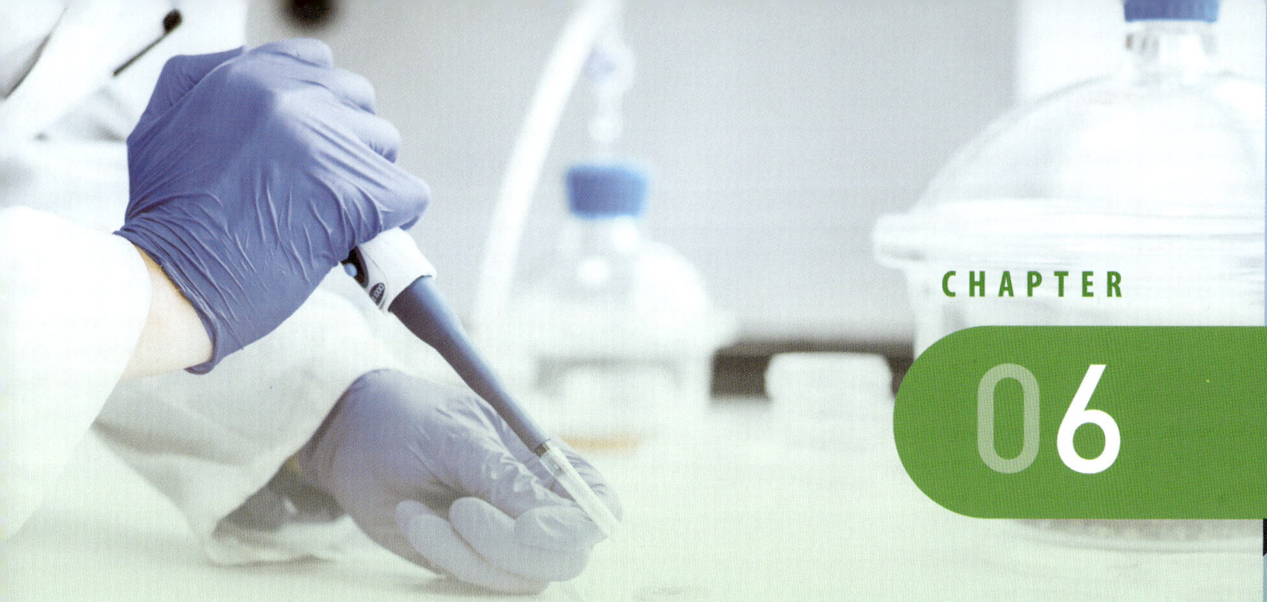

CHAPTER 06

도뇨관 관련 요로감염

김승주

요로감염은 전체 의료관련감염(Healthcare Associated Infection, HAI)의 30~40%를 차지하며, 이 중 80% 정도는 도뇨관과 관련이 있는 것으로 알려져 있다. 따라서 도뇨관과 관련한 요로감염을 예방하기 위해서는 꼭 필요한 때에만 도뇨관을 삽입하도록 하고 삽입 중 무균조작, 폐쇄배액체계의 유지, 배뇨 흐름의 유지와 소변수집주머니를 방광보다 낮게 유지하는 등의 지침을 지키는 것이 중요하다.

학습목표

1. 도뇨의 종류에 따른 적응증을 설명한다.
2. 도뇨관 관련 요로감염에 영향을 미치는 요인을 설명한다.
3. 도뇨관 관련 요로감염의 발생기전을 설명한다.
4. 도뇨관 관련 요로감염 예방 지침을 설명한다.

개요

> **Tips**
> 방광에 도뇨관이 더 오래 머물수록 병원감염의 기회가 높다. 미국 질병통제예방센터(CDC)에서는 수술 후 24시간 이내에 유치도뇨관을 제거하기를 권고하고 있다.

유치도뇨관을 삽입하고 있는 대상자의 경우 비뇨기계 감염이 흔히 관찰되며, 심지어 단 한 번의 도뇨관 삽입으로도 요로나 방광의 감염이 발생할 수 있다. 요로감염을 유발하는 흔한 균주로는 *Escherichia coli*, *Klebsiella*, *Proteus* 등이 있다. 가장 흔한 요로감염은 요도나 방광의 감염이다. 요도염(urethritis)과 방광염(cystitis)은 하부 요로감염으로 분류한다. 반면에 요관과 신우, 세뇨관의 감염은 상부 요로감염으로 분류한다. 상부 요로감염은 하부 요로감염보다 흔하지 않지만 신장손상과 신부전을 초래하기 때문에 더 심각하다. 정상적으로 비뇨기계는 요도구를 제외하고는 멸균상태이며, 감염은 주변의 회음부 피부나 항문 개구부로부터 미생물이 요도구를 통해 들어와 요도로 상행할 때 발생한다. 여성은 남성에 비해 요도의 길이가 짧고, 요도구가 질이나 항문에 가깝기 때문에 하부 요로감염에 대한 감수성이 더 높다. 반면에 남성은 요도길이가 더 길고, 전립선 분비물의 항균 성분 때문에 하부 요로감염의 감수성(susceptibility)이 더 낮다.

> **Tips**
> **감수성**(susceptibility)
> 인체가 어떤 질병에 특히 쉽게 걸리는 경향. 감염에 대한 감수성이 높으면 병원체가 침입, 정착, 증식하여 쉽게 발병한다.

우리나라에서 요로감염은 전체 의료관련감염 중 40% 정도를 차지할 정도로 흔히 발생하며, 도뇨관 삽입과 관련된 감염이 전체 요로감염의 80%로 2008년 미국 질병통제예방센터(Centers for Disease Control and Prevention, CDC)에서 보고한 발생률 66~86%와 비슷한 수준이다. 중환자실 환자의 의료관련감염 발생률은 요로감염이 34.0%로 가장 높으며, 전체 요로감염의 약 80%는 유치도뇨관 삽입으로 인한 것이다. 대략 입원환자의 15~25%가 유치도뇨관을 삽입하고 있으며, 특히 중환자실에 입원한 환자의 유치도뇨관 삽입률은 11~80%로 매우 높기 때문에 요로감염을 예방하기 위해서는 도뇨관 관리가 우선되어야 한다.

1. 도뇨관 관련 요로감염의 정의

도뇨관을 삽입하면 이물질에 대한 반응으로 요도점막에 얇은 삼출물층이 형성된다. 이는 회음부에 상주하는 균들이 방광 내로 쉽게 이동할 수 있는 원인이 되며 세균의 성장과 번식의 좋은 배지가 될 뿐만 아니라 요로계의 균이 상행할 수 있는 좋은 통로가 된다. 그러나 방광 내에는 자체 방어기전이 있으므로 균이 방광 내로 침입하더라도 일정시간 내에 무균뇨로 환원된다. 따라서 도뇨관 삽입

전의 방광 상태가 정상이었다면 도뇨관 삽입 후의 요로감염 발생률도 낮아진다.

1) 도뇨관 관련 세균뇨

도뇨관 관련 세균뇨(catheter-associated bacteriuria)는 단일 도뇨를 통한 소변 검체에서 한 가지 이상의 균이 10^5CFU/mL 이상 검출되는 경우를 말하며, 일주일 이상 유치도뇨관을 유치하고 있는 대상자 대부분에서 도뇨관 관련 세균뇨가 발생한다. 도뇨관 관련 세균뇨 환자의 대다수는 무증상으로, 임상적인 감염 소견도 보이지 않는다.

2) 도뇨관 관련 요로감염

도뇨관 관련 요로감염(catheter-associated urinary tract infection)은 요도를 통한 도뇨관 또는 치골상부도뇨관을 유치하고 있거나 간헐적 방광도뇨를 하는 환자에서 유의한 도뇨관 관련 세균뇨 소견뿐만 아니라 임상적인 증상과 객관적인 감염 소견이 동반된 경우로, 감염에 대한 다른 원인이 없어야 한다. 도뇨관이 삽입된 상태가 아니라 하더라도 도뇨관 제거 후 통상적으로 48시간 이내에 요로감염이 발생하는 경우 위의 조건을 만족하면 도뇨관 관련 요로감염으로 볼 수 있다.

2. 요로감염에 영향을 미치는 요인

요로감염의 위험인자로는 연령, 성별, 임신, 질병, 도뇨관 삽입 기간, 도뇨관 재질, 입원장소 등을 들 수 있다.

1) 연령

소아에서의 세균뇨 발생은 성별 및 나이와 관련이 있는데, 신생아 시기에는 남아가 여아보다 요로감염이 3~5배 더 많이 발생한다. 남아의 요로감염은 포피와 관련이 있지만 요로감염을 예방하기 위해 포경수술을 권고하지는 않는다.

여성의 노인성 요도염은 76%가 폐경기 이후에 발생하는데, 이는 여성의 난소에서 분비되는 여성 호르몬의 결핍으로 인한 요도점막의 위축과 퇴행성 변화 때문인 것으로 생각된다. 요도염을 비롯한 여성의 요로감염은 모든 연령대에서 발생하지만 연령에 따라 빈도가 증가한다.

2) 성별

요로감염 발생률은 남자보다 여자에게서 14배 이상 높으며, 여성 4명 중 1명은 요로감염의 과거력이 있다. 여자는 요도가 짧고 요도구 주변이 습하며 온도가 높아서 세균이 성장하기 쉽고, 항문과 요도 사이에 질이 있는 까닭에 대변이나 질의 분비물로부터 세균의 침입이 용이하다. 또한 남자처럼 방광이 완전하게 비워지지 않거나, 성교를 통해 방광에 세균이 침입하는 것 등이 잠재적으로 세균의 침입을 용이하게 한다. 유치도뇨관을 가지고 있는 환자에서 남성은 오염된 배액관으로부터 내관을 통한 감염이 흔하며, 여성은 도뇨관 외관에 존재하는 세균이 요도구를 통해 이동하여 감염이 발생한다.

3) 임신

임산부의 4~10%에서 무증상 세균뇨가 발생하고, 1~4%가 급성 방광염을 경험하는 것으로 알려져 있다. 요로감염의 과거력이 있는 경우 그렇지 않은 대상자보다 요로감염이 더 자주 발생한다. 임산부의 요로감염 위험요인은 임신의 진행으로 인한 호르몬의 변화, 요도 위치의 변동, 신장여과에 혈류공급이 증가하는 것 등이다.

4) 질병

질병에 따른 요로감염은 중증 당뇨병이나 심한 영양실조, 악성 질환의 말기, 대사 및 순환장애 환자에서 세균감염의 발생위험이 증가하며, 면역기능이 저하된 경우에도 요로감염에 쉽게 노출될 수 있다.

5) 도뇨관 유치 기간

도뇨관 삽입 후 최고 감염시간은 72~96시간이고, 유치도뇨관을 삽입하면 매일 3~10%씩 세균뇨의 발생이 증가한다. 유치도뇨 2주 후에는 약 50%의 환자에게 세균뇨가 생기고, 한 달 후에는 90% 이상의 환자 대부분에게 세균뇨가 발생한다. 일반적으로 단순도뇨는 유치도뇨관에 비해서 감염 발생률이 낮다. 한 번의 도뇨로 세균뇨가 발생할 확률은 1~20% 정도이다.

6) 도뇨관 재질

도뇨관 재질은 생막(biofilm) 형성에 영향을 미칠 수 있다. 도뇨관의 재질에 따라 라텍스(latex)는 부드럽고 팽창력이 좋은 반면, 생체 적응력이 낮아 단시간 내에 외피막을 형성하여 요로감염이나 결석 형성, 요도협착 또는 폐쇄를 일으킨다. 실리콘(silicon) 재질은 외피막 형성을 최소화시키고 표면이 매끄럽고 자극이 적으나 풍선(balloon)이 잘 파손되는 단점이 있다. 실라스틱(silastic)은 라텍스와 실리콘의 단점을 보완한 것으로, 도뇨관 사용기간을 연장시키며 이물조직 반응이 거의 없다. 전자현미경 사진으로 보면 라텍스 도뇨관은 실리콘 도뇨관에 비해 표면이 울퉁불퉁하여 세균의 부착을 용이하게 한다.

은이 코팅된 실리콘 도뇨관은 단기간 사용하는 경우 도뇨관 관련 요로감염의 위험을 감소시킬 수 있으며, 항생제가 도포된 도뇨관은 단기간 사용하는 경우 무증상 세균뇨의 발생을 감소시킬 수는 있으나, 일상적인 사용은 권장되지 않는다.

7) 입원장소

중환자실의 환자는 요로감염 발생의 고위험군으로 환자들에게 감염률 상승의 요인으로 작용하지만 다른 감염에 비해 경증이기 때문에 사망 위험을 증가시키지는 않는다. 우리나라의 전국의료관련감시체계(Korean National Healthcare-associated Infections Surveillance System, KONIS) 감시 결과 보고에 따르면, 중환자실 획득 요로감염 발생률은 도뇨관 사용일수 1,000일당 1.16~1.28건(KONIS, 2018~2019년)이며, 감염예방 활동에 따라 매년 변화한다.

요실금이 있는 노인 대상자들에게 유치도뇨관을 장기간 사용하는 것은 요로감염, 세균뇨, 사망의 위험을 증가시킨다. 따라서 유치도뇨관을 지속적으로 사용할 경우 명확한 의학적 사유가 있어야 한다.

3. 요로감염의 경로

요로감염의 경로를 시기적으로 보면 도뇨관 삽입 시 부적절한 손위생, 기구오염 등과 같이 무균술이 지켜지지 않았을 경우와 환자의 요도 주위에 있던 상주균이 도뇨관 삽입 시 방광 내로 유입되었을 때 발생한다.

대부분의 요로감염은 도뇨관을 유지하고 있는 동안 발생하며, 이때 감염기전은 크게 도뇨관 내벽을 따라 균이 올라가는 경우와 외벽을 따라 균이 올라가

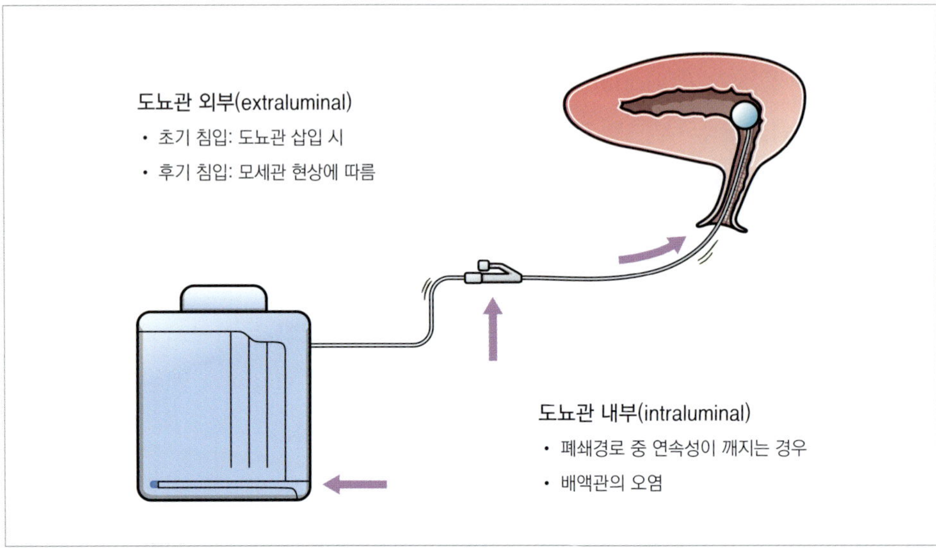

| 그림 6-1 | 유치도뇨관 삽입 시 병원균의 유입 경로

는 경우로 나눌 수 있다. 사람의 회음부에는 여러 가지 균들이 집락하고 있으므로 도뇨관에 의해 방어기전이 약해질 수 있으며, 도뇨관 외벽을 통해 이들 균들이 쉽게 방광으로 들어갈 수 있다. 도뇨관 외부를 통한(extraluminal route) 상행성 감염은 전체 감염의 2/3 정도를 차지하며, 특히 여성의 주요 감염경로이다. 현재의 요로감염관리 방법으로는 도뇨관 외벽을 통해 들어가는 경우를 막을 방법은 없다.

도뇨관 내벽을 통한(intraluminal route) 상행성 감염은 도뇨관과 소변백 사이나 소변백을 비울 때 입구가 오염되고, 이 세균이 소변백 내에서 증식한 후 도뇨관으로 올라가는 경우이다. 보통 세균은 1시간당 30cm 가량 도뇨관을 따라 이동할 수 있다는 보고가 있다. 현재 요로감염 예방에서 강조되는 폐쇄도뇨시스템은 이 기전에 의한 감염을 줄이는 데 효과적이다(그림 6-1).

4. 도뇨관 관련 요로감염의 발생기전과 주요 원인균

1) 발생기전

도뇨관 관련 요로감염의 발생은 두 가지 측면에서 지역사회 요로감염과 차이를 보인다. 첫 번째 특징은 정상인의 방어기전이 도뇨관에 의해 지장을 받으므로 병독력(virulence)이 약한 균도 요로감염을 일으킬 수 있다는 것이다. 유치도뇨관 외측으로 요도에 압력을 가하게 됨으로써 요도점막의 혈류를 저하시키고, 요로상피점막(urothelial mucosa)의 파열을 조장하며, 요도주위선(periurethral glands)에서 점액이 분비되는 것을 방해한다. 또한 유치도뇨관이 삽입된 상태에서 소변은 지속적으로 낮은 속도로 도뇨관을 타고 흐르기 때문에 정상 배뇨에서 관찰되는 감염에 대한 중요 방어기전인 요도세척효과를 상실하게 된다. 또한 방광 안에서 도뇨관의 풍선 주위에 요저류가 발생함으로써 방광을 완전히 비우는 것이 불가능해지기도 한다.

도뇨관 관련 요로감염을 일으키는 대다수의 세균들은 회음부에 상재하는 세균총이지만, 의료기관 종사자의 손으로부터 감염되는 경우도 있다. 원칙적으로 내관을 통한 감염을 예방하려면 폐쇄배액 체계가 유지되어야 하며 삽입되어 있는 동안 분리해서는 안 된다. 검체용 소변이 필요한 경우 도뇨관의 일방향 검체 채취포트(one-way sampling port)로부터 채취하는 것이 바람직하다.

두 번째 특징은 도뇨관 주변의 생막(biofilm) 형성이다. 생막 형성은 도뇨관 관련 요로감염의 발병에 있어 매우 중요한 문제이다. 방광에 도뇨관이 유치된 후부터 전해질, 유기분자, 숙주단백질로 구성된 막이 도뇨관 벽에 생성되는데, 이는 각종 세균에 의한 섬모부착(fimbrial attachment)의 표적이 된다. 생막은 세균이 씻겨 내려가는 것을 막고 인간의 방어기전(백혈구, 항생제 등)으로부터 세균을 보호한다. 세균은 생막 안에서 성장하고 일정 수가 넘으면 생막 밖으로 나와 임상증상을 일으킨다. 항생제를 사용하면 생막으로 침투가 제한되어 내성균이 쉽게 유발되므로 유치도뇨관과 관련된 무증상 요로감염에는 특별한 경우가 아니면 항생제를 사용하지 않는 것이 권장된다.

요소분해효소(urease)를 생산하는 세균에는 *Proteus mirabilis*, *Proteus vulgaris*, *Proteus rettgeri*, *Klebsiella pneumoniae*, *Morganella morganii*, *Providencia stuartii* 등이 있는데, 이들은 요소를 가수분해시켜 암모늄이온을 생성함으로써 높은 pH를 야기시킨다. 소변의 높은 pH로 인해 감염석 결정이 쉽게 침착함에 따라 생막은 결정화되어 가피를 형성하게 되고 방광감염석이 만들어져 결국 도뇨관의 폐쇄를 일으키기도 한다.

2) 원인균

통상적으로 원외에서 발생한 요로감염의 원인균은 *E. coli*, *Klebsiella spp.*, *Proteus spp.*이며, 이러한 균들은 요 상피세포에 부착할 수 있는 능력이 있다.

이에 비해 의료관련감염에서는 부착 능력이 없는 균들도 요로감염을 일으킬 수 있으며 *Pseudomonas*, *Enetrococcus*, *Candida* 등이 이에 해당된다.

도뇨관은 유치된 기간에 따라 30일 미만인 경우를 단기간 유치, 30일 이상인 경우를 장기간 유치라고 하는데, 도뇨관을 단기간 유치하고 있는 경우 초기 감염은 보통 단일 세균에 의하며 가장 흔한 균은 *E. coli*와 기타 *Enterobacteriaceae*이다. 이 외에도 *Pseudomonas aeruginosa*, *Enterococci*, *Klebsiella*, *Candida* 등이 원인인 것으로 알려져 있다.

그람양성알균과 진균은 대부분 관외경로를 통해 감염되는데 반해, 그람음성균은 관외경로와 관내경로를 모두 이용하며 각 경로에 따른 감염 비율은 비슷하다. 도뇨관 관련 요로감염을 일으키는 원인균 분리는 항생제의 내성이 높아짐에 따라 다른 양상으로 나타나는데, 주요 요로감염을 포함한 이전 감염으로 인해 반복적으로 항생제 치료를 받은 과거력과 관련성이 있다.

역학

1. 발생빈도

요로감염은 의료관련감염 중에서 가장 흔한 형태로, 전체 의료관련감염의 40% 정도를 차지한다. 유치도뇨관을 가진 대상자에게 가장 흔한 합병증이 요로감염으로 병원에서 생긴 요로감염의 66~86%는 요로 기구와 관련되어 발생한다. 특히 유치도뇨관을 삽입하면 매일 3~10%씩 세균뇨 발생이 증가한다. 유치도뇨 2주 후에는 약 50%의 환자에게 세균뇨가 생기고, 한 달 후에는 90% 이상의 대부분의 환자에게 세균뇨가 발생한다. 일반적으로 단순도뇨는 유치도뇨관에 비해서 감염 발생률이 낮다.

중환자실에서의 의료관련감염 발생률은 일반병실에 비해 2~5배 이상 높고, 중환자실에서 발생하는 의료관련감염 중 요로감염이 13.8~39.2%를 차지하며, 감염환자 중 67.5~80.0%가 유치도뇨관 사용과 관련이 있다.

2. 요로감염의 종류

- **방광염**(cystitis): 요도를 타고 들어간 감염균에 의해 방광의 점막에 염증이 생긴 경우
- **신우신염**(pyelonephritis): 신장의 간질에 생긴 염증
- **요로성 패혈증**(bacteremia, urosepsis): 패혈증 증세가 있어서 혈액배양검사를 했을 때 요배양 검사에서 나온 균과 동일한 균이 검출되었을 경우
- **무증상 세균뇨**(asymptomatic bacteremia): 단순도뇨, 유치도뇨 환자 등에서 흔히 볼 수 있는 경우로, 증상이 없이 뇨 1mL당 세균이 10^5 집락수(CFU) 이상이 나오는 경우
- **복합 요로감염**(complicated urinary tract infection): 전신질환이 있거나 요로계 폐쇄가 있으면서 요로감염이 발생했을 경우이다. 치료가 어렵고 재발이 잘 되며 항생제 내성균에 의한 경우가 흔하거나, 사망의 원인이 되기도 한다.

3. 요로감염의 진단 및 진단검사

1) 오염, 집락, 감염, 염증의 구별

이론적으로 요로계에 감염이나 염증이 있으면 요로감염이라고 진단하지만, 실제 임상에서 이를 진단할 수 있는 방법은 증상, 요분석(urinalysis)상 농뇨 검사, 뇨 미생물배양검사상 세균뇨 진단이다.

2) 진단검사

(1) 요분석

농뇨와 혈뇨는 감염과 관련이 있다. 요분석 방법 중 요를 원심침전하여 현미경으로 관찰한 백혈구 관찰법은 가장 많이 사용하는 방법이다(표 6-1). 화학적으로 백혈구의 esterase를 검사하는 방법도 대안으로 고려할 수 있다. 아질산염(nitrite) 검사는 뇨에 있는 질산염이 세균에 의해서 아질산염으로 변하는 성질을 이용하여 검사하는 방법이다. 세균이 질산염을 아질산염으로 환원시키는데 4~6시간이 필요하므로 방광 내에 오랫동안 저류된 아침 첫 소변을 검사에 사용하는 것이 좋다. 또한 요의 채취용기가 미생물에 오염되었거나, 요를 장시간 방치할 경우에 위양성이 나타나기도 한다.

표 6-1 현미경 검사의 해석

특성	정상치/HPF*	임상적 의의
적혈구	0~3개/HPF	>3: 요로감염, 출혈, 요로외상, 항응고요법
백혈구	0~5개/HPF	>5: 요로감염
세균/곰팡이	없거나 거의 없음	약간: 회음부 피부로부터 오염 많음: 요로감염
캐스트(단백질의 침전 또는 덩어리)	없거나 간혹 있음	많음: 신질환의 가능성

* HPF: High Power Field, 고배율시야 400배.

혈뇨는 요로감염에서 나타날 수 있으며, 여성의 경우 생리에 의해서 관찰될 수도 있다.

(2) 소변배양 검사 및 항생제 감수성 검사

소변배양 검사는 요로감염의 가장 중요한 기준이 되는 방법으로 배양에 의해 의미 있는 세균뇨를 증명한다. 요도의 앞부분은 정상적으로 균이 있으며, 뇨 배양 시 이런 균들에 의한 오염이 일어난다. 따라서 배양 시 오염된 균(contaminant)인지 방광이나 신장에 생긴 감염의 원인인 병원균인지 구별이 어려우며 이를 구분하기 위하여 전통적으로 집락수로 판정을 한다. 도뇨관을 하지 않은 대상자 중 무증상인 환자는 소변과 혈액 배양에서 같은 균이 나오는 경우에 요로감염으로 정의한다.

소변배양 검사 및 항생제 감수성 검사(urine culture and sensitivity test)는 요로감염을 일으키는 미생물을 확인하고 효과적으로 미생물을 사멸할 수 있는 항생제를 확인하기 위해 실시한다. 소변배양 검사 시 적어도 48시간이 지나야 세균이 성장하고 증식한다. 검사실에서는 24시간 내에 미생물을 미리 확인할 수 있지만, 감염을 유발하는 미생물을 정확히 파악하기 위한 정량적 분석검사는 24~48시간이 필요하다. 미생물을 확인한 후 증식을 억제할 수 있는 항생제를 찾기 위한 검사를 할 수 있다. 만약 항생제가 세균의 성장을 억제하지 못하면 세균이 항생제에 저항력이 있는 것으로 본다. 이 검사의 목적은 요로감염 치료를 위한 적절한 항생제를 선택하기 위한 것이다.

감염관리

유치도뇨관 관련 요로감염을 포함하여 모든 의료관련감염을 예방하기 위한 중요한 방법은 손위생, 삽입기구의 무균적 조작과 관리, 임상적으로 감염증상이 있는 경우 관련 삽입기구 제거, 감염감시, 분별력 있는 항생제 사용, 환자 주위의 환경을 청결히 관리하는 것이다. 요로감염을 예방하는 최선의 방법은 불필요한 도뇨를 피하고 필요가 없어지면 즉시 도뇨관을 제거하는 것이다.

1. 도뇨관의 유치 결정과 유지에 대한 평가

도뇨관을 유치하고 있는 대상자의 21~50%는 도뇨관 유치 적응증에 해당하지 않고, 총 유치 날짜의 33~50%는 불필요하게 도뇨관 유치를 지속하는 것으로 평가된다. 또한 도뇨관 관련 요로감염의 16~69%는 적절한 감염예방 대책을 적용하면 예방이 가능하다. 여러 관련 지침들을 통해 일관되게 주장하고 있는 가장 효과적인 권고사항은 도뇨관의 사용을 피하거나 가능한 한 빨리 제거하는 것이다.

1) 도뇨관 삽입의 적응증

미국 의료감염관리 자문위원회(Healthcare Infection Control Advisory Committee, HICPAC)에서 인정한 유치도뇨관 삽입이 적절한 경우는 표 6-2와 같다. 적응증 해당 여부를 체크리스트의 형태로 만들어 사용할 경우 불필요한 도뇨관의 사용을 줄일 수 있다.

2) 도뇨관 삽입의 대안

요로폐쇄나 방광 출구 폐색이 없는 남성 환자를 위한 외부형 콘돔 도뇨관은 세균뇨나 요로감염에 낮은 위험성을 보이는 것으로 나타났다. 이러한 도뇨 형태는 삽입형 도뇨관보다 편안하고 환자의 이동성 제한을 줄인다. 또한 하루에 여러 번 사용하는 간헐적 도뇨는 유치도뇨와 비슷하거나 낮은 감염 위험성을 보인다(표 6-2).

표 6-2 유치도뇨관의 삽입이 적절한 경우

- 급성 요정체나 방광 출구 폐쇄가 있는 경우
- 중환자에서 정확한 소변 양 측정이 요구되는 경우
- 유치도뇨관 시술이 필요한 수술
  - 비뇨기과적 수술 혹은 비뇨생식기와 인접한 구조물에 대한 수술을 하는 경우
  - 수술시간이 길 것으로 예상되는 경우
  - 수술 동안 다량의 수액이나 이뇨제를 투여 받은 경우
  - 수술하는 동안 소변량의 측정이 요구되는 경우
- 실금환자 중 치골이나 회음부에 개방창상이 있는 경우
- 장기간 부동자세가 요구되는 경우(척추손상, 골반 골절 같은 다발 손상)
- 말기 간호가 필요한 대상자의 안위 향상을 위한 경우

출처: Agarwal, R. K., Gould, C. V., Kuntz, G., Pegues, D. A., Umscheid, C. A.(2009). Healthcare Infection Control Practice Advisory Committee. *Guideline for prevention of catheter-associated urinary tract infections*(Internet). Atlanta(GA): Centers for Disease Control and Prevention; 2009(cited 2013 Feb 14). Available at: stacks,cdc.gov/view/cdc/11561/.

3) 불필요한 도뇨관 삽입의 개선방안

도뇨관 관련 요로감염을 예방하기 위한 리마인더 시스템(reminder system)은 환자에게 도뇨관을 삽입한 후 일정 시간이 지나 도뇨관의 필요성을 재검토하게 함으로써 도뇨관 유치 기간을 제한하고자 하는 것이 목표이다. 리마인더 시스템 방법으로 임상의사나 담당간호사가 도뇨관 유지 여부를 매일 직접 상의하게 하거나 사전에 정해놓은 양식대로 도뇨관 '중지 처방'을 미리 발행해두는 것 등을 들 수 있다. 이러한 방법이 도뇨관의 사용을 줄이고 세균뇨의 발생을 감소시키는 데 효과가 있는 것으로 알려져 있다. 다른 방법으로는 환자 진료 기록에 리마인더 스티커를 부착하는 것, 자동으로 도뇨관 중지 처방이 발생되도록 컴퓨터에 사전 입력하는 것, 관련 사항을 호출 시스템을 통해 통보하는 것을 들 수 있는데, 일부 연구에서는 이러한 방법들이 도뇨관 관련 요로감염의 발생률을 낮추는 것으로 보고하고 있다.

가이드라인에 따라 적절한 도뇨관 삽입 기준을 개발하고, 모든 도뇨관은 삽입하기 전 도뇨관 삽입 기준에 충족되는지에 대한 확인이 필요하다. 이때 도뇨관 삽입 기준 체크리스트를 사용하면 유용하다. 만약 도뇨관 삽입 기준에 충족되지 않으면 도뇨관을 삽입하지 말고 의사와 대안에 대해 상의해야 한다.

기록 작성을 간편하게 할 수 있는 체크리스트를 도뇨관 삽입 팩에 포함(예: 스티커나 작은 카드 체크리스트를 제작)하거나, 컴퓨터처방시스템에 도뇨관 삽

입에 대한 기준을 기록하고, 처방 시 필요한 기록을 작성하도록 한다.

도뇨관 삽입이 빈번한 부서(예: 응급실)에 유치도뇨관을 대체할 수 있는 물품이 충분히 공급되는지를 확인한다(예: 간헐적 도뇨관, 콘돔 도뇨관 등). 입원 시 병동에 도착해서 시행하는 입원평가에서 도뇨관의 삽입 여부와 필요성을 확인한 후 도뇨관 삽입 적응증에 해당되지 않으면 제거한다. 도뇨관 삽입 적응증, 삽입 기준, 도뇨관 삽입 대안에 대한 교육프로그램을 개발하고 직원들을 지속적으로 교육한다.

2. 무균술을 적용한 도뇨관 삽입

일부 환자는 재원기간 동안 유치도뇨관 삽입이 필요하다. 유치도뇨관 삽입 시에는 숙련된 의료진이 무균술을 준수하는 것이 필수적이다. 방광으로 삽입된 도뇨관의 끝에서부터 소변백까지 끊어지지 않게 폐쇄적으로 무균상태를 유지하는 것을 무균적 폐쇄배액체계라고 한다. 폐쇄배액체계는 배액관이나 소변백의 균으로부터 요로감염이 발생하는 것을 최소화할 수 있기 때문에 도뇨관을 삽입하고 있는 동안 깨지지 않도록 유지하는 것이 중요하다.

1) 기본사항

도뇨관 삽입 전 · 후, 도뇨관 조작 전후에는 손위생을 실시하고, 도뇨관 삽입 시에는 무균술과 멸균물품을 사용한다. 멸균된 장갑, 멸균포, 소독솜, 멸균액, 요도구 부위의 청결을 위한 적절한 피부소독제 및 윤활제를 사용한다. 소독제가 포함된 윤활제의 일상적인 사용은 필요하지 않으며, 특별한 임상적 적응증이 아니라면 소변의 배액이 잘 유지되면서 방광경부와 요도 손상을 최소화하기 위해 가능한 작은 사이즈의 도뇨관을 사용한다. 그리고 삽입 후 움직임이나 요도 부

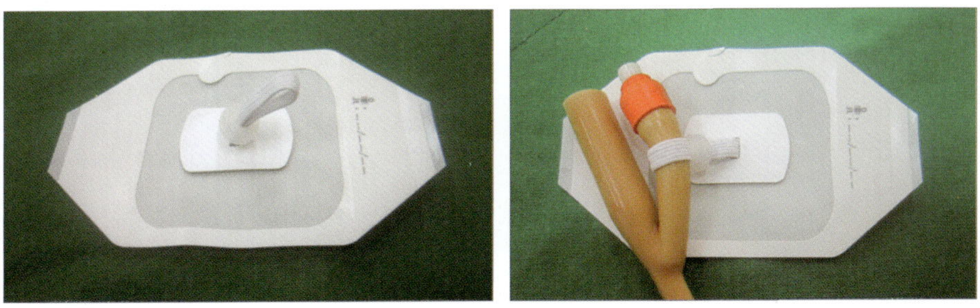

| 그림 6-2 | 도뇨관 안전고정장치

위의 당김을 예방하기 위해 적절한 유치도뇨관 고정장치를 사용한다(그림 6-2). 간헐적 도뇨가 필요한 경우 방광의 과잉팽창을 예방하기 위해 일정한 시간 간격을 두고 정해진 시간에 수행한다.

2) 권고사항

1회용으로 포장된 윤활제를 사용하고, 이미 연결되어 있거나, 도뇨관 연결 부위가 봉합된 도뇨관 시스템의 사용을 고려할 수 있다. 간헐적 도뇨 시 불필요한 도뇨관 사용을 감소하기 위해 이동형 초음파 탐지기를 사용한다. 초음파 탐지기를 사용하는 경우 간호사에게 사용방법을 교육하고 사용 후 다른 환자에게 사용하기 전 적절한 소독을 실시한다.

3. 유치도뇨관 유지

감염 또는 다른 합병증의 발생 위험을 감소시키기 위해 주기적으로 도뇨관을 교체하는 것은 권장하지 않으며, 폐쇄배액체계가 유지되지 못하거나 도뇨관이 막혔을 때는 도뇨관을 교체한다.

1) 기본사항

도뇨관을 삽입할 때 무균적으로 하고 폐쇄배액체계를 유지한다. 만일 무균술이 깨진 경우, 연결부위가 분리되거나 새는 경우는 무균술을 적용하여 도뇨관과 소변수집주머니를 멸균물품으로 교체한다. 소변 흐름이 막히지 않고 자연적으로 배뇨되도록 유지하기 위해 도뇨관과 수집튜브가 꼬이지 않도록 한다. 소변수집주머니는 항상 방광보다 낮은 높이에 위치하도록 하고, 바닥에 소변수집주머니가 닿지 않도록 한다(그림 6-3). 소변수집주머니 내의 소변은 정기적으로 깨끗한 수집용기로 비우고, 수집용기는 환자마다 교체하여 사용한다. 소변을 비울 때는 소변이 튀지 않도록 하고, 멸균되지 않은 수집용기에 소변수집주머니의 출구 가 닿지 않도록 주의한다.

도뇨관이나 소변수집주머니 등을 조작할 때는 표준주의지침을 적용한다. 만일 임상적으로 예외가 아니라면(예: 요로수술 후 제거한 도뇨관에서 세균뇨가 나온 환자) 도뇨관을 사용하더라도 요로감염을 예방하기 위해 관례적으로 항생제를 사용하지 않는다. 또한 샤워나 목욕을 통한 요도구 세척으로 요도구 주변

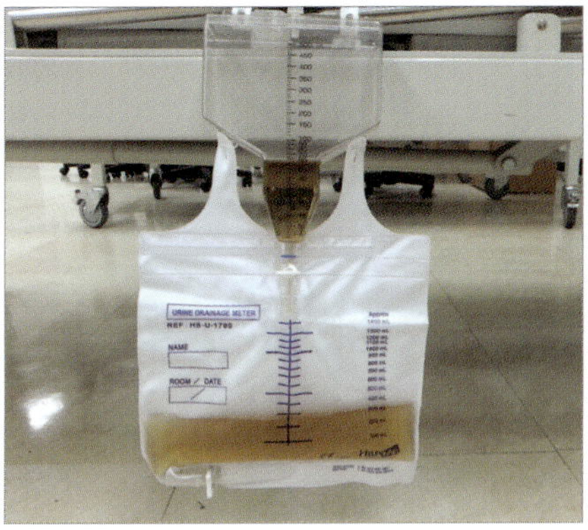

올바른 소변수집주머니 위치

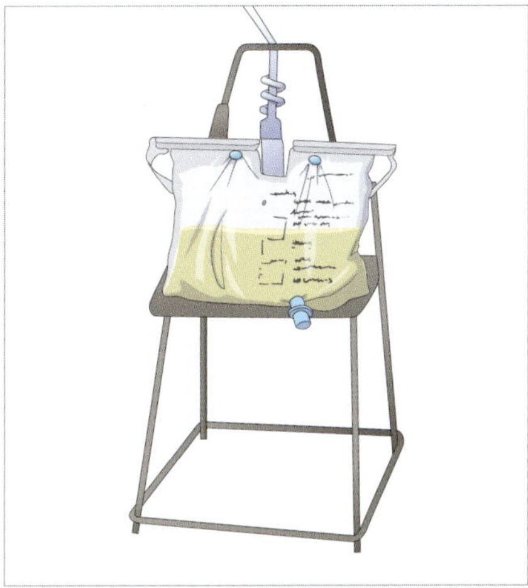

침대용 소변수집주머니를 위한 스탠드 장치

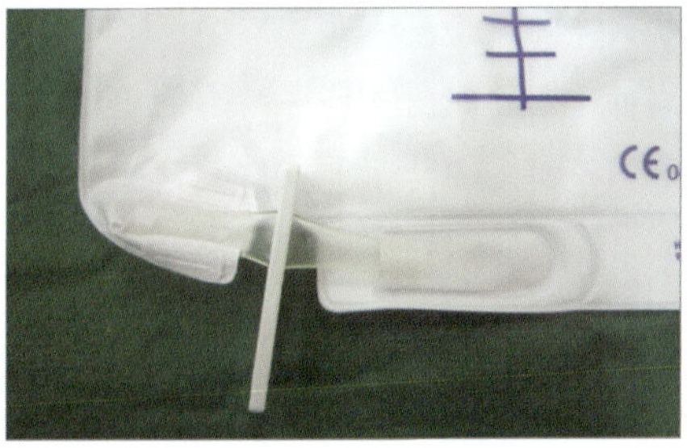

올바른 소변백 출구 관리방법

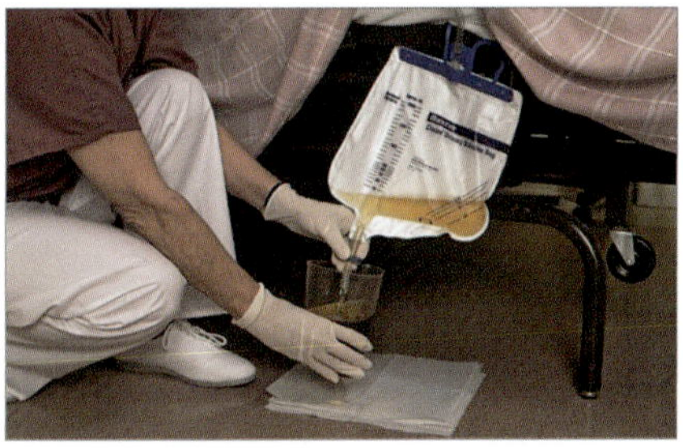

개별용기를 이용한 소변수집주머니 비우는 법

| 그림 6-3 | 소변수집주머니 관리방법

의 청결상태를 유지할 수 있으므로 피부소독제를 사용하지 않는다.

4. 기타

복합적인 요로감염 감소 전략의 수행 이후에도 도뇨관 관련 요로감염이 감소하지 않는다면 항생제, 소독제가 도포된 도뇨관의 사용을 고려한다. 복합적 감염 감소 전략에는 최소한 도뇨관 사용에 대한 우선순위 선정, 무균적 삽입 및 유치 도뇨관 관리에 대한 부분이 포함되어야 한다.

1) 도뇨관 재질

친수성 도뇨관(hydrophilic catheter)은 간헐적 도뇨를 하는 환자들을 위해 선택할 수 있다. 친수성 도뇨관은 그 특성상 환자에게 편안함을 주고, 요도 마찰을 줄

임으로써 점막 손상을 감소시키며, 세균의 부착을 방해하여 집락 형성을 어렵게 만든다. 반면, 실리콘 도뇨관은 폐색이 자주 발생하는 환자가 장기간 유치도뇨관을 사용하는 경우 도뇨관 표면에 생막이 부착되는 것을 줄이기 위해 선택할 수 있다.

2) 폐색관리

폐색이 발생하고, 도뇨관 재질이 폐색에 영향을 미친 것으로 판단되면 도뇨관을 교체한다.

3) 검체 채취

소변검체는 무균적으로 채취하고, 소량의 검체가 필요한 경우는 검체채취 포트(sampling port)를 소독제로 닦아낸 후 멸균주사기로 흡인한다. 감염 증상이 없는 대상자에게 일상적인 소변배양 검사는 권장하지 않는다(그림 6-4).

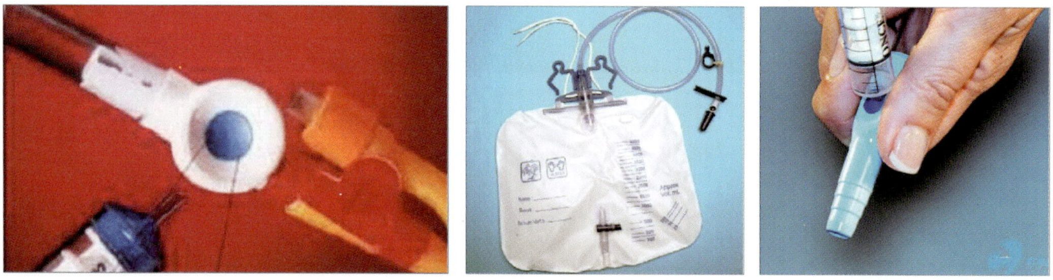

주삿바늘 없이 사용하는 포트

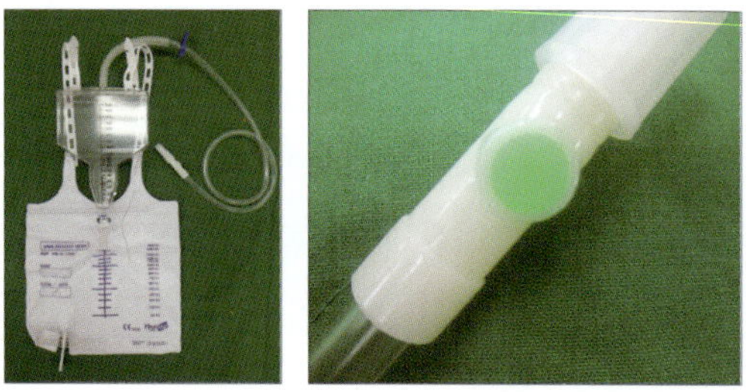

주삿바늘을 사용하는 포트

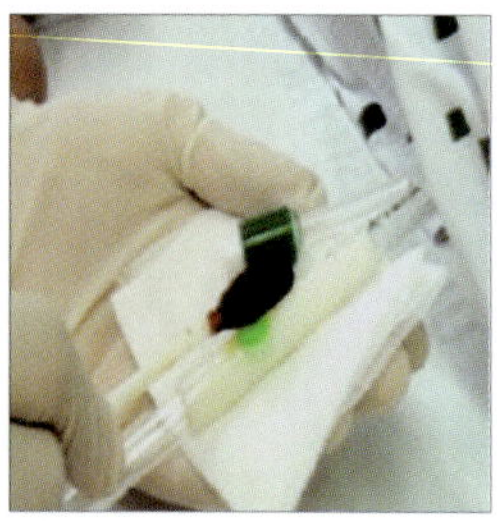

포트 소독

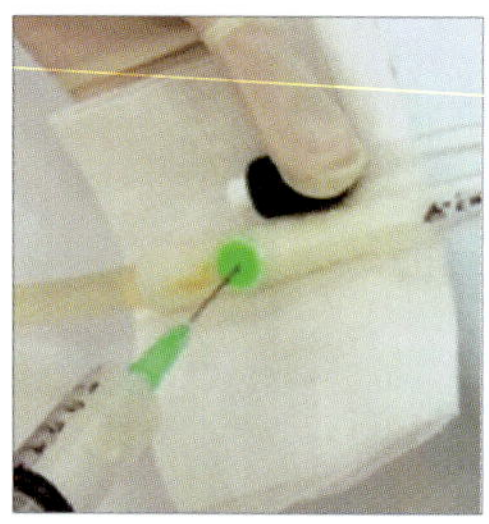

포트에서 검체 채취

| 그림 6-4 | 유치도뇨관의 검체채취 포트

4) 항생제 사용

항생제 치료는 요로감염의 증상과 징후가 있는 환자에게 고려하고, 예방을 위한 전신적인 항생제 사용은 권장하지 않는다.

5. 정책 및 행정기반

1) 질관리 프로그램

적절한 도뇨관의 사용, 의료기관의 위험요인 분석에 기초하며 이러한 위험요인 감소를 위한 중재 프로그램을 수행한다.

중재 프로그램의 목적은 도뇨관 사용의 적정성 평가, 도뇨관 삽입의 지속성 요구를 매일 검토하고 적절한 시기에 제거, 손위생과 적절한 도뇨관 관리지침 수행강화 등이다. 중재 프로그램의 예는 다음과 같다.

- 도뇨관을 가지고 있는지, 지속해야 하는지를 알 수 있는 경고체계(alert system)나 리마인더 시스템
- 필요 없는 도뇨관 제거에 대해 간호사에게 요구되는 지침이나 프로토콜
- 손위생과 도뇨관 관리의 적정성에 대한 교육과 수행도에 대한 피드백
- 적절한 도뇨관 조작과 관련된 지침 및 알고리즘
- 도뇨관의 위치와 수술 후 도뇨관 제거에 대한 시술 관련 지침
- 수술 후 도뇨관 유지에 대한 프로토콜(예: 간헐적 도뇨와 방광초음파)

2) 지침 및 교육

(1) 기본사항

도뇨관의 사용, 삽입, 유지와 관련된 근거중심의 지침을 제공하고 적용하며, 도뇨관의 삽입 및 관리, 대처방안 등에 대한 의료인 교육을 제공한다. 또한 도뇨관의 무균적 삽입 및 관리에 필요한 물품 공급을 원활히 한다.

(2) 권고사항

도뇨관의 적용 사유, 삽입 및 제거 날짜와 시간, 수행한 사람에 대해 표준양식을 사용하여 기록한다.

도뇨관 적용에 대한 타당성을 확인하기 위해 모니터링하며, 요로감염에 대한 감시(surveillance)를 수행할 경우 감염감시를 위한 훈련된 인력과 기술

적 지원을 제공한다.

3) 감시

(1) 기본사항

기관의 위험요인 분석에 기반을 둔 유치도뇨관 관련 감염감시체계를 운영하며 표준화된 도뇨관 관련 요로감염감시 방법을 사용한다(예: 도뇨관 사용일수 1,000일당 도뇨관 관련 요로감염 발생 건수, 도뇨관 사용일수 1,000일당 도뇨관 관련 요로감염 관련 이차균혈증 건수). 국내 전국의료관련감염감시체계(KONIS)의 기준이나 국제적으로 통용되는 기준을 사용하며, 감염감시 결과를 간호단위나 임상과에 환류한다.

도뇨관 삽입 환자에게 무증상 세균뇨가 있는지를 스크리닝하는 것은 권장하지 않는다.

6. 도뇨관 관련 요로감염 예방 전략

도뇨관 관련 요로감염은 적절한 감염관리 중재방법을 통해 예방이 가능하다. 미국 의료질향상연구소(Institute for Healthcare Improvement, IHI)는 도뇨관 관련 요로감염 발생을 감소시키기 위해 근거기반의 효과가 입증된 다음의 4가지 중재전략을 발표하였다.

- 불필요한 도뇨관의 삽입 방지
- 무균술을 사용한 도뇨관 삽입
- 권장된 가이드라인에 근거한 도뇨관 유지
- 매일 도뇨관의 필요성을 검토하고 즉시 제거

관련 연구

중소병원 간호사의 유치도뇨관 관련 요로감염 감염관리 수행 영향 요인

최은영, 송민선(2019). 임상간호연구, 25(3): 303~313.

배경: 최근까지 중소병원의 요로감염 감염관리에 대한 교육은 이론 위주의 교육으로 일반적인 감염관리 교육에 일부 포함되어 이루어지고 있으며, 지침 수행에 대한 모니터링도 잘 이루어지지 않고 있다. 연구자는 질병관리본부의 의료관련감염 표준예방지침에 근거하여 중소병원 간호사의 요로감염 감염관리에 대한 지식, 건강신념 및 수행을 파악하고, 도뇨관 관련 요로감염관리 수행에 영향을 미치는 요인을 확인하고자 하였다.

결과: 연구대상자의 일반적 특성에 따른 유치도뇨관 관련 요로감염관리에 대한 수행 차이는 직위와 요로감염관리 교육경험에 따라 유의한 차이가 있었다. 대상자의 요로감염관리에 대한 지식과 지각된 심각성, 지식과 지각된 유익성은 유의한 정의 상관관계가 있었으며, 대상자의 요로감염관리에 대한 지각된 민감성과 수행, 지각된 심각성과 수행, 지각된 유익성과 수행, 지각된 장애성과 수행, 행동계기와 수행은 통계적으로 유의한 정의와 상관관계가 있었다. 결과적으로 연구대상자의 유치도뇨관 관련 요로감염관리 수행에 영향을 미치는 요인은 지식, 지각된 심각성, 지각된 장애성 및 행동 계기가 영향을 미치는 것으로 나타났으며, 유치도뇨관 관련 요로감염관리 수행은 지식이 높을수록, 지각된 심각성, 행동계기가 높을수록 지각된 장애성이 낮을수록 감염관리 수행을 잘 하는 것으로 나타났다.

결론: 연구 결과를 토대로 유치도뇨관 관련 요로감염관리 활동의 수행을 높이기 위하여 더 높은 수준의 지식, 심각도에 대한 인지, 행동계기가 필요함을 확인하였으며, 건강신념을 향상시킬 수 있는 중재프로그램을 제공하는 것이 필요하다.

• 요 약 •

1. 도뇨관은 적응증인 경우에만 사용하며, 무균적으로 삽입하고 신속하게 제거하여야 한다.
2. 유치도뇨관은 도뇨관이 방광 내에 장기간 유지되므로 간헐적인 도뇨에 비해 감염의 위험성이 높다.
3. 감염을 예방하기 위해 폐쇄배액체계를 유지해야 하며 소변배액주머니는 방광 아래에 두어 중력에 의한 배액이 이루어지도록 한다.
4. 도뇨는 기본적으로 수술부위와 같은 개념이며, 폐쇄적 방광 세척 시 엄격한 무균술이 필요하다.
5. 유치도뇨관을 삽입하고 있는 환자에게 요로감염을 감소시키기 위한 효과적인 근거기반 중재전략은 불필요한 도뇨관의 삽입 방지, 무균술을 사용한 도뇨관 삽입, 권장된 가이드라인에 근거한 도뇨관 유지 관리, 도뇨관의 필요성을 매일 검토하고 즉시 제거하는 것이다.

• 확/인/학/습 •

1. 요로감염에 영향을 미치는 요인에 대한 설명 중 옳은 것은?
   ① 임신으로 인한 호르몬의 변화는 요로감염 발생을 증가시킨다.
   ② 신생아 시기에는 여아가 남아보다 요로감염이 더 많이 발생한다.
   ③ 일반적으로 유치도뇨가 단순도뇨에 비해서 요로감염 발생률이 낮다.
   ④ 요로감염 예방을 위해 항생제가 도포된 도뇨관의 일상적인 사용을 권장한다.
   ⑤ 요실금이 있는 대상자에게 유치도뇨관을 사용하면 요로감염을 감소시킬 수 있다.

2. 고관절치환술 후 유치도뇨관을 가지고 있는 환자가 보행연습을 시작하려고 할 때, 간호사가 환자에게 실시해야 할 교육은?
   ① 소변량 감소를 위해 수분섭취를 제한한다.
   ② 유치도뇨관을 제거하기 전에는 움직이지 않도록 한다.
   ③ 소변배액관이 막히지 않도록 움직일 때는 배액관을 잠근다.
   ④ 소변배액주머니가 바닥에 닿지 않도록 허리 높이로 유지한다.
   ⑤ 운동 전에는 배액관에 있는 소변을 소변배액주머니로 이동시킨다.

3. 유치도뇨관을 삽입하고 있는 환자의 소변배양 검사를 하려고 한다. 간호사가 소변을 채취하는 방법으로 가장 알맞은 것은 무엇인가?
   ① 환자의 유치도뇨관을 제거하고 단순도뇨하여 소변을 채취한다.
   ② 수술실에서 하복부의 복벽을 천자하여 방광 안에 있는 소변을 채취한다.
   ③ 도뇨관과 소변배액체계를 분리하고 도뇨관 안에 고여 있는 소변을 채취한다.
   ④ 소변백에 모인 소변을 내과적 무균술을 이용하여 검사용기에 따라 채취한다.
   ⑤ 소독솜으로 도뇨관 표면을 닦고 멸균된 주삿바늘을 도뇨관에 삽입하여 소변을 채취한다.

4. 77세의 김 씨는 3주 동안 유치도뇨관을 하고 재활병동에 입원하였다. 오전 사정 시 김 씨는 혼돈을 보였고, 일관성 없는 중얼거림이 관찰되었다. 활력징후는 체온 38℃, 혈압 140/85, 호흡 20회를 나타냈으며, 소변량이 250~300mL로 뿌연 색으로 관찰되었다. 환자 소변에 대해 요분석검사를 시행한 결과, 백혈구가 many/HPF이고, 아질산염(nitrite)이 양성이다. 이 경우 ① 무엇을 의심할 수 있는가?, ② 무엇을 수행해야 하는가?

·정/답/및/해/설·

1. 정답 ①

해설 임산부는 임신으로 인한 호르몬의 변화, 요도 위치의 변동, 신장여과에 혈류공급이 증가하는 등의 요인으로 요로감염 위험이 증가한다. 소아에서 세균뇨 발생은 성별 및 나이와 관련이 있는데 신생아 시기에는 남아가 여아보다 요로감염이 3~5배 더 많이 발생한다. 항생제가 도포된 도뇨관은 단기간 사용하는 경우 무증상 세균뇨의 발생을 감소시킬 수 있으나 일상적인 사용은 권장되지 않는다. 요실금이 있는 노인 대상자들에게 유치도뇨관을 장기간 사용하는 것은 요로감염의 위험을 증가시킨다.

2. 정답 ⑤

해설 비뇨기계 감염을 예방하기 위해 하루 2,000~3,000mL 정도의 충분한 수분섭취를 권장하며, 부동은 요로감염의 위험성을 증가시킨다. 소변수집주머니는 항상 방광 아래에 위치하도록 하고, 도뇨관의 개방성을 유지하여 소변의 역류를 예방한다. 소변수집주머니를 방광 위로 올릴 경우 배액관을 잠근다.

3. 정답 ⑤

해설 대부분의 도뇨관에는 검체채취포트가 있어 폐쇄배액체계를 유지하면서 소변을 채취할 수 있도록 되어 있으며, 주삿바늘에 의한 뚫림 등의 손상을 예방하기 위해 바늘 없이 사용하는 검체채취포트가 달린 도뇨관도 있다. 도뇨관을 통한 소변검사용 검체는 단순도뇨를 시행하거나, 유치도뇨관을 가진 환자에게서 배양검사를 위한 소변 채취로 멸균주삿바늘을 도뇨관에 삽입하여 필요한 양만큼 뽑아낸다.

4. 정답 ① 요로감염, ② 소변 미생물 배양과 항생제 감수성 검사 수행

해설 김 씨의 상태변화를 주치의에게 보고한다. 유치도뇨관의 존재와 고열, 소변 배설량 감소, 탁한 소변, 요분석검사상 백혈구가 5개 이상/HPF와 아질산염 양성 등의 사정 결과를 통해 요로감염이라는 가설적인 진단을 내릴 수 있다. 요로감염이 의심될 경우 의사의 처방을 확인하고 소변 미생물 배양과 항생제 감수성 검사를 시행하여 적절한 항생제를 선택한다.

참고문헌

1. 신재선, 송경애(2008). 외요도구 간호가 노인중환자의 유치도뇨관 관련 요로감염에 미치는 효과. 기본간호학회지, 15(4): 449~456.

2. 양승옥(2013). 카테터연관 요로감염. 대한요로생식기감염학회, 8(2): 73~82.

3. 정재민(2011). 비뇨기과 영역에서 의료기관 관련 감염의 예방을 위한 일본비뇨기과학회 진료지침, 대한요로생식기감염학회지, 6(2): 203~239.

4. 질병관리본부 전염병관리과, 중환자실에서의 감염관리 표준지침, 2010.

5. 최은영, 송민선(2019). 중소병원 간호사의 유치도뇨관 관련 요로감염 감염관리 수행 영향 요인. 임상간호연구, 25(3): 303~313.

6. Lo, E. et al.(2008). Strategies to prevent catheter-associated urinary tract infections in acute care hospitals. *Infection Control Hospital Epidemiology*, 29(Suppl 1): S41~50.

7. Agarwal, R. K. et al.(2009). *Healthcare Infection Control Practice Advisory Committee. Guideline*

for prevention of catheter-associated urinary tract infections [Internet]. Atlanta(GA): Center for Disease Control and Prevention; 2009[cited 2013 Feb 14]. Available at: http://stacks,cdc.gov/view/cdc/11561/.

8. Hooton, T. M. et al.(2010). Infectious Diseases Society of America. Diagnosis, prevention, and treatment of catheter-associated urinary tract infection in adults: 2009 International Clinical Practice Guidelines from the Infectious Diseases Society of America. *Clinical Infectious Diseases*, 50: 625~63.
9. Tenke, P. et al.(2008). European and Asian guidelines on management and prevention of catheter-associated urinary tract infections. *International Journal of Antimicrobial Agents*, 31(suppl 1): S68~78.
10. Andreessen et al.(2012). Preventing Catheter-Associated Urinary Tract Infections in Acute Care: The Bundle Approach. *Journal of Nursing Care Quality*, 27(3): 209~217.
11. National Nosocomial Infections Surveillance System(2004). National Nosocomial Infections Surveillance(NNIS) System Report, data summary from January 1992 through June 2004, issued October 2004, *American Journal of Infection Control*, 32: 470~485.
12. Korean National Healthcare-associated Infections Surveillance System, KONIS(2020). Korean National Healthcare-associated Infections Surveillance System, Intensive Care Unit Module Report: Summary of Data from July 2018 to June 2019; *Korean J healthc assoc Infect Control Prev* 2020; 25(2): 115~127.

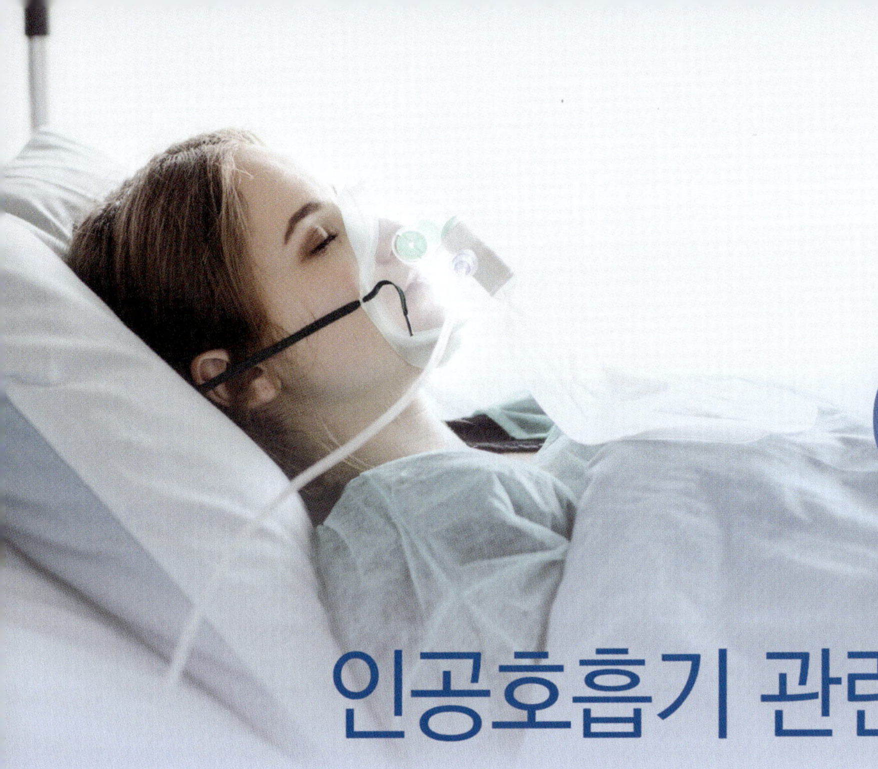

CHAPTER

07

인공호흡기 관련 폐렴

신명진

폐렴은 의료관련감염 중 두 번째로 많이 발생한다. 특히 인공호흡기 치료를 받는 환자가 폐렴이 발생할 위험은 다른 환자들에 비해 3~10배 높으며, 인공호흡기 사용 기간이 1일 증가 시 발생위험도 1%씩 높아진다. 인공호흡기 관련 폐렴은 환자의 사망률을 높이며, 환자의 입원기간을 2~3배 길어지게 하고, 그에 따라 병원비용도 증가하여 환자와 가족에게 경제적 부담을 가중시킨다. 따라서 인공호흡기 관련 폐렴의 위험요인을 파악하고, 이에 대한 예방 전략을 수립하여 다양한 중재를 실시해야 한다.

학습목표

1. 폐렴의 발생 원인과 기전을 이해하고 설명할 수 있다.
2. 인공호흡기 관련 폐렴의 위험요인을 설명할 수 있다.
3. 인공호흡기 관련 폐렴의 예방 전략을 설명할 수 있다.

개요

폐렴의 종류에는 지역사회획득폐렴(Community Acquired Pneumonia, CAP), 의료관련폐렴(Healthcare-Associated Pneumonia, HAP), 인공호흡기 관련 폐렴(Ventilator-Associated Pneumonia, VAP) 등이 있다.

지역사회획득폐렴은 지역사회에서 발생한 폐렴으로 폐실질의 급성감염이며, 의료관련폐렴은 병원에 입원한지 2일이 지난 후에 발생하는 폐렴을 말한다. 인공호흡기 관련 폐렴은 기관내삽관과 인공호흡기 치료를 시작하고 적어도 2일 이상 인공호흡기를 적용한 환자에게 폐의 침윤이나 감염(고열, 백혈구 수치 변화 등) 증상이 새롭게 나타나는 폐렴이다.

인공호흡기 관련 폐렴은 발생 시기에 따라 초기 인공호흡기 관련 폐렴(early-onset ventilator associated pneumonia)과 후기 인공호흡기 관련 폐렴(late-onset ventilator associated pneumonia)으로 구분한다. 초기 인공호흡기 관련 폐렴은 인공호흡기 적용 후 5일 이전에 발생하는 경우로 비교적 증상이 경하고, 항생제 치료가 효과적이며 예후가 좋다. 이와 반대로 인공호흡기 적용 5일 이후에 발생하는 폐렴의 경우, 항생제에 내성을 갖는 균주에 의한 폐렴으로 높은 사망률을 보인다(그림 7-1).

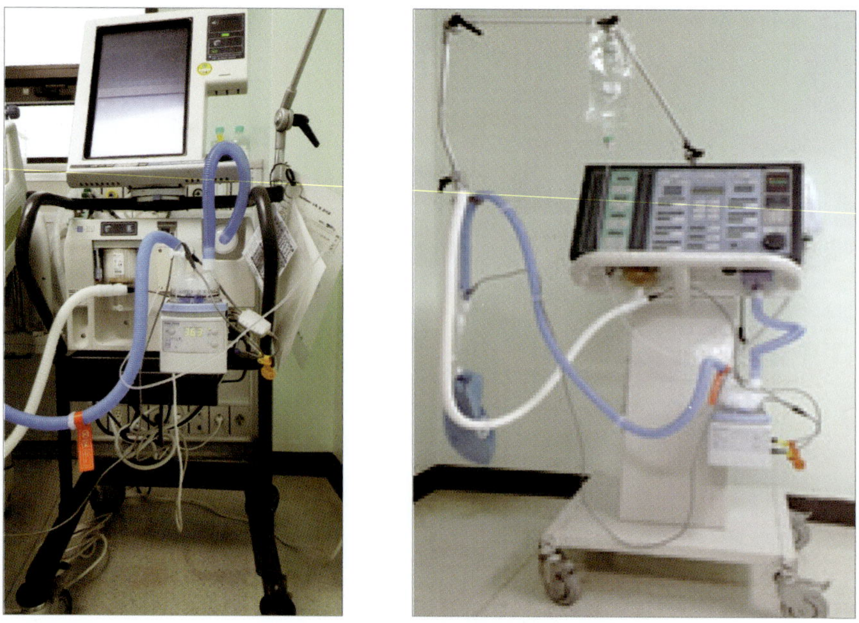

| 그림 7-1 | 병원에서 사용 중인 인공호흡기

역학

1. 위험요인

인공호흡기 관련 폐렴의 원인이 되는 미생물은 내인적 · 외인적 요인으로 나눌 수 있다. 내인적 요인은 구강인두(oropharynx), 기관(trachea), 부비동(sinus), 위내용물(gastric fluids) 등에 있는 균들이 흡인되어 발생하며, 외인적 요인은 의료진의 손, 인공호흡기 회로, 호흡기 치료를 위한 소용량 투약 분무기 등이 있다. 인공호흡기 관련 폐렴의 위험요인은 다음과 같다.

1) 내인적 요인

건강한 사람은 하부호흡기계가 무균 상태를 유지하며, 신체방어기전에 따라서 폐가 감염되는 것을 예방할 수 있다. 그러나 기저질환(예: 면역저하, 만성폐쇄성폐질환, 급성호흡기증후군 등), 환자의 습관 또는 생활 패턴(예: 흡연, 음주 등)에 따라 신체의 자연적인 방어기전에 장애가 발생되어 하부호흡기계에 감염 발생 위험이 높아질 수 있다.

2) 외인적 요인

(1) 기구 관련 요인

기구와 관련된 위험요인으로 기관내튜브, 인공호흡기 회로, 비위관 삽입 등이 있다. 기계적 환기 적용으로 환자에게 인공호흡기 관련 폐렴을 유발하는 위험요인은 다음과 같다(표 7-1, 그림 7-2).

- 기관내삽관으로 인해 상부호흡기계와 하부호흡기계가 연결되어 있어서 무균적인 하부호흡기계에 감염균이 침투하기 쉽다.

표 7-1 인공호흡기 관련 폐렴 위험요인

구분	내용
환자 관련 요인	기저질환, 면역억제, 만성폐쇄성폐질환, 성인 호흡곤란 증후군 환자의 체위, 의식수준, 약물, 기관내튜브 삽관일수
기구 관련 요인	기관내삽관, 인공호흡기회로, 비위관 튜브
의료진 관련 요인	손위생 수행률 저조, 환자와 접촉하는 사이에 장갑 교환 미시행 등

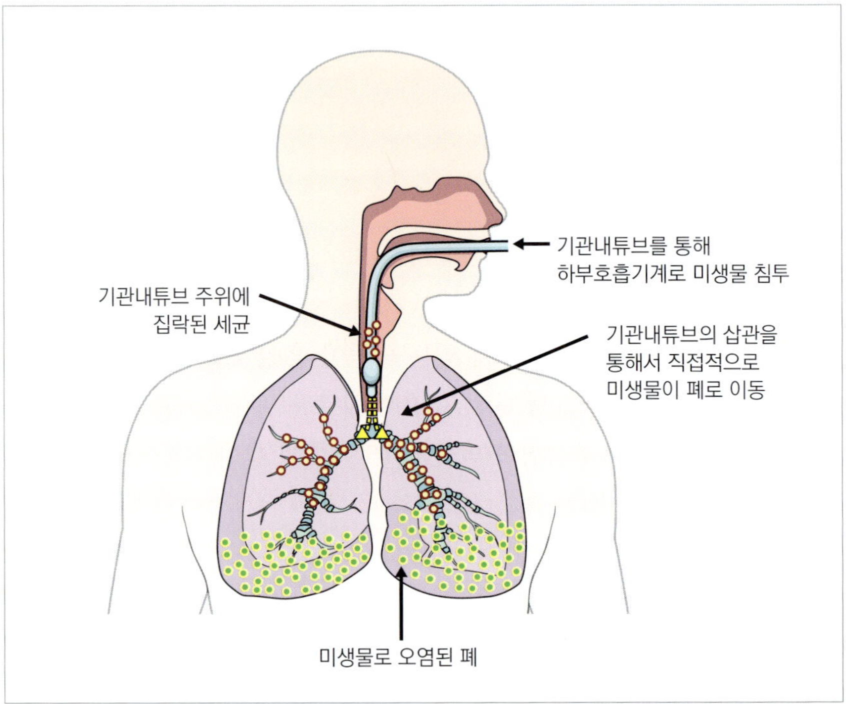

| 그림 7-2 | 인공호흡기 관련 폐렴 발생의 위험요인

- 기관내튜브 커프 주위에 분비물 등이 모여서 하부호흡기계 감염이 쉽게 된다.
- 인공호흡기를 적용하고 있는 환자는 대부분 진정 약물을 복용하고 있기 때문에 환자 스스로 가래를 뱉어 낼 수 없다.
- 인공호흡기를 적용하고 있는 환자는 대부분 비위관을 통해서 위관영양액을 공급받기 때문에 위관영양액의 흡인으로 인한 폐렴이 자주 발생된다.
- 신경계 및 심장질환이 있으면서 활력징후가 불안정한 중증의 환자는 앙와위 체위를 유지하기 때문에 폐로 분비물들이 유입되어 폐렴이 자주 발생된다.

(2) 의료진 관련 요인

인공호흡기 관련 폐렴 발생의 위험요인 중에서 의료진 관련 요인은 교차 감염이다. 인공호흡기회로 조작 또는 흡인 등을 시행할 때 환자와 의료진 간 교차 감염이 자주 발생된다. 환자와 환자 사이에 손위생과 장갑 교환을 철저하게 시행하지 않으면 인공호흡기 관련 폐렴 발생이 증가한다.

3) 인공호흡기 관련 폐렴에서의 주요 원인 병원체

인공호흡기 관련 폐렴의 초기 원인균은 사슬알균(*Streptococcus pneumoniae*), 헤모필루스 인플루엔자균(*Haemophilus influenza*), 모락셀라 카타랄리스(*Moraxella catarrhalis*) 등이며, 후반에 발생되는 원인균은 주로 항생제에 내성이 있는 균으로 녹농균(*Pseudomonas aeruginosa*), 아시네토박터(*Acientobacter* spp.), 엔테로박터(*Enterobacter* spp.), 메티실린 내성 황색포도알균(Methicillin-resistant *Staphylococcus aureus*, MRSA) 등이 있다.

면역저하자에서는 바이러스와 진균 등도 원인이 될 수 있다. 또한 코로나, 인플루엔자와 같은 바이러스성 감염은 지역사회에서 유행을 일으키기도 한다.

국내의 경우 2018~2019년 전국의료관련감염 감시체계의 자료에 따르면, 중환자실 의료관련 폐렴의 원인균으로 *Acinetobacter baumanii, Staphylococcus aureus, Klebsiella pneumoniae, Pseudomonas aeruginosa* 등의 순서로 분리 건수가 많았다.

4) 인공호흡기 관련 폐렴 진단

기관내튜브를 삽입하고, 인공호흡기 치료를 받는 환자는 인공호흡기 관련 폐렴이 발생할 위험이 높다. 인공호흡기 관련 폐렴의 진단은 영상검사 결과, 임상 증상, 객담 배양 검사, 기관지내시경과 같은 침습적 검사나 임상증상 등을 통해서 이루어진다. 인공호흡기 관련 폐렴 진단은 흉부촬영검사에서 새롭게 또는 진행되는 침윤이 발견되는 것부터 시작된다. 폐렴을 진단할 때는 영상검사뿐만 아니라 발열, 백혈구수치의 변화, 농성 객담 등과 같은 환자의 임상증상과 징후가 포함되어야 한다. 객담 배양검사 결과만으로 폐렴을 진단할 수는 없지만, 이 검사 결과는 항생제 선택에 도움을 준다.

인공호흡기 관련 폐렴 예방

인공호흡기 관련 폐렴의 위험요인은 다양하기 때문에 폐렴의 발생을 감소시키기 위해서는 다양한 감염예방 전략이 필요하다. 인공호흡기 관련 폐렴 예방 활동에 따라 인공호흡기 관련 폐렴 발생률을 22~61%까지 감소시킬 수 있다(표 7-2).

표 7-2 인공호흡기 관련 폐렴 예방 전략 이행률과 인공호흡기 관련 폐렴 발생률

인공호흡기 관련 폐렴 예방 전략 이행률	인공호흡기 관련 폐렴 발생률
변화 없음(unchanged)	22% 감소
< 95% 이행율	40% 감소
> 95% 이행율	61% 감소

출처: IHI(2012). *How-to Guide: Prevent ventilator-Associated Pneumonia*, 1~45.

> **Tips**
> **진정상태 중지**
> (sedation vacation)
> 인공호흡기를 적용하고 있는 환자에게 진정제 주입을 중단하는 것을 의미한다. 이 방법은 오전 또는 근무 교대 시 진정 약물을 중단하고 환자의 자발호흡 정도를 파악하여 인공호흡기 제거 여부를 확인하는 것이다. 인공호흡기를 빨리 제거하기 위해 시행하는 방법이다.

인공호흡기 관련 폐렴은 적절한 감염관리 중재방법을 통해 예방이 가능하다. 미국 의료질향상연구소(Institute for Healthcare Improvement, IHI)에서는 인공호흡기 관련 폐렴을 감소시키는 것으로 효과가 입증된 중재방법을 발표하였다. 그 내용은 다음과 같다.

- 30~45° 상체 거상
- 매일 진정상태 중지(sedation vacation)를 시행하고, 기관내튜브 제거 가능 여부를 매일 사정
- 소화성 궤양(peptic ulcer disease) 예방
- 심부정맥 혈전증(deep venous thrombosis) 예방
- 클로르헥시딘 글루코네이트(chlorhexidine gluconate, CHG) 구강간호

1. 손위생

의료관련감염을 예방하는 데 가장 효과적인 방법은 손위생이다. 환자의 주변 환경에 집락화되어 있는 미생물이 손을 통해서 환자에게 옮겨지므로, 이를 차단하기 위해서는 손위생이 가장 중요하다. 모든 병원직원은 환자 접촉 전후에 손위생을 수행해야 한다.

환자의 호흡기계 장비 접촉 전후, 환자의 호흡기계 분비물 접촉 후 등에서 손위생을 수행한다. 특히 환자의 분비물을 접촉하거나 접촉할 가능성이 높은 경우 장갑을 착용해야 하며, 장갑 착용 전후에도 손위생을 수행한다.

2. 기관절개 환자관리

기관절개술을 무균적으로 실시한다. 기관절개 후 튜브를 교환할 때 무균술을 준수하고 교환할 튜브는 멸균이나 높은 수준의 소독을 한다.

3. 기도 분비물의 흡인

폐렴을 예방하는 데 사용하는 폐쇄형 흡인카테터와 개방형 흡인카테터 사용의 차이는 없다. 개방형 흡인시스템으로 흡인(suction) 시 반드시 멸균된 일회용 카테터를 사용한다. 또한 환자의 하부기도에 카테터를 다시 넣기 전에 카테터 내에 고여 있는 분비물을 제거하기 위하여 일회용 멸균수를 사용한다.

4. 장비와 환경오염 감소

호흡기계 장비와 환경의 오염은 인공호흡기 관련 폐렴의 위험요소이다. 인공호흡기회로에는 흡기 시 가습을 해주는 과정에서 응축수가 생기는데, 이것이 환자의 하부호흡기계로 흘러들어가게 되는 경우 인공호흡기 관련 폐렴의 원인이 된다.

1) 호흡 장비 및 기구

모든 호흡 장비 및 기구는 소독 또는 멸균 전에 세척해야 한다. 하부호흡기의 점막에 직·간접적으로 접촉하는 재사용이 가능한 장비 및 기구는 높은 수준 소독 또는 멸균을 한다. 소독이나 멸균을 시행한 후에는 장비나 기구가 오염되지 않도록 주의한다. 화학적 살균제로 높은 수준 소독을 한 후에는 멸균수로 헹구며 불가능할 경우에는 여과된 물이나 수돗물로 헹구고 알코올로 헹군 후 강한 바람으로 건조시키거나 건조 캐비닛에 보관한다(그림 7-3).

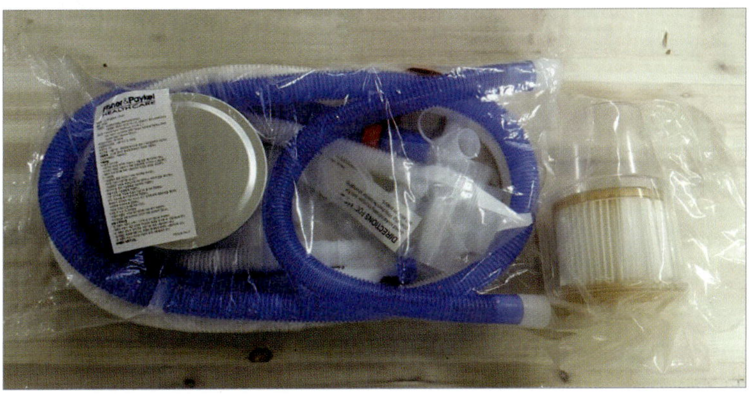

| 그림 7-3 | 인공호흡기회로

2) 기계적 인공호흡기 장비

인공호흡기의 내부는 일상적으로 멸균을 하거나 소독하지 않으며 인공호흡기 가습기의 물은 멸균증류수를 사용한다. 인공호흡기회로 관리는 다음과 같다.

- 환자의 자세를 변경하기 전에 인공호흡기회로의 응축수를 제거한다. 호흡기회로에 모아지는 응축수는 주기적으로 배액시키거나 제거하고 환자 쪽으로 들어가지 않도록 주의한다. 응축수를 제거하는 동안은 인공호흡기회로의 입구가 노출되지 않도록 한다.
- 인공호흡기회로는 48시간보다 더 자주 교환하지 않으며, 눈으로 확인 시에 오염되었거나 기능에 문제가 있는 경우에는 교환한다.
- 인공호흡기회로의 응축수가 환자 쪽으로 흘러들어가지 않도록 주기적으로 배출시켜 준다.
- 인공호흡기회로의 응축수를 제거하기 전에 장갑을 착용하고 수행 전후 손위생을 실시한다.

3) 실내용 일반 가습기

멸균이나 높은 수준의 소독을 할 수 없거나 멸균증류수를 사용할 수 없다면 가습기를 사용하지 않는다.

4) 소용량 분무기

소용량 투약분무기(hand-held and in-line, nebulizer)는 동일한 환자 치료 시에 세척 및 소독하고 멸균증류수로 헹군 후 건조한다. 분무용으로 사용하는 경우에는 멸균증류수로 하며 무균적으로 다루어야 한다. 분무에 사용하는 약제는 가능한 일회용으로 사용하며 다회용량 약품을 사용한다면, 제조회사의 권고에 따른다(그림 7-4).

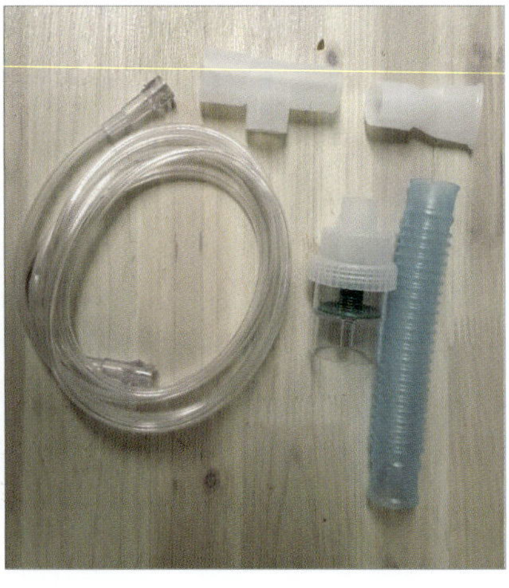

| 그림 7-4 | 소용량 분무기(nebulizer)

5) 산소가습기

산소가습기는 제조회사의 지시에 따라 재처리 과정을 시행한다. 비강캐뉼라(nasal prong), 마스크의 경우 연결튜브 등이 육안으로 오염된 것이 보이거나 기능이 불량할 때 교체한다(그림 7-5).

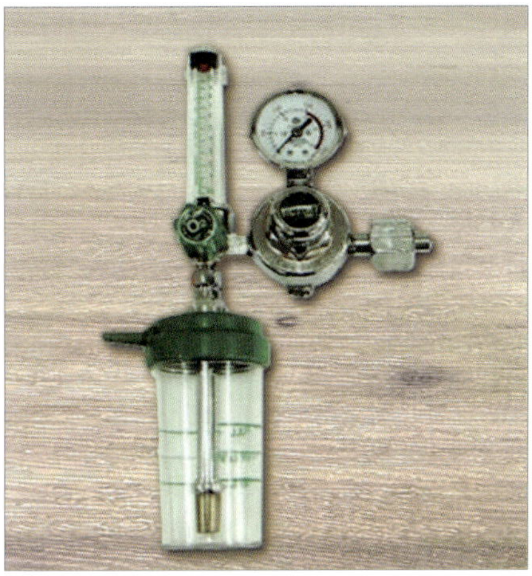

| 그림 7-5 | 산소가습기(oxygen flowmeter)

6) 소생백

서로 다른 환자에게 사용하는 경우 멸균이나 높은 수준 소독을 시행한다(그림 7-6).

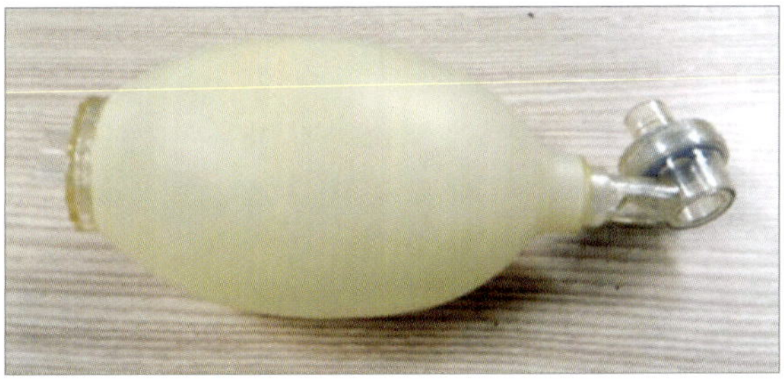

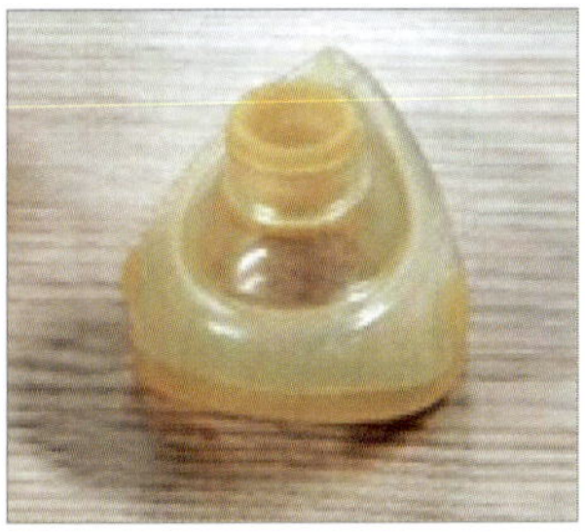

| 그림 7-6 | 소생백(resuscitation bag)과 마스크

7) 분무텐트

다른 환자에게 사용할 때는 분무텐트(mist tents)와 관련된 기구들을 교환하고, 멸균 혹은 높은 수준으로 소독한다. 동일한 환자에게 사용할 때는 매일 낮은 수준으로 소독한 후에 건조시킨다.

5. 기관내삽관 기간의 감소

인공호흡기를 적용하고 있는 환자의 자발적 호흡 여부를 매일 평가하여 환자의 인공호흡기 제거를 고려해야 한다. 인공호흡기를 적용하고 있는 환자는 진정약물을 투여하고 있기 때문에 자발적 호흡을 평가하기 어렵다. 따라서 매일 진정

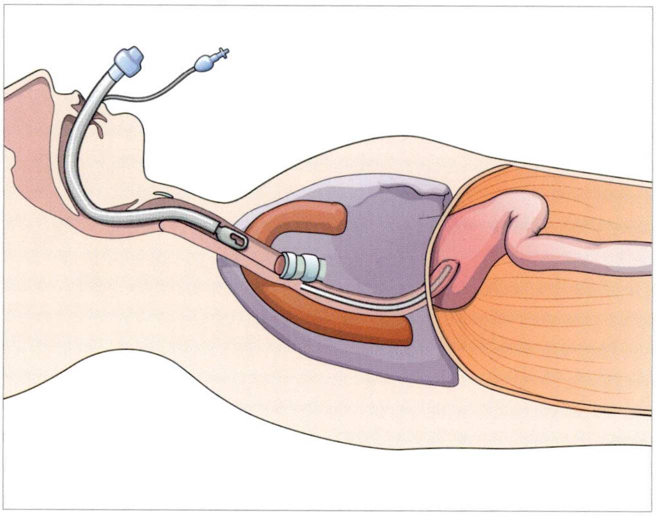

| 그림 7-7 | 기관내삽관 모습

약물을 끊은 상태에서 환자의 자발적 호흡을 평가하고, 기관내튜브의 제거 여부를 평가해야 한다. 이는 매일 기관내튜브의 제거 여부를 평가하여 기관내삽관 기간을 줄일수록 인공호흡기 관련 폐렴 발생률이 감소하기 때문이다. 또한 기관내튜브를 제거하거나 이동시키기 위해 커프를 수축하기 전에 커프 상부에 있는 분비물을 제거한다(그림 7-7).

6. 환자 체위

환자의 앙와위 자세는 위장관 내용물 또는 구강인두와 비인두의 분비물이 흡인될 가능성이 높다. 따라서 상체거상을 30~45° 유지하면 흡인의 위험을 감소시킬 수 있고, 폐확장을 쉽게 하여 환기를 증진시킴으로써 인공호흡기 관련 폐렴 발생률을 감소시킬 수 있다. 그러나 반좌위를 취할 경우, 침대에서 미끄러져 피부손상을 일으킬 가능성이 있으므로 환자의 피부간호에도 신경을 써야 한다.

7. 구강간호

인공호흡기를 적용하고 있는 환자는 저작운동(chewing)이 부족하고, 타액이 없기 때문에 치석이 증가하며, 치아 사이에 생막(biofilm) 형성이 증가한다. 치태는 미생물이 부착하여 생장한 것으로 인공호흡기 관련 폐렴을 일으키는 잠재적인 호흡기 병원소가 될 수 있다. 구강간호는 인공호흡기 관련 폐렴을 예방하는 데 효과적인 방법으로, 구강간호를 통해서 구강점막 내 세균과 상부호흡기의 세균 집락을 감소시킬 수 있다. 소독제 중 클로르헥시딘 글루코네이트(CHG)는 치태 생성과 치육염 억제로 승인받은 소독제로서, 미국 FDA에서도 구강간호 시 클로르헥시딘 글루코네이트의 사용을 권고하고 있다.

8. 비위관 삽입환자의 흡인예방

비위관을 통해 영양을 제공받는 환자는 위내용물에 의한 흡인 위험이 높다. 비위관을 통해 주입된 음식이 소화되지 않은 상태에서 위에 정체되어 있는 경우에는 위의 내용물이 역류되어 폐렴을 일으킬 가능성이 높다. 따라서 비위관 튜브의 위치가 적절한지를 확인하기 위해서 장음을 청진한다. 지속적 장관영양을 하는 경우 최소한 4시간 간격으로 잔여량을 확인하고, 간헐적 장관영양을 하는 경우에는 영양액을 주입(feeding)하기 전에 잔여량을 확인한다. 또한 복부의 둘레를 정기적으로 측정하여 복부가 팽만되어 있는지를 확인한다.

9. 폐렴알균 예방접종 실시

환자의 감염에 대한 방어력을 높이기 위해서 65세 이상의 환자 또는 54~64세의 고위험 환자, 2세 미만의 환아 또는 24~59개월의 고위험군 환아, 요양시설에 있는 폐렴감염 고위험군 환자에게 폐렴알균 예방접종을 실시한다.

10. 수술 후 폐렴의 예방

수술 전 환자(특히 수술 후 폐렴이 발생할 가능성이 높은 고위험군 환자)에게 수술 후 폐렴 예방을 위해 심호흡과 조기이상을 교육한다. 금기사항이 아니라면 수술 후 모든 환자에게 심호흡과 조기이상을 격려하며, 수술 후 폐렴의 고위험군 환자들에게 강화폐활량계(incentive spirometer)를 사용하도록 한다.

관련 연구

인공호흡기 관련 폐렴 예방 활동의 적용 사례

Rello et al.(2013). A care bundle approach for prevention for ventilator-associated pneumonia, *Clinical Microbiology and Infection*, 19(4): 363~369.

인공호흡기를 적용하고 있는 환자들을 대상으로 5가지 인공호흡기 관련 폐렴 예방 전략을 적용하였다. 그 결과, 인공호흡기 관련 폐렴 발생률은 15.5%에서 11.7%로 감소하였고, 평균 재원기간은 10일에서 6일로, 인공호흡기 사용일수는 8일에서 4일로 감소하는 효과가 있었다.

인공호흡기 관련 폐렴 예방을 위한 중재활동은 다음과 같다.

1. 임상적 · 기능적으로 필요한 경우 외에 인공호흡기 회로는 교환하지 않음
2. 환자 치료 프로그램에 진정 조절 프로토콜 적용
3. 호흡기구 조작 시 무균술 준수 및 철저한 손위생 수행
4. 정기적인 0.12% 클로르헥시딘 글루코네이트를 이용한 구강간호
5. 구인두 분비물의 하부기도 누출 방지를 위한 커프내 압력 관리

• 요 약 •

1. 인공호흡기 관련 폐렴의 주요 위험요인을 파악하고 예방활동을 하는 것이 중요하다. 위험요인으로는 내인적 요인(예: 기저질환, 환자의 습관, 생활 패턴 등)과 외인적 요인이 있다. 외인적 요인은 기구 관련 요인(예: 기관내튜브, 인공호흡기 회로, 비위관 등)과 의료진 관련 요인(예: 의료진의 손)이 있다.
2. 인공호흡기 관련 폐렴의 예방 방법으로는 상체거상을 유지(금기사항이 아닐 경우)하기, 매일 '진정상태중지'를 시행하고 기관내튜브 제거 여부를 사정하기, 소화성 궤양 예방하기, 심부정맥 혈전증 예방하기, 클로르헥시딘 글루코네이트를 이용하여 구강간호 수행하기, 의료진의 철저한 손위생 수행하기 등이 있다.

• 확/인/학/습 •

1. 의료관련 폐렴 발생경로 중 가장 흔한 원인은 무엇인가?
   ① 세균에 오염된 비말(aerosol) 흡입
   ② 폐외로부터 혈류를 통한 전파
   ③ 위장관 내 세균의 폐내 역류
   ④ 구강 내 오염균의 흡인
   ⑤ 의료진의 손에 의한 감염

2. 소용량 분무기를 관리하는 방법 중 옳은 것은?
   ① 흡인에 사용하는 물은 수돗물을 사용해도 된다.
   ② 동일한 환자 치료 시에는 세척 · 소독을 시행하지 않아도 된다.
   ③ 다용량으로 사용하는 분무용 약제는 1년 이내까지 사용가능하다.
   ④ 소용량 분무기는 환자가 바뀔 때마다 새로운 제품으로 사용한다.
   ⑤ 일회용으로 사용되는 분무용 약제는 동일한 환자에게 사용 시 여러 번 나누어 사용해도 된다.

3. 인공호흡기를 적용하고 있는 환자에게 폐렴을 예방하기 위해서 해야 하는 효과적인 간호중재(bundle)로 옳지 않은 것은?
   ① 침상각도의 상승
   ② 매일 인공호흡기의 중단이 가능한 지 지속적으로 환자 평가
   ③ 소화성 궤양 예방을 위한 약제 투여 금지
   ④ 심부정맥 혈전증 예방요법 시행
   ⑤ 클로르헥시딘 글루코네이트로 구강간호 시행

• 정/답/및/해/설 •

1. 정답 ④
   해설 폐렴이 발생하는 주요 경로는 구강 내 오염균의 흡인으로 상기도에는 정상균 무리가 존재하고, 하기도는 무균 상태를 유지하고 있어 흡인 시 상기도의 정상균 무리가 하기도로 유입되어 폐렴이 생길 가능성을 높이기 때문이다.

2. 정답 ④
   해설 동일한 환자 치료 시에는 세척 · 소독하고 멸균증류수로 헹군 후 건조시켜야 한다. 또 흡입에 사용하는 물은 멸균증류수여야 하며 무균적으로 다루어야 한다. 분무에 사용하는 약제는 일회용으로 사용해야 하며 다용량 약품을 사용한다면 제조회사의 권고에 따른다.

3. 정답 ③
   해설 소화성 궤양 약제로 인한 위액 산도 증가와 폐렴발생 간의 관련성은 아직 확인되지 않았으나, 스트레스성 궤양으로 인한 출혈 환자들의 사망률이 높기 때문에 이를 예방하기 위한 약제 투약을 권고하고 있다.

참고문헌

1. 질병관리본부(2014). 의료기관에서의 소독과 멸균지침.

2. 대한의료관련감염관리학회(2017). 의료기관의 감염관리 5판, 한미의학.

3. CDC(2003). *Guidelines for prevneing Healthcare–Associated Pneumonia*, 1~78.

4. IHI(2012). *How–to Guide: Prevent ventilator–Associated Pneumonia*, 1~45.

5. APIC(2014). *"Pneumonia" APIC text of infection control and epidemiology*.

7. Rello et al.(2013). A care bundle approach for prevention for ventilator–associated pneumonia, *Clinical Microbiology and Infection*, 19(4): 363~369.

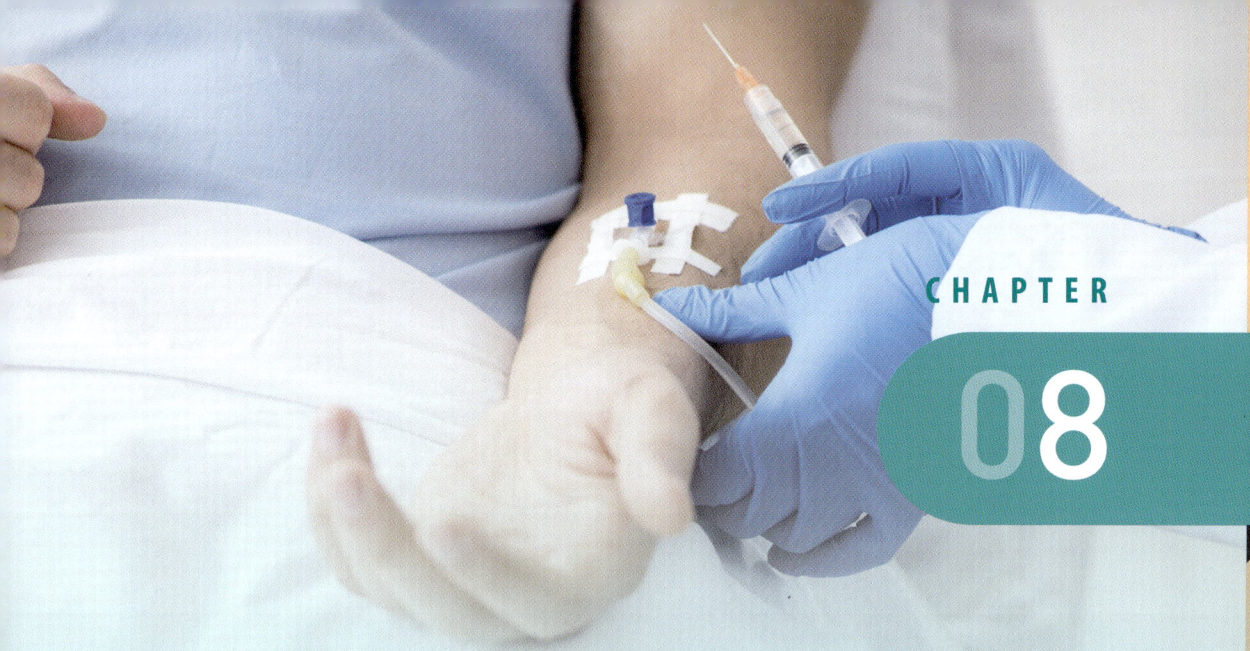

CHAPTER

08

혈관삽입기구 관련 감염

김진화

중심정맥관은 침습적 의료장비로 수액이나 약물 투여뿐만 아니라 중환자, 암환자, 혈액투석을 받는 환자에게 필수적인 혈관삽입기구이다. 그러나 매년 미국에서 발생하는 의료관련 혈류감염의 40% 정도가 정맥삽입기구 관련 감염이고, 그 규모는 약 25만 명 이상으로 추정하고 있다. 또한 우리나라에서 2006년부터 시행하고 있는 전국의료관련감염감시체계(KONIS) 보고에 의하면 혈류감염의 84~89%가 중심정맥관과 관련이 있다. 환자에게 중심정맥관 관련 혈류감염이 발생하면 의료비용이 증가하고 재원기간이 연장될 뿐 아니라 중증 감염의 경우 사망률이 25%까지 증가한다. 따라서 의료기관에서는 혈관삽입기구 관련 감염을 예방하기 위해 지침을 이해하고 예방활동을 수행하는 것이 중요하다.

학습목표

1. 혈관삽입기구 관련 감염의 역학을 이해하고 설명할 수 있다.
2. 혈관삽입기구 관련 감염의 원인을 설명할 수 있다.
3. 혈관삽입기구 관련 감염의 원인균을 이해하고 설명할 수 있다.
4. 혈관삽입기구 관련 감염의 관리지침을 설명하고 실무에 적용할 수 있다.
5. 혈관삽입기구 관련 감염의 예방전략을 수립할 수 있다.

개요

혈관삽입기구 관련 감염예방에 대한 기본원칙은 다음과 같다.

- 정맥에 삽입되는 기구의 종류에 따라 감염의 위험 정도에는 차이가 있다.
- 정맥관 관련 혈류감염은 정맥관 허브의 균집락, 정맥관 관련 감염, 수액의 오염 등이 원인이 되어 국소적 감염이나 전신적인 감염을 일으킨다.
- 항생제 치료를 위해 혈액배양을 실시하는 경우에는 적절한 검사채취 방법으로 검사를 시행한다.
- 중심정맥관 관련 혈류감염 예방을 위한 전략(central line bundle)의 지속적인 적용은 중심정맥관 관련 감염을 낮춘다.

역학

1. 정맥관 관련 혈류감염의 원인

정맥관 관련 혈류감염을 일으키는 주요 원인 2가지는 다음과 같다.

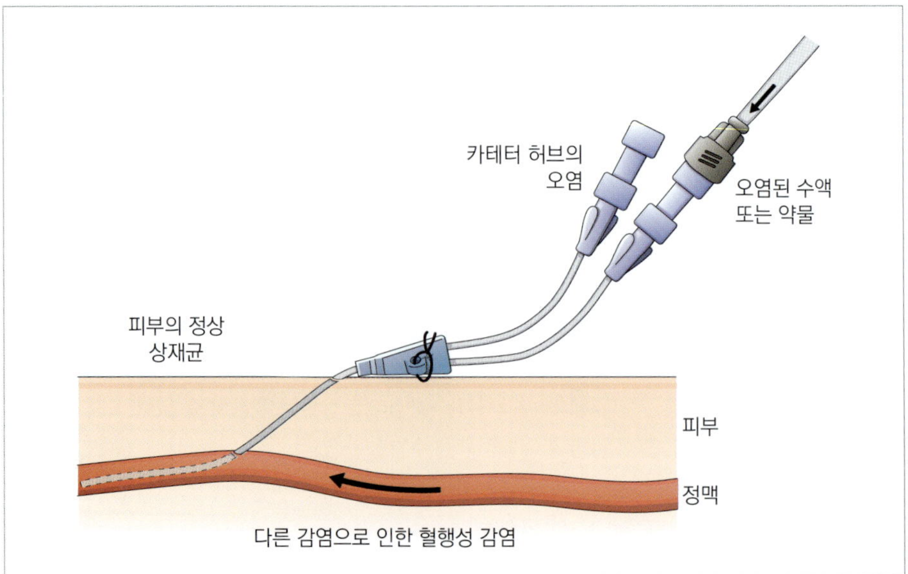

| 그림 8-1 | 정맥관 관련 혈류감염 시 미생물의 침입 경로

첫째는 정맥관 연결부위(catheter hub)의 균집락 혹은 감염이고, 둘째는 주입되는 수액의 오염 및 수액 관련 감염이다. 오염된 수액은 정맥관 관련 혈류감염 유행의 원인인 반면, 정맥관의 균집락 혹은 감염은 주로 일상적인 감염의 원인으로 알려져 있다.

미생물이 혈류감염을 일으키는 기전은 3가지이다. 첫 번째는 피부 상재균이 삽입기구를 통해 들어가는 것이며, 두 번째는 미생물에 의한 정맥관 연결부위의 오염이고, 세 번째는 정맥관 내강에 정착한 균이 혈관을 통해 들어가 폐렴 같은 감염의 원인이 되는 것이다(그림 8-1).

2. 원인균

정맥관 관련 혈류감염의 주요한 원인균은 피부상재균이다(그림 8-2).

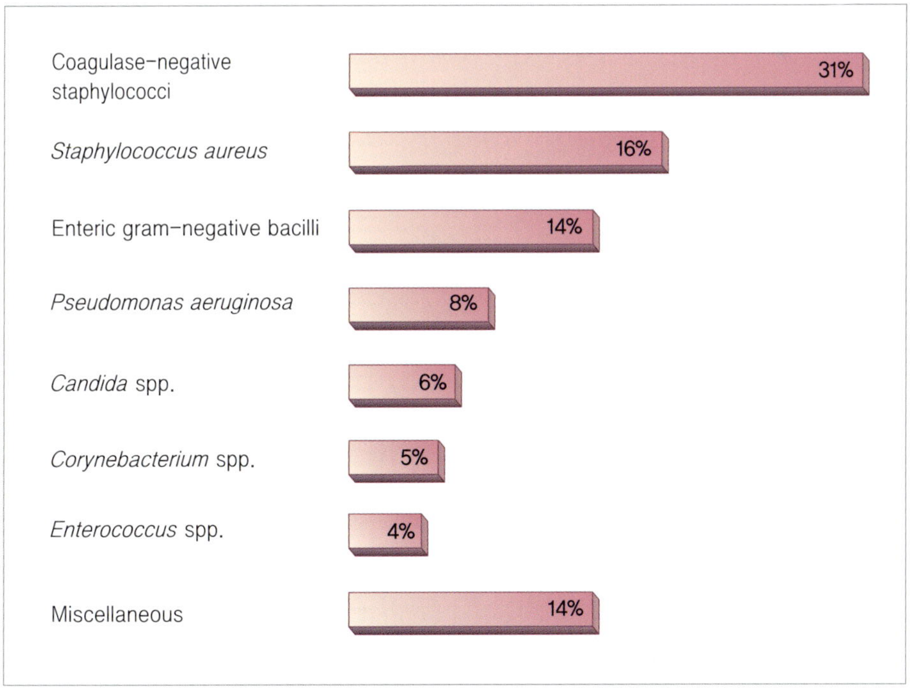

| 그림 8-2 | 정맥관 관련 혈류감염의 원인균

출처: Maki D. G., Kluger D. M., Crnich C. J.(2002). The microbiology of intravascular device-related infection in adults: 1. an analysis of 159 prospective studies; 2. implications for prevention and treatment(abstract). Abstracts and *Proceedings from the 40th Annual Meeting of the Infectious Disease Society of America.* Chicago, IL: Infectious Disease Society of America.

감염관리

1. 정맥관 관련 혈류감염의 예방과 관리지침

정맥관 관련 혈류감염 예방지침은 2011년 미국질병통제예방센터(Centers for Disease Control and Prevention, CDC)의 미국의료감염관리자문위원회(Healthcare Infection Control Advisory Committee, HICPAC)에서 제정된 지침을 중심으로 기술하였다.

1) 의료인 교육

혈관 내 정맥관 삽입과 유지방법, 감염예방법에 대해 교육한다. 정맥관을 삽입하고 조작하는 모든 의료진을 대상으로 정기적으로 지식을 습득하고 지침을 준수하는지 점검한다. 또한 잘 훈련된 직원이 정맥관 삽입과 관리를 하도록 배치하는 것이 중요하며, 정맥관 관련 혈류감염을 줄이기 위해 적정 간호인력 수준을 유지하도록 한다.

2) 정맥관 삽입부위 선택

(1) 말초정맥관과 미드라인midline 정맥관

정맥관 삽입부위는 사용 목적, 사용 기간, 합병증과 의료진의 경험 등을 고려하여 선택한다(그림 8-3).

성인의 경우 하지보다 상지를 선택하며 하지에 삽입한 정맥관은 가능한 빨리 상지로 옮긴다. 아동은 상지, 하지, 두피에 삽입한다. 누출 시 피부괴사를 일으킬 수 있는 약제를 주사할 경우에는 금속바늘을 사용하지 않는다. 수액치료 기간이 6일 이상으로 예측되는 환자들은 미드라인 정맥관이나 말초 삽입형 중심정맥관(Peripherally Inserted Central Catheter, PICC)을 사용한다.

주사 부위를 매일 관찰하며 드레싱 부위를 눌러보아 통증이 있는지 확인한다. 임상적으로 감염 증상이 없으면 거즈나 불투명 드레싱을 뜯어볼 필요는 없으나, 국소적인 통증이나 다른 정맥관 관련 혈류감염이 있으면 불투명 드레싱을 제거하고 눈으로 확인한다. 단, 정맥염의 증상(열감, 통증, 발적과 정맥이 만져짐 등)이 있거나 정맥관이 제대로 작동하지 않으면 말초정맥관을 제거한다.

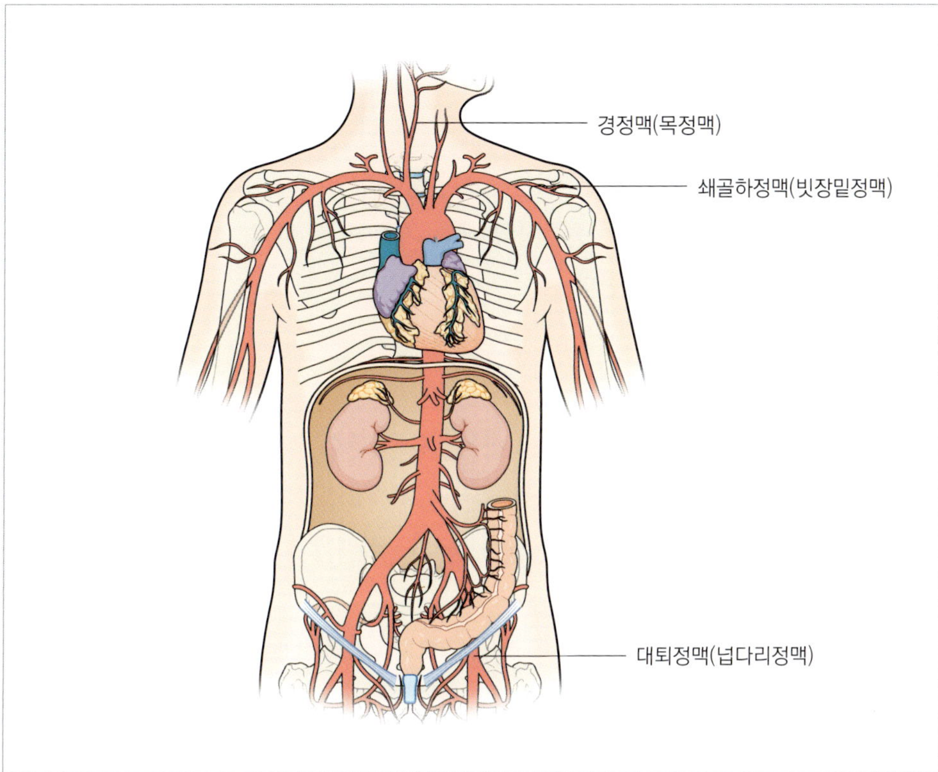

| 그림 8-3 | 중심정맥관 삽입부위

(2) 중심정맥관

감염 합병증과 물리적인 합병증(예: 기흉, 쇄골하동맥 천자, 쇄골하정맥 협착이나 열상, 혈흉, 혈전, 공기색전, 정맥관이 잘못된 부위에 거치됨 등)의 위험과 삽입 부위별 장점 등을 고려하여 삽입부위를 결정한다.

성인의 경우, 가능한 중심정맥관을 대퇴정맥에 삽입하지 않는다. 즉, 피하터널이 없는 중심정맥관의 감염을 줄이기 위해서는 성인의 경우, 경정맥(jugular vein)이나 대퇴정맥(femoral vein)보다는 쇄골하정맥(subclavian vein)을 선택한다. 하지만 쇄골하정맥의 협착을 피하기 위해 혈액투석 환자와 진행된 만성 신질환 환자는 쇄골하정맥을 피한다. 만성 신부전 환자 투석을 위한 영구적 도관은 중심정맥관보다 동정맥루나 이식한 기구를 이용하는 것이 좋다.

중심정맥관 삽입 시도 횟수를 줄이고 중심정맥관을 삽입할 때 물리적 합병증을 줄이기 위해서 가능하면 초음파 장비를 이용한다. 이때 시술은 잘 훈련된 의료진이 해야 한다.

환자 치료에 필요한 최소 개수의 포트와 내강이 있는 중심정맥관을 사용하며, 중심정맥관이 더 이상 필요하지 않으면 즉시 제거한다. 이는 중심정맥관 관련 감염을 예방하기 위한 중요한 중재방안이다. 또한 무균적 방법으로 삽입하지 못한 경우(예: 응급상황)에는 가능한 한 빨리, 늦어도 48시간 이내에 중심정맥관을 교환한다.

3) 손위생과 무균술

비누와 물 혹은 알코올 손소독제로 손위생을 시행한다. 정맥관 삽입부위를 만지기 전후, 정맥관 삽입 전후, 정맥관 조작 전후, 정맥관 교환 전후와 드레싱 전후에 손위생을 실시한다. 소독제를 바른 후에는 정맥관 삽입부위를 손으로 만져서는 안 된다.

정맥관 삽입과 조작 시 무균술을 준수한다. 말초혈관 정맥관을 삽입할 때 피부 소독제를 바른 후 만지지 않는다면, 청결한 장갑을 착용하여도 된다. 단, 중심정맥관, 미드라인 정맥관과 동맥관을 삽입할 때 그리고 가이드와이어를 이용하여 새로운 정맥관으로 교체할 때에는 멸균장갑을 착용한다. 정맥관 삽입부위의 드레싱을 교환할 때는 청결장갑 또는 멸균장갑을 착용한다.

4) 최대멸균차단

중심정맥관(PICC 포함)을 삽입하거나 가이드와이어를 사용하여 교체할 때 의료진은 모자, 마스크, 멸균가운, 멸균장갑 등을 착용하고, 환자에게 전신을 덮을 수 있는 멸균 방포를 사용하여 최대멸균차단을 실시한다(그림 8-4).

5) 피부 준비

말초정맥관 삽입 전과 드레싱 교환 전에 70% 알코올, 요오드 팅크제(iodine tincture) 혹은 알코올이 함유된 0.5% 초과 클로르헥시딘 글루코네이트(chlorhexidine gluconate, CHG)를 이용하여 피부소독을 한다. 알코올이 함유된 클로르헥시딘 글루코네이트를 추천하는 이유는 삽입 시 즉각적인 알코올의 살균효과와 중심정맥관 유치기간 동안 클로르헥시딘 글루코네이트의 지속적인 효과가 동시에 기대되기 때문이다.

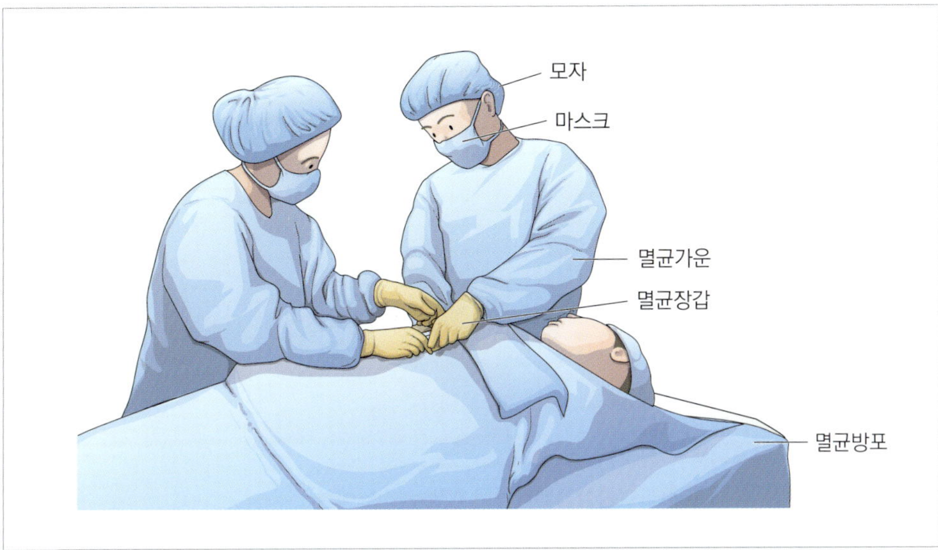

| 그림 8-4 | **최대멸균차단**

중심정맥관과 말초동맥관 삽입 전과 드레싱 교환 전에 알코올이 함유된 0.5% 초과 클로르헥시딘 글루코네이트로 피부소독하는 것이 좋으나, 알코올이 함유된 클로르헥시딘 글루코네이트 사용이 금기라면 70% 알코올, 요오드 팅크제 또는 아이오도퍼를 대체 소독제로 사용할 수 있다. 정맥관 삽입부위에 소독제가 충분히 건조된 후에 삽입한다.

6) 정맥관 부위 드레싱

멸균거즈나 반투과성 멸균투명드레싱으로 정맥관 삽입부위를 드레싱한다(그림 8-5). 환자가 땀을 많이 흘리거나 정맥관 삽입부위에 출혈이 있거나, 물이 새어 나오면 문제가 해결될 때까지 거즈 드레싱을 하며, 드레싱이 젖거나 헐거워지거나 보기에 오염되어 있으면 드레싱을 교환한다. 단, 진균감염이나 내성균 집락 위험을 증가시킬 수 있으므로 국소 항생제 연고나 크림을 삽입부위에 바르지 않는다(투석용 중심정맥관 제외).

정맥관 혹은 정맥관 삽입부위가 물에 젖지 않도록 한다. 샤워는 균이 정맥관에 들어오지 않도록 주의를 하는 경우 허용할 수 있다(예: 샤워하는 동안 정맥관이나 연결기구에 물이 투과하지 않는 커버를 덮은 경우).

중심정맥관 드레싱 교환주기는 멸균거즈드레싱은 2일, 멸균투명드레싱은 7일마다 교환하는 것이 원칙이다. 멸균투명드레싱 밑에 멸균거즈드레싱을 하는

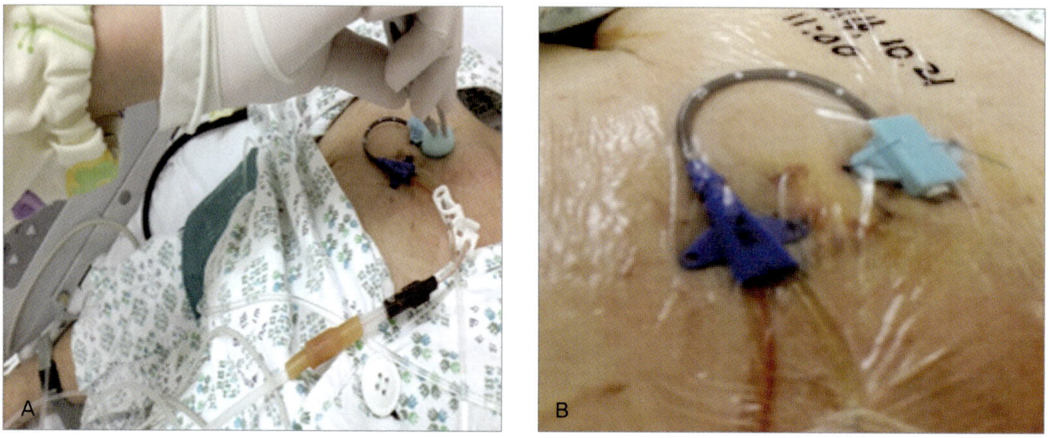

| 그림 8-5 | 중심정맥카테터 삽입부위 드레싱
A: 중심정맥카테터 드레싱, B: 삽입부위의 삽입일시 표기

것은 멸균거즈드레싱으로 간주되므로 2일마다 교환한다. 단, 드레싱 교환이 주는 장점보다 정맥관 위치가 잘못될 가능성이 높은 아동은 예외이다. 터널이 있는 중심정맥관이나 피하에 이식된 중심정맥관은 삽입부위가 잘 아물 때까지 드레싱이 오염되거나 느슨해지지 않는 한 투명 드레싱을 일주일에 1회 교환한다.

미국에서는 중심정맥관 관련 혈류감염의 감소를 위해 18세 이상의 환자에게 삽입한 단기간의 비터널형 중심정맥관 삽입부위를 보호하는 목적으로 미국식품의약국(FDA)의 승인을 받은 클로르헥시딘 글루코네이트 함유 드레싱 사용을 권고한다.

환자의 임상 상황에 따라 정기적으로 드레싱 부위를 촉진하거나 드레싱 교환 시 눈으로 확인한다. 정맥관 삽입부위가 아프거나 특별한 원인 없이 열이 발생하거나 국소적인 증상 혹은 혈류감염을 암시하는 다른 증상이 있으면 드레싱을 제거하고 삽입부위를 잘 점검한다. 환자에게 정맥관 삽입부위 변화나 새로운 불편감이 있으면 보고하도록 교육한다.

7) 환자 청결

정맥관 관련 혈류감염을 줄이기 위하여 매일 피부 위생을 할 때 2% 클로르헥시딘 글루코네이트로 닦는다.

8) 정맥관 고정 기구

정맥관 관련 감염 위험을 줄이기 위해 무 봉합 고정기구(catheter securement device)를 사용한다.

9) 항생제나 소독제 함유 정맥관과 커프

정맥관 관련 혈류감염을 줄이기 위한 포괄적인 전략들을 성공적으로 수행했음에도 감염률이 감소하지 않으면 5일 이상 카테터 삽입이 필요한 환자에게 클로르헥시딘글루쿠코네이트, 실버 설파다이아진(silver sulfadiazine) 또는 미노사이클린(minocycline), 리팜핀(rifampin) 도포 중심정맥관을 사용한다. 포괄적 전략은 적어도 다음의 3가지 요소를 포함하고 있어야 한다. 먼저, 정맥관 삽입과 관리를 담당하는 직원 교육, 최대멸균차단 적용, 정맥관을 삽입하기 위해 피부를 소독할 때 알코올이 함유된 0.5% 초과 클로르헥시딘 글루코네이트 소독제를 사용하는 것이다.

10) 예방적 항생제

균 집락 형성과 정맥관 관련 혈류감염을 예방하기 위한 목적으로 정맥관 삽입 전과 삽입기간 중 항생제를 투여하지 않는다.

11) 항생제 연고

혈액투석관 재료의 성분이 연고와 상호작용을 하지 않을 경우 혈액투석관 제조회사의 권고사항에 따라 투석관 삽입 후와 투석 후에 포비돈 요오드 연고나 바시트라신(bacitracin), 그라미시딘(gramicidin), 폴리믹신 B(polymyxin B) 연고를 사용한다.

12) 항생제 잠금액

무균술을 최대한 준수했음에도 불구하고 정맥관 관련 혈류감염이 여러 번 발생한 환자에게는 장기간 유치 정맥관에 예방적 항생제 잠금액을 사용한다.

13) 항응고제

일반 환자들에게 정맥관 관련 감염을 줄이기 위해 정기적인 항응고 요법을 실시하지는 않는다.

14) 말초정맥관과 미드라인 정맥관 교환

2011년 미국질병통제예방센터(CDC) 지침에서는 성인의 경우 감염이나 정맥염의 위험을 줄이기 위해 말초정맥관을 72~96시간보다 자주 교환할 필요는 없다고 권고하였다. 그러나 임상적 징후에 의한 교환에 대해서는 근거부족으로 권고하지 못하였으며, 미해결 과제로 남겨두었다. 그러나 2016년 미국정맥주사간호사회(Infusion Therapy Standards of Practice, INS) 지침에서는 말초정맥관의 교환을 정기적 교환이 아니라, 임상적 징후에 의해 시행하도록 권고하였다. 이때 정맥관 관련 합병증을 최소화하기 위해 삽입부위를 매 근무조별로 잘 살피고, 감염이나 일혈, 수액폐색의 징후가 있으면 즉시 제거해야 한다. 아동은 임상적 적응증을 보일 경우에만 말초정맥관을 교환하고, 미드라인 정맥관은 감염 등의 특별한 사유가 있는 경우에만 교환하도록 한다.

15) 말초 삽입형 중심정맥관, 혈액투석관을 포함한 중심정맥관 교환

정맥관 관련 감염을 막기 위해 중심정맥관, 말초 삽입형 중심정맥관(PICC), 혈액투석관과 폐동맥관은 일상적으로 교환하지는 않는다. 발열만으로 중심정맥관과 PICC를 제거하지 않으며 다른 부위의 감염이나 비감염성 발열이 의심될 경우 정맥관의 제거는 임상적으로 판단한다.

감염을 예방하기 위해 피하터널이 없는 정맥관은 가이드와이어를 사용하여 일상적으로 교체하지는 않는다. 감염이 의심되면 피하터널이 없는 정맥관은 가이드와이어를 이용하여 교체하지 않으며, 감염의 증거가 없으나 정맥관이 제대로 작동하지 않아 교체할 때에는 가이드와이어를 이용할 수 있다. 가이드와이어를 이용하여 교환한 새로운 정맥관을 조작할 경우에는 새로운 멸균장갑을 착용한다.

16) 제대관

정맥관 관련 혈류감염, 하지의 혈관 부전 혹은 혈전증이 있는 경우 제대관을 제거하고 새로 삽입하지 않는다. 제대동맥관을 통한 주사액에 저용량 헤파린(0.25~1.0U/mL)을 첨가하도록 하며, 하지의 혈관부전 징후가 발견되거나 더 이상 필요하지 않으면 즉시 제대동맥관을 제거한다.

제대정맥관이 불필요하다면 즉시 제거하며, 무균적으로 조작할 경우에는 14일까지 사용 가능하다. 또한 제대동맥관은 5일 이상 유지하지 않는다. 그러나 제대관을 제거해야 할 징후가 나타나지 않으며, 제대동맥관은 5일, 제대정맥관은 14일을 초과하여 장착하지 않았으나 제대관의 기능이 정상적으로 작동하지 않을 때에는 제대관을 교환할 수 있다.

제대관을 삽입하기 전 삽입할 부위를 잘 소독한다. 신생아의 갑상선을 손상시킬 수 있기 때문에 요오드 팅크제는 피한다. 단, 다른 요오드가 함유된 소독제(예: 포비돈 요오드)는 사용 가능하다. 진균 감염이나 항생제 내성이 생길 수 있으므로 제대관 삽입부위에 국소 항생제 연고나 크림은 바르지 않는다.

17) 성인과 아동의 말초동맥관과 혈압감시 장치

말초동맥관은 성인의 경우, 감염 위험을 줄이기 위해 대퇴동맥이나 액와동맥보다 요골동맥, 상완동맥, 족배동맥에 삽입하는 것이 좋다. 그리고 아동의 경우는 상완동맥에는 삽입하지 않으며, 대퇴동맥이나 액와동맥보다 요골동맥, 족배동맥, 후경골동맥에 삽입하는 것이 좋다.

말초동맥관을 삽입할 때 최소한 모자, 마스크, 멸균장갑과 멸균소방포를 사용한다. 하지만 액와 혹은 대퇴동맥관을 삽입할 때는 최대멸균차단을 해야 한다.

동맥관의 교체는 임상적으로 판단하며 동맥관이 필요 없으면 즉시 제거한다. 또한 동맥관 관련 감염을 억제하기 위해 일상적으로 말초동맥관을 교환하지 않는다.

가능하면 재사용보다는 일회용 변환기 부속장치(transducer assembly)를 사용한다(그림 8-6). 96시간 간격으로 일회용 혹은 재사용 변환기를 교환하며, 변환기를 교환할 때 시스템의 다른 부품들(예: 튜브, 지속분출장치 및 분출액 등)

> **Tips**
> **일회용 변환기 부속장치**
> (transducer assembly)
> 혈관 내에 카테터를 삽입하여 측정된 혈관내압을 직접 전기 신호로 변환하여 혈압을 측정하는 일회용 기구이다.

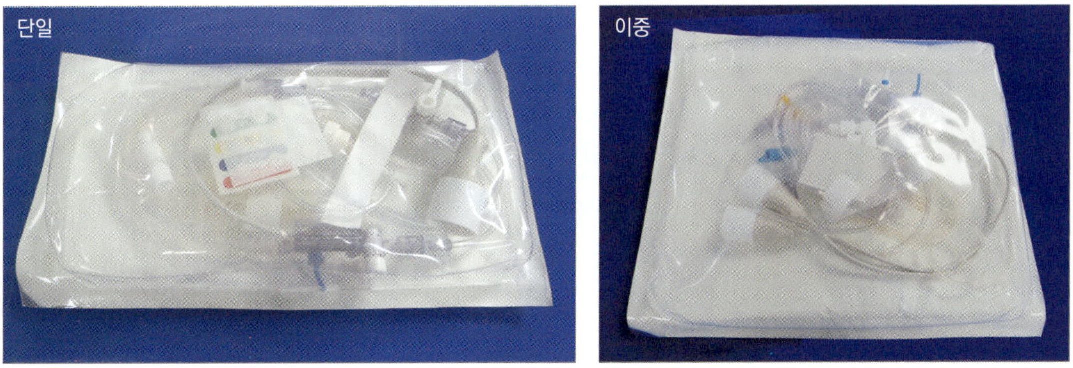

| 그림 8-6 | 일회용 변환기 부속장치

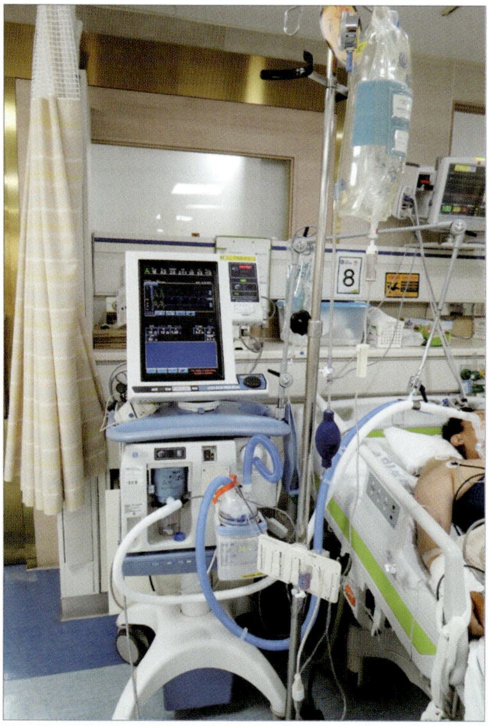

| 그림 8-7 | 혈압감시 시스템

도 교환한다. 혈압감시 시스템의 모든 부품(측정부품, 분출액 포함)을 멸균적으로 유지한다(그림 8-7).

압력감시 시스템의 조작 횟수를 최소한으로 한다. 압력감시카테터의 개방성을 유지하기 위해 개방 분출 시스템(open flush system, 예: 주사기와 콕마개가 있는 시스템)보다 폐쇄 분출 시스템(closed flush system, 예: continuous flush)을 이용한다. 콕마개 대신 막을 통해 혈압감시장치로 들어가는 경우 삽입 전 적절한 소독제로 막을 닦는다. 압력측정회로(curcuit)를 통해 비경구영양액이나 포도당이 포함된 수액을 주입하지 않도록 하며, 일회용 변환기를 이용할 수 없을 때는 제작사의 권고에 따라 재사용 변환기를 멸균한 후 사용하도록 한다.

18) 수액주입세트 교환과 관리

혈액, 혈액산물, 지방 유탁액을 주입하지 않았다면, 부속품을 포함한 주입세트를 96시간 내에 교체할 필요는 없으나 적어도 7일 이내에는 교체해야 한다. 하지만 혈액, 혈액산물이나 지방 유탁액(아미노산 · 포도당과 3:1로 혼합하거나 따로 주입함)을 주입한 수액세트는 24시간 이내에 교환한다. 혈액제제를 주입하는 경우 수혈세트와 필터는 혈액백을 교체할 때마다 또는 4시간마다 교환한다. 또한 프로포폴(propofol)을 주입한 세트는 제조사 권고사항에 따라 6~12시간마다 교환하며, 바이알은 제조사의 권고사항에 따라 교환한다.

간헐적 주입 시에는 수액세트의 끝부분과 정맥관의 연결부위에 오염가능성이 증가할 위험이 있으므로 수액세트는 사용 시마다 또는 24시간마다 교환한다.

중심정맥관을 통해 주사 또는 수액주입 시 주입부위(허브, 포트)는 적절한 소독제(클로르헥시딘, 70% 알코올, 요오드 팅크제 혹은 아이오도퍼)로 충분히 닦고 멸균기구만 삽입하여 오염위험을 최소화한다.

19) 정맥주입 부속기구

모든 정맥주입 부속기구는 오염위험, 우발적 분리, 잘못된 연결의 가능성이 있으므로 제한적으로 사용한다. 바늘이 없는 부품들은 적어도 수액세트 교환 간격으로 교환하며, 72시간보다 더 자주 교환할 필요는 없다. 감염을 줄이기 위해 제조사의 권고사항에 따라 72시간보다 더 자주 바늘이 없는 커넥터(needless connector)를 교환할 필요는 없다. 시스템의 모든 부분에서 새거나 틈이 벌어지는 것을 최소화하며, 삽입부위(access port)는 적절한 소독제와 멸균기구로 삽입하여 오염의 위험을 최소화하도록 한다. 3-way 사용은 감염위험성이 크므로 권장되지 않으며, 만일 3-way를 사용한다면 주입구에 멸균캡을 부착하여 폐쇄체계를 유지한다.

2. 중심정맥관 관련 혈류감염을 예방하기 위한 전략

중심정맥관 관련 혈류감염은 적절한 감염관리 중재방법을 통해 예방이 가능하다. 미국의료질향상연구소(Iinstitute for Healthcare Improvement, IHI)는 2006년 중심정맥관 관련 혈류감염 발생률을 감소시키는 것을 목적으로 효과가 입증된 다음의 중재방법(central line bundle)을 발표하였다(그림 8-8).

> **Tips**
> Central line bundle의 정의
> 중심정맥관을 삽입하고 있는 환자에게 혈류감염을 예방하기 위해서 적용해야 하는 효과적인 근거중심 중재의 묶음(bundle)을 의미한다.

- 손위생(hand hygiene)
- 삽입 시 최대멸균차단과 멸균 대공포 사용(maximal sterile barrier precautions at insertion)
- 클로르헥시딘 글루코네이트 피부 소독(chlorhexidine skin antisepsis)
- 적절한 부위 및 종류의 중심정맥관 선택(optimal site, line selection)
- 매일 중심정맥관의 필요성 검토(daily review of the line necessity, with prompt removal of unnecessary lines)

3. 안전 주사 실무

부적절한 주사나 수액주입, 약물주입과 같은 시술을 하는 과정에서 혈액을 통해 전파되는 바이러스와 병원성 균이 전파될 수 있으며 안전하지 않은 술기는 환자에게 치명적인 결과를 가져올 수 있다. 따라서 의료기관에서는 안전 주사 실무가 이루어지도록 적극적으로 지침을 준수해야 한다.

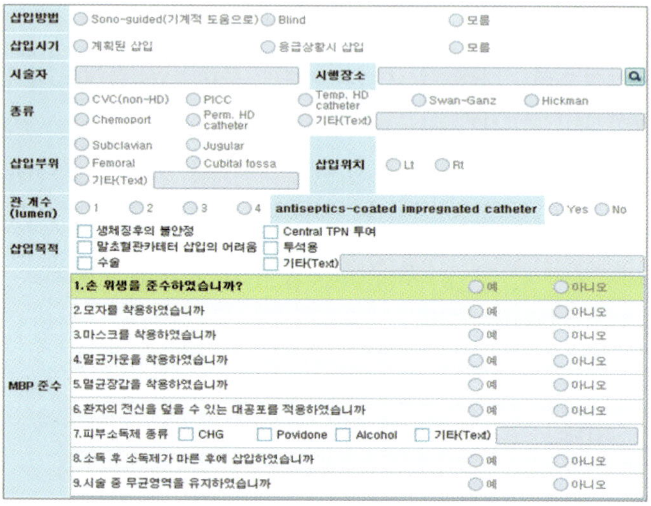

중심정맥관 삽입 시 수행도 평가를 위한 전자의무기록 체크리스트

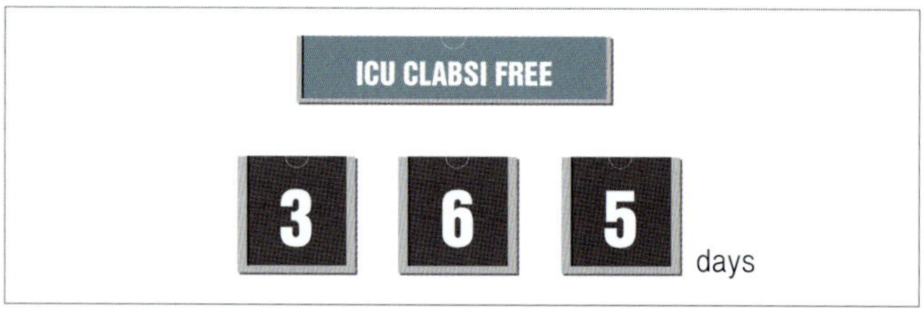

의료진들의 CLABSI 감염 현황판을 이용한 CLABSI 줄이기 활동 참여 유도

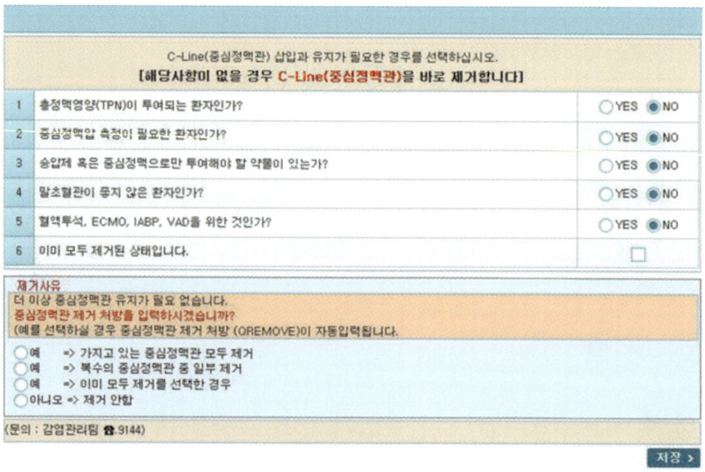

매일 중심정맥관의 필요성에 대해 평가하여 불필요한 중심정맥관을 제거하도록 유도

| 그림 8-8 | Central line bundle 중재활동 예시

1) 무균술 준수

정맥주사 관련 기구, 바이알, 수액을 취급하기 전, 주사약품을 준비하거나 정맥주사하기 전 등 준비와 투여과정에서 손위생을 수행하고 무균술을 준수한다.

2) 개인보호구 착용

요추천자 시술(예: 척수조영술, 요추천자, 척수 혹은 경막 외 마취)을 통해 카테터를 삽입하거나 주사제를 주사할 경우 수술용 마스크를 착용한다.

3) 주사제 투여 시 감염예방

비경구 의약품의 저장, 혼합과 준비, 주입하는 장소는 청결해야 하고, 개봉되었거나 오염이 의심되는 주사기, 바늘로 천공된 바이알 또는 수액제제는 폐기한다(예: 응급상황에서 개봉된 주사기, 멸균상태가 아닌 것으로 의심되는 상황, 언제 개봉되었는지 모르는 주사기 등).

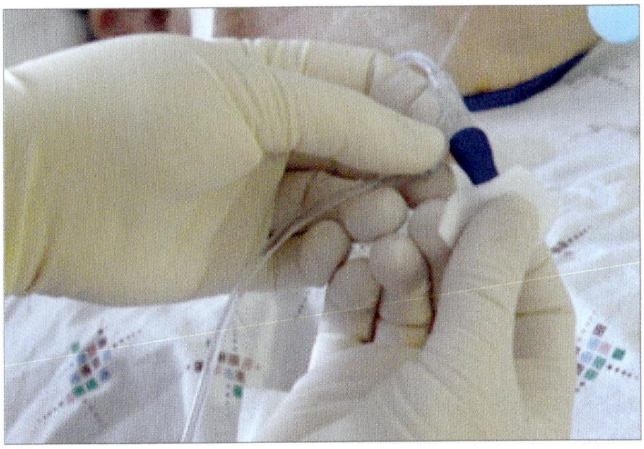

| 그림 8-9 | 혈관에 연결된 커넥터, 허브 조작 시 소독하는 방법

주사기를 이용하여 앰플과 바이알에서 약물을 뽑아낼 때, 앰플의 절단될 부위와 바이알의 고무마개를 알코올로 소독한다(그림 8-9). 혈관에 연결된 주사포트, 카테터 허브 및 바늘 없는 주사 커넥터(needless connector)는 사용 전후에 포트를 알코올 혹은 알코올이 함유된 클로르헥시딘, 포비돈 소독제로 3~15초 충분한 시간동안 철저히 소독하고 약물 주입 전 충분히 건조시킨다.

일회용량 바이알은 한 환자에게만 사용하고, 남은 약물은 폐기한다.

4) 주사제가 들어 있는 주사기와 주삿바늘의 운반

주사제가 들어 있는 주사기와 주삿바늘은 주머니나 옷에 넣어 운반하지 않는다.

5) 수액관리

주사기나 주삿바늘을 환자의 수액백 또는 주입세트에 연결하였다면, 오염된 것으로 간주하여 재사용하지 않는다. 수액백이나 수액병에서 수액을 뽑아 여러 환자에게 관류(flush)용으로 사용하면 안 된다.

6) 관류

가능한 한 관류용액은 일회용을 사용한다. 만약 다회용량 바이알을 사용할 경우 가능하면 한 명의 환자에게 사용한다. 이때 매번 사용할 때마다 주사기나 주삿바늘은 모두 멸균된 것을 사용한다.

7) 주사기와 주삿바늘 관리

주삿바늘과 주사기는 일회용 제품을 사용하고 재사용하지 않는다. 주사기와 주삿바늘은 포장된 상태로 보관하며 사용직전에 포장을 제거하고 포장이 개봉되어 있거나 손상된 경우 오염된 것으로 간주하고 폐기한다. 주사제가 들어있는 주사기에서 다른 주사기로 약물을 옮기지 않는다. 준비와 동시에 투약하지 못한다면, 약물이 담긴 모든 주사기에 라벨을 붙인다(약물성분, 용량, 준비한 날짜와 시간 등).

8) 주사용 약물 medication vials 취급 시 감염예방

환자에게 투여하기 직전에 주사기에 약물을 준비하며, 준비된 약물은 가능한 한 빨리 늦어도 1시간 이내에 투여한다. 단, 무균조제대에서 조제하는 경우는 예외로 할 수 있으며 1회용으로 조제된 경우 개봉 후 6시간 이내 사용을 권고한다.

바이알 주사제의 고무마개에 바늘을 꽂아 두지 않는다. 바이알의 약물을 사용하기 위해 고무마개를 제거하면 안 된다. 일회용량 바이알 또는 앰플 약을 사용 후 잔여량을 한 용기에 모아 놓지 않는다. 다회용량 바이알을 처음 개봉할 때 유효기간을 기입하여 명시하고 개봉한 다회용량 바이알은 제조사 권고에 따라 폐기하며, 특별한 권고가 없다면 처음 개봉 후 28일 이내에 사용한다. 개봉한 다회용량 바이알은 환자 치료구역에서 사용하거나 보관해서는 안 되고, 환자의 침상 옆에서 사용되었다면 한 환자에게만 사용하고 사용 후 즉시 버려야 한다.

관련 연구

중심정맥관 관련 혈류감염 위험 제로: 우리는 아직?

Crit Care Med 2012; 40: 388~393.

2007년 7월부터 2008년 12월까지 18개월 동안 37개 국공립병원 중환자실에서 중심정맥관 삽입 번들 적용이 중심정맥관 관련 혈류감염 발생에 미치는 영향을 평가하였다.

해당기간 동안 환자에게 적용한 중재는 알코올이 함유된 2% 클로르헥시딘으로 삽입부위를 소독하고 멸균방포로 환자를 충분히 덮고 초음파 등을 이용해 중심정맥관의 위치를 체크하였다. 시술자는 최소 2분 이상 손소독을 시행하고 모자, 마스크, 보안경, 멸균장갑과 멸균가운을 착용한 후 무균술을 적용하였다. 중재활동은 체크리스트를 이용하여 이행 여부를 측정했으며, 수행 결과를 피드백하였다. 번들 중 하나라도 이행하지 않았을 경우 미준수로 분류하였다.

중재 결과, 시술자의 번들 수행률이 61%에서 90%로 향상되었고, 환자의 번들 수행률은 74%에서 91.8%로 향상되었다. 그 결과, 첫 12개월 중재기간 동안 1,000 중심정맥관 사용일당 중심정맥관 관련 혈류감염률은 3.8(95% CI 2.5–5.5)에서 마지막 6개월 중재기간 동안 1.6건(95% CI 1.0–2.4)으로 감소하였다(P=0.002). 따라서 중심정맥관 관련 혈류감염 위험을 없애기 위해서는 중심정맥관 번들을 적용하고 준수하는 것이 중요하다.

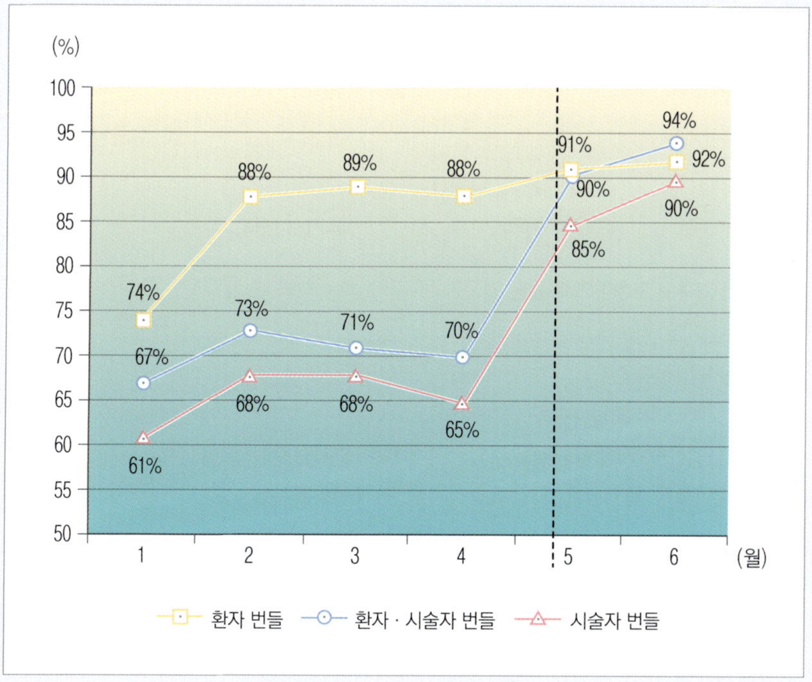

| 그림 8-10 | 분기별 수행률

• 요 약 •

1. 의료기관에서 발생하는 혈류감염은 대부분 정맥삽입기구와 관련되며, 중심정맥관으로 인해 대부분의 혈류감염이 발생한다. 정맥관 관련 혈류감염의 주요 원인은 균집락 혹은 감염, 주입되는 수액 관련 감염이다.
2. 정맥관 관련 혈류감염의 주요한 원인균은 피부상재균이다.
3. 중심정맥관 관련 혈류감염을 예방하기 위해서 예방 및 관리지침을 숙지하고, 이를 수행하여야 한다.
4. 중심정맥관을 삽입하고 있는 환자에게 혈류감염을 예방하기 위한 효과적인 예방전략은 손위생, 최대멸균차단과 멸균 대공포 사용, 클로르헥시딘 글루코네이트 피부소독, 중심정맥관의 적절한 부위 삽입, 중심정맥관의 필요성을 매일 사정하는 것이다.

• 확/인/학/습 •

1. 정맥관 삽입부위 선택에 대한 설명으로 적절하지 않은 것은?
   ① 아동 말초혈관카테터는 상지, 하지, 두피에 삽입한다.
   ② 성인은 중심정맥관을 대퇴정맥에 우선적으로 삽입한다.
   ③ 말초혈관카테터 삽입 시 성인의 경우 하지보다 상지를 선택한다.
   ④ 정맥 협착을 피하기 위해 만성 신질환 환자는 쇄골하정맥을 피한다.
   ⑤ 합병증의 위험과 삽입부위별 장점 등을 고려하여 삽입부위를 결정한다.

2. 최대멸균차단 시 의료진이 착용해야 하는 개인보호구로 옳은 것은?

가. 멸균가운	나. 멸균장갑	다. 모자	라. 멸균방포

   ① 가, 나, 다　② 가, 다
   ③ 나, 라　④ 라　⑤ 가, 나, 다, 라

3. 혈관 삽입 기구의 교환주기로 옳은 것은?
   ① 혈액주입세트: 4일
   ② 제대동맥카테터: 7일
   ③ 제대정맥카테터: 30일
   ④ 혈액, 혈액산물, 지방 유탁액을 주입한 주입세트: 24시간 이내 교환
   ⑤ 주입세트(혈액, 혈액산물, 지방 유탁액 미포함): 6~12시간 간격 교환

4. 중심정맥관 관리방법에 대한 설명으로 적절하지 않은 것은?
   ① 중심정맥관은 정기적으로 교환하지 않는다.
   ② 중심정맥관이 필요하지 않으면 즉시 제거한다.
   ③ 정맥관의 삽입과 삽입부위 드레싱을 할 때 무균술을 준수한다.
   ④ 혈류감염을 예방하기 위해 정맥관 삽입 전에 전신항생제를 투여한다.
   ⑤ 감염의 증거가 없으나 정맥관이 제대로 작동하지 않는 경우 가이드와이어를 이용하여 정맥관을 교체할 수 있다.

• 정/답/및/해/설 •

1. 정답 ②

   해설 피하터널이 없는 중심정맥관의 감염을 줄이기 위해서는 성인의 경우 경정맥이나 대퇴정맥보다는 쇄골하정맥을 선택한다.

2. 정답 ①

   해설 중심정맥관(PICC 포함)이나 가이드와이어를 교체할 때 의료진은 모자, 마스크, 멸균가운, 멸균장갑 등을 착용하고 환자에게 전신을 덮을 수 있는 멸균방포를 사용하여 최대멸균차단을 한다.

3. 정답 ④

   해설 ① 혈액주입세트: 24시간 이내
   ② 제대동맥카테터: 5일
   ③ 제대정맥카테터: 14일
   ⑤ 주입세트(혈액, 혈액산물, 지방 유탁액 미포함): 96시간 이내는 교체 필요 없음

4. 정답 ④

   해설 균 집락 형성과 카테터 관련 혈류감염을 예방하기 위한 목적으로 카테터 삽입 전과 삽입기간 중 전신 항생제를 사용하지 않는다.

참고문헌

1. Centers for Disease Control and Prevention(2011). *Guidelines for the prevention of intravascular catheter–related infections*.
2. Centers for Disease Control and Prevention(2017). *Updated Recommendations on the Use of Chlorhexidine–Impregnated Dressings for Prevention of Intravascular Catheter–Related Infections*.
3. Institute for Healthcare Improvement 100,000 Lives Campaign How–to Guide: Prevent Catheter associated. v2.01 Updated 6/14/2006. www.ihi.org/IHI/Programs/Campaign.
4. McLaws M. L. et al.(2012). Zero risk for central line–associated bloodstream infection: Are we there yet?. *Crit Care Med*, 40: 388~393.
5. Infusion Nurses Society(2016a). Infusion therapy standards of practice. *Journal of Infusion Nursing*, 39(1S): S1~S159.
6. Infusion Nurses Society(2016b). *Policies and procedures for infusion therapy*. 5th ed.
7. 질병관리본부(2017). 의료관련감염 표준예방지침.
8. 병원간호사회(2017). 근거기반 임상간호실무지침. 정맥주입요법(2017개정).

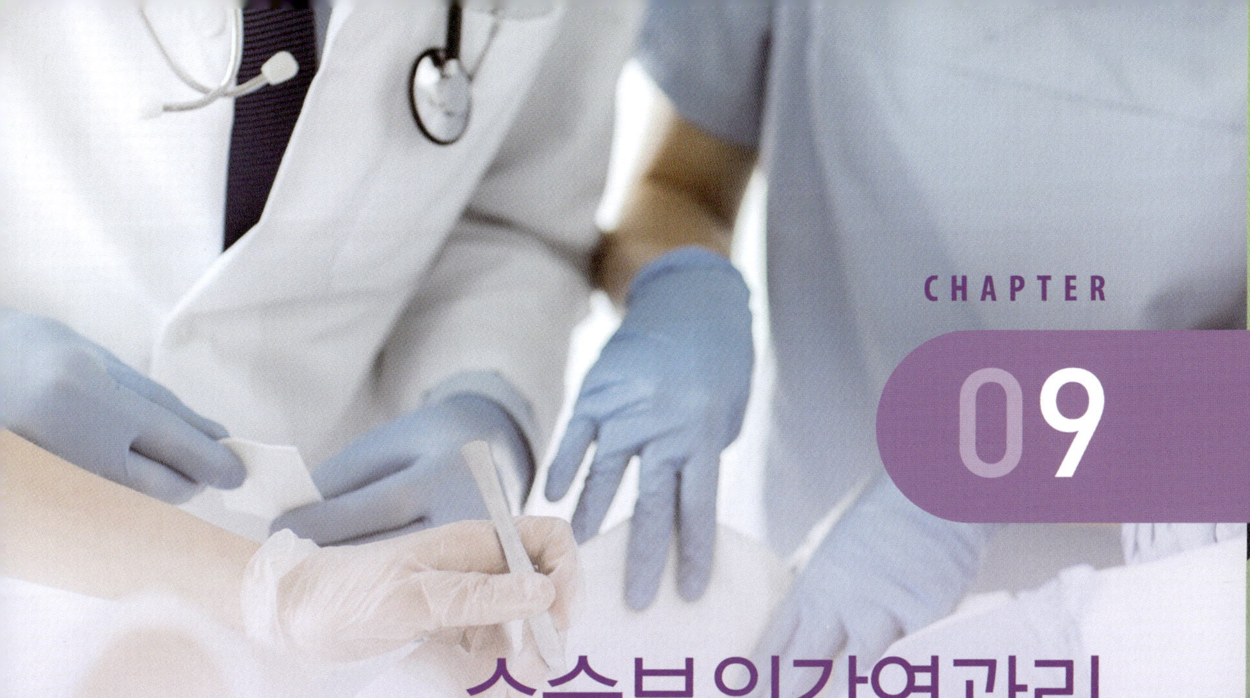

CHAPTER 09

수술부위감염관리

차경숙

수술부위감염은 상황에 따라 차이가 있을 수 있으나 전체 의료관련감염에서 2~3번째로 자주 발생하는 감염이며, 국소감염에서부터 사망에 이르게 하는 전신감염까지 일으킬 수 있다. 또한 수술부위감염은 수술부위를 오염시키는 미생물의 수와 독성, 수술부위의 상태, 숙주의 방어능력 등 다양한 요인의 영향을 받는다. 수술부위감염을 예방하기 위해서는 수술 전부터 수술 후까지 적절한 중재가 제공되어야 하므로 수술부위감염과 관련된 위험요인과 예방법을 정확히 이해하고, 이를 준수하는 노력이 필요하다.

학습목표

1. 수술부위감염관리의 필요성을 설명할 수 있다.
2. 수술부위감염의 위험요인을 설명할 수 있다.
3. 수술부위감염 예방을 위한 관리지침을 설명할 수 있다.

개요

Tips

인공삽입물에는 핀, 나사, 인공심장판막, 인조혈관, 인공관절 등 일시적이거나 영구적으로 인체에 삽입하는 물질이 포함된다.

수술부위감염은 인공삽입물이 수술부위에 없는 경우 수술 후 30일 이내, 인공삽입물이 수술부위에 남아 있는 경우 수술 후 90일 이내에 발생한 감염 중 감염의 침범 정도에 따라 표재성 절개부위, 심부 절개부위, 기관 · 강 수술부위감염으로 분류한다. 절개부위의 피부나 피하조직만 침범한 감염을 표재성 절개부위감염, 절개부위의 심부연조직(근막과 근육층)까지 침범한 감염은 심부 절개부위감염, 수술 중 개방하거나 조작한 기관(organ)이나 강(space)의 감염은 기관 · 강 부위감염으로 정의한다(그림 9-1).

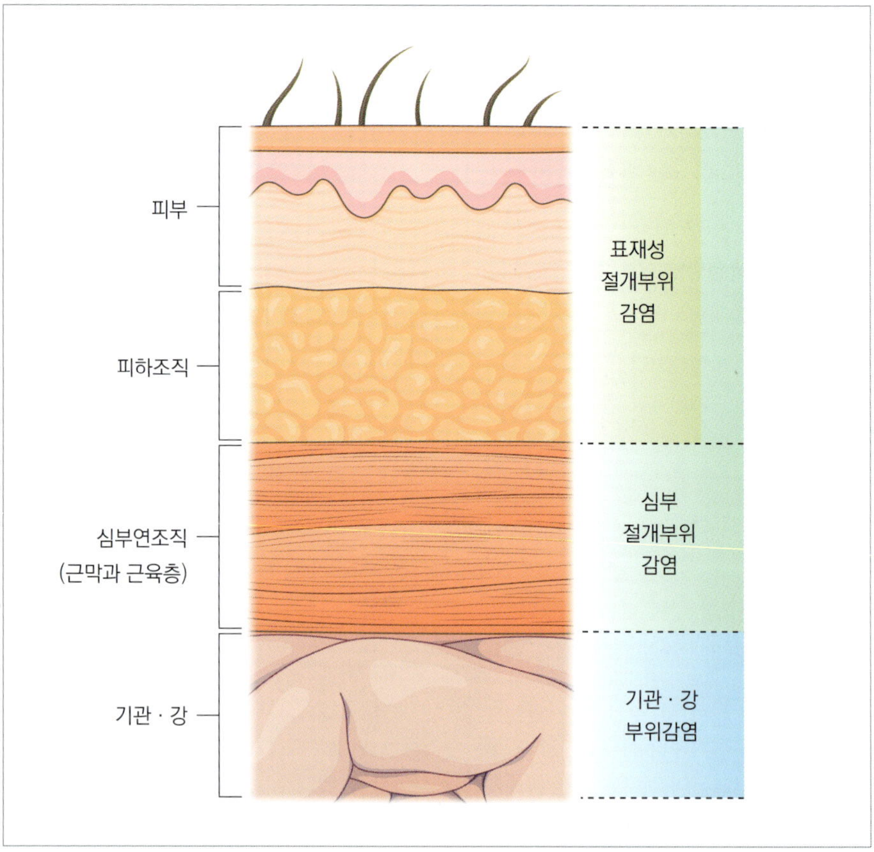

| 그림 9-1 | 수술부위감염의 분류

역학

수술부위감염을 줄이려는 시도는 1840년대 Semmelweis가 손위생을 산과수술에 도입하면서 시작되었으며, 1860년대 후반 Joseph Lister의 소독제 도입과 1940년대 항생제 개발을 통해 급격히 발전하였다. 그 외 수술실 환경, 멸균방법, 보호구 사용, 무균술, 수술기법의 개선 등 감염관리방법에 많은 발전이 있었음에도 불구하고 수술부위감염은 여전히 입원환자의 사망률과 이환율을 높이는 주요 원인으로 남아 있다. 이는 항생제 내성균주의 출현, 고령, 만성질환, 면역저하 환자의 증가, 인공삽입물, 장기이식수술 증가 등을 그 원인으로 볼 수 있다.

미국질병통제예방센터(Centers for Disease Control and Prevention, CDC)에 따르면, 2015년 한 해 동안 입원과 관련된 수술부위감염이 약 11만 건 발생하였으며, 수술부위감염에 의한 사망률이 3%에 달한다고 보고하였다. 2020년 자료에 따르면, 우리나라의 경우 전체 수술 중 1.2%에서 수술부위감염이 발생하였으며, 수술 종류에 따라 차이가 있어 결장수술의 경우 3.16%의 감염률을 보고하였다.

수술부위감염이 발생하면 환자의 예후에 악영향을 끼치므로 수술 후 입원기간이 길어지고 의료비용이 증가하게 된다. 수술부위감염은 추가 의료비용이 많이 필요한 의료관련감염으로 국내 3개 대학병원의 외과수술 환자를 대상으로 한 연구에서 환자 1인당 약 330~390만 원의 추가 의료비용이 소모되며, 평균 20.4일의 추가 입원이 보고되었다. 그러나 적극적인 감염감시나 감염관리활동과 같은 근거기반 중재를 통해 약 55% 정도의 감염을 줄일 수 있으므로 수술부위감염을 최소화하기 위한 효과적인 감염관리방법의 모색과 적용이 필요하다(표 9-1).

표 9-1 수술부위감염의 경제적 손실

항목	수술부위감염
감염 사례	39건
환자 1인당 추가 재원일수	20.4일
환자 1인당 평균 추가진료비	
최소추정치	3,317,812원
최대추정치	3,945,829원

출처: 최정현, 김경미, 신완식, 허동호, 김희정, 조윤경, 강문원, 최선주, 정희진, 김우주, 오향순, 오명돈, 최강원, 이상일(1999). 수술부위감염이 의료비용 및 재원기간에 미치는 영향에 대한 연구. 의료관련감염관리, 4(2): 193~204.

감염관리

1. 위험요인

1) 상처부위 세균

수술부위에 오염된 세균의 양이 많을수록 수술부위감염이 발생할 위험도 증가한다. 무균술과 피부소독으로 상처부위에 오염되는 세균의 양을 줄일 수는 있으나 세균을 완전히 없앨 수는 없다. 수술부위는 다양한 경로로 세균에 오염될 수 있는데, 수술과정에서 환자 자신의 상재균에 오염되는 내인성 경로가 가장 흔한 오염경로로 알려져 있다. 그 외 경로로는 오염된 수술기구, 오염된 의료진의 의복, 수술부위 이외의 감염이 혈액을 통해 전파되는 것 등이 있다.

수술부위감염의 주요 원인균은 대체적으로 *Staphylococcus aureus*, Coagulase-negative staphylococci(CNS), *Enterococcus* spp., *Escherichia coli*, *Pseudomonas aeruginosa*, *Enterobacter* spp. 등으로 분리되며, 광범위한 항생제의 사용, 감수성이 높은 환자(예: 당뇨, 비만, 면역저하 등)의 수술 증가 등으로 인해 최근 항생제 내성균(메티실린내성 황색포도알균, 반코마이신 내성 장알균, 카바페넴내성장내세균속 균종 등) 감염이 증가하고 있다(표 9-2).

상처는 세균오염도에 따라 청결상처(clean wound), 청결 오염상처(clean-contaminated wound), 오염상처(contaminated wound), 불결 감염상처(dirty-infected wound)로 분류하며, 세균오염도가 심할수록 수술부위감염 발생률도 증가한다(표 9-3).

표 9-2 수술부위감염 주요 원인균

원인균	분리건수(%)
Staphylococcus aureus	26,970(17.5)
Escherichia coli	21,746(14.1)
Enterococcus faecalis	12,267(8.0)
Coagulase-negative staphylococci	11,106(7.2)
Pseudomonas aeruginosa	8,956(5.8)
Selected *Klebsiella* spp	7,789(5.1)

표 9-2 수술부위감염 주요 원인균(계속)

원인균	분리건수(%)
Bacteriodes spp.	7,321(4.7)
Enterobacter spp.	7,178(4.7)
Other *Enterococcus* spp.	5,444(3.5)
Candida albicans	4,847(3.1)
Enterococcus faecium	4,515(2.9)
Proteus spp.	4,357(2.8)
Viridans group streptococci	4,267(2.8)
Citrobacter spp.	2,099(1.4)
Serratia spp.	1,904(1.2)
Other	23,367(15.2)
총합	154,133(100.0)

출처: Weiner-Lastinger, L. M., Abner, S., Edwards, J. R., Kallen, A. J., Karlsson, M., Magill, S. S., ... & Dudeck, M. A.(2020). Antimicrobial-resistant pathogens associated with adult healthcare-associated infections: Summary of data reported to the National Healthcare Safety Network, 2015-2017. Infection Control and Hospital Epidemiology, 41: 1~18.

표 9-3 세균오염도에 따른 수술상처 분류와 감염률

분류	정의	수술부위감염률
청결상처	염증과 감염이 발생하지 않은 부위의 수술상처이다. 호흡기계, 소화기계, 비뇨생식기계를 포함하지 않는 경우이며 청결상처는 일차봉합하고 배액관이 있는 경우 폐쇄 배액관이어야 한다. 예: 종양제거를 위한 신경외과 수술	1~5%
청결 오염상처	수술 중 커다란 오염이나 수술 전에 감염증이 없는 호흡기계, 소화기계, 비뇨생식기계의 수술상처이다. 특히 폐절제술이나 감염되지 않은 담도나 충수, 자궁, 구강인두를 포함하는 수술이 포함된다. 예: 계획된 대장수술, 개흉술(thoracotomy)	<10%
오염상처	개방상처나 오래되지 않은 사고상처(보통 4시간 이내), 수술 중에 명백한 오염이 발생되었거나 소화기계로부터 다량 오염된 경우, 급성 감염이 있지만 농이 동반되지 않은 경우, 감염이 있는 비뇨기계나 담도계 수술이 포함된다. 예: 비장적출술 도중 장천공	10~17%
불결 감염상처	괴사된 조직이 있거나 오래된 사고상처(4시간 이상 지연), 수술 중 수술부위감염을 일으킬 원인으로 판단되는 경우(예: 수술 중 농양 발견)이다. 이물질이 박힌 경우나 대변 등의 오염물질에 의해 오염된 경우, 괴사조직 제거술 등이 포함된다. 예: 복부 총상의 괴사조직 제거	>27%

출처: Wenzel, R. P.(2003). *Prevention and Control of Nosocomial Infection.* 4th. Philadelphia: Lippincott, Williams, & Wilkins.

2) 환자의 감수성

균의 침입에 대한 환자의 내적 방어력 정도는 수술부위감염 발생에 영향을 미친다. 즉, 고령, 심한 비만 또는 영양실조, 당뇨, 암, 흡연, 면역억제제의 사용, 수술 전 장기입원, 수술 전 비강 내 황색포도알균 보균, 다른 부위의 감염과 같은 다양한 환자의 특성이 수술부위감염의 위험성을 증가시킨다.

흡연을 하면 니코틴에 의해 혈관수축이 일어나고 상처가 잘 아물지 않아 수술부위감염의 발생 위험이 증가한다. 수술부위감염은 당뇨환자에게서 더 잘 발생할 수 있으며, 수술 후 고혈당(200mg/dL 이상)인 경우 수술부위감염의 발생 위험이 증가한다.

3) 수술적 요인

> **Tips**
> **사강**(dead space)
> 장기들을 적출한 후 생기는 공간으로 혈액 등의 삼출물이 고여 감염소가 되기 쉽고, 반흔 조직 형성으로 약물치료가 어렵다.

수술 중 조직의 부드러운 조작, 효과적인 지혈, 괴사된 조직이나 이물질 제거, 적절한 배액과 봉합재료 사용, 사강(dead space)을 최소화하는 등의 숙련된 수술기술은 수술부위감염을 감소시키는 데 중요하다. 상처에 있는 괴사조직은 항생제 치료에 매우 둔감하며, 숙주의 대식세포 면역반응으로부터 균을 보호하는 피난처가 될 수 있으므로 제거하여야 한다. 또한 수술기법의 기본을 준수하고 저체온을 예방할 경우 수술부위로 혈액과 산소가 원활히 공급되어 수술부위에서 호중구와 같은 면역세포들이 더 활발하게 활동할 수 있다.

반면 피부소독이 부적절한 경우, 수술 중 무균술을 어긴 경우, 수술기구를 신속멸균(flash sterilization)하여 사용한 경우 등에서는 수술부위감염의 위험이 증가한다. 신속멸균은 즉각적인 사용을 위하여 시간, 온도, 압력 등 멸균과정을 최소화한 증기멸균과정으로 수술 도중 수술기구를 떨어뜨리는 등 긴급하게 멸균이 필요할 때만 사용한다. 하지만 멸균 정도를 측정하기 어렵고 멸균 후 멸균상태를 유지하는 포장이 없어 운반 도중 오염될 가능성이 있으므로 수술부위감염을 유발할 수 있다.

또한 수술실 공기에는 미생물이 포함된 먼지, 비말 등이 떠다닐 수 있어 수술장의 환기가 부적절한 경우와 수술시간(절개에서 봉합까지의 시간)이 긴 경우, 수술 동안 드나드는 인원이 많은 경우에는 수술부위감염의 발생위험이 증가한다. 제모방법도 수술부위감염에 영향을 미치는데, 수술 전 날 면도기를 이용하여 제모한 경우 국소적 찰과상과 외상을 일으켜 미생물의 서식처가 될 수 있다.

2. 감염관리

세계보건기구(World Health Organization, WHO)와 미국 의료감염관리자문위원회(Hospital Infection Control Practices Advisory Committee, HICPAC) 등에서는 수술부위감염관리 지침을 발표하였으며, 주요 내용은 다음과 같다.

1) 수술 전 관리

(1) 환자 수술준비

계획 하에 시행하는 수술의 경우 가능한 수술 전에 수술상처와 관련이 없는 모든 감염을 확인하고 치료하며, 감염이 해결될 때까지 수술을 연기한다. 수술부위감염을 예방하기 위해 적절한 수술 전 준비가 필요하며 수술 전 불필요한 입원기간은 최소화한다.

당뇨병 유무와 상관없이 수술 전후 고혈당(200mg/dL 이상)이 되지 않도록 혈당을 적절히 조절하여야 하며(그림 9-2), 적어도 수술 30일 전부터는 금연하여야 한다. 면역억제제를 투여하는 환자의 경우 수술부위감염 예방을 목적으로 수술 전 면역억제제 투여를 중단할 필요는 없다. 또한 암이나 심

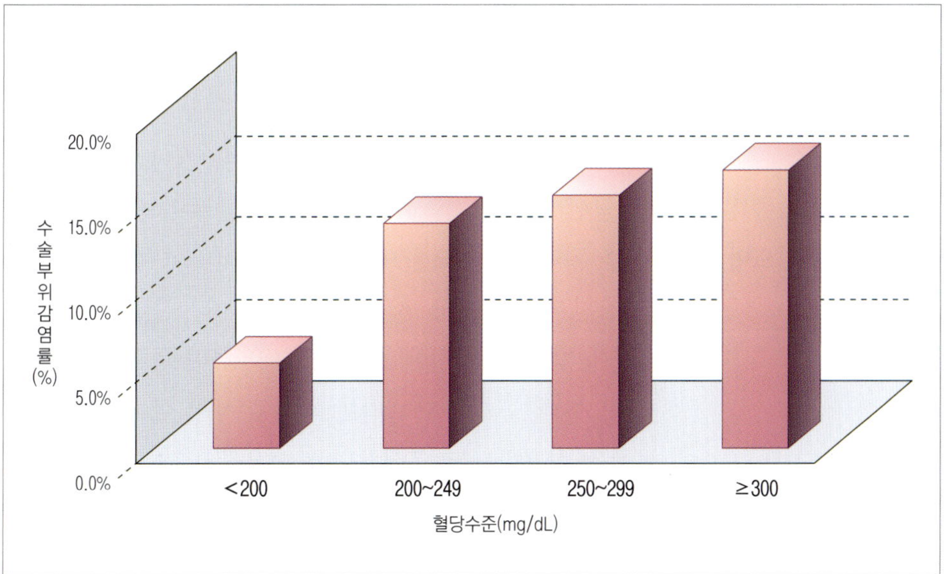

| 그림 9-2 | 수술 후 혈당수준에 따른 수술부위감염률

출처: Latham, R., Lancaster, A. D., Covington, J. F., Pirolo, J. S., Thomas, C. S. Jr.(2001). The association of diabetes and glucose control with surgical-site infections among cardiothoracic surgery patients. *Infection Control and Hospital Epidemiology*, 22(10): 607~612.

> **Tips**
>
> **수술 전 소독제 샤워**
>
> 수술 전 소독제를 이용한 샤워가 피부의 미생물 집락 수를 감소시켜 수술부위감염 발생을 감소시킬 수 있을 것으로 기대되지만, 1983년에서 2009년까지 발표된 연구를 분석한 결과 소독제를 이용한 수술 전 샤워 여부와 수술부위감염 감소와는 관련성이 없었다.

Tips

면도기 vs 전자가위

면도기로 수술 전 수술부위 체모를 제거하는 것은 전자가위(clipper) 혹은 제모제(depilatory)를 이용하여 체모를 제거하거나, 전혀 제거하지 않는 것에 비하여 수술부위감염률이 증가하는 것으로 보고되고 있다.

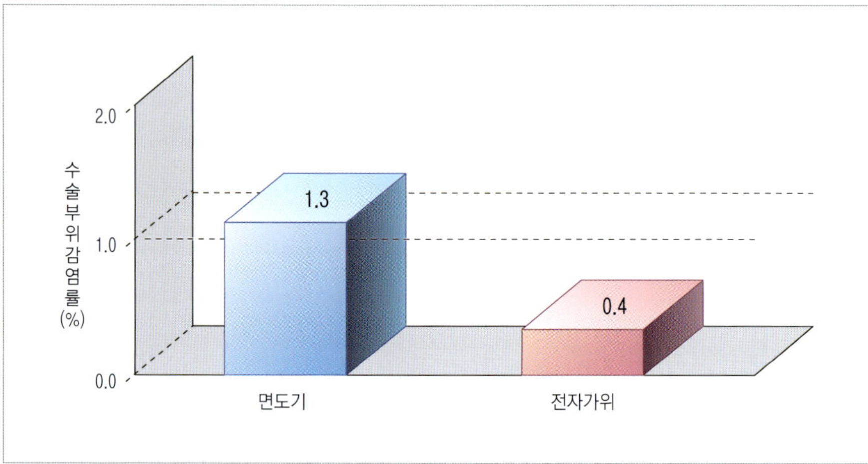

| 그림 9-3 | 제모방법에 따른 수술부위감염률(면도기 vs 전자가위)

출처: Ko, W., Lazenby, W. D., Zelano, J. A., Isom, O. W., Krieger, K. H.(1992). Effects of shaving methods and intraoperative irrigation on suppurative mediastinitis after bypass operations. *The Annals of Thoracic Surgery*, 53(2): 301~305.

장수술 예정인 저체중 환자에게는 영양유동식(multiple nutrient-enhanced nutritional formulas)을 경구나 장관영양을 통해 제공한다.

수술부위의 체모는 수술을 방해할 정도가 아니라면 제거하지 않으며, 만약 체모를 제거해야 한다면 수술 직전에 전자가위를 사용하여 제거한다(그림 9-3)(그림 9-4).

수술 전 피부의 미생물 집락 수를 감소시키기 위하여 수술 전날 밤 일반비누나 소독제가 함유된 비누를 이용하여 샤워를 한다. 심혈관계나 정형외과 수술 환자 중 황색포도알균이 비강에 집락하고 있는 경우 클로르헥시딘 샤워를 할 수 있으며, 수술 전후 뮤피로신 연고를 비강 내에 도포하도록 한다.

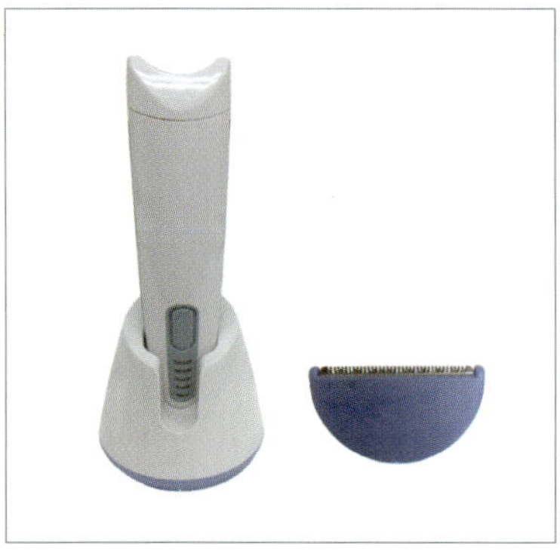

| 그림 9-4 | 전자가위(clipper)

피부 준비(skin preparation) 전에는 절개부위를 깨끗이 닦은 후 적절한 소독제를 사용하여 피부 준비를 한다. 이때 금기가 아니라면 피부 준비용 소독제로 알코올을 함유한 클로르헥시딘을 사용하고, 알코올이 함유된 클로르헥시딘을 사용할 수 없을 때는 포비돈-아이오다인을 사용한다. 수술 전 피부 준비 면적은 절개부위는 물론 새로운 절개나 배농 부위까지 포함할 수 있도록 충분히 넓어야 하며, 동심원을 그리면서 주변으로 퍼지는 방법으로 소독하여 피부를 준비한다.

표 9-4 수술시간별 장갑 천공률

수술 시간	착용한 장갑 수	천공된 장갑 수	천공률(%)
2시간 이내	1,480	125	8.4
2~4시간	1,044	125	12.0
4~6시간	276	62	22.5
합계	2,800	312	11.1

출처: 유선주, 임영신, 김명숙(2010). 수술용 장갑의 천공률에 관한 연구. 임상간호연구. 16(3): 63~71.

(2) 수술팀의 손과 아래팔 소독

수술팀은 손톱을 짧게 하고 인공 손톱을 부착하지 않으며 손과 아래팔에 장신구를 착용하지 않는다. 수술 전 손위생에 앞서 손톱 밑을 깨끗이 한다(그림 9-5). 외과적 손위생은 알코올을 함유한 손소독제를 이용하여 제조사의 권장사항에 따라 소독하거나, 항균비누와 물을 이용하여 적어도 2~5분간 시행하며, 손과 아래팔, 팔꿈치까지 포함하여 소독한다. 수술실로 이동할 때는 물이 손가락 끝에서 팔꿈치 방향으로 흐르도록 손을 위로 올려 몸에서 떨어지게(팔꿈치를 굴곡 상태로) 한 후 이동한다(그림 9-6). 소독된 수건으로 손을 말린 후 멸균가운과 멸균장갑을 착용한다.

(3) 수술팀 중 감염되었거나 균 집락이 있는 사람 관리

수술팀원에게 전파 가능한 감염질환의 증상이나 징후가 있는 경우 즉시 관리자에게 보고하도록 한다. 삼출성 피부 병변이 있는 경우에는 배양검사를 실시하고, 적절한 치료 후 감염증상이 없어질 때까지 근무를 제한한다.

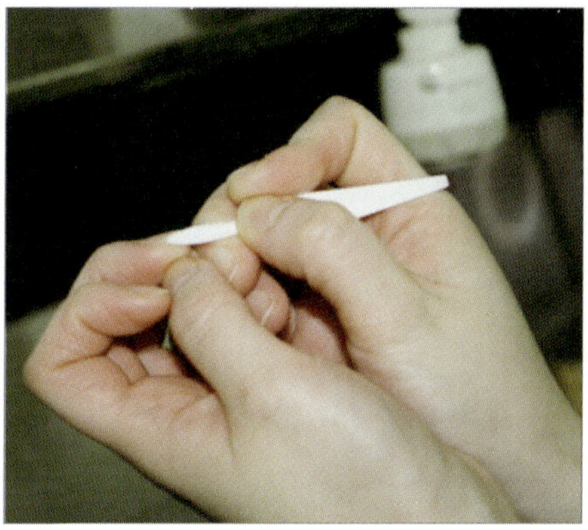

| 그림 9-5 | 수술 전 손톱 밑 관리

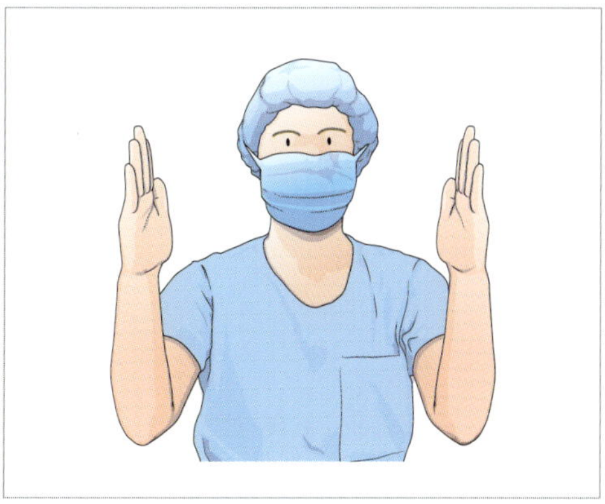

| 그림 9-6 | 수술 전 손씻기 후 팔꿈치의 굴곡 상태

(4) 예방적 항생제 관리

예방적 항생제는 반드시 필요한 경우에만 투여한다. 예방적 항생제를 선택할 때는 각각의 수술에서 수술부위감염을 유발하는 미생물에 항균효과가 있는 항생제를 선택하며, 일상적인 예방적 항생제로 반코마이신을 사용하지 않는다. 예방적 항생제는 항생제의 반감기를 고려하여 수술절개 전 60분 내에 투여해야 하며(단, 반코마이신, 또는 퀴놀론의 경우 2시간 이내에 투여), 수술이 끝난 후 24시간 이내에 중단한다(단, 일부 심혈관계 수술의 경우 48시간 이내). 예방적 항생제의 초기용량은 절개 시 혈장과 조직 내에서 항생제가 살균작용을 할 수 있을 정도의 농도여야 하며, 전체 수술시간과 상처봉합 후 수 시간 동안 혈장과 조직 내에 항생제 치료농도가 유지되도록 투여시기를 결정해야 한다(그림 9-7).

계획된 대장수술을 하는 경우에는 장내 미생물 집락 수를 감소시키기 위해 수술 전 경구 항생제 투여와 함께 관장이나 하제를 투여하여 장세척을 한다.

수술부위감염 예방을 위해 절개부위에 항생제(예: 연고, 용액 또는 분말 등)를 투여하지 않으며, 상처에 배액관을 보유하고 있는 환자의 경우 감염예방을 위해 예방적 항생제의 투여기간을 연장할 필요는 없다.

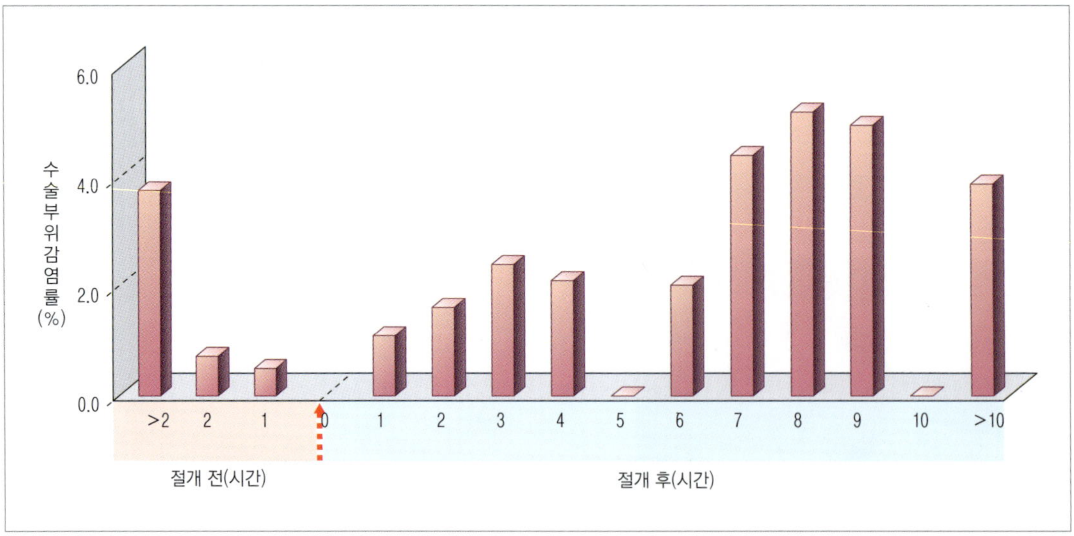

| 그림 9-7 | 예방적 항생제 투약시점에 따른 수술부위감염률

출처: Classen, D. C., Evans, R. S., Pestotnik, S. L., Horn, S. D., Menlove, R. L., Burke, J. P.(1992). The timing of prophylactic administration of antibiotics and the risk of surgical-wound infection. *The New England Journal of Medicine,* 326(5): 281~286.

2) 수술 중 관리

수술부위감염을 예방하기 위하여 기관삽관과 전신마취 상태에서 수술하는 성인 환자의 경우 수술 중과 수술 후 2~6시간 동안 충분한 산소(흡입산소농도; Fraction of inspired oxygen, FiO_2 80%)를 공급한다. 조직 내 적절한 산소공급이 가능하도록 수술 전후 정상체온을 유지하고, 수액 공급을 통해 적절한 혈액량을 유지한다.

복강수술의 경우 수술부위 보호대(wound protector)의 사용을 고려해 볼 수 있으며, 성인 환자의 경우 감염위험이 높은 수술봉합부위에 음압치료요법을 적용할 수 있으나, 수술부위감염 예방 목적으로 항생제를 이용한 수술절개부위 세척은 금한다.

(1) 환기

수술실 공기는 최소한 시간당 15회 이상 교환하고, 이 중 적어도 3번은 신선한 공기로 교환한다. 재순환하거나 신선한 공기 모두 여과장치를 사용하며, 공기는 천정에서 나오고 바닥 근처에서 배출되도록 한다. 수술실 공기가 수술실에서 복도 쪽으로 밀려나갈 수 있도록 양압을 유지하며, 장비, 의료진, 환자의 통행 등 필요한 경우를 제외하고는 수술실 문은 항상 닫아둔다. 수술실 출입은 반드시 필요한 인원으로 제한한다.

(2) 환경 소독

수술실 환경은 손과 접촉하는 빈도에 따라 매 환자마다 청소해야 되는 부위와 오염이 되는 경우에만 청소하는 부위를 구별하여 청소한다. 접촉빈도가 높은 표면은 특별한 주의가 필요하며, 자주 청소한 후 적절한 소독제로 표면을 소독해야 한다. 자주 접촉하지 않는 부위(예: 바닥, 벽 등)는 정기적으로 청소하고 오염물이 묻거나 튄 경우, 환자가 퇴실한 후 청소한다(그림 9-8).

수술 중 장비나 환경표면에 육안으로 보이는 혈액, 체액에 의한 오염이 발생한 경우 신속하게 닦아낸 후 소독한다. 그날의 마지막 수술이 끝난 후에는 소독제를 사용하여 수술실을 소독한다.

(3) 수술기구의 멸균

모든 수술기구는 멸균하여 사용한다. 멸균 정도의 측정이 어렵고 운반 도중 오염될 가능성이 있는 신속멸균의 경우, 긴급하게 환자에게 재사용해야 하

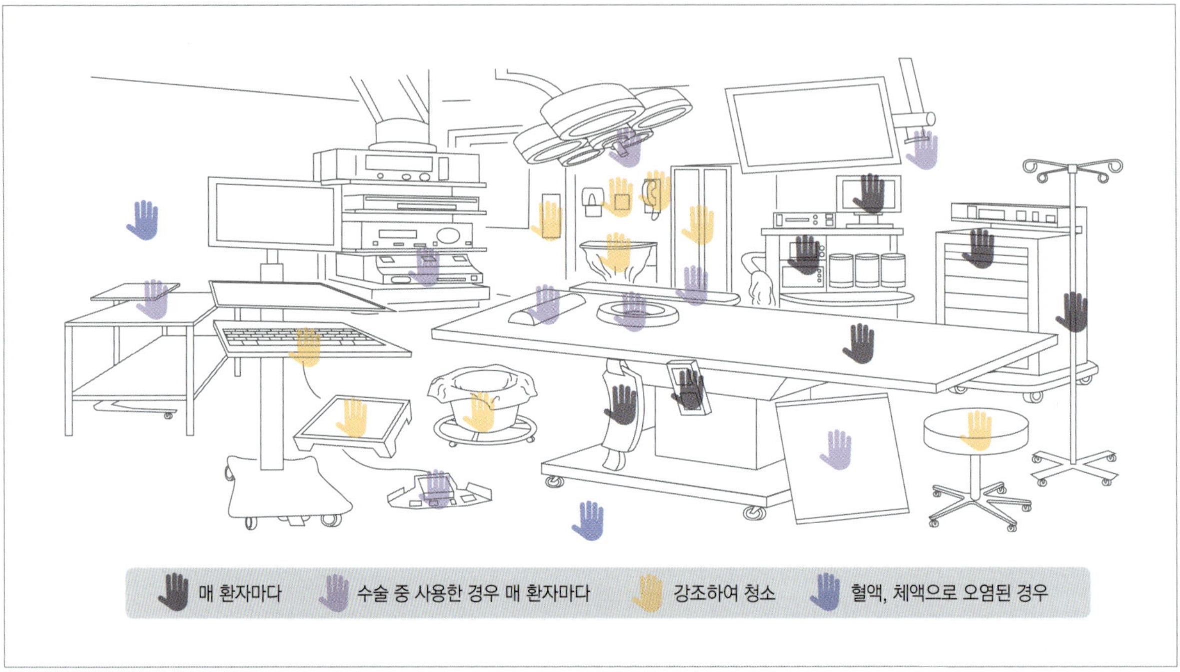

| 그림 9-8 | 수술실 내 위치별 청소빈도. 접촉이나 오염 빈도에 따라 구분한다.
출처: Allen, G.(2014). Implementing aorn recommended practices for environmental cleaning. AORNJ, 99(5): 570~582.

는 기구에 한해 사용하며, 편리성이나 경제적 이유로 사용하지 않는다.

(4) 수술복

수술실에 들어갈 때는 머리카락을 완전히 가리기 위해 모자나 두건을 착용한다. 수술이 시작되려 하거나 수술 중일 때, 멸균된 도구가 노출되어 있을 때는 수술실에 들어가기 전에 마스크로 입과 코를 완전히 가려야 한다. 수술에 참여하는 의료진은 수술 전 손위생을 한 후 멸균된 수술가운을 입고 그 위에 멸균장갑을 착용한다. 수술가운과 수술포는 젖었을 경우에도 효과적으로 감염원이 차단되도록 방수재질 제품을 사용한다. 수술가운이 눈에 보일 정도로 오염되었거나 혈액, 체액 등 감염의 가능성이 있는 물질에 오염되었을 경우에는 새 것으로 갈아입는다.

(5) 무균상태와 술기

침습적 처치 시(혈관, 척수 혹은 경막 외 카테터 삽입, 투약 등)에는 무균술을 철저히 준수하고, 멸균기구는 사용 직전에 조립하거나 준비한다.

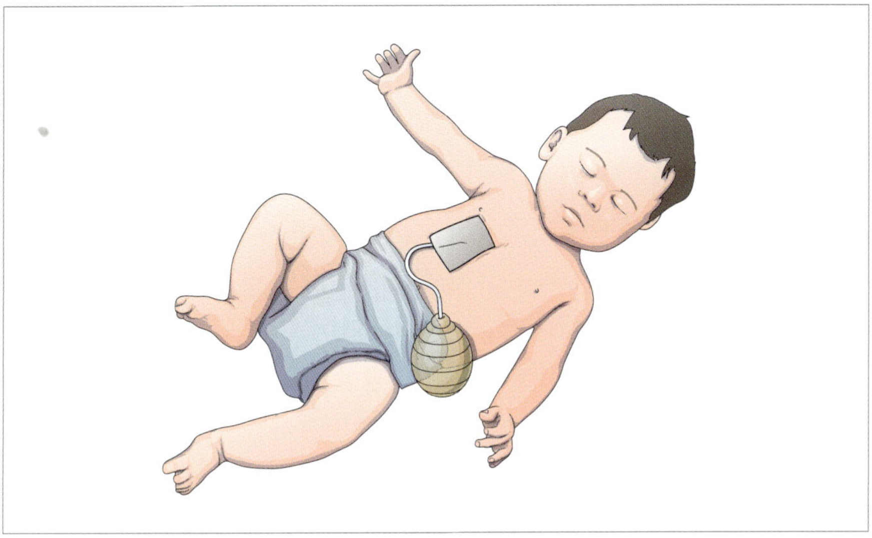

| 그림 9-9 | 폐쇄 배액관

수술부위의 손상을 최소화하기 위해 수술부위는 가능한 부드럽게 조작하고 출혈 시 효과적으로 지혈한다. 수술부위의 사강이나 이물질, 죽은 조직은 상처치유 과정을 지연시키므로 제거한다. 수술부위의 오염이 심한 경우에는 일차 피부봉합을 지연하거나 봉합된 절개부위를 개방시킨다. 배농이 필요한 경우에는 수술 절개부위와 떨어진 곳에 새로 절개를 하고 폐쇄 배액관을 삽입하며, 가능한 빨리 배액관을 제거하도록 한다(그림 9-9).

감염된 수술부위의 경우 절개부위를 개방하여 모든 고름과 염증성 체액을 제거하여야 하며, 섬유소나 괴사성 연조직, 이물질이 있는 경우 즉시 제거한다. 필요한 경우 항생제를 투여하고, 상처를 개방한 경우에는 적절히 상처관리를 시행한다.

3) 수술 후 절개부위 관리

수술부위 드레싱을 교환하기 전후, 수술부위에 접촉하기 전후에는 손을 씻는다. 절개부위를 일차 봉합한 경우에는 봉합 후 24~48시간 동안 멸균드레싱을 그대로 유지하고, 드레싱을 교환할 때에는 무균술을 준수한다.

수술부위감염 예방을 위한 적절한 배액관 제거시점에 대한 근거는 없으며, 임상적 판단에 따라 제거한다.

환자와 가족에게 적절한 수술상처 관리방법, 수술부위감염의 증상, 의사에게 보고해야 할 증상 등을 교육한다.

4) 감염감시

수술부위감염은 미국질병통제예방센터의 정의를 사용하여 진단한다. 수술부위감염은 인공삽입물이 없는 경우 수술 후 30일 이내, 인공삽입물이 있는 경우 수술 후 90일 이내에 수술과 관련된 감염이 발생할 수 있으므로 입원기간은 물론 퇴원 후에도 수술부위감염 발생 여부를 지속적으로 관찰하여야 한다.

수술부위감염 발생사례를 확인하고 감염률을 조사하여 주기적으로 수술팀에게 보고하여야 하며, 수술부위감염의 위험을 높이는 요인을 분석하여야 한다.

5) 수술부위감염을 예방하기 위한 전략

미국의 의료질향상연구소(Institute for Healthcare Improvement, IHI)는 전 세계적으로 의료의 질향상을 주도하는 기관이며, 2004년부터 입원환자들에게 발생하는 의학적 상해를 감소시키기 위한 국가적인 캠페인을 시행하고 있다. 이 캠페인에 소개된 수술부위감염을 예방하기 위한 전략은 다음과 같다(그림 9-10).

(1) 수술부위감염 예방

- **수술 시 적절한 예방적 항생제 사용:** 권장된 예방적 항생제를 절개 1시간 이내에 투여하고 수술 종료 후 24시간 이내에 항생제 투여를 중단한다.
- **적절한 체모 제거:** 체모를 제거할 경우 수술 직전에 하며, 되도록 전자가

표 9-5 수술 후 청결상처 감염률

수술의 종류	수술부위감염률(%)		
	입원환자	퇴원환자	전체
혈관계(vascular)	9.2	9.2	18.3
탈장(hernia)	1.7	6.3	8.0
유방(breast)	6.1	9.9	16.0
복부(abdominal)	2.3	8.0	10.3
두경부(head & neck)	0.8	6.3	7.1
기타	3.7	7.5	11.2

출처: Reid, R., Simcock, J. W., Chisholm, L., Dobbs, B., Frizelle, F. A.(2002). Postdischarge clean wound infections: Incidence underestimated and risk factors overemphasized. *ANZ Journal of Surgery*, 72(5): 339~343.

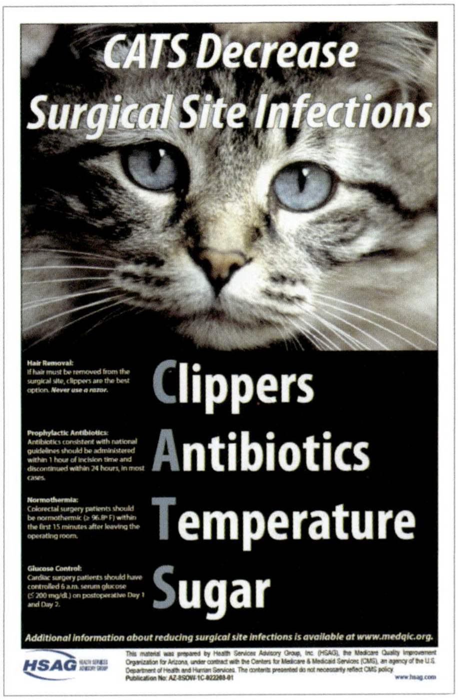

| 그림 9-10 | 수술부위감염 예방 포스터
출처: 미국 의료질향상연구소(IHI).
www.ihi.org/resources/Pages/Tools/CATSPosterforSurgicalSiteInfectionIntervention.aspx

위를 사용한다.

- **심장수술을 받은 환자의 수술 후 혈당 조절:** 심장수술을 받은 환자의 혈당은 수술 후 48시간 동안 200mg/dL 이하로 유지한다.
- **대장이나 직장 수술을 받은 환자의 수술 직후 정상체온 유지:** 치료적 목적으로 저체온을 유지하는 환자를 제외하고, 대장이나 직장 수술을 받은 환자의 체온을 수술 후 첫 1시간 동안 36~38℃로 유지한다.

(2) 수술 합병증 감소

- **베타차단제 투여:** 수술 전에 협심증, 증상이 있는 부정맥, 고혈압 등으로 베타차단제를 투여 받았던 환자는 수술과 상관없이 투여를 지속하도록 한다.
- **정맥혈전증 예방:** 수술 후 30일 이내에 사망한 환자 중 32%의 환자가 폐색전증 소견을 보이므로 정맥혈전증을 예방해야 한다.
- **인공호흡기 관련 폐렴 예방:** 수술을 받은 환자의 9~40%에서 폐렴이 발생하며, 특히 인공호흡기 관련 폐렴이 발생한 환자의 사망률은 46%에 이른다. 따라서 수술 후 인공호흡기 치료를 받는 환자의 폐렴 발생 예방이 중요하다.

> **Tips**
> **베타차단제**
> 심혈관계 질환을 치료하는 데 사용되는 약물로 심박동수를 느리게 하고 심근수축력을 감소시켜 심장이 일하는 정도를 줄인다.

> **Tips**
> **색전증**
> 맥관(혈관이나 림프관)을 폐색하는 덩어리로 혈행을 따라 이동하다 혈관을 막을 수 있으며, 이러한 증상을 색전증이라 한다.

> **Tips**
> **정맥혈전증**
> 정맥 내에 혈전(혈액응고물)이 생기는 것으로 혈전은 부분적, 또는 전체적으로 혈류의 흐름을 막거나 떨어져나가서 폐 등의 부위로 이동한다.

Tips

관상동맥우회술

심장근육에 혈류량을 증가시키기 위해 시행되는 수술로 관상동맥(심장에 혈액을 공급해주는 동맥)의 가지가 처음 시작되는 상행 대동맥과 관상동맥의 병변이 있는 부위(혈류 순환이 안 되는 곳)를 우회혈관으로 이어주는 자가 혈관 이식수술이다. 우회혈관으로는 주로 환자 자신의 종아리 주위에 있는 복재정맥(saphenous vein)을 사용한다.

관련 연구

관상동맥우회술 후 감염률 감소를 위한 복합중재 적용

Lutarewych, M., Morgan, S. P., & Hall, M. M.(2004). Improving Outcomes of Coronary Artery Bypass Graft Infections With Multiple Interventions Putting Science and Data to the Test. *Infection Control and Hospital Epidemirology*, 25(6): 517~519.

배경: 관상동맥우회술(Coronary Artery Bypass Graft, CABG) 환자의 수술부위감염률이 2001년 7.58%로 증가(NNIS 평균 3.57%)하였다. 종격동염, 복재정맥절제술(saphenectomy) 부위의 상처감염은 물론 폐렴의 발생도 증가하여 의료비용이 상승하고 사망률도 증가하였다. 수술부위감염 발생의 위험요인을 분석한 결과, 수술부위감염 환자의 95%가 당뇨가 있거나 비만하였다. 또한 수술환자의 25%가 수술 당일 아침에 입원하여 수술 전날 소독제(클로르헥시딘 글루코네이트) 샤워를 하지 않았으며, 혈당은 수술 후에만 관리되고 있었다.

중재 방법: 수술 전 혈당이 150mg/dL 이상인 환자에게 인슐린을 투여한다. 수술상처가 아물 때까지 수술부위 드레싱 교환 시 철저한 무균술을 준수한다. 수술 전과 수술 후 5일간 비강에 집락된 메티실린내성 황색포도알균(Methicillin Resistant *Staphylococcus aureus*, MRSA)에 의한 감염을 예방하기 위해 뮤피로신(mupirocin) 연고를 비강에 도포한다. 아이오도퍼를 이용하여 수술부위를 소독한다. 수술부위 절개 전 1시간 이내에 예방적 항생제를 투여한다. 수술 전날 소독제(클로르헥시딘 글루코네이트)를 이용한 샤워를 한다.

결과: 적극적인 감염관리 결과, 관상동맥우회술(흉골부위+혈관절제부위)의 수술부위감염률은 2001년 7.58%에서 2002년 3.47%로 감소하였다(흉골부위 2.53%→1.53%, 혈관절제부위 5.05%→2.10%). 관상동맥우회술의 수술부위감염에서 MRSA 분리율도 28%에서 18%로 감소하였다(그림 9-11).

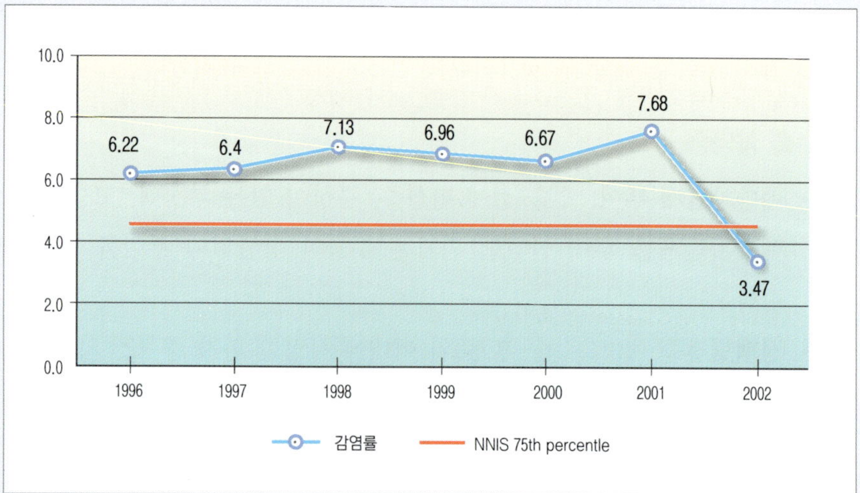

| 그림 9-11 | 수술부위감염률의 변화

• 요 약 •

1. 수술부위감염의 위험요인에는 상처부위의 세균, 수술부위상처의 오염도, 환자의 감수성 정도와 수술적 요인이 있다.
2. 예방적 항생제는 반드시 필요한 경우에만 사용하며, 수술절개 전 60분 내에 투여한다.
3. 수술부위의 체모는 수술을 방해할 정도가 아니라면 제거하지 않으며, 전자가위나 탈모제를 이용하여 제거한다.
4. 고혈당인 경우 수술부위감염의 발생위험이 증가하므로 수술 전후로 적절한 혈당을 유지하여야 한다.
5. 수술 전 피부의 미생물 집락 수를 감소시키기 위하여 수술 전날 밤 일반비누나 소독제가 함유된 비누를 이용하여 샤워를 한다.
6. 수술실의 적절한 환기와 환경소독, 수술기구 멸균과 무균술 준수 등의 수술 중 노력은 수술부위 감염 예방에 효과적이다.

• 확/인/학/습 •

1. 수술부위는 다양한 경로로 세균에 오염될 수 있다. 이 중 가장 흔한 경로는?

2. 수술부위감염을 감소시키기 위한 적절한 조치로 옳은 것은?
   ① 항생제 사용을 금지한다.
   ② 계획된 수술인 경우 30일 전부터 금연한다.
   ③ 신속멸균은 수술도구 소독에 가장 적절한 멸균방법이다.
   ④ 수술부위감염원을 제거하기 위하여 제모를 철저히 한다.
   ⑤ 신속한 의료진의 출입을 위하여 수술실 문은 항상 열어둔다.

3. 수술 전 항균비누와 물을 이용하여 손위생을 하는 경우 적어도 (　　)분간 시행한다. 손과 아래팔, 팔꿈치까지 씻는다.

4. 다음 중 감염된 수술부위 관리원칙으로 적절하지 않은 것은?
   ① 수술부위의 사강은 제거한다.
   ② 배액관은 가능한 빨리 제거한다.
   ③ 섬유소나 괴사성 연조직은 감염치료 후 제거한다.
   ④ 수술부위 오염이 심한 경우 일차 피부봉합을 지연한다.
   ⑤ 절개부위를 개방하여 모든 고름과 염증성 체액을 제거한다.

• 정/답/및/해/설 •

1. 정답 내인성 경로

   해설 수술부위는 다양한 경로로 세균에 오염될 수 있으며, 이 중 수술과정에서 환자 자신의 상재균에 오염되는 내인성 경로가 가장 흔한 오염경로이다.

2. 정답 ②

   해설 ① 수술부위감염을 유발하는 미생물에 항균효과가 있는 항생제를 선택하여 지침에 따라 투여한다.

   ③ 신속멸균은 멸균 정도를 측정하기 어렵고 멸균 후 운반 도중 오염의 가능성이 있어 긴급하게 멸균이 필요할 때만 제한적으로 사용한다.

   ④ 수술상처 근처의 제모가 수술을 방해할 정도가 아니라면 제모하지 않는다.

   ⑤ 장비, 의료진, 환자의 통행 등 필요한 경우를 제외하고는 수술실 문은 항상 닫아둔다.

3. 정답 2~5분

   해설 수술 전 항균비누와 물을 이용하여 손위생을 하는 경우 적어도 2~5분간 시행한다. 손과 아래팔, 팔꿈치까지 씻는다.

4. 정답 ③

   해설 감염부위의 빠른 치유를 위하여 섬유소나 괴사성 연조직은 제거해야 한다.

참고문헌

1. 노경호, 정혜란, 김수현, 최희정, 정선주, 손희정, 한수하, 최준용, 김상운, 김홍빈, 김영근(2020). 2018년 전국 수술부위감염 감시체계 결과보고. 의료관련감염관리. 25(2): 128~136.
2. 유선주, 임영신, 김명숙(2010). 수술용 장갑의 천공률에 관한 연구. 임상간호연구. 16(3): 63~71.
3. 질병관리청(2018). 전국 수술부위감염 감시체계 운영.
4. 최정현, 김경미, 신완식, 허동호, 김희정, 조윤경, 강문원, 최선주, 정희진, 김우주, 오향순, 오명돈, 최강원, 이상일(1999). 수술부위감염이 의료비용 및 재원기간에 미치는 영향에 대한 연구. 의료관련감염관리, 4(2): 193~204.
5. Anderson D. J. et al.(2014). Strategies to Prevent Surgical Site Infections in Acute Care Hospitals: 2014 Update. *Infection Control & Hospital Epidemiology*. 35(S2): S66–S88.
6. Centers for Disease Control and Prevention/HICPAC(2017). *Draft guidelines for the prevention of surgical site infection*.
7. Classen, D. C. et al.(1992). The timing of prophylactic administration of antibiotics and the risk of surgical–wound infection. *The New England Journal of Medicine*, 326(5): 281~286.
8. Haley, R. W. et al.(1985). The efficacy of infection surveillance and control programs in preventing nosocomial infections in US hospitals. *American Journal of Epidemiology*, 121(2): 182~205.
9. Ko, W. et al.(1992). Effects of shaving methods and intraoperative irrigation on suppurative mediastinitis after bypass operations. *The Annals of Thoracic Surgery*, 53(2): 301~305.
10. Latham, R. et al.(2001). The association of diabetes and glucose control with surgical–site infec-

tions among cardiothoracic surgery patients. *Infection Control and Hospital Epidemiology*, 22(10): 607~612.

11. Lutarewych, M. et al.(2004). Improving Outcomes of Coronary Artery Bypass Graft Infections With Multiple Interventions Putting Science and Data to the Test. *Infection Control and Hospital Epidemiology*, 25(6): 517~519.
12. Mangram, A. J. et al.(1999). Guideline for prevention of surgical site infection. *American Journal of Infection Control*, 27: 97~134.
13. National Healthcare Safety Network(NHSN) Patient Safety Component Manual(2021). Chapter 9: Surgical Site Infection (SSI) Event. 2021. Available at: https://www.cdc.gov/nhsn/pdfs/pscmanual/pcsmanual_current.pdf.
14. NICE(2008). Surgical Site Infection. Available at: https://www.nice.org.uk/guidance/cg74.
15. Reid, R. et al.(2002). Postdischarge clean wound infections: Incidence underestimated and risk factors overemphasized. *ANZ Journal of Surgery*, 72(5): 339~343.
16. The Association for Professionals in Infection Control and Epidemiology(2009). *APIC Text of Infection Control and Epidemiology*. 3rd. Washington: APIC.
17. Weiner–Lastinger, L. M. et al.(2020). Antimicrobial–resistant pathogens associated with adult healthcare–associated infections: summary of data reported to the National Healthcare Safety Network, 2015 – 2017. *Infection Control & Hospital Epidemiology*, 41(1): 1~18.
18. Wenzel, R. P.(2003). *Prevention and Control of Nosocomial Infections* 4th. Philadelphia: Lippincott, Williams, & Wilkins.
19. World Health Organization(2016). *Global guidelines for the prevention of surgical site infection*.
20. World Health Organization(2018). *Global guidelines for the prevention of surgical site infection*.
21. www.ihi.org/resources/Pages/Tools/CATSPosterforSurgicalSiteInfectionIntervention.aspx.

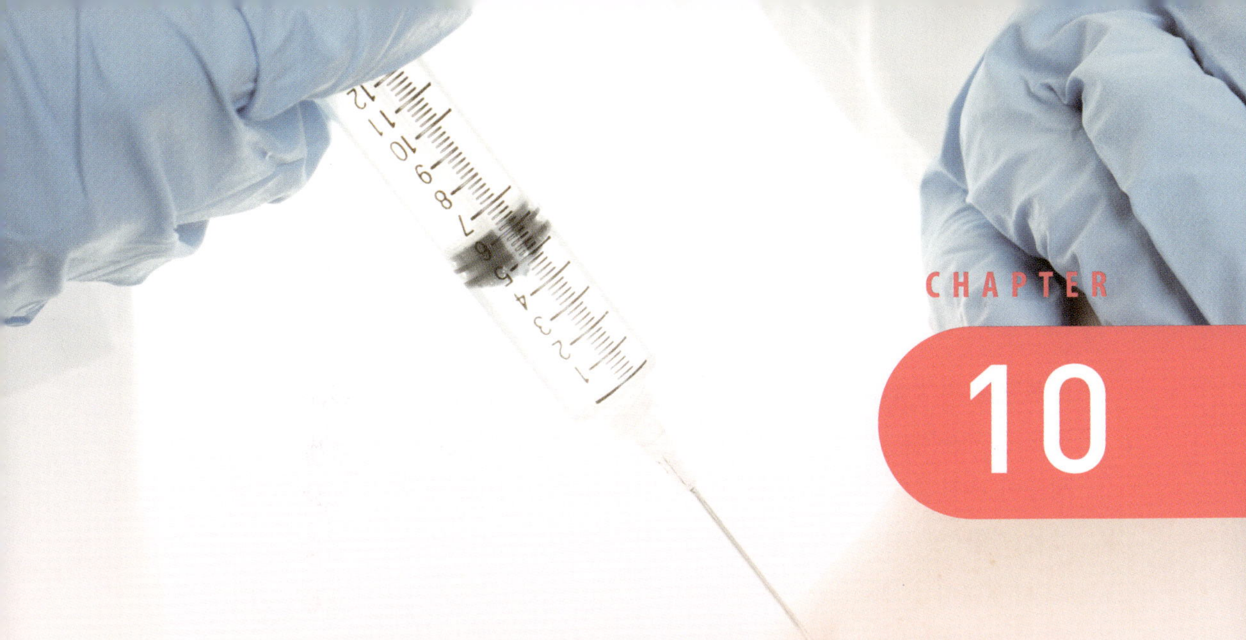

CHAPTER

10

다제내성균 감염관리

손희정

다제내성균에 의한 감염은 효과적인 치료 항생제의 선택이 어렵고 병원 재원기간을 연장시키며 의료비용과 치사율을 증가시켜 전 세계적인 위협으로 간주되고 있다. 이러한 다제내성균의 발생을 감소시키고 전파를 예방하기 위해서는 감시 체계 구축, 적절한 항생제 사용 그리고 효과적인 감염관리 전략을 다각적으로 적용하는 것이 중요하다.

학습목표

1. 다제내성균의 개념과 문제점을 설명할 수 있다.
2. 다제내성균의 발생 및 전파 경로를 설명할 수 있다.
3. 다제내성균의 전파를 예방하기 위한 감염관리 방법을 설명할 수 있다.

개요

항생제는 미생물의 성장이나 생명을 막는 것으로 감염을 예방하고 치료하는데 필수적으로 사용되는 의약품이다. 하지만 시간이 지남에 따라 세균, 바이러스, 진균, 기생충이 유전적으로 변하고 항생제에 노출되어도 항생제에 저항하여 생존할 수 있는 약물 저항성을 갖게 되는데, 이를 항생제 내성이라고 한다.

다제내성균(Multidrug-Resistant Organisms, MDROs)은 한 가지 이상의 항생제 계열에 내성이 있는 미생물을 의미하는데, 어떤 다제내성균의 이름이 한 가지 약제에 대한 내성으로 표시되어 있더라도 대부분의 이용 가능한 항생제에 흔히 내성이 있는 경우가 많다. 항생제 내성은 여러 종류의 미생물에서 발생하고 있으나, 이 장에서는 의료기관에서 감염을 흔히 일으키는 항생제 내성균에 대해 설명하고자 한다.

이처럼 항생제 내성균이 발생하면 환자들의 치료 기간이 연장되고, 의료비용이 상승하면서 사회경제적 손실을 초래하고 국민 건강과 보건에 위협이 되고 있지만, 내성균에 대항하는 새로운 항생제의 개발도 쉽지 않으며, 현재 항생제 내성균으로 인한 사망률이 지속적으로 증가할 것으로 예측되고 있어 체계적인 관리가 필요한 상황이다.

역학

1. 항생제 내성균의 발생과 전파

항생제를 투여하면 대부분의 균들은 죽게 되는데 일부 균들이 살아남아 내성을 가지게 되고, 몸속에 있는 좋은 균들과 질병을 일으키는 균들이 함께 제거되는 현상이 지속적으로 발생하면서 결국 항생제에 내성이 있는 균주들만 살아남게 된다. 생존한 내성 균주들은 지속적으로 번식하고 성장하며, 일부 내성균들이 항생제 내성을 다른 균주들에게 전이시켜 전파된다(그림 10-1).

항생제 내성균 발생의 주요 원인은 항생제의 오용과 남용이다. 내성균이 발생한 농·축·수산물을 취급하거나 조리하는 과정 그리고 내성균이 집락된 사

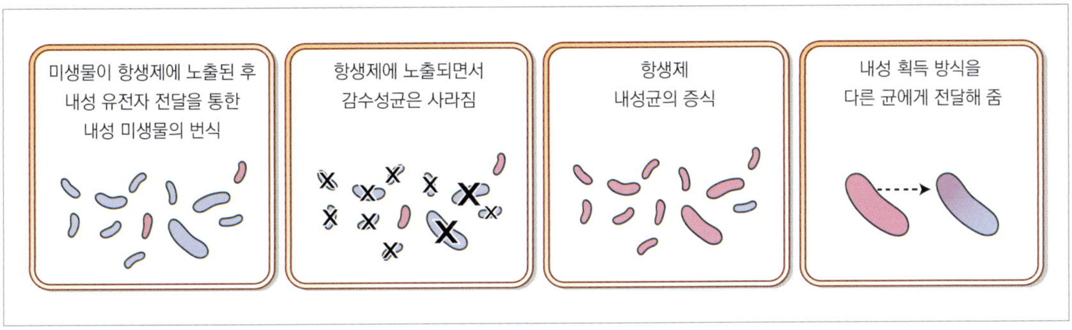

| 그림 10-1 | 항생제 내성균의 생성과정
출처: CDC(2013). *Antibiotic Resistance Threats In The United States.*

람이 다른 사람들 또는 환경과 접촉하는 과정에서 내성균이 전파될 수 있으며, 특히 의료기관에서는 감염 또는 보균하고 있는 환자, 오염된 환경이나 의료기관 종사자의 손을 매개로 다른 환자에게 전파되는 경우가 가장 흔하다(그림 10-2).

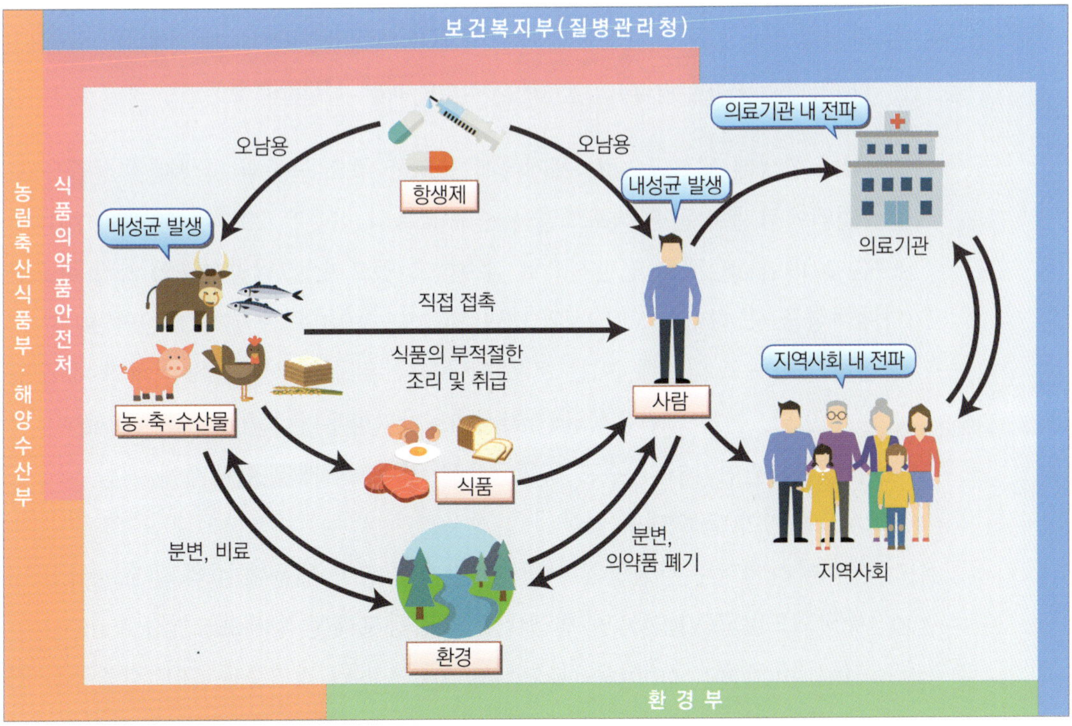

| 그림 10-2 | 항생제 내성균의 발생 및 전파 경로
출처: 과학기술정보통신부(2018). 「One Health 항생제 내성균 다부처 공동대응사업」 공동기획연구 보고서.

2. 주요 다제내성균

의료기관 내 의료관련감염의 주요 원인이 되고 있는 다제내성균의 종류는 다음과 같다.

① 메티실린 내성 황색포도알균(Methicillin Resistant *Staphylococcus aureus*, MRSA)

② 반코마이신 내성 장알균(Vancomycin Resistant Enterococci, VRE)

③ 다제내성 그람음성균(Multidrug Resistant Gram Negative Bacteria,MRGNB)

- 카바페넴내성 또는 다제내성 아시네토박터바우마니균(Carbapenem-Resistant, CRAB or Multidrug-Resistant *Acinetobacter Baumannii*, MRAB)
- 카바페넴내성 또는 다제내성 녹농균(Carbapenem-Resistant, CRPA or Multidrug-Resistant *Pseudomonas aeruginosa*, MRPA)

④ 넓은 범위의 항생제를 분해할 수 있는 효소(Extended Spectrum Beta-Lactamase, ESBLs)를 생성하는 *E. coli*와 *Klebsiella* spp.

⑤ 카바페넴내성 장내세균속종(Carbapenem-Resistant Enterobacteriaceae, CRE)

⑥ 페니실린내성 또는 다제내성 폐렴알균(Penicillin-Resistant, PRSP or Multi-Drug-Resistant *Streptococcus pneumoniae*, MDRSP 등)

국내 항생제 내성균 감시 체계에서 보고한 주요 균종별 항생제 내성률을 보면, 혈액에서 분리된 황색포도알균 중 MRSA의 비율은 2017년 53.2%, 2018년 47%, 2019년 48.9%로 전반적으로 감소하고 있으며, 그람양성균의 가장 주요한 다제내성균 중 하나인 VRE는 2017년 34.0%, 2018년 39.4%, 2019년 40.3%로 꾸준히 증가하고 있는데, 이는 모두 미국이나 유럽 등 선진국에 비하면 매우 높은 수준이다. 특히 그람음성균인 아시네토박터바우마니균(*A. baumannii*)은 중환자실 의료관련감염의 주된 병원균으로 카바페넴계열 항생제에 대한 내성률(CRAB)이 약 90%로 매우 높다.

우리나라에서는 감염병의 예방 및 관리에 관한 법률에 따라 반코마이신 내성 황색포도알균(VRSA) 및 반코마이신 중등도내성 황색포도알균(Vancomycin-Intermediate *Staphylococcus aureus*, VISA) 감염증과 CRE 감염증은 전파가능성을 고려하여 발생 또는 유행 시 24시간 이내에 신고하여야 하고 격리가 필요한 감염병으로 분류하여 제2급 감염병으로 관리하고 있다. 그 외 VRE 감염증, MRSA 감염증, MRPA 감염증, MRAB 감염증에 대해서는 발생 수준, 발생 경향의 변동 양상 등을 파악하기 위한 목적으로 표본감시 대상으로 지정하여 감시체계를 유지하고 있다.

CRE 감염증은 2017년 6월부터 전수감시 감염병으로 전환하면서 매년 지속적으로 발생이 증가하는 것으로 보고되고 있으며, 특히 70세 이상 고령 인구가 차지하는 비율이 60% 이상으로 높고 요양병원 신고건수도 증가하는 추세이다.

2020년 표본감시 자료를 살펴보면, 혈액 검체 분리율은 재원일수 1,000일당 MRSA 0.11건, VRE 0.07건, MRPA 0.01건, MRAB 0.04건이고, 혈액 외 검체 분리율은 MRSA 0.94건, VRE 0.60건, MRPA 0.32건, MRAB 0.64건으로 보고되었으며, 최근 수년간의 자료를 분석했을 때 MRSA 분리율은 지속적으로 감소하였고, VRE 분리율은 증가하는 추세를 나타내고 있다.

감염관리

1. 의료기관 내 체계 마련

의료기관 내 다제내성균 전파를 예방, 관리하기 위한 내부 지침을 마련하고 행정적 지원과 재정 · 인적 자원을 제공한다. 그리고 다제내성균 집락 혹은 감염환자를 신속하고 효과적으로 확인하여 의사소통을 할 수 있는 시스템(예: 전자의무기록 경고창 등)을 마련하여 환자 관리에 참여하는 모든 직원이 이를 인지할 수 있도록 하고, 의료기관 내 혹은 의료기관 간 환자가 이동하기 전에 정보를 제공한다. 또한 의료기관 내 다제내성균의 기초 유병률과 이에 근거한 다제내성균 감염의 위험 환자군 혹은 위험 부서를 파악하여 의료기관 내 유행을 조기에 발견하고 필요한 중재활동을 도입한다.

2. 교육

의료종사자의 입사 시 교육 및 정기 교육과정을 통해 다제내성균의 전파위험과 예방, 관리방법에 대한 교육과 훈련을 시행하고, 환자와 가족 혹은 간병인들도 의료기관 방침에 참여할 수 있도록 유도한다.

3. 항생제 적정 사용

여러 부서 간 협력을 통해 항생제 사용 및 관리에 대한 사항을 검토하며, 임상의사가 적절한 항생제를 처방할 수 있도록 항생제 사용 지침을 수립하고, 교육과 훈련을 제공한다. 의료기관은 불필요한 항생제 사용을 줄이기 위한 체계적인 항생제 적정 사용 프로그램(예: 다제내성균 발생을 유도할 수 있는 항생제에 대한 사용 제한, 항생제 승인 시스템 도입 등)을 운영한다. 또한 정기적인 항생제 감수성 보고 및 최신 경향에 대한 분석을 시행하고 항생제 적정 사용을 위하여 여러 부서가 협력하는 체계를 구축한다.

4. 다제내성균 감시

미생물 검사실에서는 표준화된 검사법을 사용하여 항생제 감수성을 결정하며, 새로운 내성 유형을 확인했을 때 이를 실시간 모니터링할 수 있는 체계를 구축한다. 의료기관 내에서 다제내성균의 전파경로를 추적하거나 역학적인 관계를 조사할 때 분자유형 확인을 위해 다제내성균 검체를 보관하는 검사실 프로토콜을 개발하고 이행한다.

또한 다제내성균 발생이 감소하는지 그리고 추가적인 중재가 필요할지를 결정하기 위해 통계적인 방법을 사용하여 다제내성균 발생률을 산출하고 경향을 분석하며, 감염관리 중재 적용 여부와 효과를 판단한다.

5. 환자 격리

다제내성균이 분리되는 환자는 가능한 1인실 격리를 시행한다. 격리실이 제한된 경우, 균의 종류와 환자의 상태에 따라 위험 평가를 하여 우선순위를 결정한다. 전파의 위험이 큰 환자(설사, 창상배액, 요실금, 변실금, 다량의 호흡기 분비물)부터 우선적으로 1인실로 배정하며, 1인실 격리가 어려운 경우 코호트 격리를 한다(동일한 내성균이 분리되는 환자를 같은 병실에 함께 격리). 만약 코호트 격리도 불가능하다면 다제내성균으로 인한 감염위험이 높은 환자(면역저하자나 개방창상이 있는 환자 등)와 같은 병실을 피하며, 가능한 한 물리적 칸막이를 마련한다. 다제내성균으로 인한 유행 발생 시에는 해당 환자에 대한 전담 의료진 또는 직원 배정을 고려할 수 있다.

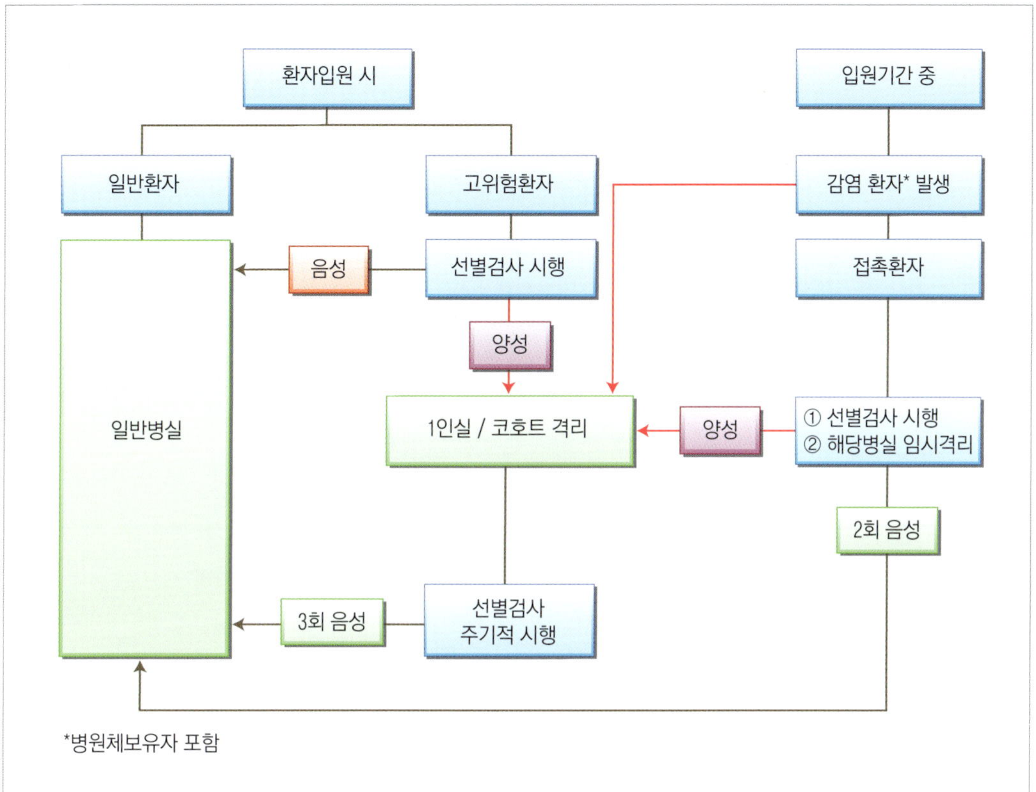

| 그림 10-3 | 다제내성균 선별검사 시행과 격리 절차 예시
출처: 질병관리본부(2020). 2020년 의료관련감염병 관리지침

과거 입원 당시 균이 분리되었던 사실이 확인된 경우 위험요인에 따라 가능한 한 선제 격리를 하고 선별검사를 실시한다(그림 10-3).

6. 접촉주의

다제내성균 보균 · 감염 환자 또는 선제 격리를 시행하는 환자에 대해 접촉주의를 준수한다(그림 10-4). 환자와 접촉하기 전후와 환자의 주변 환경을 접촉한 후에 손위생을 시행한다. 환자 접촉 전과 손위생 수행 후 장갑(일회용)을 착용하고, 환자 접촉 후에는 장갑을 벗고 손위생을 시행한다. 격리실이나 코호트 구역으로 들어가기 전 또는 환자, 환자 주위의 환경, 환자 병실의 물품과 직접 접촉 시 가운을 착용하며, 병실 또는 구역을 나오기 전 장갑을 먼저 벗고 가운을 벗는다.

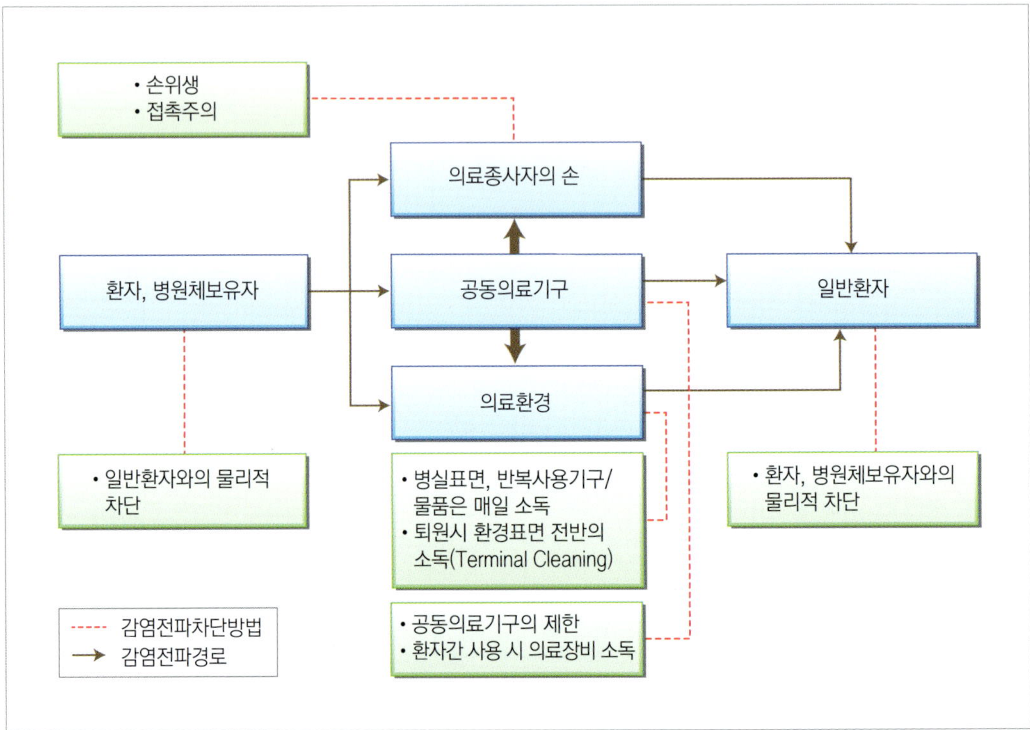

| 그림 10-4 | 다제내성균 예방 및 관리

출처: 질병관리본부(2020). 2020년 의료관련감염병 관리지침

7. 물품 및 환경관리

환자에게 사용한 의료기구는 가능한 환자 전용으로 사용하며, 공용으로 사용할 경우 다른 환자에게 사용하기 전에 소독한다. 사용한 의료기구는 주변 환경을 오염시키지 않는 방법으로 수거한 후 소독한다. 환자 주변 환경과 환자 및 직원이 자주 접촉하는 환경 표면은 소독제를 이용하여 닦고, 승인된 세척제 및 소독제를 제조회사의 권고에 따라 사용하고 접촉시간을 준수한다.

8. 유행 발생 시 관리

다제내성균 관리를 강화해야 할 필요가 있을 때, 다제내성균 획득 위험이 높은 환자군(예: 중환자실, 골수이식병동, 암병동, 다제내성균 유병률이 높은 시설에서 온 환자, 집락이나 감염된 환자와 같은 병실을 사용한 환자, 이전에 다제내성균이 집락 혹은 감염된 사람)을 대상으로 환자에게 격리주의지침을 적용하거나 해제할 목적으로 미생물 보균을 확인하기 위해 검사를 시행할 수 있다. 손상된 피부와 배액이 되는 상처, 그 외 다제내성균의 종류에 따라 특정 부위의 검체를 채취하여 배양검사를 시행한다(표 10-1). 특히 중환자실과 같이 고위험 부서에 입실할 때 감시배양을 하고 다제내성균의 전파를 평가하기 위해 정기적으로 감시배양을 시행한다. 또한 다제내성균의 전파가 의료종사자와 관련이 있다는 역학적 근거가 있을 때는 의료종사자를 대상으로 배양검사를 고려할 수 있다(표 10-2).

표 10-1 다제내성균 종류별 능동적 감시배양 검체 채취 부위

다제내성균	검체 채취 부위
메티실린 내성 황색포도알균	비강 전방 추가: 인후, 기관내관 흡인물, 경피적 위조루술(percutaneous endoscopic gastrostomy, PEG) 부위, 직장 주변이나 회음부
반코마이신 내성 장알균	대변, 직장 혹은 직장 주변 부위
다제내성 그람음성막대균	호흡기계 보균이 의심될 경우, 기관내관 흡인물 혹은 객담

표 10-2 의료기관에서의 카바페넴내성 장내세균속균종(CRE) 감염증 예방 전략

1. 손위생
• 손위생 증진
• 손위생 순응도 모니터링 및 피드백
• 손위생 장소 접근성 보장
2. 접촉주의 조치
• 접촉주의가 필요한 직원 대상 교육 및 훈련과정(착탈의 연습 포함) 마련
• 접촉주의 순응도 모니터링 및 피드백
• CRE 감염증 환자 또는 병원체보유자 격리(고위험장소로부터 전원 온 경우 선제적 접촉격리 시행)
3. 의료인력 교육
4. 침습적 장치의 사용을 최소화
5. 검사실에서 CRE 확인 즉시 결과 보고
6. CRE 감염증 환자 또는 병원체보유자가 퇴원 또는 전원 시 환자 정보 공유
• CRE 진단 환자 재입원 시 확인 필요
7. 항생제의 올바른 사용관리

표 10-2 의료기관에서의 카바페넴내성 장내세균속균종(CRE) 감염증 예방 전략(계속)

8. 환경관리	
9. CRE 감염증 환자 또는 병원체보유자 관리	
• 1인 격리실 부족 시	CRE 감염증 환자 또는 병원체보유자 코호트
	전파의 위험이 높은 환자부터 우선적으로 1인 격리실 사용
• CRE 감염증 환자 또는 병원체보유자 전담의료진 배치	
10. CRE 환자의 접촉자 검사	
• CRE 감염증 환자 또는 병원체보유자로 확인되지 않았지만 역학적 연관성이 있는 환자 검사	
11. 능동감시 시행	
• CRE 확인을 위해 고위험군 입원 시 검사 또는 입원 시와 입원기간 동안 주기적 검사	
12. 클로르헥시딘 목욕	
• 중환자실과 같은 고위험장소 또는 CRE가 토착화된 경우에 2% 클로르헥시딘(용액 또는 용액을 적신 티슈) 목욕을 고려해 볼 수 있음	

출처: 질병관리청(2020). 2020년 의료관련감염병 관리지침

관련 연구

이스라엘 국가 카바페넴내성 장내세균속균종(CRE) 지침을 모델로 적용한 병원 전체 CRAB 유행 관리

Alon, D., Mudrik, H., Chowers, M., & Shitrit, P.(2020). Control of a hospital-wide outbreak of carbapenem-resistant *Acinetobacter baumannii* (CRAB) using the Israeli national carbapenem-resistant Enterobacteriaceae (CRE) guidelines as a model. *Infection Control & Hospital Epidemiology*, 41: 926~930.

본 연구는 740병상 규모의 이스라엘 2차 병원에서 병원 전체 CRAB 유행을 관리하기 위해 국가 CRE 관리지침을 적용한 후 효과를 평가한 연구이다.

첫 번째 중재기간(2014~2015)년에는 표준주의와 접촉주의 준수, 직원 및 환자 교육, 환자 침상이나 전자의무기록에 CRAB 분리 상태 표시, 퇴원 후 소독 실시, 환자를 격리하거나 다인실에 배치하여 관리하였다. 두 번째 중재기간(2016~2018)년에는 매일 CRAB 환자 사례 등록, 분리된 병실에 환자를 배치하거나 코호트 격리, 전담 간호인력 배치, 코호트 구역을 출입하는 다른 직원이나 방문객을 감독하였다. 또한 기구는 전용으로 사용하거나 일회용 사용 후 폐기하였고, 매일 그리고 환자 퇴실 시 철저한 환경 소독을 실시하였으며 감염관리실에서 직원들에 대한 전향적 모니터링을 수행하였다.

중재 적용 결과, CRAB 획득률이 중재 전 1,000건의 입원환자당 1.3건에서 중재 후 0.3건으로 감소하여 ($P<.001$) CRE 관리 지침을 기반으로 한 중재 적용이 효과적임을 확인하였다.

• 요 약 •

1. 다제내성균의 출현을 가속화시키는 항생제 오남용의 폐해를 인식한다.
2. 다제내성균 감염관리의 주요 핵심은 손위생, 접촉주의지침 준수와 환경관리이다.
3. 다제내성균의 유행 발생 시 적극적으로 감염예방 중재활동을 적용한다.

• 확/인/학/습 •

1. 항생제 내성균 대한 설명으로 옳은 것은?

① 반코마이신 내성 장알균은 한 가지 항생제에 내성이 있는 세균이므로 다제내성균이 아니다.

② 항생제 내성균은 항생제를 적게 사용하는 것이 주요 요인이다.

③ 다제내성균은 감염된 사람 또는 오염된 환경과 접촉하는 과정에서 전파될 수 있다.

④ 다제내성균 발생은 치료기간 감소, 사망률 증가, 의료비용 상승 등을 초래한다.

⑤ VRE 감염증과 CRE 감염증은 발생 시 24시간 이내에 신고해야 하는 제2급 감염병으로 관리하고 있다.

2. 다제내성균 관리방법으로 적절한 것은?

① 다제내성균 분리 환자는 균의 종류와 상관없이 같은 병실에 함께 격리한다.

② 다제내성균 환자를 모두 격리실에 배치하기 어려울 때에는 균의 종류와 환자의 상태에 따라 우선순위를 결정한다.

③ 다제내성균 유행 발생 시에는 감염 전파 위험이 있으므로 다제내성균 환자 전담 의료진을 배정하지 않는다.

④ 다제내성균 환자의 격리실에 들어간 후 가운과 장갑을 착용하고 격리실 밖으로 나온 후 제거한다.

⑤ 다제내성균 코호트 구역에서는 장갑을 착용하기 때문에 환자마다 손위생을 할 필요는 없다.

3. 다제내성균 획득 위험이 높은 환자군이 <u>아닌</u> 것은?

① 중환자실 환자

② 암병동 환자

③ 골수이식병동 환자

④ 다제내성균 환자와 같은 병실을 사용한 환자

⑤ 이전에 다제내성균에 감염된 적이 없는 사람

• 정/답/및/해/설 •

1. 정답 ③

해설 다제내성균은 한 가지 이상의 항생제 계열에 내성이 있는 미생물이다.
항생제 내성균 발생의 주요 원인은 항생제의 오용과 남용이며, 치료 기간이 연장되고 사망률을 증가시키며, 의료비용 상승으로 사회경제적 손실을 초래한다.
제2급 감염병은 VRSA, VISA, CRE 감염증으로 전파가능성을 고려하여 발생 또는 유행 시 24시간 이내에 신고하여야 하며, 격리가 필요한 감염병이다.

2. 정답 ②

해설 다제내성균 분리 환자를 1인실에 격리할 수 없는 경우 동일한 내성균이 분리되는 환자를 같은 병실에 함께 격리한다(코호트).
다제내성균으로 인한 유행 발생 시에는 해당 환자에 대한 전담 의료진 배정을 고려할 수 있다.

다제내성균 환자에 대해 접촉주의를 준수하며, 격리실에 들어가기 전에 가운과 장갑을 착용하고 격리실에서 나오기 전에 제거한다. 또한 손위생은 장갑 착용 여부와 상관없이 환자마다 수행한다.

3. 정답 ⑤

해설 다제내성균 획득 위험이 높은 환자군은 중환자실, 골수이식병동, 암병동, 다제내성균 유병률이 높은 시설에서 온 환자, 집락이나 감염된 환자와 같은 병실을 사용한 환자, 이전에 다제내성균에 집락 혹은 감염된 사람 등이 포함된다.

참고문헌

1. 과학기술정보통신부(2018). 「One Health 항생제 내성균 다부처 공동대응사업」 공동기획연구 보고서.
2. 김경미 외(2018). 미생물과 감염관리 제2판. 학지사메디컬.
3. 김영아, 박윤수, 육태미, 이상선, 손영준.(2016). 국내 항균제 사용 실태 및 주요 병원균의 항균제 내성에 관한 연구. 국민건강보험 일산병원 연구소.
4. 질병관리본부(2017). 의료관련감염 표준예방지침.
5. 질병관리본부(2017). One Health 개념의 항생제 내성균 다부처 공동 대응방안 연구. 질병관리본부 정책연구용역사업 최종결과보고서.
6. 질병관리본부(2019). 국내 종합병원 다제내성균 조사 및 특성 분석. 질병관리본부 정책연구용역사업 최종결과보고서.
7. 질병관리본부(2020). 2020 법정감염병 진단 · 신고 기준.
8. 질병관리본부(2020). 2020년도 의료관련감염병 관리지침.
9. 질병관리청(2020). 의료관련감염병 감시자료 분석 결과.
10. 질병관리청. One Health 항생제 내성균. http://www.kdca.go.kr/nohas.
11. Alon, D. et al.(2020). Control of a hospital-wide outbreak of carbapenem-resistant *Acinetobacter baumannii* (CRAB) using the Israeli national carbapenem-resistant Enterobacteriaceae (CRE) guidelines as a model. *Infection Control & Hospital Epidemiology*, 41: 926~930.
12. CDC(2013). Antibiotic resistance threats in the United States. Available at: https://www.cdc.gov/drugresistance/pdf/ar-threats-2013-508.pdf
13. CDC(2020. 7.) Antibiotic/Antimicrobial Resistance. Available at: https://www.cdc.gov/drugresistance/index.html
14. CDC(2015). Facility Guidance for Control of Carbapenem-resistant Enterobacteriaceae (CRE) November 2015 Update.
15. Chitnis A. S. et al.(2012). Outbreak of Carbapenem-Resistant Enterobacteriaceae at a Long-Term Acute Care Hospital: Sustained Reductions in Transmission through Active Surveillance and Targeted Interventions. *Infection control and hospital epidemiology*, 33(10).
16. Siegel J. D. et al.(2006). *Management of Multidrug-Resistant Organisms In Healthcare Settings*. Centers for Disease control and Prevention.

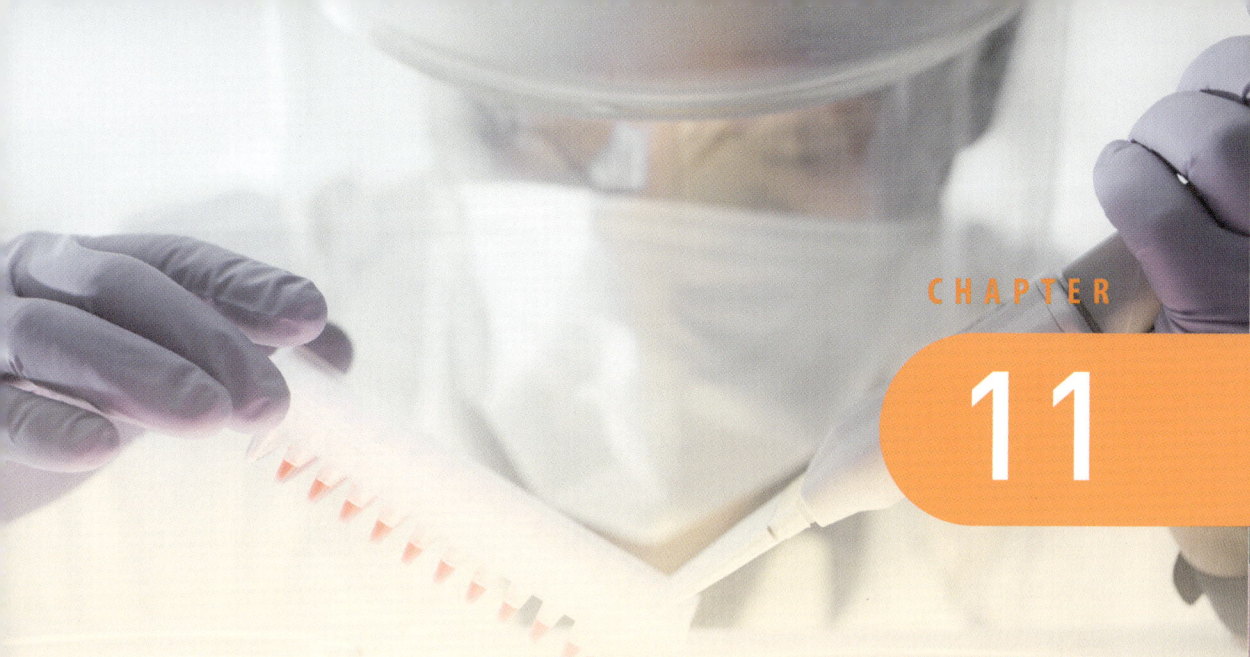

CHAPTER 11

법정감염병 관리

김미자

2009년 신종인플루엔자 A(H1N1), 2015년 중동호흡기증후군, 2019년 코로나바이러스감염증-19(COVID-19) 등과 같은 감염병의 대유행은 우리 사회 전반에 큰 영향을 주고 있다. 이와 같은 신종 감염병 발생과 함께 해외유입 감염병의 증가 추세는 감염병의 감시와 관리, 협력체계 구축을 통한 감염병 유행에 대한 대비가 중요하다는 것을 시사해준다. 법정감염병은 국민 건강에 위해가 되는 감염병의 발생과 유행을 방지하고, 그 예방 및 관리를 위하여 「감염병의 예방 및 관리에 관한 법률」 제2조에서 규정한 감염병을 말한다.

학습목표

1. 법정감염병의 분류 기준과 종류를 구분할 수 있다.
2. 법정감염병의 신고체계, 신고범위, 신고방법과 절차를 이해하고 필요한 조치를 취할 수 있다.
3. 법정감염병 신고를 위한 진단기준을 확인하여 환자 발생을 신고할 수 있다.
4. 법정감염병 환자 발생 시 전파 예방과 관리 방법을 찾아보고 지침에 따라 적절히 수행할 수 있다.

개요

법정감염병(National Notifiable Infectious Diseases)은 감염병의 효율적인 예방, 관리를 위해 전염병예방법(법률 제308호; 제정 1954.2.2., 시행 1957.2.28.)과 기생충질환 예방법(법률 제4354호; 제정, 시행 1991.3.8.) 등이 통합되어 전면 개정, 시행한 「감염병의 예방 및 관리에 관한 법률(약칭: 감염병예방법, 법률 제9847호; 전부개정 2009.12.29., 시행 2010.12.30., 법률 제17642호, 2020.12.15., 일부개정, 시행 2020.12.15., 법률 제17689호, 2020.12.22., 타법개정, 시행 2021.1.1.)」에 근거한다. 이 법의 재개정 취지는 국가 차원에서 감염병의 문제 범위를 파악하고, 집단 발생을 비롯한 발생 추이 관찰, 심층 분석, 새로운 대안 모색을 통해 감염병을 효과적으로 예방, 관리하여 국민 건강의 증진 및 유지에 이바지하고자 함이다.

역학

법정감염병 발생 현황은 질병관리청 홈페이지(http://www.kdca.go.kr/npt/)의 감염병포털(발간자료 → 감시연보)에서 열람이 가능하며, 감염병 감시연보 등의 자료를 토대로 「감염병의 예방 및 관리에 관한 법률」에 명시된 매년 국가감염병감시시스템(National Infectious Disease Surveillance System)을 통해 신고된 법정감염병 현황을 분석·정리한 「감염병 감시연보」를 발간하고 있다. 연도별 감염병 발생률과 감염병 군별 발생현황은 표 11-1, 표 11-2와 같다.

국외유입 감염병은 지속적으로 증가하고 있으며(표 11-3), 2019년의 감염병 해외 유입 현황과 주요 유입 국가는 표 11-4와 같다.

표 11-1 연도별 감염병 발생률

연도	1970	1980	1990	2000	2005	2010	2011	2012	2013	2014	2015	2016	2017	2018	2019
10만 명당 발생률	94.9	21.5	14.6	93.9	27.7	192.4	114.6	101.3	148.4	181.0	185.7	201.5	295.5	329.1	307.7

출처: 질병관리청(2020), 감염병 감시연보(2019).

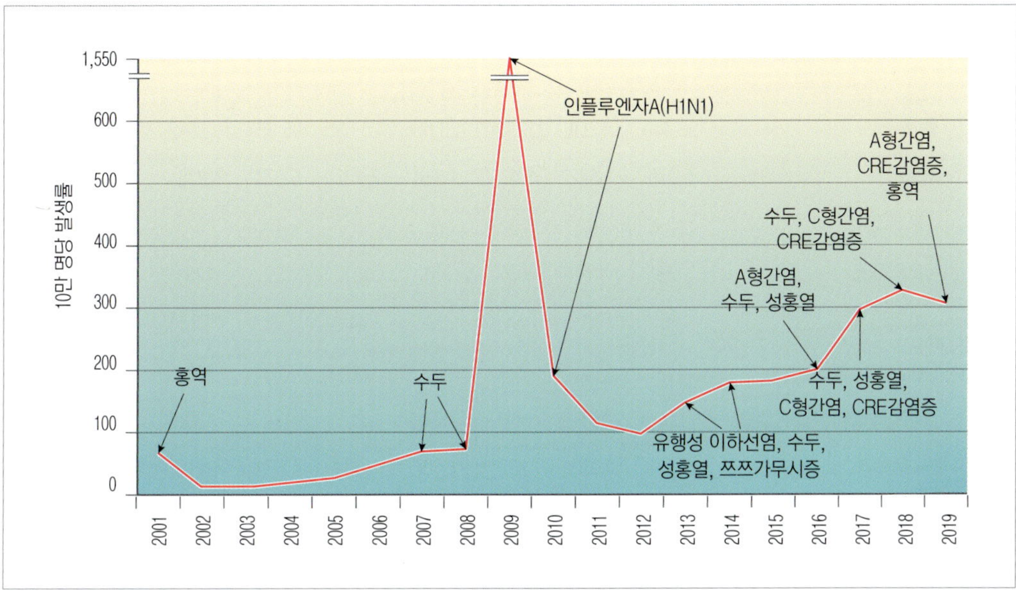

| 그림 11-1 | 연도별 감염병 발생 추이

출처: 질병관리청(2020), 감염병 감시연보(2019).

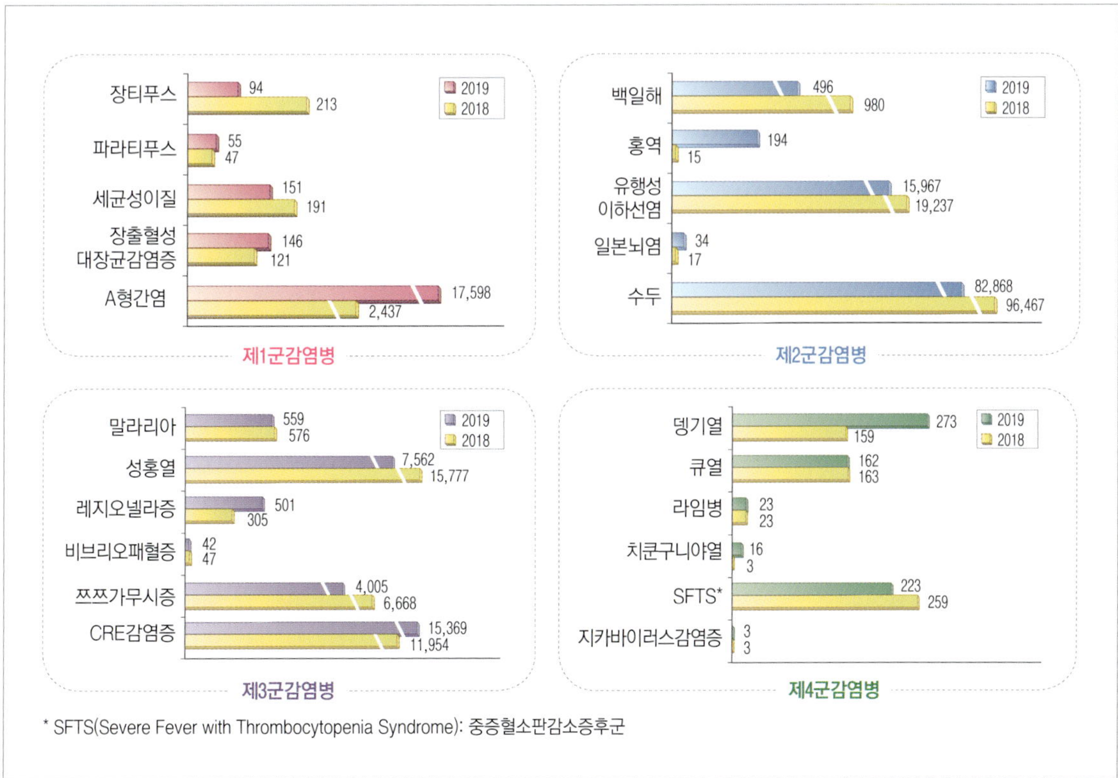

| 그림 11-2 | 군별 법정감염병 발생 현황

출처: 질병관리청(2020), 감염병 감시연보(2019).

표 11-2 연도별 법정감염병 발생 현황

	2011	2012	2013	2014	2015	2016	2017	2018	2019
합계	98,470	91,936	112,842	128,666	128,696	135,981	182,042	197,921	184,322
제1군	5,970	1,532	1,435	1,816	2,128	5,077	4,875	3,011	18,045
콜레라	3	0	3	0	0	4	5	2	1
장티푸스	148	129	156	251	121	121	128	213	94
파라티푸스	56	58	54	37	44	56	73	47	55
세균성이질	171	90	294	110	88	113	112	191	151
장출혈성대장균감염증	71	58	61	111	71	104	138	121	146
A형간염	5,521	1,197	867	1,307	1,804	4,679	4,419	2,437	17,598
제2군	44,028	38,306	57,969	74,477	73,957	72,127	98,308	117,811	100,513
디프테리아	0	0	0	0	0	0	0	0	0
백일해	97	230	36	88	205	129	318	980	496
파상풍	19	17	22	23	22	24	34	31	31
홍역	42	3	107	442	7	18	7	15	194
유행성이하선염	6,137	7,492	17,024	25,286	23,448	17,057	16,924	19,237	15,967
풍진	53	28	18	11	11	11	7	0	8
폴리오	0	0	0	0	0	0	0	0	0
B형간염	1,428	2,753	3,387	4,115	3,666	359	391	392	389
일본뇌염	3	20	14	26	40	28	9	17	34
수두	36,249	27,763	37,361	44,450	46,330	54,060	80,092	96,467	82,868
B형헤모필루스인플루엔자	-	-	0	0	0	0	3	2	0
폐렴구균	-	-	-	36	228	441	523	670	526
제3군	48,388	51,907	53,124	52,128	52,050	58,160	78,269	76,485	65,055
말라리아	826	542	445	638	699	673	515	576	559
성홍열	406	968	3,678	5,809	7,002	11,911	22,838	15,777	7,562
수막구균성수막염	7	4	6	5	6	6	17	14	16
레지오넬라증	28	25	21	30	45	128	198	305	501
비브리오패혈증	51	64	56	61	37	56	46	47	42
발진티푸스	0	0	0	0	0	0	0	0	0
발진열	23	41	19	9	15	18	18	16	14
쯔쯔가무시증	5,151	8,604	10,365	8,130	9,513	11,105	10,528	6,668	4,005

표 11-2 연도별 법정감염병 발생 현황(계속)

	2011	2012	2013	2014	2015	2016	2017	2018	2019
렙토스피라증	49	28	50	58	104	117	103	118	138
브루셀라증	19	17	16	8	5	4	6	5	1
탄저	0	0	0	0	0	0	0	0	0
공수병	0	0	0	0	0	0	0	0	0
신증후군출혈열	370	364	527	344	384	575	531	433	399
크로이츠펠트-야콥병(CJD)	29	45	34	65	33	43	38	54	53
매독	965	787	798	1,015	1,006	1,569	2,148	2,280	1,176
결핵	39,557	39,545	36,089	34,869	32,181	30,892	28,161	26,433	23,821
한센병	7	5	7	6	2	4	3	6	4
후천성면역결핍증	888	868	1,013	1,081	1,018	1,060	1,008	989	1,005
C형간염	–	–	–	–	–	–	6,396	10,811	9,810
반코마이신내성황색 포도알균(VRSA) 감염증	–	–	–	–	–	–	0	0	3
카바페넴내성 장내 세균속균종(CRE) 감염증	–	–	–	–	–	–	5,717	11,954	15,369
제4군	84	163	314	245	561	616	588	613	709
페스트	0	0	0	0	0	0	0	0	0
황열	0	0	0	0	0	0	0	0	0
뎅기열	72	149	252	165	255	313	171	159	273
바이러스성출혈열	0	0	0	0	0	0	0	0	0
두창	0	0	0	0	0	0	0	0	0
보툴리눔독소증	0	0	0	1	0	0	0	0	1
중증급성호흡기증후군	0	0	0	0	0	0	0	0	0
동물인플루엔자인체감염증	0	0	0	0	0	0	0	0	0
신종인플루엔자	0	0	0	0	0	0	0	0	0
야토병	0	0	0	0	0	0	0	0	0
큐열	8	10	11	8	27	81	96	163	162
웨스트나일열	0	1	0	0	0	0	0	0	0
신종감염병증후군	0	0	0	0	0	0	0	0	0
라임병	2	3	11	13	9	27	31	23	23

표 11-2 연도별 법정감염병 발생 현황(계속)

	2011	2012	2013	2014	2015	2016	2017	2018	2019
진드기매개뇌염	0	0	0	0	0	0	0	0	0
유비저	1	0	2	2	4	4	2	2	8
치쿤구니야열	0	0	2	1	2	10	5	3	16
중증열성혈소판감소증후군	-	-	36	55	79	165	272	259	223
중동호흡기증후군	-	-	-	-	185	0	0	1	0
지카바이러스감염증	-	-	-	-	-	16	11	3	3
리슈마니아증	-	-	-	-	-	-	-	-	-
바베시아증	-	-	-	-	-	-	-	-	-
크립토스포리디움증	-	-	-	-	-	-	-	-	-
주혈흡충증	-	-	-	-	-	-	-	-	-

1. 0: 환자발생이 없는 경우, - : 신고 보고 대상이 아닌 경우(법정감염병으로 지정되기 이전)
2. 표본감시체계를 통하여 보고된 자료는 제외
3. 각 질병별로 규정된 신고 범위(환자, 의사환자, 병원체보유자)의 모든 보고건을 포함
4. 제4군 신종감염병증후군 2009, 2010년도 자료는 인플루엔자 A(H1N1)pdm09 보고건임(2010년도 자료는 9월 30일 기준임)
5. 제2군 B형간염은 감염병의 진단기준 고시 개정(2016.1.7.)에 따라 2016년부터 급성B형간염에 한해 작성
6. 제2군 B형헤모필루스인플루엔자는 2013년 신규지정된 법정감염병으로 2013년 9월 23일부터 집계된 자료임
7. 제2군 폐렴구균은 2014년 신규지정된 법정감염병으로 2014년 9월 19일부터 집계된 자료임
8. 제3군 C형간염, 반코마이신내성황색포도알균(VRSA) 감염증, 카바페넴내성장내세균속균종(CRE) 감염증은 2017년 지정감염병에서 제3군감염병으로 군분류 변경(표본감시에서 전수감시체계로 전환)되었으며, 2017년 6월 3일부터 집계된 자료임
9. 제4군 중증열성혈소판감소증후군은 2013년 신규지정된 법정감염병으로 2013년 4월 30일부터 집계된 자료임
10. 제4군 중동호흡기증후군은 2015년 신규지정된 법정감염병임
11. 제4군 지카바이러스감염증은 2016년 신규지정된 법정감염병으로 2016년 1월 29일부터 집계된 자료임

출처: 보건복지부 질병관리본부 감염병총괄과(질병보건통합관리시스템).

표 11-3 감염병 국외유입 및 주요 유입국가 현황(2011~2018년)

감염병명 \ 연도	2011	2012	2013	2014	2015	2016	2017	2018	2018년도 주요 유입국가
계	357	352	495	400	491	541	531	597	
콜레라	3	0	3	0	0	1	5	2	인도
장티푸스	31	22	14	22	23	12	50	92	라오스, 베트남, 인도 등
파라티푸스	33	30	18	7	13	8	19	15	인도, 캄보디아, 태국 등
세균성이질	107	42	65	38	25	23	70	145	필리핀, 베트남, 인도, 캄보디아, 말레이시아 등
장출혈성 대장균감염증	5	3	3	5	1	2	16	15	베트남, 필리핀, 중국 등
A형간염	22	18	18	21	25	26	37	20	중국, 인도네시아 등
홍역	3	2	3	21	3	9	3	5	중국, 베트남, 태국
말라리아	64	53	60	80	71	71	79	75	나이지리아, 가나, 우간다, 적도기니, 카메룬, 베트남, 태국, 필리핀, 인도, 파키스탄 등
C형간염	-	-	-	-	-	-	11	28	러시아, 몽골, 중국, 카자흐스탄, 베트남
뎅기열	72	149	251	164	255	313	171	159	필리핀, 태국, 베트남, 캄보디아, 말레이시아, 인도네시아, 인도, 몰디브, 스리랑카, 라오스, 미얀마 등
라임병	2	1	8	3	6	9	13	4	미국, 스위스, 헝가리, 호주
유비저	1	0	2	2	4	4	2	2	캄보디아, 태국
치쿤구니야열	0	0	2	1	2	10	5	3	라오스, 말레이시아, 태국
중동호흡기 증후군 (MERS)	-	-	-	-	1	0	0	1	중동
지카바이러스 감염증	-	-	-	-	-	16	11	3	태국, 캄보디아
기타	14	32	48	36	62	37	39	28	백일해 1건(베트남) 유행성이하선염 3건(베트남, 일본 등) B형간염 1건(베트남) 일본뇌염 1건(중국) 수두 11건(말레이시아, 태국 등) 폐렴구균 1건(필리핀) 성홍열 1건(터키) 쯔쯔가무시증 3건(미얀마, 베트남, 중국) 렙토스피라증 1건(대만) 브루셀라증 2건(중국) 매독 1건(중국) 카바페넴내성장내세균속균종(CRE) 감염증 2건(카자흐스탄, 캄보디아)

출처: 질병관리청(2020). 2020 법정감염병 진단 · 신고 기준. 2020년도 감염병 관리 사업 지침.

표 11-4 2019년도 감염병 해외 유입 현황 및 주요 유입 국가

유입 지역	아시아									아프리카	유럽	이외 대륙
	필리핀	베트남	태국	인도	라오스	캄보디아	인도네시아	말레이시아	기타			
신고수 (%)	177 (23%)	149 (20%)	58 (8%)	55 (7%)	37 (5%)	33 (4%)	24 (3%)	23 (3%)	94 (12%)	67 (9%)	19 (3%)	19 (3%)

출처: 질병관리청(2020), 감염병 감시연보(2019).

법정감염병 신고 · 보고 및 관리

「감염병의 예방 및 관리에 관한 법률」에 근거한 '감염병'이란 제1급감염병, 제2급감염병, 제3급감염병, 제4급감염병, 기생충감염병, 세계보건기구 감시대상 감염병, 생물테러감염병, 성매개감염병, 인수(人獸)공통감염병 및 의료관련감염병을 말한다(감염병의 예방 및 관리에 관한 법률 제2조 1항). 이 법에서 규정한 감염병을 진단. 확인한 경우 감염병에 따른 신고범위(환자, 의사환자, 병원체보유자)를 확인하여 절차에 따라 신고하고 감염예방 및 관리를 위한 필요 조치를 취해야 한다.

법정감염병은 신고를 위한 진단기준(질병관리청장 고시)에 근거하여 해당 환자를 신고해야 하며, 법정감염병의 분류 기준 및 종류, 환자분류 기준, 신고범위, 신고 · 보고 체계와 신고방법 등은 다음과 같다.

1. 법정감염병의 분류 기준 및 종류

법정감염병의 2020년에 주요 개정된 부분은 법정감염병을 4개급 86종(제1급 17종, 제2급 21종, 제3급 26종, 제4급 23종)으로 편성하였고, 86종 중 전수감시 대상 63종, 표본감시 대상 23종으로 구성하였다.

1) 제1~4급감염병의 분류 기준 및 종류

「감염병의 예방 및 관리에 관한 법률」 제2조 제2호 내지 제5호에서 제시한 제1~4급감염병의 분류 기준 및 종류는 다음과 같다(표 11-5).

표 11-5 법정감염병의 분류 기준 및 종류(2020년 7월 기준)

구분	제1급감염병	제2급감염병	제3급감염병	제4급감염병
특성	생물테러감염병 또는 치명률이 높거나 집단 발생의 우려가 커서 발생 또는 유행 즉시 신고, 음압격리와 같은 높은 수준의 격리가 필요한 감염병	전파가능성을 고려하여 발생 또는 유행 시 24시간 이내에 신고, 격리가 필요한 감염병	발생을 계속 감시할 필요가 있어 발생 또는 유행 시 24시간 이내 신고하여야 하는 감염병	유행 여부를 조사하기 위하여 표본감시 활동이 필요한 감염병
종류	(17종) 에볼라바이러스병 마버그열 라싸열 크리미안콩고출혈열 남아메리카출혈열 리프트밸리열 두창 페스트 탄저 보툴리눔독소증 야토병 신종감염병증후군[1] 중증급성호흡기증후군(SARS) 중동호흡기증후군(MERS) 동물인플루엔자 인체감염증 신종인플루엔자 디프테리아	(21종) 결핵 수두 홍역 콜레라 장티푸스 파라티푸스 세균성이질 장출혈성대장균감염증 A형간염 백일해 유행성이하선염 풍진 폴리오 수막구균 감염증 B형헤모필루스인플루엔자 폐렴알균 감염증 한센병 성홍열 반코마이신내성황색포도알균(VRSA) 감염증 카바페넴내성장내세균속균종(CRE) 감염증 E형간염	(26종) 파상풍 B형간염 일본뇌염 C형간염 말라리아 레지오넬라증 비브리오패혈증 발진티푸스 발진열 쯔쯔가무시증 렙토스피라증 브루셀라증 공수병 신증후군출혈열 후천성면역결핍증(AIDS) 크로이츠펠트-야콥병(CJD) 및 변종크로이츠펠트-야콥병(vCJD) 황열 뎅기열 큐열 웨스트나일열 라임병 진드기매개뇌염 유비저 치쿤구니야열 중증열성혈소판감소증후군(SFTS) 지카바이러스 감염증	(23종) 인플루엔자 매독(梅毒) 회충증 편충증 요충증 간흡충증 폐흡충증 장흡충증 수족구병 임질 클라미디아감염증 연성하감 성기단순포진 첨규콘딜롬 반코마이신내성장알균(VRE) 감염증 메티실린내성황색포도알균(MRSA) 감염증 다제내성녹농균(MRPA) 감염증 다제내성아시네토박터바우마니균(MRAB) 감염증 장관감염증[2] 급성호흡기감염증[3] 해외유입기생충감염증[4] 엔테로바이러스감염증 사람유두종바이러스 감염증
감시방법	전수감시[7]	전수감시	전수감시	표본감시[8]
신고[5]	즉시	24시간 이내	24시간 이내	7일 이내
보고[6]	즉시	24시간 이내	24시간 이내	7일 이내

1) 신종감염병증후군: 급성출혈열증상, 급성호흡기증상, 급성설사증상, 급성황달증상 또는 급성신경증상을 나타내는 신종감염병증후군
2) 장관감염증: 살모넬라균 감염증, 장염비브리오균 감염증, 장독소성대장균(ETEC) 감염증, 장침습성대장균(EIEC) 감염증, 장병원성대장균

(EPEC) 감염증, 캄필로박터균 감염증, 클로스트리듐 퍼프린젠스 감염증, 황색포도알균 감염증, 바실루스 세레우스균 감염증, 예르시니아 엔테로콜리티카 감염증, 리스테리아 모노사이토제네스 감염증, 그룹 A형 로타바이러스 감염증, 아스트로바이러스 감염증, 장내 아데노바이러스 감염증, 노로바이러스 감염증, 사포바이러스 감염증, 이질아메바 감염증, 람블편모충 감염증, 작은와포자충 감염증, 원포자충 감염증
3) 급성호흡기감염증: 아데노바이러스 감염증, 사람 보카바이러스 감염증, 파라인플루엔자바이러스 감염증, 호흡기세포융합바이러스 감염증, 리노바이러스 감염증, 사람 메타뉴모바이러스 감염증, 사람 코로나바이러스 감염증, 마이코플라스마 폐렴균 감염증, 클라미디아 폐렴균 감염증
4) 해외유입기생충감염증: 리슈만편모충증, 바베스열원충증, 아프리카수면병, 샤가스병, 주혈흡충증, 광동주혈선충증, 악구충증, 사상충증, 포충증, 톡소포자충증, 메디나충증
5) 신고: 의사, 치과의사, 한의사, 의료기관의 장 → 관할 보건소로 신고
6) 보고: 보건소장 → 특별자치도지사 또는 시장 · 군수 · 구청장 → 특별시장 · 광역시장 · 도지사 → 질병관리본부로 보고
7) 전수감시: 감염병의 예방 및 관리에 관한 법률 제11조에 의하여 모든 의사, 치과의사, 한의사, 의료기관의 장, 부대장(군의관), 감염병 병원체 확인기관의 장이 신고 의무를 갖는 감시체계임
8) 표본감시: 감염병의 예방 및 관리에 관한 법률 제16조 및 제11조제5항에 의하여 표본감시기관을 지정하고 지정된 기관에 한하여 신고를 받아 운영하는 감시체계임

출처: 질병관리청(2020). 2020 법정감염병 진단 · 신고 기준. 2020년도 감염병 관리 사업 지침.

- **제1급감염병:** 생물테러감염병 또는 치명률이 높거나 집단 발생의 우려가 커서 발생 또는 유행 즉시 신고하여야 하고, 음압격리와 같은 높은 수준의 격리가 필요한 감염병
- **제2급감염병:** 전파가능성을 고려하여 발생 또는 유행 시 24시간 이내에 신고하여야 하고, 격리가 필요한 감염병
- **제3급감염병:** 발생을 계속 감시할 필요가 있어 발생 또는 유행 시 24시간 이내에 신고하여야 하는 감염병
- **제4급감염병:** 제1급감염병부터 제3급감염병까지의 감염병 외에 유행 여부를 조사하기 위하여 표본감시 활동이 필요한 감염병

2) 기타 감염병의 분류

「감염병의 예방 및 관리에 관한 법률」 시행규칙 제2조, 제5조, 「검역법」 제2조에서는 기타 감염병의 분류에 대하여 명시하고 있다. 2020년 개정된 법에서 제5군 감염병과 지정감염병이 기타 감염병의 분류에 속하게 되어 변경되었다(표 11-6, 표 11-7).

- '기생충감염병'이란, 기생충에 감염되어 발생하는 감염병 중 질병관리청장이 고시하는 감염병을 말한다.
- '세계보건기구 감시대상 감염병'이란, 세계보건기구가 국제공중보건의 비상사태에 대비하기 위하여 감시대상으로 정한 질환으로서 질병관리청장이 고시하는 감염병을 말한다.

표 11-6 기타 감염병 분류

구분	정의	기타 감염병 분류	근거
기생충 감염병 (7종)	기생충에 감염되어 발생하는 감염병	1. 회충증 2. 편충증 3. 요충증 4. 간흡충증 5. 폐흡충증 6. 장흡충증 7. 해외유입기생충감염증	감염병예방법 제2조제6호
세계보건기구 감시대상 감염병(9종)	세계보건기구가 국제공중보건의 비상사태에 대비하기 위하여 감시대상으로 정한 질환	1. 두창 2. 폴리오 3. 신종인플루엔자 4. 중증급성호흡기증후군(SARS) 5. 콜레라 6. 폐렴형 페스트 7. 황열 8. 바이러스성 출혈열 9. 웨스트나일열	감염병예방법 제2조제8호
생물테러 감염병 (8종)	고의 또는 테러 등을 목적으로 이용된 병원체에 의하여 발생된 감염병	1. 탄저 2. 보툴리눔독소증 3. 페스트 4. 마버그열 5. 에볼라바이러스병 6. 라싸열 7. 두창 8. 야토병	감염병예방법 제2조제9호
성매개 감염병 (7종)	성접촉으로 전파되는 감염병	1. 매독 2. 임질 3. 클라미디아 감염증 4. 연성하감 5. 성기단순포진 6. 첨규콘딜롬 7. 사람유두종바이러스 감염증	감염병예방법 제2조제10호
인수공통 감염병 (10종)	동물과 사람 간에 서로 전파되는 병원체에 의하여 발생되는 감염병	1. 장출혈성대장균감염증 2. 일본뇌염 3. 브루셀라증 4. 탄저 5. 공수병 6. 동물인플루엔자 인체감염증 7. 중증급성호흡기증후군(SARS) 8. 변종크로이츠펠트-야콥병(vCJD) 9. 큐열 10. 결핵	감염병예방법 제2조제11호

표 11-6 기타 감염병 분류(계속)

구분	정의	기타 감염병 분류	근거
의료관련 감염병 (6종)	환자나 임산부 등이 의료행위를 적용받는 과정에서 발생한 감염병	1. 반코마이신내성황색포도알균(VRSA) 감염증 2. 반코마이신내성장알균(VRE) 감염증 3. 메티실린내성황색포도알균(MRSA) 감염증 4. 다제내성녹농균(MRPA) 감염증 5. 다제내성아시네토박터바우마니균(MRAB) 감염증 6. 카바페넴내성장내세균속균종(CRE) 감염증	감염병예방법 제2조제12호
관리대상 해외 신종 감염병	기존 감염병의 변이 및 변종 또는 기존에 알려지지 아니한 새로운 병원체에 의해 발생하여 국제적으로 보건문제를 야기하고 국내 유입에 대비하여야 하는 감염병	보건복지부 장관 지정	감염병예방법 제2조제20호
검역 감염병	외국에서 발생하여 국내로 들어올 우려가 있거나 우리나라에서 발생하여 외국으로 번질 우려가 있어 검역법에서 검역대상감염병으로 지정한 감염병	1. 콜레라 2. 페스트 3. 황열 4. 중증급성호흡기증후군(SARS) 5. 동물인플루엔자 인체감염증 6. 신종인플루엔자 7. 중동호흡기증후군(MERS) 8. 에볼라바이러스병 9. 그 외 보건복지부장관이 긴급 검역조치가 필요하다고 인정하여 고시하는 감염병 - 신종감염병증후군: 급성출혈열증상, 급성호흡기증상, 급성설사증상, 급성황달증상 또는 급성신경증상을 나타내는 신종감염병증후군 - 세계보건기구가 공중보건위기관리 대상으로 선포한 감염병	검역법 제2조 제1호

- '생물테러감염병'이란, 고의 또는 테러 등을 목적으로 이용된 병원체에 의하여 발생된 감염병 중 질병관리청장이 고시하는 감염병을 말한다.
- '성매개감염병'이란, 성접촉을 통하여 전파되는 감염병 중 질병관리청장이 고시하는 감염병을 말한다.

표 11-7 고위험병원체의 종류(2019년 6월 기준)

구분	종류
세균 및 진균	가. 페스트균(*Yersinia pestis*) 나. 탄저균(*Bacillus anthracis*). 다만, 탄저균 중 탄저균 스턴(*Bacillus anthracis* Sterne)은 제외 다. 브루셀라균(*Brucella melitensis, Brucella suis*) 라. 비저균(*Burkholderia mallei*) 마. 멜리오이도시스균(*Burkholderia pseudomallei*) 바. 보툴리눔균(*Clostridium botulinum*) 사. 이질균(*Shigella dysenteriae* Type 1) 아. 클라미디아 시타시(*Chlamydia psittaci*) 자. 큐열균(*Coxiella burnetii*) 차. 야토균(*Francisella tularensis*) 카. 발진티푸스균(*Rickettsia prowazekii*) 타. 홍반열 리케치아균(*Rickettsia rickettsii*) 파. 콕시디오이데스균(*Coccidioides immitis, Coccidioides posadasii*) 하. 콜레라균(*Vibrio cholerae* O1 · O139)
바이러스 및 프리온	가. 헤르페스 B 바이러스(Cercopithecine herpesvirus 1, Herpes B virus) 나. 크리미안 콩고 출혈열 바이러스(Crimean-Congo haemorrhagic fever virus) 다. 이스턴 이콰인 뇌염 바이러스(Eastern Equine Encephalitis virus) 라. 에볼라 바이러스(Ebola virus) 마. 헨드라 바이러스(Hendra virus) 바. 라싸 바이러스(Lassa virus) 사. 마버그 바이러스(Marbug virus) 아. 원숭이폭스 바이러스(Monkeypox virus) 자. 니파 바이러스(Nipah virus) 차. 리프트 벨리열 바이러스(Rift Valley fever virus) 카. 남아메리카 출혈열 바이러스(South American haemorrhagic fever; Flexal, Guanarito, Junin, Machupo, Sabia) 타. 황열 바이러스(Yellow fever virus) 파. 서부 마 뇌염 바이러스(Western equine encephalitis virus) 하. 진드기 매개뇌염 바이러스(Tick-borne encephalitis complex virus; Central European Tick-born encephalitis virus, Far Eastern Tick-born encephalitis virus, Siberian Tick-born encephalitis virus, Kyasanur Forest disease virus, Omsk haemorrhagic fever virus) 거. 두창 바이러스(Variola virus) 너. 소두창 바이러스(Variola minor virus, Alastrim) 더. 베네주엘라 이콰인 뇌염 바이러스(Venezuelan Equine Encephalitis virus) 러. 중증 급성호흡기 증후군 코로나 바이러스(SARS-CoV) 머. 조류 인플루엔자 인체감염증 바이러스(인체 유래 H5N1, H7N7, H7N9) 버. 고위험 인플루엔자 바이러스(1918 influenza virus의 8개 병원성 유전자 중 하나 이상의 유전자를 포함하는 influenza virus) 서. 전염성 해면상 뇌병증 병원체(Transmission of spongiform encephalopathy agent; Bovine spongiform encephalopathy prion, variant Creutzfeldt-Jakob disease prion) 어. 중동 호흡기 증후군 코로나 바이러스(MERS-CoV)
그 밖에 보건복지부장관이 외부에 유출될 경우 공중보건상 위해 우려가 큰 세균, 진균, 바이러스 또는 프리온으로서 긴급한 관리가 필요하다고 인정하여 지정 · 공고하는 병원체	

- '인수공통감염병'이란, 동물과 사람 간에 서로 전파되는 병원체에 의하여 발생되는 감염병 중 질병관리청장이 고시하는 감염병을 말한다.
- '의료관련감염병'이란, 환자나 임산부 등이 의료행위를 적용받는 과정에서 발생한 감염병으로서 감시활동이 필요하여 질병관리청장이 고시하는 감염병을 말한다.
- '고위험병원체'란, 생물테러의 목적으로 이용되거나 사고 등에 의하여 외부에 유출될 경우 국민 건강에 심각한 위험을 초래할 수 있는 감염병병원체로서 보건복지부령으로 정하는 것을 말한다.
- '관리대상 해외 신종감염병'이란, 기존 감염병의 변이 및 변종 또는 기존에 알려지지 아니한 새로운 병원체에 의해 발생하여 국제적으로 보건문제를 야기하고 국내 유입에 대비하여야 하는 감염병으로서 질병관리청장이 보건복지부장관과 협의하여 지정하는 것을 말한다.

2. 법정감염병 환자의 분류 기준

법정감염병 환자는 감염병환자, 감염병의사환자, 병원체보유자로 분류한다(「감염병의 예방 및 관리에 관한 법률」 제2조 제13호, 제14호 및 제15호 참조).

1) 감염병환자

감염병의 병원체가 인체에 침입하여 증상을 나타내는 사람으로서 제11조제6항의 진단 기준에 따른 의사, 치과의사 또는 한의사의 진단이나 제16조2에 따른 감염병병원체 확인기관의 실험실 검사를 통하여 확인된 사람

2) 감염병의사환자

감염병병원체가 인체에 침입한 것으로 의심이 되나 감염병환자로 확인되기 전 단계에 있는 사람

3) 병원체보유자

임상적인 증상은 없으나 감염병병원체를 보유하고 있는 사람

3. 법정감염병의 신고범위

법정감염병은 감염병에 따라 신고범위가 감염병환자, 감염병의사환자, 병원체보유자 모두 또는 일부만 보고하도록 되어 있다(표 11-8). 예를 들면, 제1급감염병은 환자, 의사환자를 신고하여야 하며 중동호흡기증후군은 환자, 의사환자, 병원체보유자를 모두 신고하여야 한다.

4. 법정감염병의 신고 · 보고 체계, 방법 및 절차

법정감염병의 신고 · 보고 체계는 그림 11-3의 절차와 같다. 법정감염병을 신고하는 목적은 감염병의 발생과 분포를 신속하고 정확하게 파악하기 위함이며, 유행

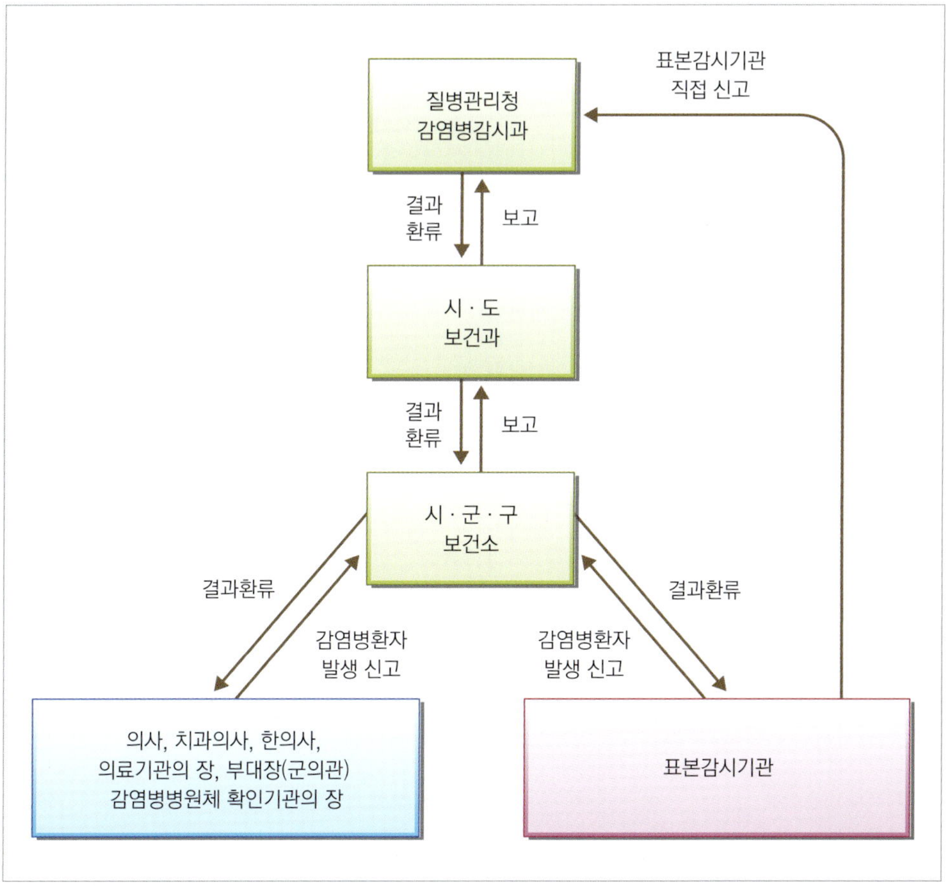

| 그림 11-3 | 법정감염병 신고. 보고 체계의 업무 흐름도

출처: 질병관리청(2020). 감염병감시체계(http://www.cdc.go.kr/contents.es?mid=a20301110100).

표 11-8 법정감염병 신고범위

(2020년 7월 현재)

범례 ○ : 신고대상임
× : 신고대상이 아님

제1급감염병	환자	의사환자	병원체 보유자
에볼라바이러스병	○	○	×
마버그열	○	○	×
라싸열	○	○	×
크리미안콩고출혈열	○	○	×
남아메리카출혈열	○	○	×
리프트밸리열	○	○	×
두창	○	○	×
페스트	○	○	×
탄저	○	○	×
보툴리눔독소증	○	○	×
야토병	○	○	×
신종감염병증후군[1]	○	○	×
중증급성호흡기증후군(SARS)	○	○	×
중동호흡기증후군(MERS)	○	○	○
동물인플루엔자 인체감염증	○	○	×
신종인플루엔자[2]	○	○	×
디프테리아	○	○	×

제2급감염병	환자	의사환자	병원체 보유자
결핵	○	○	×
수두	○	○	×
홍역	○	○	×
콜레라	○	○	○
장티푸스	○	○	○
파라티푸스	○	○	○
세균성이질	○	○	○
장출혈성대장균감염증	○	○	○
A형간염	○	○	○
백일해	○	○	×
유행성이하선염	○	○	×
풍진	○	○	×
폴리오	○	○	×
수막구균 감염증	○	○	×
B형헤모필루스인플루엔자	○	○	×
폐렴구균 감염증	○	○	×
한센병	○	×	×
성홍열	○	○	×
반코마이신내성황색포도알균(VRSA) 감염증	○	×	○
카바페넴내성 장내세균속균종(CRE) 감염증	○	×	○
E형간염	○	×	○

제3급감염병	환자	의사환자	병원체 보유자
파상풍	○	×	×
B형간염	○	×	×
일본뇌염	○	○	×
C형간염	○	×	○
말라리아	○	○	○
레지오넬라증	○	○	×
비브리오패혈증	○	○	×
발진티푸스	○	○	×
발진열	○	○	×
쯔쯔가무시증	○	○	×
렙토스피라증	○	○	×
브루셀라증	○	○	×
공수병	○	○	×
신증후군출혈열	○	○	×
후천성면역결핍증(AIDS)	○	×	○
크로이츠펠트-야콥병(CJD) 및 변종크로이츠펠트-야콥병(vCJD)	○	○	×
황열	○	×	○
뎅기열	○	×	○
큐열	○	○	○
웨스트나일열	○	○	○
라임병	○	○	×
진드기매개뇌염	○	×	×
유비저	○	○	×
치쿤구니야열	○	×	○
중증열성혈소판감소증후군(SFTS)	○	○	×
지카바이러스감염증	○	○	○

제4급감염병	환자	의사환자	병원체 보유자
인플루엔자	○	○	×
매독[3]	○	×	×
회충증	○	×	×
편충증	○	×	×
요충증	○	×	×
간흡충증	○	×	×
폐흡충증	○	×	×
장흡충증	○	×	×
수족구병	○	○	×
임질	○	○	×
클라미디아감염증	○	×	×
연성하감	○	×	×
성기단순포진	○	○	×
첨규콘딜롬	○	○	×
반코마이신내성장알균(VRE) 감염증	○	×	○
메티실린내성황색포도알균(MRSA) 감염증	○	×	○
다제내성녹농균(MRPA) 감염증	○	×	○
다제내성아시네토박터바우마니균(MRAB) 감염증	○	×	○
장관감염증	○	×	×
급성호흡기감염증	○	×	×
해외유입기생충감염증	○	×	×
엔테로바이러스감염증	○	×	×
사람유두종바이러스 감염증	×	×	○

1) 급성출혈열증상, 급성호흡기증상, 급성설사증상, 급성황달증상 또는 급성신경증상을 나타내는 신종감염병증후군

2) 신종인플루엔자: 2009~2010년 대유행한 인플루엔자 A(H1N1)pdm09가 아닌 향후 등장할 가능성이 있는 새로운 타입의 인플루엔자를 의미함[인플루엔자 A(H1N1)pdm09는 신종인플루엔자 신고대상이 아님]

3) 매독 신고범위: 1기 매독, 2기 매독, 선천성 매독(소아)

발생의 조기 발견 및 예측과 신속한 대처를 위함이다. 또한 감염병 관리를 위한 효율적인 자원을 배분하는 것도 중요하다. 신고의무자는 신고대상 감염병의 종류와 범위, 신고시기, 신고방법 등을 이해하고 적시에 신고하여야 한다. 법정감염병 신고 · 보고 체계를 통해 수집된 자료는 분석, 보고되고 신고의무자에게도 환류된다. 분석된 자료는 감염병 발생과 분포를 신속 · 정확하게 파악하고 유행 발생의 조기 발견, 예측, 신속한 대처를 하는 데 활용되거나 감염병 관리를 위한 필요 자원의 재분배, 감염병 관리 정책 마련의 근거 자료로 활용될 수 있으므로 신고의무자의 협조가 중요하다.

1) 신고 · 보고 체계

신고의무자는 법정감염병 환자, 감염병의사환자 또는 병원체보유자를 확인한 경우 감염병 신고범위를 고려하여 관할 보건소로 신고(일부 표본감시감염병은 질병관리청으로 직접 신고)하여야 한다. 법정감염병의 신고 · 보고 체계는 신고를 받은 각 시 · 군 · 구 보건소가 각 시 · 도 보건과로 보고하고, 각 시 · 도 보건과는 질병관리청 감염병감시과로 보고하도록 되어 있다. 수집된 정보는 질병관리청 감염병감시과에서 분석하여 그 결과를 각 시 · 도 보건과, 각 시 · 군 · 구 보건소를 순차적으로 거쳐서 법정감염병 신고 기관과 표본감시기관에 환류하도록 하고 있다.

(1) 법정감염병감시체계

「감염병의 예방 및 관리에 관한 법률」 제11조에 의하여 모든 의사, 치과의사, 한의사, 의료기관의 장, 부대장(군의관), 감염병병원체 확인기관의 장이 신고 의무를 갖는 감시체계이다.

(2) 표본감시

「감염병의 예방 및 관리에 관한 법률」 제16조 및 제11조제5항에 의하여 표본감시기관을 지정하고 지정된 기관에 한해 신고를 받아 운영하는 감시체계를 표본감시(sentinel surveillance)라고 한다.

- **정의:** 감염병의 예방 및 관리에 관한 법률에 의하여 표본감시감염병으로 지정된 감염병에 대해 일부 표본기관을 지정하여 자료를 지속적으로 수집, 분석하여 감염병의 예방 · 관리에 활용하는 감시체계이다.
- **목적:** 감염병 발생수준, 발생경향의 변동양상(유행 징후 조기 감지) 및 고

표 11-9 표본감시 대상 감염병

<table>
<tr><th>감염병명</th><th colspan="2">세부종류</th></tr>
<tr><td>인플루엔자</td><td colspan="2">인플루엔자</td></tr>
<tr><td>성매개감염병(7종)</td><td colspan="2">매독, 임질, 클라미디아감염증, 연성하감, 성기단순포진, 첨규콘딜롬, 사람유두종바이러스 감염증</td></tr>
<tr><td>기생충감염병</td><td colspan="2">회충증, 편충증, 요충증, 간흡충증, 폐흡충증, 장흡충증</td></tr>
<tr><td rowspan="2">수족구병</td><td colspan="2">수족구병</td></tr>
<tr><td colspan="2">합병증을 동반한 수족구병</td></tr>
<tr><td>의료관련감염병(4종)</td><td colspan="2">반코마이신내성장알균(VRE) 감염증, 메티실린내성황색포도알균(MRSA) 감염증, 다제내성녹농균(MRPA) 감염증, 다제내성아시네토박터바우마니균(MRAB) 감염증</td></tr>
<tr><td rowspan="3">장관감염증(20종)</td><td>세균성 장관감염증(11종)</td><td>살모넬라균 감염증, 장염비브리오균 감염증, 장독소성 대장균감염증(ETEC), 장침습성 대장균감염증(EIEC), 장병원성 대장균감염증(EPEC), 캄필로박터균감염증, 클로스트리듐 퍼프린젠스 감염증, 황색포도알균감염증, 바실루스세레우스균감염증, 예르시니아 엔테로콜리티카 감염증, 리스테리아모노시이토제네스 감염증</td></tr>
<tr><td>바이러스성 장관감염증(5종)</td><td>그룹A형 로타바이러스 감염증, 아스트로바이러스 감염증, 장내 아데노바이러스 감염증, 노로바이러스감염증, 사포바이러스 감염증</td></tr>
<tr><td>원충성장관감염증(4종)</td><td>이질마메바감염증, 람블편모충감염증, 작은와포자충</td></tr>
<tr><td rowspan="2">급성호흡기 감염증(9종)</td><td>세균성 급성호흡기 감염증(2종)</td><td>마이코플라즈마 폐렴균 감염증, 클라미디아 폐렴균 감염</td></tr>
<tr><td>바이러스성 급성호흡기 감염증(7종)</td><td>아데노바아러스 감염, 사람 보카바이러스 감염, 파라인플루엔자바이러스 감염, 호흡기세포융합바이러스감염증, 사람 코로나바이러스 감염증</td></tr>
<tr><td>해외유입 기생충 감염증(11종)</td><td colspan="2">리슈만편모충증, 바베스열원충증, 아프리카수면병, 샤가스병, 주혈흡충증, 광동주혈선충증, 악구중증, 사상충증, 포충증, 톡소포자충증, 메디나중증</td></tr>
<tr><td>엔테로바이러스 감염증</td><td colspan="2">엔테로바이러스 감염증</td></tr>
</table>

위험군을 파악하고, 신속한 정보를 제공하여 유행에 대비 · 대응하기 위함이다.

- **대상감염병:** 제4급감염병[23종(세부분류 60종)]이 속한다(표 11-9).

2) 신고의무자

개정된 「감염병의 예방 및 관리에 관한 법률」 제11조에서 치과의사가 신고의무자로 추가되었다.

(1) 의사, 치과의사, 한의사, 의료기관의 장

의사나 한의사는 소속 의료기관의 장에게 보고하며, 의료기관의 장은 관할 보건소장에게 신고한다(의료기관에 소속되지 아니한 의사나 한의사는 관할 보건소장에게 신고함).

(2) 부대장

육군, 해군, 공군 또는 국방부 직할 부대에 소속된 군의관은 소속 부대장에게 보고하며, 소속 부대장은 관할 보건소장에게 신고한다.

(3) 감염병병원체 확인기관의 장

감염병의 예방 및 관리에 관한 법률 제16조2에 따르면, 감염병병원체 확인기관의 소속 직원은 실험실 검사 등을 통하여 감염병환자 등을 발견한 경우, 그 사실을 감염병병원체 확인기관의 장에게 보고하며, 감염병병원체 확인기관의 장은 해당 감염병병원체 확인을 의뢰한 기관의 관할 보건소장에게 신고한다.

■ [감염병병원체 확인기관]

1. 질병관리본부
2. 국립검역소
3. 「보건환경연구원법」 제2조에 따른 보건환경연구원
4. 「지역보건법」 제10조에 따른 보건소
5. 「의료법」 제3조에 따른 의료기관 중 진단검사의학과 전문의가 상근하는 기관
6. 「고등교육법」 제4조에 따라 설립된 의과대학 중 진단검사의학과가 개설된 의과대학
7. 「결핵예방법」 제21조에 따라 설립된 대한결핵협회(결핵환자의 병원체를 확인하는 경우만 해당한다)
8. 「민법」 제32조에 따라 한센병환자 등의 치료 · 재활을 지원할 목적으로 설립된 기관(한센병환자의 병원체를 확인하는 경우만 해당한다)
9. 인체에서 채취한 검사물에 대한 검사를 국가, 지방자치단체, 의료기관 등으로부터 위탁받아 처리하는 기관 중 진단검사의학과 전문의가 상근하는 기관

(4) 그 밖의 신고의무자

「감염병의 예방 및 관리에 관한 법률」 제11조 및 12조 동법 시행규칙 제8조 및 제9조에 제시된 내용은 다음과 같다.

- 제1급감염병부터 제3급감염병까지에 해당하는 감염병 중 보건복지부령으로 정하는 해당 주소지를 관할하는 보건소장에게 신고하고 결핵, 홍역,

콜레라, 장티푸스, 파라티푸스, 세균성이질, 장출혈성대장균감염증, A형 간염이 발생한 경우에는 의사, 치과의사 또는 한의사의 진단이나 검안을 요구하거나 관할 보건소장에게 신고한다.

- 일반가정에서는 세대를 같이하는 세대주, 세대주가 부재중인 경우에는 그 세대원이 신고한다.
- 학교, 병원, 관공서, 회사, 공연장, 예배장소, 선박 · 항공기 · 열차 등 운송수단, 각종 사무소 · 사업소, 음식점, 숙박업소 또는 그 밖에 여러 사람이 모이는 장소로서 보건복지부령으로 정하는 장소(「약사법」 제2조제3호에 따른 약국, 「사회복지사업법」 제2조제4호에 따른 사회복지시설, 「모자보건법」 제2조제10호에 따른 산후조리원, 「공중위생관리법」 제2조에 따른 목욕장업소, 이용업소, 미용업소)의 관리인, 경영자 또는 대표자가 신고한다.
- 위의 신고의무자가 아니더라도 감염병환자 등 또는 감염병으로 인한 사망자로 의심되는 사람을 발견하면 보건소장에게 알려야 한다.

3) 신고시기

법정감염병의 신고의무자는 환자, 의사환자 또는 병원체 보유자가 확인된 경우 감염병 신고시기를 고려하여 적시에 신고하여야 한다. 특히 전염력이 강한 감염병이나 신종 감염병의 경우, 적시에 신고 · 관리되지 않는다면 유행발생을 인지하지 못하여 관리 시기를 놓치고 유행이 확산될 수 있으므로 신고와 관리는 매우 중요하다. 현재 법정감염병은 표본감시감염병을 제외하면 대부분 확인한 시점에 지체 없이 신고하도록 되어 있으므로 신고가 지연되거나 누락되지 않도록 주의하여야 한다.

① 제1급감염병

- **발생 및 사망신고:** 즉시 신고
  - 감염병환자 등(감염병환자, 의사환자, 병원체보유자)을 진단한 경우
  - 감염병환자 등의 사체를 검안한 경우
  - 감염병환자 등이 해당하는 감염병으로 사망한 경우
  - 감염병환자로 의심되는 사람이 감염병병원체 검사를 거부하는 경우
- **병원체 검사결과 신고:** 즉시 신고

– 실험실 검사 등을 통하여 감염병환자 등을 발견한 경우

② 제2급감염병, 제3급감염병

- **발생 및 사망신고:** 24시간 이내 신고
  - 감염병환자 등(감염병환자, 의사환자, 병원체보유자)을 진단한 경우
  - 감염병환자 등의 사체를 검안한 경우
  - 감염병환자 등이 해당하는 감염병으로 사망한 경우
  - 감염병환자로 의심되는 사람이 감염병병원체 검사를 거부하는 경우
- **병원체 검사결과 신고:** 24시간 이내 신고
  - 실험실 검사 등을 통하여 감염병환자 등을 발견한 경우

③ 제4급감염병(표본감시감염병)

- **발생 신고:** 7일 이내 신고
  - 감염병환자 등(감염병환자, 의사환자, 병원체보유자)을 진단한 경우
  - 감염병환자 등의 사체를 검안한 경우

4) 신고방법

법정감염병 신고는 작성 서식을 팩스 전송하거나 웹사이트에 로그인하여 데이터를 입력하는 2가지 방식이 모두 가능하다.

① 제1급, 제2급, 제3급감염병

- **발생 및 사망신고:** 질병관리청장 또는 관할 보건소장에게 신고한다.
- **병원체 검사결과 신고:** 질병관리청장 또는 감염병병원체 확인을 의뢰한 기관의 관할 보건소장에게 신고한다.
- **신고방법:** 질병관리청장(http://is.cdc.go.kr) 또는 관할 보건소장(웹 또는 팩스 전송)에게 신고한다.

  ※ 제1급감염병의 경우 신고서를 제출하기 전에 관할 보건소장 또는 질병관리본부장에게 구두, 전화 등의 방법으로 알려야 함. 이후 신고서를 작성하여 웹 또는 팩스를 통해 관할 보건소로 신고한다.

② 제4급감염병(표본감시감염병)

- 표본감시기관으로 지정된 의료기관이 질병별 신고서식(부록 1)을 작성하

여 매주 화요일(전 주 일요일~토요일)에 관할 보건소장 또는 질병관리청장에게 신고한다.

5) 신고의무 위반 시 벌칙

법에서 법정감염병 신고의무자가 신고의무를 위반한 경우(법정감염병 환자, 의사환자 또는 병원체보유자를 확인하고도 미신고, 거짓신고, 지연신고, 신고방해 등에 해당하는 경우)에 대하여 벌칙 조항을 두고 있으므로 주의하여야 한다.

- 제1급감염병 및 제2급감염병에 대하여 감염병의 예방 및 관리에 관한 법률 제11조에 따른 보고 또는 신고 의무를 위반하거나 거짓으로 보고 또는 신고한 의사, 치과의사, 한의사, 군의관, 의료기관의 장 또는 감염병병원체 확인기관의 장은 500만 원 이하의 벌금에 처한다.
- 제1급감염병 및 제2급감염병에 대하여 감염병의 예방 및 관리에 관한 법률 제11조에 따른 의사, 치과의사, 한의사, 군의관, 의료기관의 장 또는 감염병병원체 확인기관의 장의 보고 또는 신고를 방해한 자는 500만 원 이하의 벌금에 처한다.
- 제3급감염병 및 제4급감염병에 대하여 감염병의 예방 및 관리에 관한 법률 제11조에 따른 보고 또는 신고 의무를 위반하거나 거짓으로 보고 또는 신고한 의사, 치과의사, 한의사, 군의관, 의료기관의 장, 감염병병원체 확인기관의 장 또는 감염병 표본감시기관은 300만 원 이하의 벌금에 처한다.
- 제3급감염병 및 제4급감염병에 대하여 감염병의 예방 및 관리에 관한 법률 제11조에 따른 의사, 치과의사, 한의사, 군의관, 의료기관의 장, 감염병병원체 확인기관의 장 또는 감염병 표본감시기관의 보고 또는 신고를 방해한 자는 300만 원 이하의 벌금에 처한다.
- 감염병의 예방 및 관리에 관한 법률 제12조제1항에 따른 신고를 게을리한 자는 200만 원 이하의 벌금에 처한다.
- 세대주, 관리인 등으로 하여금 감염병의 예방 및 관리에 관한 법률 제12조제1항에 따른 신고를 하지 아니하도록 한 자는 200만 원 이하의 벌금에 처한다. [감염병의 예방 및 관리에 관한 법률 제79조의4, 제80조, 제81조]
- 결핵예방법 제8조제1항부터 제3항에 따른 보고 또는 신고의무를 위반한자는 500만 원 이하의 벌금에 처한다. [결핵예방법 제33조 제1호]

5. 법정감염병 신고를 위한 진단 기준과 감염예방 관리

감염병의 일부는 의료기술의 발달로 획기적으로 감소하였으나, 점점 늘어나는 해외여행을 통한 유입이 지속적으로 확인되고 있다. 임상에서는 이를 고려하여 감염병 유행 국가의 방문력이나 감염병 유무 확인과 적시 신고, 환자 관리에 주의를 기울여야 한다.

법정감염병 신고를 위한 검사방법과 진단기준은 현재까지 대체로 사용하고 있는 진단 방법을 중심으로 정하고 있으며, 제시되지 않은 방법일지라도 통상적으로 인정되는 검사방법이면 의사의 판단 하에 해당 감염병 진단에 사용될 수 있다.

『2020년 법정감염병 진단 · 신고 기준』에서 정한 신고를 위한 진단 기준은 감염병환자, 감염병의사환자, 병원체보유자로 구분하여 제시하고 있으며, 법정감염병 신고를 위한 진단기준(질병관리청장 고시)이 임상적으로 환자의 진료 및 진단에 사용되는 기준과 다소 차이가 있을 수 있다.

법정감염병 신고를 위한 진단 기준은 본 내용에서 다루기에 내용이 방대하므로 질병관리청 홈페이지에서 PDF 자료를 내려받아 확인하도록 한다(www.cdc.go.kr → 알림 · 자료 → 자료 → 지침).

법정감염병 관리를 위한 민간 차원의 역할은 감염병 환자를 진단 · 치료하거나 확인한 자 또는 기관에서 환자 발생을 적시에 신고하고 감염병환자, 의사환자와 병원체보유자를 적절히 관리하는 데 있다. 감염병은 병원소, 전파경로와 전파원, 잠복기, 전파기간, 임상증상 등 감염병에 대한 이해를 토대로 감염병환자 발생을 예방 · 관리하여야 한다. 해당 환자의 발생 예방과 관리 방법으로 예방접종, 손위생, 감염 노출 후 예방적 약제 사용, 병원소 제거, 개인보호구 사용과 같은 방법을 적용할 수 있다. 각 법정감염병에 대한 개요, 역학, 임상증상 및 예방 · 관리 방법 또한 상기 자료에서 확인할 수 있다.

• 요 약 •

1. 법정감염병은 86종(제1급 17종, 제2급 20종, 제3급 26종, 제4급 23종)으로 편성하였고, 86종 중 전수감시 대상 63종, 표본감시 대상 23종으로 구성하였다(2020년 7월 기준).
2. 법정감염병 신고를 위한 진단기준에 근거하여 해당 환자(감염병환자, 의사환자, 병원체보유자)를 확인한 경우 신고범위에 부합하는 환자 발생을 절차에 따라 신고하여야 한다.
3. 법정감염병의 예방법, 환자 발생 시 환자와 접촉자 관리 방법을 지침에 따라 수행해야 한다.

• 확/인/학/습 •

1. 생물테러감염병 또는 치명률이 높거나 집단발생의 우려가 커서 발생 또는 유행 즉시 신고하여야 하는 감염병은?
   ① 제1급감염병 ② 제2급감염병
   ③ 제3급감염병 ④ 제4급감염병
   ⑤ 성매개감염병

2. 법정감염병 신고와 관련한 설명으로 옳지 않은 것은?
   ① 법정감염병 제1급부터 제4급감염병까지는 신고대상 기준에 부합하면 감염병 발생을 확인한 의사가 관할 보건소로 발생 신고를 하여야 한다.
   ② 제1급감염병이 의심되는 환자를 확인한 의사는 지체 없이 관할 보건소로 발생 신고를 하여야 한다.
   ③ 제2급감염병이 의심되는 환자를 확인한 의사는 지체 없이 관할 보건소로 발생 신고를 하여야 한다.
   ④ 법정감염병환자 등을 발견한 경우 '감염병병원체 확인기관의 장'은 '병원체검사결과신고서'를 작성하여 의뢰한 기관의 관할 보건소로 신고하여야 한다.
   ⑤ 표본감시감염병은 지정 기관에 한하여 발생 후 7일 이내 신고하도록 되어 있다.

3. 법정감염병의 분류기준과 감염병명의 연결이 옳지 않은 것은?
   ① 제1급감염병-에볼라바이러스병
   ② 제2급감염병-수두
   ③ 제3급감염병-페스트
   ④ 제4급감염병-인플루엔자
   ⑤ 표본감시대상 감염병-매독

• 정/답/및/해/설 •

1. 정답 ①
   해설 제1급감염병은 생물테러감염병 또는 치명률이 높거나 집단 발생의 우려가 커서 발생 또는 유행 즉시 신고하여야 하고, 음압격리와 같은 높은 수준의 격리가 필요한 감염병에 해당된다.

2. 정답 ③
   해설 제2급감염병이 의심되는 환자를 확인한 의사는 24시간 이내 관할 보건소로 발생 신고를 하여야 한다.

3. 정답 ③
   해설 페스트는 제1급감염병에 속한다.

참고문헌

1. 질병관리청(2020). 2019 감염병 감시연보.
2. 질병관리청(2020). 2020 법정감염병 진단 · 신고 기준.
3. 질병관리청(2020). 2020 표본감시감염병 신고 안내
4. Centers for Disease Control and Prevention(2006). *Management of Multidrug−Resistant Organisms In Healthcare Settings*.

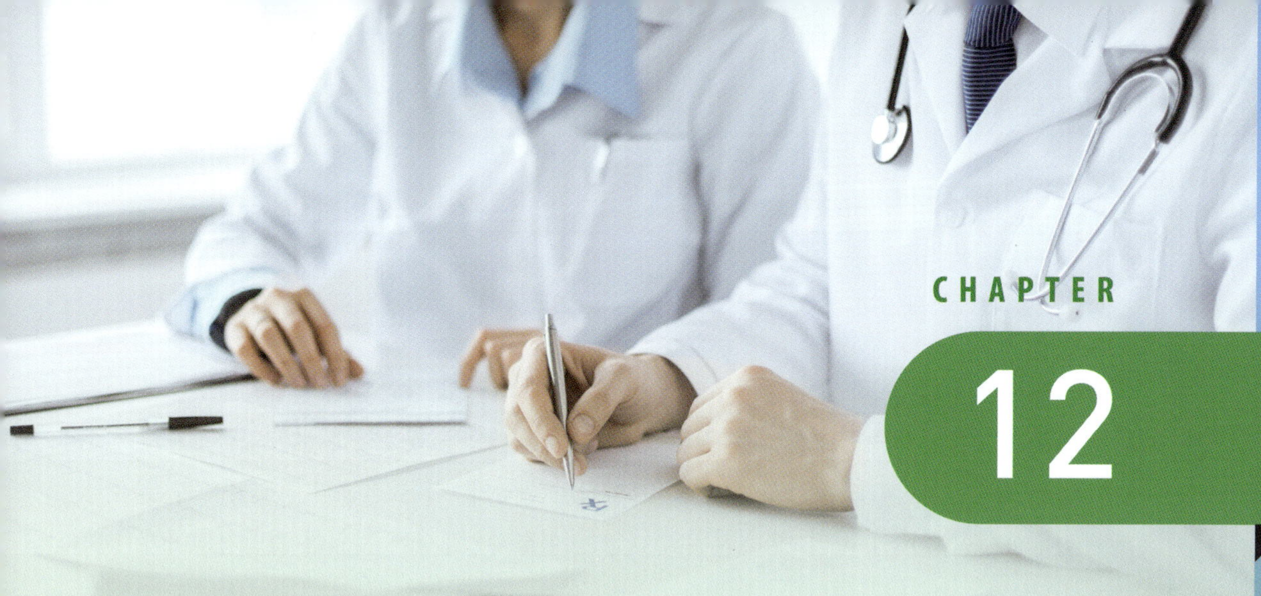

CHAPTER 12

직원감염관리

박남정

의료기관은 다양한 병원체가 있는 환경이므로 의료기관 종사자는 여러 경로를 통해 감염성질환에 노출될 수 있다. 감염 가능성이 있는 혈액이나 체액이 손상된 피부나 점막에 묻거나 튀는 경우, 기침이나 대화 시에 환자의 호흡기 분비물이 튀는 경우, 균이 분리되는 환자와 직접 접촉하거나 오염된 병원환경이나 장비와 간접 접촉하는 경우 등이 대표적인 감염경로이다.

그러므로 의료기관 종사자는 백신을 접종하고, 감염성질환에 노출되는 것을 예방하기 위한 방법을 적용할 수 있어야 하며, 노출 시 적절한 관리방법을 수행하여 감염성질환에 이환되는 것을 예방하여야 한다.

학습목표

1. 직원감염관리의 목적을 설명할 수 있다.
2. 의료기관 종사자에게 권장되는 예방접종에 대해 설명할 수 있다.
3. 감염노출 직원의 감염예방을 위한 관리지침을 설명할 수 있다.
4. 감염직원의 감염전파를 예방하기 위한 지침을 설명할 수 있다.

개요

직원감염관리의 목적은 환자로부터 병원직원에게 그리고 감염된 병원직원으로부터 환자나 동료, 가족에게 감염성 질환이 전파될 위험성을 최소화하는데 있다. 효과적인 직원감염관리를 위해서는 의료진, 병원의 행정가, 다른 직종의 직원들이 모두 긴밀하게 협조해야 하며, 병원차원의 다양한 행정적·재정적 지원이 뒷받침되어야 한다.

직원감염을 예방하기 위해서는 의료기관 종사자에게 건강검진, 예방접종, 감염에 노출된 직원을 위한 감염예방활동, 교육, 상담 등을 제공해야 하며, 감염된 직원에게는 적절한 치료와 근무제한 등의 관리가 필요하다.

역학

국내 의료기관 종사자의 직원감염 발생에 대한 통계자료는 없으나, 2010년 산업안전보건연구원에서 24개 의료기관 종사자들을 대상으로 조사한 결과, 약 30%의 대상자가 "현 근무기관에서 최근 3년간 감염성 질환이 발생한 적이 있다."고 응답하였다. 의료기관 종사자의 주요 직원감염 질환으로는 활동성 폐결핵, 바이러스성 간염, 수두, 홍역 등이 있다.

의료기관 종사자는 환자의 혈액이나 체액에 흔히 노출되며, 특히 침습적인 처치과정에서 손상성 사고가 가장 빈번히 발생한다. 그 이외에 코, 눈, 입 등의 점막에 노출되는 경우, 드물게는 환자에게 물리는 경우도 있다. 2007년 통계에 따르면 미국에서는 매년 600~800만 명 이상의 의료기관 종사자가 혈액이나 체액에 노출되고, 380만 명 이상이 주삿바늘 등에 손상을 받아 연간 100병상당 28건 이상의 경피손상이 발생한 것으로 보고하였다. 국내에서는 직종에 따라 차이가 있으나 연간 100병상당 9.4건(범위: 1.2~21.4건)의 경피손상이 발생한 것으로 보고된 바 있다. 의료기관 종사자가 환자의 혈액이나 체액에 노출된 경우 질병에 감염될 위험이 높아지므로 직원감염을 최소화하기 위한 효과적인 중재 방법의 모색과 적용이 필요하다.

직원감염관리의 구성

1. 교육

병원직원이 감염 가능성을 인지하고 적극적인 예방 활동을 할 수 있도록 직무 특성에 따른 직원감염 예방법에 대한 직원 교육이 필요하다. 직원 스스로 직원감염 예방행위의 중요성과 감염예방을 위해서 어떠한 것들이 이루어져야 하는지를 정확히 인지하고, 질병예방을 위해 적절한 대처를 할 수 있도록 해야 한다.

2. 건강진단

건강진단은 직원에게 발생한 질병을 조기에 진단하여 감염된 직원을 치료할 수 있을 뿐 아니라 의료기관 내 질병의 전파를 조기에 차단할 수 있다. 또한 건강진단에서 확인된 검사결과에 기초하여 예방접종의 필요 여부를 판단하며, 감염질환에 노출되었을 때 필요한 조치를 설정하는 기초자료로 활용할 수 있다(표 12-1).

건강진단은 채용 시 건강진단, 매년 시행하는 정기건강진단, 특수부서 직

표 12-1 건강진단의 종류

종류	실시 목적
채용 건강진단	신규 채용 근로자의 기초건강자료 확보 및 배치 적합성 평가
일반 건강진단	근로자의 건강 보호, 유지 및 주기적인 업무 적합성 평가
배치 전 건강진단	특수 건강진단 대상 업무(유해인자 및 야간근무)에 신규배치되는 근로자의 기초건강자료 추가 확보 및 해당 노출업무에 대한 배치 적합성 평가
특수 건강진단	유해인자(181종) 노출업무에 종사하는 근로자의 직업병 예방 및 해당 노출 업무에 대한 주기적인 업무 적합성 평가
수시 건강진단	특수 건강진단 대상 업무에 종사하는 근로자가 직업성 천식, 피부질환, 그 밖의 건강장해를 의심하게 하는 증상을 보이거나 의학적 소견이 있는 근로자에 대해 신속한 건강평가 및 해당 노출 업무에 대한 업무 적합성 재평가
임시 건강진단	직업병 유소견자 발생 시 같은 부서 근무자 또는 같은 유해인자 노출 근로자의 유해인자 중독 여부, 질병발생 여부 및 발생원인 평가를 위해 실시

출처: 산업안전보건기준에 관한 규칙(2021.1.19.).

표 12-2 의료기관 종사자 잠복결핵감염 검진-권고 수준 및 시기

구분	실시 목적	초회검진	주기적 검진
1군	• 결핵환자를 검진, 치료, 진단하는 의료진 및 의료기사 등 • 호흡기 결핵환자와 접촉가능성이 높은 종사자	실시	실시
2군	• 면역이 약하여 결핵발병 시 중증결핵 위험이 높은 환자와 접촉하는 종사자 • 신생아, 면역저하자 등 결핵균 감염 시 중증결핵 발병 고위험군과 접촉 가능성이 높은 종사자	실시	실시
3군	• 그 밖에 호흡기감염이 우려되는 의료기관 종사자 • 호흡기 결핵환자와 접촉 가능성이 비교적 낮은 종사자	실시	권고
4군	• 기타 의료기관 종사자 • 그 밖의 결핵감염 위험도가 낮은 종사자	실시	해당 없음

원을 대상으로 한 특수 건강진단 등으로 다양하며, 건강진단의 종류에 따라 검진 내용과 대상이 달라진다. 건강진단 항목에는 혈액검사, 요검사, 흉부 방사선 검사 등이 있으며 백신으로 예방이 가능한 B형간염, 홍역, 풍진, 볼거리, 수두 등에 대한 항체검사가 추가될 수 있다. 또한 「의료법」 제3조에 따라 의료기관 종사자는 '결핵균 노출 가능성과 결핵 발병 시 파급효과'를 고려하여 부서, 직종에 따라 4군으로 분류한 후 잠복결핵 검사를 시행해야 한다. 잠복결핵 검사는 초회검진과 주기적 검진으로 구분하고, 초회검진은 의료기관에 소속된 기관(다른 기관으로 그 소속을 변경하여 근무한 기간을 포함) 중 1회 잠복결핵감염 검진을 실시하는 것을 말한다(표 12-2).

3. 예방접종

예방접종을 통한 직원의 적절한 면역상태 유지는 감염성 질환자로부터 직원이 감염되지 않도록 보호하며, 불필요한 근무 제한 등을 하지 않도록 한다. 또한 예방접종을 통한 질병의 예방은 감염된 직원을 격리하거나 치료하는 것에 비해 비용 절감의 효과도 있다.

의료기관 종사자에게 권장하는 예방접종에는 B형간염, 수두, 인플루엔자, 디프테리아 · 백일해(Td), 파상풍 · 디프테리아 · 백일해(Tdap) 및 홍역 · 유행성이하선염 · 풍진(MMR)이 있으며, 접종이 필요한 백신의 종류는 의료기관의 특성과 노출 후 직원이 질병에 감염될 경우 발생할 수 있는 문제의 심각성 등을 고

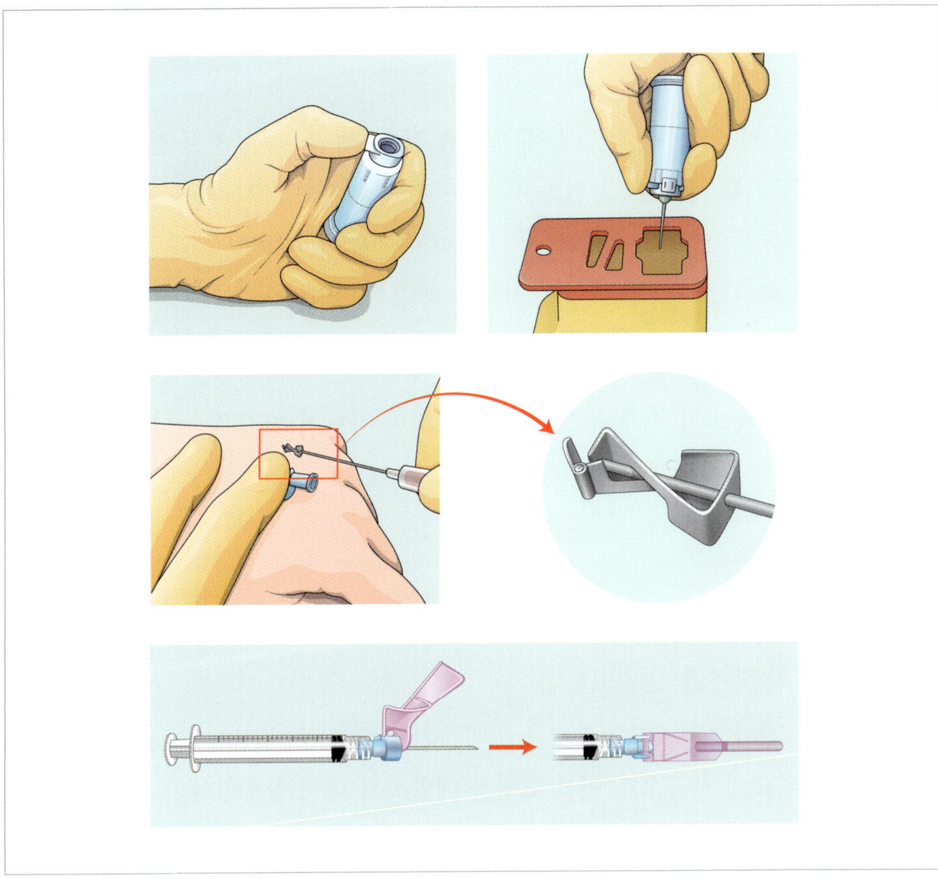

| 그림 12-1 | 정맥주사 시 필요한 안전기구

려하여 선정한다. 의료기관 종사자는 홍역, 유행성이하선염, 풍진 환자에 대한 노출위험이 높고, 감염 시 의료기관 내 환자에게 전파할 위험이 높아 2회 접종을 권고하고 있다. 또한 B형간염 예방접종의 경우, 국내의 B형간염 유병률이 높기 때문에 면역력이 없는 의료기관 종사자는 반드시 접종해야 한다.

4. 감염노출 예방대책

환자의 혈액과 체액에 노출되는 경우는 흔히 발생하므로, 감염노출을 예방하기 위해서는 직원 스스로의 주의뿐만 아니라 마스크, 고글 등과 같은 적절한 개인보호구 착용, 의료기관차원의 안전물품 제공 등이 필요하다(그림 12-1). 개인보호구는 사용의 용이성과 적절성을 고려하여 선정해야 하며, 필요할 때 쉽게 사용 할 수 있도록 접근이 용이한 곳에 비치해야 한다.

1) 손위생과 개인보호구 사용

(1) 손위생

손위생이 필요한 5가지 순간(환자접촉 전후, 청결 · 무균처치 전, 혈액 · 체액 노출 위험 후, 환자환경 접촉 후)에는 손위생을 수행하도록 하며, 손에 눈에 보이는 오염이 있거나 아포(예: *Clostridioides difficile*)가 분리되는 환자나 환경과 접촉한 경우에는 물과 비누로 손을 씻어야 한다.

(2) 장갑

혈액이나 체액이 손에 묻을 것이 예상되면 반드시 장갑을 끼고 장갑을 벗은 후에는 즉시 손위생을 시행한다.

(3) 가운

피부나 옷이 혈액 및 체액에 오염될 가능성이 있으면 가운을 입는다.

(4) 마스크와 보안경, 안면보호대

비말로 전파되는 호흡기감염을 예방하기 위해 착용하거나 무균술 시행 시 구강 또는 코의 세균으로 인한 오염을 예방하기 위해 착용한다.

- **외과용 마스크:** 수술, 요추천자 시, 중심정맥관 삽입 시, 호흡기 감염환자 이동 시, 호흡기 감염 증상이 있는 직원
- **N95 마스크:** 공기매개감염(활동성 결핵, 홍역, 수두) 격리병실 출입 시
- 보안경, 안면보호대는 환자의 혈액, 체액, 분비물이 튀거나 분사될 가능성이 있는 처치를 할 때 눈, 코, 입 점막을 보호하기 위해 착용한다(예: 흡인, 기관지경 검사 등)

2) 주삿바늘 찔림 예방지침

주삿바늘에 찔릴 경우 B형간염 바이러스(hepatitis B virus, HBV), C형간염 바이러스(hepatitis C virus, HCV), 인간면역결핍바이러스(human immunodeficiency virus, HIV)와 같은 혈액매개감염질환에 이환될 위험이 있으므로 직원감염관리 측면에서 주삿바늘 찔림 사고는 특별한 관리가 필요한 중요한 부분이다. 그러므로 주삿바늘 찔림 사고가 일어나는 원인을 파악하고 예방대책을 마련하여야 한다(그림 12-2).

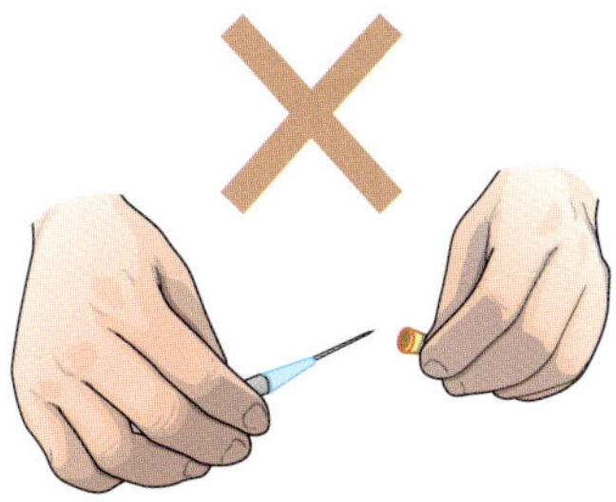

사용한 주삿바늘은 절대 다시 뚜껑(cap)을 씌우지 않는다.

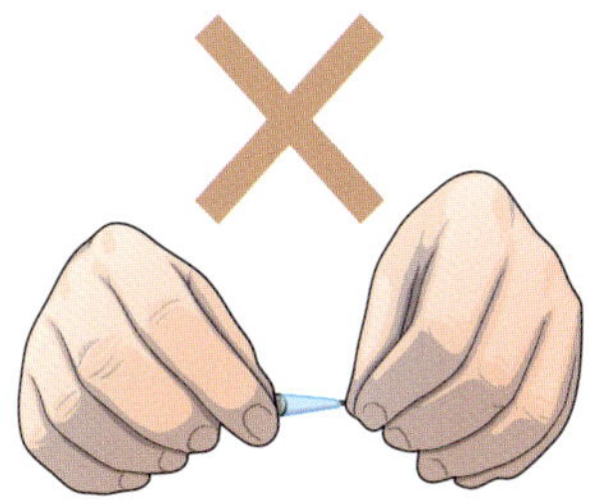

사용한 주삿바늘은 구부리거나 자르지 않는다.

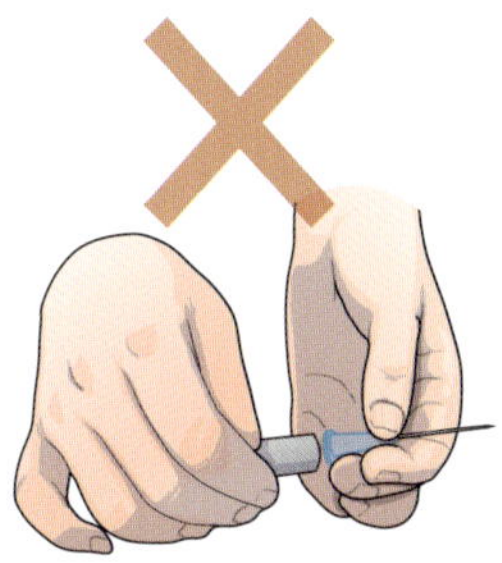

사용한 주삿바늘은 주사기에서 억지로 빼지 않는다.

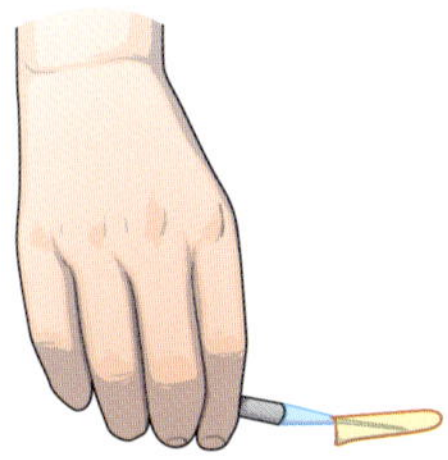

Scoop method: 부득이 뚜껑을 씌워야 할 경우는 한 손으로 뚜껑을 바닥에 놓고 주삿바늘로 뚜껑을 떠올리듯이 씌운 후 닫는다.

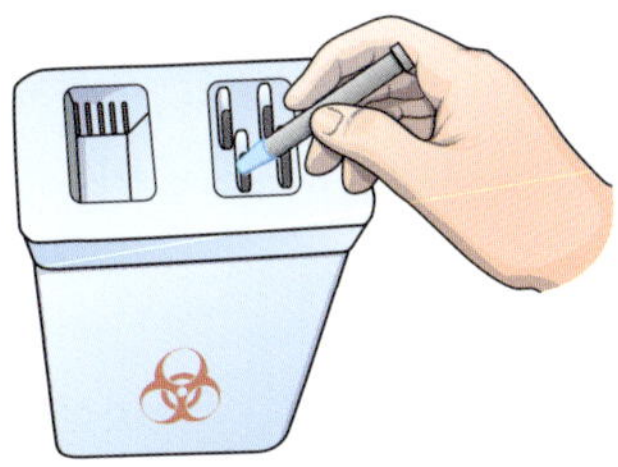

사용한 주삿바늘은 손상성 의료폐기물 전용용기에 즉시 분리수거한다.

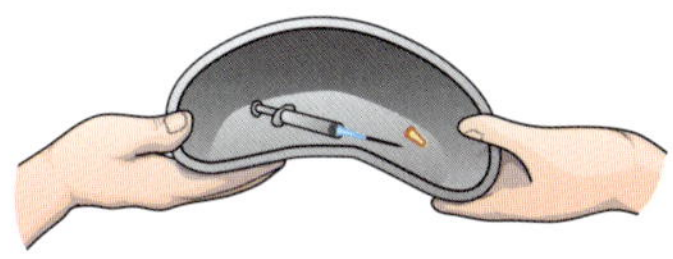

주삿바늘이나 주사기 등 날카로운 기구들을 비좁지 않은 넉넉한 공간에 놓아둔다.

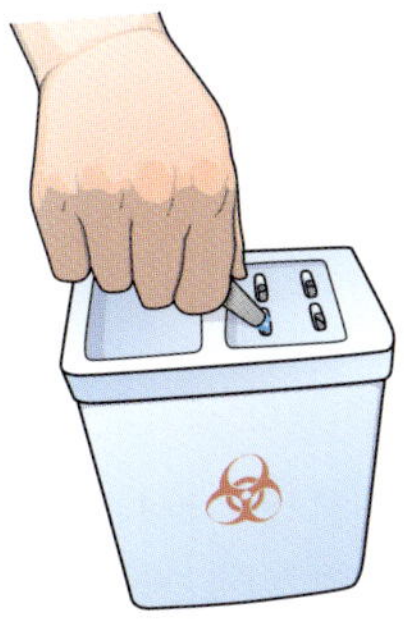

손상성 의료폐기물 전용용기는 3/4 이상 사용하지 않으며, 사용하지 않을 경우 뚜껑을 닫아둔다.

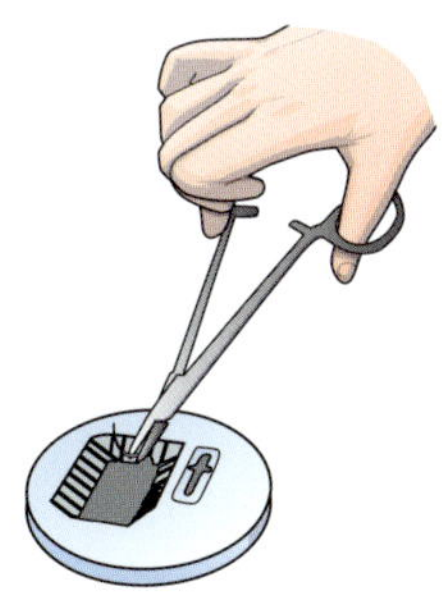

주삿바늘이나 날카로운 기구를 정리할 때는 겸자 등의 도구를 이용한다.

| 그림 12-2 | 주삿바늘 찔림 예방법

- 사용한 바늘, 수술 칼, 날카로운 기구는 조심히 다룬다.
- 사용한 바늘은 다시 뚜껑을 씌우거나 구부리거나 자르지 말고 그대로 손상성 의료폐기물 전용용기에 즉시 버린다.
- 손상성 의료폐기물 전용용기는 3/4 이상 차지 않도록 한다.
- 사용기간이 완료된 손상성 의료폐기물 전용용기는 뚜껑을 완전히 밀폐하여 수거한다.
- 부득이 바늘 뚜껑을 씌워야 할 경우는 한손으로 조작하여 바늘뚜껑을 주삿바늘에 씌운 후 닫는다(scoop method).
- 혈액매개감염환자의 채혈과 정맥주사 시에는 안전기구를 사용한다.
- 손상성 의료폐기물 전용용기는 사용하지 않을 경우 뚜껑을 닫아둔다.

3) 혈액이나 체액 노출 시 관리절차

눈이나 점막에 튄 경우는 eye wash station(그림 12-3)에서 충분히 세척한다. 눈에 혈액, 체액 등의 감염성물질이 튀었을 때는 즉시 눈을 손가락으로 고정한 채 물로 세척하고, 눈동자를 움직이도록 한다. 세척시간은 15분 이상이어야 한다.

사용한 주삿바늘, 날카로운 기구에 찔리거나 베인 경우는 흐르는 물에 씻는다. 피부 소독제로 노출 부위를 소독하는 것이 질병 전파를 줄인다는 명확한 근거는 없으나 소독제의 사용이 금기는 아니다.

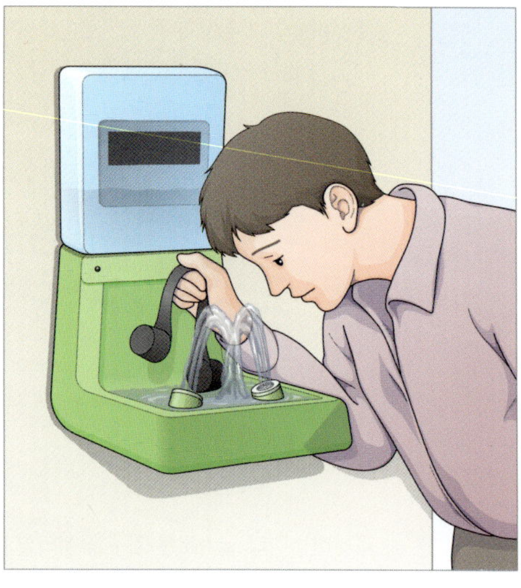

1. 눈이 혈액이나 체액, 유해물질(소독제 등)에 노출되었을 경우 eye wash station으로 간다.
2. 노출 부위를 세척한다(단, 콘택트렌즈 등을 착용하였다면 물로 세척을 하면서 콘택트렌즈를 제거한다).

| 그림 12-3 | eye wash station 사용법

근무기관의 방침에 따라 직원감염관리부서에 보고하여, 노출된 감염성 질환 및 병원체에 따라 적절한 검사, 투약, 처치 등을 받는다.

5. 감염노출직원, 감염직원의 감염관리

직원이 감염성 질병에 노출된 경우 신속하게 진단하고 처리하는 것이 가장 중요하다. 감염성 질병에 노출되더라도 감염이 발생하지 않도록 예방하기 위하여 직원의 면역 상태와 임신 여부 등에 따른 적절한 예방약 투여, 검사, 상담을 시행해야 한다. 또한 주기적인 추후 검사가 필요하며, 추후검사에서 감염이 확인된 경우에는 직원 격리, 치료 등의 관리가 필요하다(표 12-3).

환자나 다른 직원들에게 전파가 가능한 질병에 감염된 직원이 확인된 경우에는 근무제한과 치료가 필요하고, 감염된 직원과 접촉이력이 있는 직원이나 환자에게도 감염발생 여부를 주의깊게 관찰하는 등의 관리가 필요하다(표 12-4).

표 12-3 의료기관 종사자에게 권장하는 예방접종

예방접종의 종류	접종대상	접종일정
의료직 시작 시 면역의 근거*가 없는 경우, 항체검사 후 음성일 때 접종		
B형간염	혈액 및 체액에 노출될 위험이 있는 모든 의료인	3회(0, 1, 6개월) 접종 → 1~2개월 후 항체검사, 음성이면 3회 재접종 → 1~2개월 후 항체검사 시에도 음성이면 재접종 불필요
수두	1970년 이후 출생한 의료인	2회(4~8주 간격) 접종
의료직 시작 시 항체검사 없이 접종		
인플루엔자	모든 의료인	1회 접종(매년)
파상풍 · 디프테리아 · 백일해(Tdap)	모든 의료인	1회 접종
홍역 · 유행성이하선염 · 풍진(MMR)	(홍역) 1967년 이후 출생한 의료인 (유행성이하선염, 풍진) 모든 의료인	2회(4주 간격) 접종

* 면역의 근거: 해당질환 진단, 항체 양성, 해당 백신 접종력 중 1가지 이상

표 12-4 감염성질환에 노출된 병원직원의 감염예방 조치

질환	예방요법	적응증	주요 부작용, 주의점	비고
Diphtheria	• (검사) 백신접종 여부와 상관없이 비강과 인두부위 검체에 대한 균 배양검사 실시, 검사를 받고 7일간 발병 여부 감시 • (노출 후 예방접종) 균 배양검사 이후, 백신접종 유무에 상관없이 Penicillin 1회 주사 또는 Erythromycin을 7~10일간 투여	• 환자의 구강분비물에 노출된 사람 또는 기타 접촉자		• (예방접종) 불완전한 예방접종력을 가진 사람의 경우, 연령별로 정해진 접종실시 • 증상발생 모니터링
Hepatitis A	• 면역글로불린을 노출 2주 이내에 삼각근이나 둔부에 1G 0.02ml/kg, 1회 1M	• 접촉자, 성접촉자, 의료진 *의료진: 적절한 개인보호구 착용 없이 환자와 접촉한 의료진	• IgA deficiency 환자는 MMR 투여 후 2주 이내, Varicella 백신 투여 후 3주 이내에는 투여 금기	• (예방접종) 노출 후 예방을 위해 2차 접종 불필요, 평생면역획득을 위해 1차 접종 후 6개월 후 2차 접종
Hepatitis B	• 노출 후 최대한 빠른 시간 내(7일 이내) HBIG 0.06ml/kg IM, 다른 부위에 Hepatitis B vaccine 1회 시행: 이후 일정대로 백신투여 계속함	• HBsAg 양성 환자의 혈액에 경피적 또는 점막을 통해 노출된 HBV에 감수성이 있는 병원직원		
Meningo-coccal Disease	• Rifampin 600mg PO, 매 12시간마다 2일간 또는 ceftriaxone 250mg 1M 1회 또는 ciprofloxacine 500mg PO 1회	• 감염된 환자의 호흡기 분비물과 직접 접촉을 한 의료진(구강 대 구강소생술, 기도내삽관, 기도내 튜브 조작 또는 구인두강의 면밀한 관찰)	• 임신 중에는 rifampin과 ciprofloxacin은 추천되지 않음	
Pertussis	• Erythromycine 500mg 하루 4회 또는 Trimethoprim/sulfamethoxazole 1T 1일 2회, 노출 후 14일간 투여	• 동거인, 고위험군 또는 고위험군에게 전파위험이 있는 집단 • 기타 접촉자 - 유증상자와 1m 이내 대면접촉 - 호흡기 비인두 분비물에 직접접촉 - 전염기 환자와 1시간 이상 한정된 같은 공간에 가까이 머무른 경우	• 연령, 예방접종력, 증상발현 유무와 관계없이 예방적 항생제 요법 *환자와 접촉 후 3주 이내 항생제 복용	• (예방접종) 불완전한 예방접종력을 가진 사람의 경우 연령별로 정해진 접종을 실시
Varicella Zoster	• VZIG - 50kg 이하인 경우 125U/10kg - 50kg 이상인 경우 612U까지 투여	• 감염된 의료진이나 환자에게 지속적으로 노출된 사람으로 수두에 감수성이 있는 사람으로 특히 임신이나 면역저하와 같은 합병증의 위험이 높은 사람		• VZIG 투여 여부를 결정할 때, 혈청 검사 결과를 고려한다.

1) 혈액매개 감염질환

혈액이나 혈액을 포함한 체액은 잠재적으로 감염성 질환의 매개체가 될 수 있다. 이러한 체액의 종류에는 정액, 질분비물, 뇌척수액, 활액(synovial fluid), 흉막액(pleural fluid), 복강액(peritoneal fluid) 등이 있다. 주요 혈액매개 감염질환에는 B형간염, C형간염, HIV 감염 등이 있고, 그 외 대부분의 바이러스, 세균, 기생충 등도 혈액 내에서 수일에서 수주일 동안 생존할 수 있기 때문에 혈액을 통한 전파의 위험이 있다.

주로 노출되는 경로는 오염된 주삿바늘이나 날카로운 물체에 찔리거나 베이는 경우, 환자의 혈액이나 체액이 눈, 코, 입에 튀는 경우, 손상이 있는 피부가 혈액이나 체액과 접촉하였을 경우이다.

▪ B형간염

면역력이 없는 직원이 B형간염에 노출되면 B형간염 면역글로불린(Hepatitis B immune globulin, HBIG) 주사와 함께 B형간염 예방접종을 시행한다. HBIG은 노출 후 가능한 빠른 시간 내에 주사한다(24시간 이내 투여가 좋으며, 최소 7일 이내 투여).

B형간염 예방접종 시리즈(0, 1, 6개월 접종)를 1회 시행하였으나, 효과적인 항체 생성이 안 된 직원이 노출된 경우는 HBIG 1회 투여 후 B형간염 예방접종을 재시작한다. 노출된 직원은 HBsAg 검사를 노출 즉시, 3개월과 6개월에 받는다.

▪ C형간염

C형간염 노출직원에게 면역글로불린, 항바이러스제 또는 면역억제제를 투여하는 것은 권고하지 않는다. 감염 여부를 확인하기 위하여 노출 즉시 혈액을 채취하여 Anti-HCV검사와 ALT(alanine aminotransferase) 검사를 실시한다. 추적검사는 노출 6주 후 HCV RNA 검사를 진행하며, 노출 4~6개월 후 Anti-HCV검사와 ALT를 시행한다.

2차 감염 전파예방을 위해 성행위를 금하거나 임신을 피하거나 혹은 수유를 중단하는 등의 특별한 조치를 할 필요는 없으나 혈액, 혈장, 기관, 조직 또는 정액공여는 삼가야 한다.

2020년 미국에서는 C형간염에 노출되었을 때 감염원인 환자와 직원을 대상으로 48시간 이내 초회검사를 시행하고, 그 결과에 따라 추후관리를 하도록 하고 있다(그림 12-4).

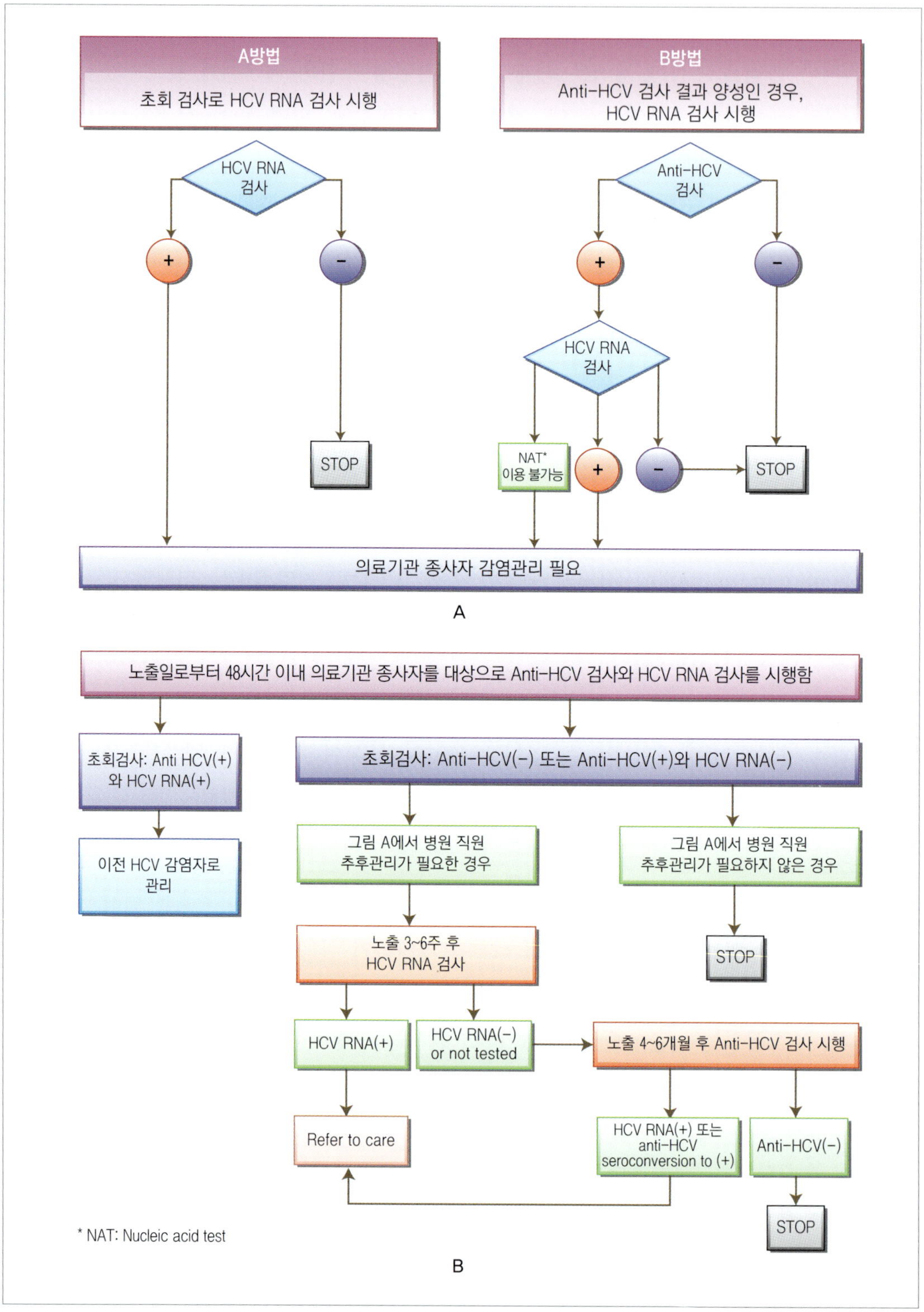

| 그림 12-4 | C형간염에 노출된 경우의 감염관리 흐름도

A: C형간염 감염원 환자의 초회검사결과에 따른 조치, **B:** A에 따른 의료기관 종사자의 감염관리

■ HIV 감염

Antiretrovial drug의 예방적 투약은 가능한 빠른 시기(적어도 24시간 이내)에 시작하도록 하며, 오심, 구토, 설사 등의 부작용을 견딜만하면 4주간 투여한다. HIV 항체검사는 노출 당시와 노출 후 6주, 12주, 6개월에 실시한다.

2차 감염의 전파예방을 위해 수혈이나 장기이식 등을 하지 않도록 하며, 성교 시 콘돔 등을 사용하고, 여성 직원은 수유를 하지 않는다.

2) 공기매개 감염질환

호흡기 비말전파와 접촉전파가 주된 전파경로로 감염된 사람이 기침이나 재채기를 할 때 입에서 배출되는 바이러스를 가진 작은 비말들이 보통 1~2m 정도 날아가 다른 사람의 손에 묻거나 직접 호흡기 또는 눈으로 들어가 감염된다. 중요한 공기매개 감염질환은 활동성 폐결핵, 수두, 홍역이다.

■ 결핵

활동성 폐결핵환자에 노출된 경우에는 결핵증상이 있는지 확인하고 투베르쿨린 검사, 인터페론감마분비 검사 등의 결핵 감염검사와 흉부 X-ray 검사를 진행하며 추후 증상발생을 모니터링한다. 접촉자 중 결핵환자로 의심 또는 확진된 경우에는 결핵치료를 시행하고, 결핵균에 감염된 것(잠복결핵)으로 진단된 사람에게는 잠복결핵 감염치료를 시행한다.

■ 수두

노출된 직원은 노출 후 즉시 과거에 수두를 앓았는지 확인하고, 확실하지 않거나 앓지 않았으면 수두항체가 검사를 실시한다.

수두항체가 검사 결과가 음성일 때는 노출 후 96시간 이내 VZIG(varicella zoster immune globulin)을 접종한다. 노출된 감수성 있는 의료진은 노출 후 8일부터 21일까지(만일 VZIG를 접종 받았으면 28일까지) 근무를 제한한다.

수두는 발진이 나타나기 2일 전부터 발진이 소실된 후 5일까지 전염이 가능하다. 그러므로 수두에 감염된 직원이 발생하면 모든 피부 병변 부위에 딱지가 앉을 때까지 근무를 제한해야 한다.

■ 홍역

홍역에 면역력이 없는 병원직원이 홍역환자에 노출된 경우 72시간 내에 홍역백신을 접종받도록 하고 백신을 맞을 수 없는 고위험군에서는 노출 후 6일 이내에 면역글로불린을 투여한다.

면역력이 없는 직원은 마지막 노출 후 5~21일까지 혹은 발진이 생긴 후 4일까지 근무를 제한한다.

홍역에 감염된 직원은 발진이 사라진 후 7일까지 또는 급성 감염증상이 호전될 때까지 근무를 제한한다.

3) 비말매개 감염질환

■ 유행성이하선염

노출된 직원은 처음 노출 후 12일부터 마지막 노출 후 26일까지 근무를 제한한다. 하지만 감염예방을 위해 권고되는 예방약은 없다.

유행성이하선염이 발생한 직원은 이하선염이 발생한 후 7일까지 근무를 제한한다.

■ 풍진

임신 중에 풍진(rubella, german measles)에 감염되면 태아에게 선천성 풍진증후군을 유발할 수 있으므로 풍진에 감수성이 있는 임신 중인 의료기관 종사자가 노출되지 않도록 주의하여야 한다.

면역력이 없이 노출된 직원은 첫 노출 후 7일부터 마지막 노출 후 21일까지 근무를 제한한다.

풍진에 감염된 직원은 발진이 발생한 후 5일까지 근무를 제한한다.

■ 백일해

백일해에 노출된 직원에게 예방약을 투여하는 것에 대해서는 그 효과가 명확히 증명되지는 않았다. 그러나 일반적으로 환자의 호흡기분비물이나 호흡기로부터 발생한 연무질(aerosol)과 직접 접촉한 직원은 에리트로마이신(erythromycin) 500mg씩 하루 4회 또는 트리메토프림-설파메톡사졸(trimethoprim-sufamethoxazole)을 1일 2회 1알씩 14일간 복용한다. 백일해에 노출된 직원의 근무제한은 권고되지 않는다.

백일해에 감염된 직원은 효과적인 항생제로 치료를 시작한 후 5일까지 또는 카타르기 시작부터 발작성 기침이 발생한 후 3주까지 근무를 제한한다.

■ 수막알균 감염

수막알균 감염(meningococcal infection)은 *Neisseria meningitidis*에 의한 질환으로, 호흡기 분비물이나 배양검사 중인 균에 밀접하게 접촉할 경우 전파될 가능성이 있다.

적절한 보호구 없이 수막알균감염 환자와 가까운 접촉(예: 구강 대 구강 소생술, 기관내삽관, 기도내튜브 조작, 안저검사 등)을 한 의료기관 종사자, 검사실 직원의 경우 예방적인 항생제를 투여한다.

노출된 직원은 예방적 투약으로 리팜핀(rifampin)을 1회 600mg씩 12시간 간격으로 2일 투여하거나 시프로프록사신(ciprofloxacin) 500mg을 1회 경구투여, 세프트리악손(ceftriaxone) 250mg을 1회 근육주사한다. 그러나 수막알균질환 노출 여부만으로는 근무제한은 필요하지 않다.

수막알균질환은 적절한 항생제로 치료시작 후 24시간까지 근무제한이 필요하다.

4) 기타

■ A형간염

A형간염은 분변-구강 경로로 감염되며 A형간염에 면역력이 없는 병원직원이 A형간염에 노출되었을 경우 면역글로불린(0.02mg/kg 1회 IM) 투여를 고려할 수 있다. 이 경우 환자의 혈청검사에서 A형간염이 있음을 반드시 확인하여야 하며 그 외 접촉자는 예방조치가 필요 없다.

노출 후 2주 이내에 예방접종 및 면역글로불린을 투여하면 85%에서 감염이 예방되거나 증세를 약화시키는 효과가 있다. 감염된 직원은 황달이나 다른 증세가 시작된 후 7일간은 근무를 제한한다.

■ 단순포진 감염증

의료기관 종사자의 생인손(Herpetic whitlow)이나 다른 국소 감염은 고위험군의 환자(신생아, 중환자실 환자, 중증 환자 및 피부 질환자, 중증의 면역억제환자 등)에게 감염을 전파시켜 심각한 결과를 초래할 수 있다.

단순포진 감염증(herpes simplex)은 바이러스가 분리되는 사람의 체액이나 상처와 직접 접촉하였을 경우 전파가 가능하므로 감염된 직원은 다음과 같은 주의가 필요하다.

- 일차 혹은 재발성 구강-안면 단순포진이 생긴 의료인은 병변이 없어질 때까지 고위험 환자(면역기전저하 환자, 신생아, 화상환자)와 접촉을 제한한다.
- 손에 단순포진이 생긴 의료인은 병변이 치유될 때까지 가능한 환자와 접촉하지 않는다.
- 감염 병변이 있는 부위를 노출시키거나 손대지 않도록 주의하고 손위생 등 표준주의를 철저히 지키도록 한다.

■ 아데노바이러스

전염성이 높은 유행성 각결막염(Epidemic Keratoconjunctivitis)을 주로 일으키는 것은 아데노바이러스(adenovirus)이다. 잠복기는 5~12일이며, 바이러스는 잠복기 후기부터 질병이 발생한 후 14일까지 검출되므로 환자나 다른 병원직원에게 전파되지 않도록 주의한다. 손위생을 철저히 하며, 장갑 착용, 기구와 환경소독을 통해 전파를 예방하도록 노력해야 한다.

■ 이 기생충과 옴

이 기생충(Pediculosis)과 옴(Scabies)이 있는 환자와 접촉한 직원은 피부과 진료를 받고, 감염된 직원은 다른 환자나 직원에게 전파되지 않도록 국소치료제를 도포한다.

5) 임신한 직원의 감염노출 시 관리방법

직무와 관련된 감염이 임신한 직원에게 발생하지 않도록 각별히 주의를 기울여야 하는데, 그 이유는 다음과 같다.

- 감염병 중 일부 질환은 임신 중에 발생하면 증상이 더 심해진다(예: 수두).
- 태반을 통해서 병원체가 태아에게 전파되면 유산, 선천성 기형, 지능저하가 유발될 수 있다(예: 파보바이러스, 수두, 풍진).
- 병원체가 태반을 통해 태아에게 전파되면 태아 감염이 발생할 수 있다(예: CMV, B형간염 바이러스, 헤르페스바이러스, 홍역바이러스).
- 감염예방을 위해 투여해야 하는 항생제 중 일부 항생제는 임신 중에 금기이다. 임신한 직원이 임신을 하지 않은 직원에 비해 감염병에 더 쉽게 걸리는 것은 아니지만 임신할 가능성이 있는 직원의 경우 백신으로 예방이 가능한 감염병에 대한 예방접종을 받도록 한다(표 12-5).

표 12-5 임신한 직원의 감염노출 시 관리방법

원인균	태아에게 미치는 영향	주산기 전파율	모체 검사	예방
Cytomegalo-virus	• 청력상실, 선천성 증후군	• 모체의 일차 감염 후 15%, 증상이 있는 경우의 5%	• 항체는 임상 질환으로의 진행을 완전하게 방어하지 못하고 다소 방어할 수 있음 • 획일적인 검사는 추천되지 않음	• 표준주의 준수
Hepatitis B	• 간염: 소아가 만성감염으로 진행	• HBeAg 양성 시 90% • HBeAg 음성 시 0~25%	• HBsAg에 대한 정기 검사가 추천됨	• 신생아에게 예방접종과 HBIG 투여 • 표준주의 준수
Hepatitis C	• 간염	• 2~5%	• Anti-HCV, HCV-RNA검사, 정기 검사는 추천되지 않음	• 표준주의 준수
Herpes simplex	• 점막과 피부병변을 일으킬 수 있고, 패혈증, 뇌염, 드물지만 선천성 기형 초래 가능	• 의료관련감염은 드물지만 일차 감염인 경우 33~50%, 재발의 경우 4%	• 항체 검사는 유용하지 않음 • 분만 시 병변의 유무 관찰	• 표준주의 준수
Human-Immuno deficiency virus	• 2~3세까지 AIDS 진행 가능	• 8~30%	• 효소면역분석법이나 western blot을 이용한 항체 검출	• 위험한 행위를 피함 • 바늘에 찔린 경우 노출 후 예방 필요 • HIV 양성 산모(임신 중)와 신생아(출산 후)에게 zidovudine 투여 • 표준주의 준수
Influenza	• 불분명	• 드물다	• 없음	• 예방접종(임신 중에도 안전함) • 비말주의 준수
Measles	• 미성숙아, 유산	• 드물다	• 병력 또는 항체	• 예방접종* • 감수성이 있다면 노출 후 6일 내에 IG 접종 • 공기매개주의 준수
Parvovirus B19	• 수종, 사산	• 총 25% 정도	• 임신 전에 선택적으로 항체검사 실시	• 비말주의 준수
Rubella	• 선천성 풍진 증후군	• 평균 45~50%:90%가 첫 12주 이내 감염됨	• 항체검사 • 예방접종을 받지 않았다면 임신 전 검사	• 예방접종* • 급성감염 시 비말주의 준수 • 12개월 이하의 선천성 풍진 영아는 접촉주의 준수

표 12-5 임신한 직원의 감염노출 시 관리방법(계속)

원인균	태아에게 미치는 영향	주산기 전파율	모체 검사	예방
Tuberculosis	• 간비대, 폐, 뇌	• 드물다	• 피부검사(PPD)	• 초기 치료 시 이소니아지드, 리팜핀, 에탐부톨 또는 피라진아미드의 표준치료 또는 이소니아지드, 리팜핀, 에탐부톨 9개 치료를 권고함 • 공기매개주의 준수
Varicella zoster	• 기형(피부, 사지, 중추신경계, 눈), 수두	• 전체 25% 선천성 증후군은 0~4%	• 병력 또는 항체 검사	• 예방접종* • 감수성이 있다면 노출 후 96시간 내 VZIG 접종 • 공기매개주의 준수

* 생백신 접종이므로 보통 임신 전에 접종한다.

6. 상담

감염성 질병에 노출되었거나 감염된 직원을 대상으로 개별적인 상담을 한다. 직원감염 예방과 관련된 상담은 감염성 질병에 노출된 후 발생할 수 있는 위험 질병과 합병증, 노출 후 예방약 투여에 대한 장·단점과 부작용 발생 시 대처 방법에 대한 설명을 포함한 노출 후 관리, 노출 후 가족, 환자, 다른 사람들에 대한 감염 가능성과 주의점 등에 대한 정보를 제공해야 한다.

관련 연구

국내 일개 대학병원 근무 의료인의 A형간염 항체양성률에 대한 연구

지슬기 외(2020). 의료관련감염관리, 25(1): 54~59.

A형간염바이러스는 급성바이러스간염의 주요 원인으로 오염된 물과 식품 또는 환자와의 접촉을 통해서 전파된다. 성인 감염자의 약 70%에서는 황달을 비롯한 증상이 동반되고 약 1%에서 전격간염이 발생되는 등 사망률은 나이가 증가함에 따라 상승하여 50세 이상 성인에서는 1.8~5.4%에 이른다. 국내에서는 2019년에 오염된 조개젓 유통으로 인해 A형간염 환자발생이 급증하였고, 의료기관 종사자는 지역사회에서 감염된 후 병원 내 전파를 유발할 수 있으며 병원 내에서 A형간염 환자에게 노출될 가능성이 높다.

방법: 2019년 5월, 대전광역시 소재 일개 2차 대학병원의 1,466명의 의료종사자를 대상으로 A형간염 항체양성률과 백신 접종률을 조사하였다.

결과: A형간염 항체양성 의료종사자는 735명(49.9%)이고, 나이가 증가함에 따라 감소하여 35~39세에 20.9%로 가장 낮았다가 40세 이후부터 상승하여 60세 이상에서는 100%였다. 간호사의 항체 양성률은 20대 초반이 61.8%로 높았으며, 20대 후반은 39.5%, 30대에는 16.8%로 점차 감소하였다. A형간염 항체음성이 확인된 743명 중 519명(70.6%)에 대하여 6개월 이상 간격으로 2회의 A형간염 백신접종을 완료하였고, 간호사의 접종률이 80.6%로 가장 높았다.

결론: 의료기관 종사자 중 30대와 40대 연령의 A형간염 항체 양성률이 가장 낮으므로 의료기관에서 A형간염 예방접종 프로그램을 시행하는 경우에는 해당 연령군에 대하여 백신 접종의 우선순위를 두어야 한다. 20대의 항체 양성률은 비교적 높지만 과반수에서 방어 면역력이 없고 의료현장에서 환자와 직접 접촉하며 근무하는 경우가 많은 연령대이므로 근무 전 예방접종력을 확인하고 항체 검사를 시행하여 백신 접종을 결정하는 것이 효과적일 것이다.

• 요 약 •

1. 직원감염을 예방하기 위해서는 의료기관 종사자에게 건강검진, 예방접종, 감염에 노출된 직원을 위한 감염예방활동, 교육, 상담 등이 제공되어야 하며, 감염된 직원에게는 적절한 치료와 근무제한 등의 관리가 필요하다.
2. 의료기관 종사자에게 권장하는 예방접종에는 B형간염, 수두, 인플루엔자, 디프테리아 · 백일해(Td), 파상풍 · 디프테리아 · 백일해(Tdap) 및 홍역 · 유행성 이하선염 · 풍진(MMR) 등이 있으며, 접종이 필요한 백신의 종류는 의료기관의 특성과 노출 후 직원이 질병에 감염될 경우 발생할 수 있는 문제의 심각성 등을 고려하여 선정한다.
3. 감염노출을 예방하기 위해서는 직원 스스로의 주의뿐만 아니라 적절한 보호구 착용, 주삿바늘 찔림 예방지침 등을 적용하여야 한다.
4. 직원감염노출사고 발생 시에는 감염예방을 위해 적절한 예방약 투여, 검사, 상담 등을 시행한다.

• 확/인/학/습 •

1. 주삿바늘 찔림 사고를 예방하는 방법으로 맞지 않는 것은 무엇인가?
   ① 주삿바늘은 사용 후 구부리거나 손으로 분리하지 않는다.
   ② 손상성 폐기물 전용용기는 가득 채운 후 교환하도록 한다.
   ③ 혈액매개 감염환자에게는 안전바늘을 사용한다.
   ④ 주삿바늘의 캡을 씌울 때 양손을 사용하지 않고, 한 손 기법을 사용한다.
   ⑤ 주삿바늘이나 날카로운 기구를 정리할 때 겸자 등의 기구를 사용한다.

2. B형간염 환자의 바늘에 손가락이 찔렸다. 다음 중 가장 먼저 해야 할 일은 무엇인가?
   ① 병동 수간호사에게 감염성물질에 노출되었음을 알리고, 보고서를 작성한다.
   ② 응급실로 달려가 진료를 받고, 혈액검사를 시행한다.
   ③ 환자의 혈액매개감염질환 여부를 확인하기 위해 환자에게 검사를 시행해 줄 것을 병원에 요청한다.
   ④ 찔린 손가락을 흐르는 물에 씻는다.
   ⑤ B형간염 항체가 없으므로 B형 예방접종을 즉시 시행한다.

3. 1998년생 신입간호사가 입사하였다. 면역 근거가 없는 경우 접종을 권장하는 예방접종이 아닌 것은?
   ① B형간염 ② 수두 ③ Tdap
   ④ 인플루엔자 ⑤ A형간염

• 정/답/및/해/설 •

1. 정답 ②
   해설 손상성 폐기물 전용용기는 3/4 이상 차기 전에 교체한다.

2. 정답 ④
   해설 사용한 주삿바늘, 날카로운 기구에 찔리거나 베인 경우는 일차 조치로 흐르는 물에 씻는다. 이후 근무기관의 방침에 따라 직원감염관리부서에 보고하며, 노출된 감염성 질환 및 병원체에 따라 적절한 검사, 투약, 처치 등을 받는다.

3. 정답 ⑤
   해설 의료기관 종사자는 의료직 시작 시 면역의 근거가 없는 경우 B형간염, 수두, 인플루엔자, Tdap, MMR 접종을 권장하고 있다.

참고문헌

1. 결핵 진료지침 개정위원회(2020). 결핵 진료지침, 제4판.
2. 김경미 외(2018). 미생물과 감염관리. 학지사메디컬.
3. 대한의료관련감염관리학회(2017). 의료기관의 감염관리. 한미의학.
4. 산업안전보건기준에 관한 규칙(2017. 3. 3.).
5. 지슬기 외(2020). 국내 일개 대학병원 근무 의료인의 A형간염 항체양성률에 대한 연구. 대한의료관련감염관리학회지, 25(1): 54~59.
6. 질병관리본부(2018). 2018 성인 예방접종 안내서, 제2판.
7. 한국산업안전공단 산업안전보건연구원(2005). 의료업 종사 근로자들의 감염성 질환 실태 조사. 한국산업안전공단 산업안전보건연구원.
8. Association for professionals Infection control and prevention(2009). *APIC test of Infection Control and Epidemiology*. Washington: APIC, Inc.
9. Centers for disease control and prevention(1998). *Guideline for infection control in hospital personnel*. In: Infection.
10. Centers for Disease Control and Prevention(2003). *Guideline for Environmental Infection control in Health Care Facilities*.
11. Centers for Disease Control and Prevention(2007). *Guideline for Isolation Precautions: Preventing Transmission of Infection Agents In Healthcare Settings*.
12. Centers for Disease Control and Prevention(2020). *Testing and Clinical Management of Health Care Personnel Potentially Exposed to Hepatitis C virus-CDC Guidance*, United States.
13. International Healthcare Worker Safety Center(2009). *EPINet report: 2007 Percutaneous injury rates*. International Healthcare Worker Safety Center. http://www.medicalcenter.virginia.edu/epinet/new/epinet-2007-rates.pdf.

CHAPTER

13

환경관리, 의료폐기물과 세탁물관리

한수하

질병 발생과 유행에 영향을 주는 역학의 기본 요인으로 '숙주(host)', '미생물', '환경'의 세 가지가 있다. 이들은 항상성을 유지하며 인체 내 균형을 이루면서 건강한 상태를 유지한다. 하지만 어느 한 가지 요인이라도 변화가 생기면 그 균형이 깨지면서 질병 발생과 유행이 나타나는 것이다. 이 중 환경의 중요성이 의료관련감염관리에서 더욱 중요해지고 있다. 환경에 단기간 및 장기간 남아 있는 미생물들이 주요 의료관련감염 병원체들의 저장소가 될 수 있다. 올바르고 정기적인 환경소독을 통해 안전한 환경을 유지하는 것은 의료관련감염을 감소시키는데 필수적이다. 또한 의료기관에서 발생하는 의료폐기물 중 병원성 미생물에 의해 이차 감염이 우려되는 의료폐기물은 안전하고 위생적으로 취급하고, 적정하게 처리하여 효과적으로 관리해야 한다. 오염된 세탁물은 많은 병원성 미생물을 전파시키는 매개체가 될 수 있으며, 오염된 세탁물을 부적절하게 수거, 보관, 운반하면 직원이나 환자가 병원성 미생물에 노출될 수 있으므로 적절한 손위생, 개인보호구 및 세탁처리 과정을 적용해야 한다.

학습목표

1. 감염관리 측면에서 환경관리의 필요성을 설명할 수 있다.
2. 환경관리는 표준방법과 절차에 따라 수행한다.
3. 특수환경의 소독절차에 따라 환경관리를 수행한다.
4. 소독제를 이용한 환경관리 절차를 수행한다.
5. 특수병원체별 감염전파 예방을 위한 환경관리 절차를 수행한다.
6. 의료기관의 환경에서 의료폐기물 관리방법을 적용할 수 있다.
7. 의료기관의 환경에서 세탁물관리 방법을 적용할 수 있다.
8. 의료폐기물 및 세탁물과 관련된 국내 법규에 대해 설명할 수 있다.

개요

Tips

개인보호구(PPE)

가장 일반적인 보호장구는 장갑과 가운, 안면보호구이다. 장갑은 비흡수성이어야 하고 여러 가지 영향을 받지 않는 재질(라텍스, 비닐, 나이트릴, 고무)이어야 하는데, 대부분 일회용 장갑이 선호된다. 경피적 손상이 예상되는 작업에는 튼튼한 장갑을 권장한다. 튼튼한 장갑은 재사용이 가능하며 사용 후 반드시 소독하여야 한다. 작업 중 용액이 튈 가능성이 있는 경우에는 가운, 앞치마, 마스크, 보안경 등을 착용한다.

환경관리의 일반적인 지침은 다음과 같다.

- 의료기관의 안전한 환경을 유지하기 위한 환경관리지침은 정부나 공인된 기관의 규정에 따라 수립한다.
- 기본적인 환경관리의 원칙은 청결함의 유지이며, 모든 절차는 각 의료기관의 특성에 맞게 설립하고 문서로 규정화되어 있어야 한다.
- 의료기관 내 환경표면은 접촉의 정도에 따라 구분하여 소독주기를 결정하며, 눈에 보이는 오염이 있는 경우 즉시 제거한다.
- 환경소독제는 의료기관의 환경이나 장비 표면을 소독하기 위한 것으로서 일반적으로 낮은 수준의 소독제를 이용하며, 특수한 상황에서는 소독수준을 달리하여 적용한다.
- 환경소독제에 대한 희석방법, 소독시간, 적합성, 보관방법, 유통기한은 제조사의 권고사항에 따른다.
- 환경관리 시 표준주의를 준수하며, 화학물질과 미생물에 노출되는 것을 예방하기 위해 권고된 개인보호구(Personal Protective Equipment, PPE)를 사용한다.

역학

의료기관 환경의 표면은 의료관련감염의 잠재적 원인이 된다. 특히 환경에서 환자로 전파되는 미생물의 이동은 오염된 표면과 접촉한 손, 의료기구 등을 통하여 이루어지므로 의료기관 내 환경관리는 매우 중요하다(그림 13-1).

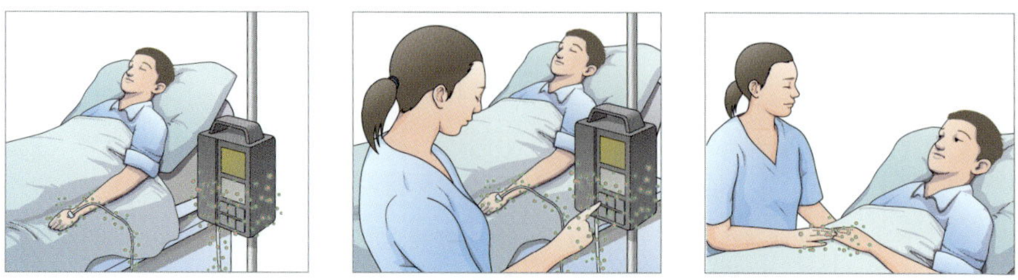

| 그림 13-1 | 의료기관 환경표면을 통한 감염병 전파경로

감염관리

1. 환경소독과 청소절차

미생물에 의한 오염이 우려되는 환자접점부서는 환경소독제를 이용한 환경관리가 필요하며, 환자접점부서가 아닌 일반 사무실은 일반적인 청소를 시행한다. 마루바닥, 벽, 커튼, 환기구처럼 접촉이 적은 곳과 접촉이 빈번하여 교차감염의 위험이 높아 자주 청소하거나 소독해야 하는 곳(의료장비의 손잡이나 침대난간, 문손잡이, 조명 스위치, 전화기, 간호사 호출기, 텔레비전 리모컨)으로 분류하는데(그림 13-2), 접촉이 잦은 곳은 소독제를 이용하여 매 환자 사용 시마다 청소하여야 한다(그림 13-3).

Aspergillus 같은 곰팡이 포자는 면역이 저하된 환자에게 치명적 감염을 유발할 수 있기 때문에 먼지와 바람의 발생을 최소화하여 시행해야 한다. 만일 환자 병실 밖에서 먼지의 분산이 발생하는 작업을 시행한다면, 반드시 병실 문을

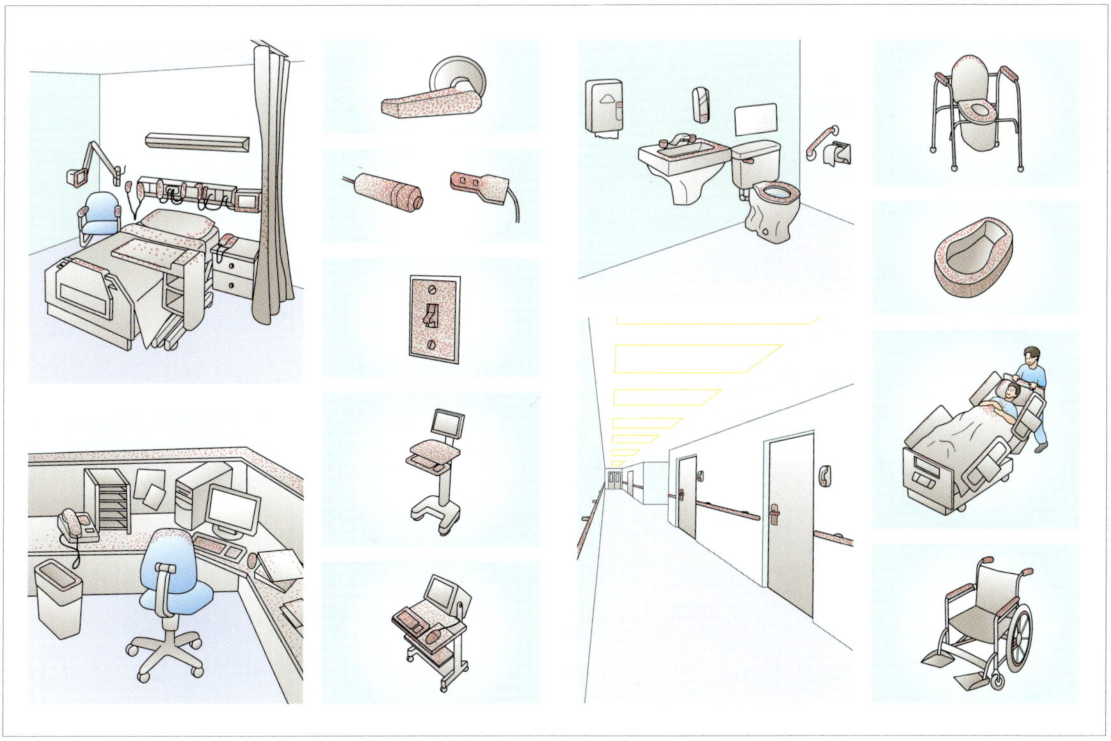

| 그림 13-2 | 미생물이 자주 검출되는 의료기관의 환경표면(붉은색 점 표시)

환경전반의 소독(Terminal cleaning)점검목록

등록번호 :
성 명 : 성별/나이 :
진 료 과 : 병 실 :

No	점검대상 (접촉이 빈번한 표면)	MM/DD			MM/DD			MM/DD			MM/DD			MM/DD			MM/DD			MM/DD		
		시행	미시행	해당없음	시행	미시행	해당없음	시행	미시행	해당없음	시행	미시행	해당없음	시행	미시행	해당없음	시행	미시행	해당없음	시행	미시행	해당없음
1	침상난간/ 조절손잡이																					
2	상두대																					
3	IV pole (손잡이 포함)																					
4	호출벨 버튼																					
5	전화기																					
6	침상 테이블																					
7	의자																					
8	전등스위치																					
9	TV 버튼 및 리모콘																					
10	병실 문손잡이(병실 내외부)																					
11	욕실 문손잡이																					
12	욕실 전등스위치																					
13	욕실 보조손잡이																					
14	욕실 개수대																					
15	변기손잡이																					
16	변기좌판																					
17	냉장고(내외부)																					
※ 병실 내 기구나 물품이 있을 경우 추가적 점검대상																						
18	수액조절펌프																					
19	모니터 조절용 버튼/터치스크린																					
20	모니터 케이블																					
21	청진기·체온계·혈압기																					
	확인자 서명																					

SCH 순천향대학교 부천병원 | 감염관리팀

version 201401

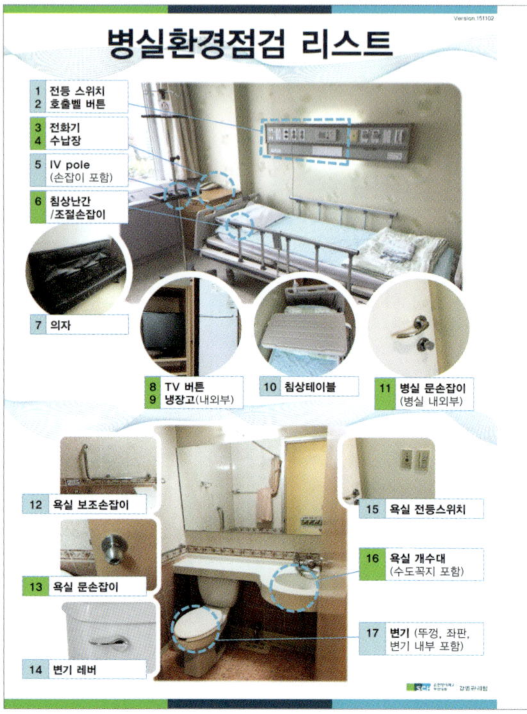

| 그림 13-3 | 의료기관의 병실 환경점검 체크리스트의 예시

닫아 놓아야 한다. 청소는 청결한 곳에서 오염이 심한 곳으로, 높은 위치에서 낮은 위치로 진행한다.

소독제를 이용한 환경관리를 할 때, 환경소독은 낮은 수준 소독제를 이용하여 소독하지만, 손상된 피부와 일시적으로 접촉하는 표면(예: 수치료 탱크 등)과 혈액이 다량 쏟아졌을 경우에는 중간 수준의 소독제로 소독한다.

혈액이나 단백질을 포함한 체액으로 오염된 곳은 일차로 오염을 제거한 후 반드시 소독제를 이용하여 청소하여야 한다. 대부분의 소독제는 10분 정도의 접촉시간을 필요로 하고 최소한 1분 이상의 접촉시간이 요구된다는 연구 결과가 있으나, 모든 사항에 유효한 것은 아니므로 반드시 제조사의 설명(예: 희석방법, 접촉시간, 상호작용, 저장 방법, 유통기한 등)에 따라 사용하여야 한다.

소독제가 외부로부터 오염되는 것을 방지하기 위하여 용기는 일회용을 권장한다. 만약 용기를 재사용할 경우 완전히 비워진 상태에서 세척, 건조시킨 후 소독제를 보충한다. 희석한 소독제는 사용할 때마다 새로 만들고, 자주 교체한다. 소독제를 이용한 분무소독은 공기나 표면의 소독에 적합하지 않고 인체에 유해할 수 있으므로 하지 않는다.

의료장비 및 환경에는 의료장비의 손잡이, 혈압계 커프, 침상난간, 문손잡이, 조명 스위치, 전화기, 간호사 호출기, 리모컨, 침상 테이블 등이 있으며, 접촉이 잦은 물건들은 자주 청소하고, 사용 후에는 소독해서 다음 환자에게 적용한다. 벽, 창문, 조명, 환기용 그릴(ventilation grilles)처럼 접촉이 적은 표면은 규칙적인 청소 일정에 따라 시행하고 오염이 눈에 보이는 경우는 즉시 제거한다. 매트리스와 베개 커버는 소독제로 닦으며 재질은 흡수되지 않고 청소하기 쉬운 것으로 선택하고, 갈라졌거나 지워지지 않는 얼룩이 묻었을 경우에는 폐기한다.

커튼은 정해진 일정에 따라 교환하며 눈에 보이는 오염이 있을 경우에는 즉시 교환한다. 만약 *Clostridioides difficile*, 다제내성균과 같이 접촉주의를 적용하는 환자가 퇴원, 전실, 격리해제 후에는 커튼을 교환한다. 욕실은 매일 환경소독제로 청소하고 눈에 띄는 오염이 있을 때 즉시 청소한다. 변기 주위와 욕조, 샤워기에 곰팡이가 있는지 확인하고 반드시 제거해야 하며, 금이 갔거나 곰팡이가 있는 선반은 교체한다. 환자가 이동식변기를 사용할 경우 환경소독제를 사용하여 매일 소독한다. 바닥은 격리실, 수술실, 혈액이나 체액을 엎지른 장소의 경우 소독제를 이용하여 청소하도록 권장한다. 자루걸레와 양동이를 이용하여 소독제를 사용할 경우 용액은 정기적으로 교체하고, 자루걸레는 세척 후 오염되지 않도록 건조시킨다.

카펫은 세균과 곰팡이 등 여러 종류의 미생물이 서식할 수 있기 때문에 통행량이 많은 장소나 액체를 쏟을 확률이 높은 곳(예: 화상치료실, 수술실, 중환자실, 검사실 등), 면역저하환자가 있는 병실이나 복도에는 사용을 금한다. 카펫은 진공청소기를 사용하여 정기적으로 청소하고 진공청소기의 필터 역시 각종 미생물에 오염되므로 제조업체의 지침에 따라 규칙적으로 청소하거나 교체한다.

> **Tips**
> 특히 면역저하환자들이 있는 장소에서는 진균 포자가 포함된 먼지의 분산을 최소화하기 위해 HEPA(High Efficacy Particular Air) 필터가 장착된 진공청소기를 사용한다. 면역저하환자의 병실 근처에서 진공청소기를 사용할 때는 반드시 병실 문을 닫아두어야 한다.

리넨(linen)은 깨끗한 것과 사용한 것을 구분하여 다루고 깨끗한 리넨은 덮개가 있는 용기 또는 닫힌 장 안에 분리하여 오염되지 않도록 보관한다. 사용한 리넨은 덮개가 있는 용기 또는 세탁물 전용 자루에 안전하게 보관한 후 세탁물 처리 장소로 운반한다. 운반과정 중 주변환경이 오염되지 않도록 주의하며 사용한 리넨 운반차는 매일 환경소독제로 청소한다. 리넨 기송관(chute)을 사용하는 경우 정기적인 일정에 따라 청소하고 혈액 등을 엎지른 경우 즉시 청소한다.

청소 도구는 환경소독제를 사용하여 세척 · 소독 후 건조시키며, 오염되지 않게 보관한다. 혈액을 엎질렀거나 격리실 및 수술실과 같이 오염이 높은 장소에 사용된 소독용액, 양동이, 청소복장, 자루걸레 등은 정기적으로 교체한다. 일반병실의 경우, 미국 질병통제예방센터(Centers for Disease Control and Prevention, CDC)는 매 3개 방, 최소한 60분마다 바닥 청소 용액을 교환하라고 권고한다. 오염된 걸레는 다시 사용하기 전에 혈액을 비롯한 감염성 물질을 완전히 제거한 후 세탁하고 건조시켜야 한다. 비용이 허락한다면 일회용 청소걸레나 자루걸레로 대체할 수 있다.

2. 특수환경의 소독

1) 혈액 및 체액에 오염된 환경

혈액이나 체액을 엎지른 경우는 장갑을 착용하고, 혈액이나 체액을 닦은 휴지 등은 집게를 이용하여 제거한다. 소량(10mL 미만)의 혈액이나 체액이 쏟아진 환경에는 HBV나 HIV 사멸력이 있는 낮은 수준 소독제를 이용하여 혈액이나 체액을 완전히 닦도록 한다. 차아염소산나트륨(sodium hypochlorite)을 이용하여 소독하는 경우 1:80(소독제 원액 4% 기준) 또는 1:100(소독제 원액 5.25% 기준)으로 희석하여 사용한다(표 13-1).

다량(10mL 이상)의 경우, 먼저 흡습성이 있는 티슈나 일회용 타월 등으로 혈액이나 체액을 흡수시켜 의료폐기물용 비닐에 넣어 폐기하고, 그 부위는 중간 수준 소독제를 이용하여 혈액이나 체액을 완전히 닦도록 한다. 차아염소산나트륨을 이용하여 소독하는 경우 1:8(소독제 원액 4% 기준) 또는 1:10(소독제 원액 5.25% 기준)으로 희석하여 사용한다.

Tips

미국 산업안전보건청(Occupational Safety and Health Administration, OSHA)은 혈액이나 체액이 유출되었을 때, B형간염 바이러스(HBV)와 인간면역결핍바이러스(HIV)에 효과가 입증된 미국 환경청(Environmental Protection agency, EPA) 등록 소독제나 항결핵소독제, 5.25% 차아염소산나트륨을 사용하도록 규정하고 있다.

표 13-1 차아염소산나트륨 희석 방법

5.25%의 차아염소산나트륨				
소독제 양	물의 양	희석 비율	차아염소산나트륨(%)	유효염소(mg/L)
원액	0	1:1	5.25	50,000
1	9	1:10	0.5	5,000
1	99	1:100	0.05	500
4%의 차아염소산나트륨				
소독제 양	물의 양	희석 비율	차아염소산나트륨(%)	유효염소(mg/L)
원액	0	1:1	4	40,000
1	8	1:8	0.5	5,000
1	80	1:80	0.05	500

2) 처치실과 수술실

수평면이나 설비, 검사 테이블과 기타 가구의 청소는 각 환자의 수술이나 시술이 끝난 후에 반드시 시행한다. 수술실 바닥은 각각의 수술 후에 시행하며 습식진공청소(wet-vacuum system)가 권고된다. 수술실 입구에 접착매트(tacky mat)를 설치하는 것은 권고되지 않는다.

3) 격리병실

환경소독제로 매일 청소하고, 진공청소기를 사용할 경우에는 HEPA 필터가 장착된 것을 사용한다. 접촉주의 입원환자 격리병실 청소 시 가운과 장갑을 착용하며, 커튼은 환자 퇴실 후 교환한다. 비말주의 입원환자 격리병실 청소 시에는 수술용 마스크를 착용한다. 공기주의 입원환자 격리병실 청소 시에는 N95 마스크를 착용하고, 청소 후 적절한 환기 후 사용한다.

4) 치과진료실

치과의자 주변의 노출된 표면(예: 검사대, 싱크손잡이, 기계스위치, 조명등 손잡이 등)은 각 환자의 진료가 끝난 후에 환경소독제로 소독하거나 보호덮개를 사용한다. 비위험 표면은 환자 진료시마다 낮은 수준의 소독을 실시하거나 보호덮개를 사용한다. 보호덮개는 환자 진료마다 교체하며, 눈에 보이는 오염이 있거나 손상되면 즉시 제거하고 환경표면을 소독한다. 보호덮개를 사용하더라도 매일 업무종료 후 환경표면을 소독한다.

3. 특수병원체별 소독

1) 클로스트리디오이데스 디피실

클로스트리디오이데스 디피실(*Clostridioides difficile*)은 의료관련 설사와 대장염의 주요 병원체로 다양한 유행발생을 일으킬 수 있다. 오염된 표면은 아포의 잠재적 저장소로 5개월 동안 환경에서 생존이 가능하다. 따라서 아포를 사멸할 수 있는 수준의 소독제를 이용한 소독이 필요하다.

주로 사용되는 소독제(4급 암모늄 화합물과 페놀성분 소독제)는 아포살균제(sporicidal)가 아니다. 미국 질병통제예방센터는 1:10 차아염소산나트륨(소독제 원액 5.25% 기준)의 사용을 권고하고 있는데, 금속제품의 부식과 가구의 변색, 환자 호흡기를 자극하여 천식발작을 유발할 수 있음을 고려하여 사용하여야 한다. 또한 청소와 소독을 시행하는 직원들은 장갑과 가운 등 개인보호구를 착용하여 화학물질로부터 자신을 보호하고 아포의 확산을 막을 수 있도록 철저히 소독하여야 한다.

2) 노로바이러스

Tips

세균과 달리 바이러스는 숙주 밖에서는 증식을 할 수 없기 때문에 주변 일상용품과 환경 표면에 원래 축적되어 있던 바이러스의 양이 감염력을 결정한다.

노로바이러스(norovirus)에 대한 연구는 많지 않지만, 고양이 칼리시바이러스(feline calicivirus, FCV)와 관련이 있다고 알려져 있고, 의료기관 내에서의 대유행도 보고된 바 있다. FCV는 환경의 표면에서 21~28일간 생존할 수 있으며, 4급 암모늄 화합물은 유효하지 않기 때문에 차아염소산나트륨을 사용하는 것이 권장된다.

공용물품은 반드시 중간 수준 이상의 소독제를 이용하여 소독한 후, 다른 환자에게 사용한다. 노로바이러스 위장관염 유행이 발생하면 청소와 소독을 더 자주해야 한다(예: 청소 1일 2회, 소독 1일 3회).

3) 로타바이러스

로타바이러스(rotavirus)는 비지질, 소형바이러스로 중간 수준 소독제에 사멸된다. 주로 대변-경구경로로 감염되고, 소아병동에서 위장관 감염 유행발생의 흔한 원인으로 알려져 있다.

환경표면에서 최소 10일간 생존할 수 있으며, 효과적인 소독제로 알코올(95% 에탄올, 70% 이소프로판올), 염소계 소독제 등이 유효하다.

페놀성분 소독제의 경우, 부적절하게 희석하거나 환기가 부족하여 영아에게 과다 노출될 경우에 고빌리루빈혈증을 유발할 수 있으므로 영아에게 직접 접촉하는 제품(예: 요람이나 체중계)의 표면에는 사용하지 않는다. 영아가 있는 상태에서의 사용도 권장되지 않기 때문에 장기입원 환아는 이미 소독된 청결한 보육기를 통해 주기적으로 옮기도록 한다.

환아 각자의 간호에 필요한 물품(예: 기저귀, 배변 후 처리를 위한 물휴지 등)은 각 침상마다 준비해 놓고 사용하며, 물품으로 전파될 수 있는 기회를 차단한다. 환자에게 사용하는 침구 등도 구분하여 사용한다. 요람이나 보육기의 매트리스 커버가 찢어졌다면 반드시 교체하여야 한다.

4) 결핵균

결핵균(*Mycobacterium tuberculosis*)은 영양형 세균과 바이러스, 진균보다 소독제 내성 수준이 높다. 오염이 의심되는 표면에는 미국 환경청에 등록된 항결핵 소독제를 제조사의 설명에 따라 사용한다. 대부분의 경우 효과적인 소독을 위해 5~10분 정도의 접촉시간이 요구된다.

5) 크루츠펠트-야콥병과 새로운 변형 CJD

크루츠펠트-야콥병(Creutzfeldt-Jakob Disease, CJD)과 새로운 변형 CJD (New Varient CJD, nvCJD)는 프리온(prion)에 의해 발생하는 신경퇴행성 질환으로, 프리온은 소독과 멸균 내성정도에 가장 높은 단계로써 일반적인 소독이나 멸균방법으로 사멸되지 않는다.

감염위험성이 높은 인체조직은 중추신경계 조직 및 뇌척수액이며, 크루츠펠트-야콥병과 새로운 변형 CJD의 오염이 가장 우려되는 영역은 수술실, 부검실, 임상검사실 등이다. 표면이 환자의 뇌조직이나 뇌척수액, 혈액 등으로 오염되지 않도록 방수커버를 사용하고 사용 후에는 소각한다. 만일 방수커버를 하지 않은 표면이 확진 환자의 체액으로 오염되면 우선 흡착포나 흡착분말을 이용하여 1차적으로 제거한 후 10,000~20,000ppm 차아염소산나트륨(1:5~1:3 희석)으로 충분히 적셔 소독한다.

6) 다제내성균

MRSA, VRE, ESBL 등을 포함하는 다제내성균의 소독에 특별한 효능을 나타내는 소독제가 따로 있는 것은 아니다. 미국 환경청에 등록된 소독제를 제조사의 설명에 따라 사용하는데, 자세한 내용은 다음과 같다.

환자에게 가까운 곳(예: 침상난간, 침상 옆 테이블)이나 접촉하는 환경표면(예: 병실 문손잡이, 병실 내 화장실 내부와 주변)과 같이 감염원으로 오염될 수 있는 표면이나 기구는 환자접촉이 적은 환경(예: 대기실)보다 좀 더 자주 세척, 소독한다. 다제내성균이 집락되어 있거나 감염된 환자 개인이 사용할 수 있는 전용 비위험 의료기구를 제공한다(예: 혈압계, 청진기, 체온계, 토니켓 등). 또한 접촉주의 환자의 방 청소에 우선순위를 둔다. 자주 접촉하는 표면(예: 침상난간, 침상 옆 서랍장, 병실 내 욕실기구, 수도꼭지 손잡이, 문손잡이 등)과 기구의 세척, 소독에 중점을 둔다.

Tips

장알균의 전파는 환경적 요인이 중요시되고 있는데 환경의 일상적인 관리, 청소, 환경소독(예: 침대 난간, 수도꼭지, 차트, 손잡이, 시트 등)에 대한 적절한 관리 시행여부, 청소요원의 관리 감독 등을 해야 한다. 반코마이신 내성 장알균 환자가 사용한 병실의 청소 전후의 환경배양 검사 결과를 확인하여 병원의 관리 노력의 효율성과 시행 절차를 검증하는 방식을 취할 수 있다.

7) 중증급성호흡기증후군

중증급성호흡기증후군(Severe Acute Respiratory Syndrome, SARS)은 미국 환경청에 등록된 소독제와 차아염소산나트륨(소독제 원액 5.25% 기준, 1:100 희석)을 사용할 수 있다. 병실 청소는 매일 그리고 퇴원 직후 시행하는 것이 중요하며, 청소직원은 반드시 개인보호구(예: 장갑, 적절한 마스크, 가운, 보안경)를 착용하여야 한다.

8) 메르스 코로나바이러스

메르스 코로나바이러스(Middle East Respiratory Syndrome Coronavirus, MERS-CoV)의 예방 방법은 다음과 같다.

직원은 청소나 소독 시 개인보호구(예: N95 마스크 이상의 호흡기 보호장비, 전신보호복 또는 소매를 덮는 앞치마, 고글 및 안면보호구, 신발덮개 혹은 고무장화, 2중 장갑으로, 겉장갑은 고무장갑)를 착용한다. 환경 표면에 유기물이 있으면 적절하게 소독이 되지 않으므로 환경 소독 전 표면을 닦아낸다. 병원균의 분무 발생 가능성을 막기 위해서 빗자루나 진공청소기 등을 이용한 청소 방법보다는 청소용액이나 소독제를 적신 걸레를 이용하여 청소를 시행한다.

소독제를 분사해서 사용하지 않고, 깨끗한 타월에 소독제를 적시거나 제품화된 소독티슈(타월)를 이용하여 환자가 머무른 동선을 파악해서 환경표면을 철저하게 닦는다. 청소도구는 가능한 일회용을 사용하거나 전용으로 사용한다. 단, 청소도구를 재사용하는 경우, 사용한 청소도구는 0.1% 차아염소산 또는 이에 준하는 의료용 환경소독제를 이용하여 소독한 후 건조시켜 보관한다. 환자처치 시 발생한 의료폐기물은 폐기물관리법에 따라 격리의료폐기물로 처리한다.

9) 코로나바이러스감염증-19

코로나바이러스감염증-19(코로나19)의 병원체는 Severe Acute Respiratory Syndrome-Coronavirus-2(SARS-CoV-2)이며, 주된 전파경로는 감염자의 호흡기 침방울(비말)에 의한 전파이다. 대부분의 감염은 감염자가 기침, 재채기, 말하기, 노래 등을 할 때 발생한 호흡기 침방울(비말)을 다른 사람이 밀접접촉(주로 2m 이내)하여 발생하는데 현재까지 연구결과에 의하면, 비말 이외에 표면접촉,

> **Tips**
>
> **표면접촉**
>
> 감염된 사람과의 직접 접촉(악수 등) 또는 매개체(오염된 물품이나 표면)를 만진 후, 손을 씻기 전 눈, 코, 입 등을 만짐으로써 바이러스를 전파시킴

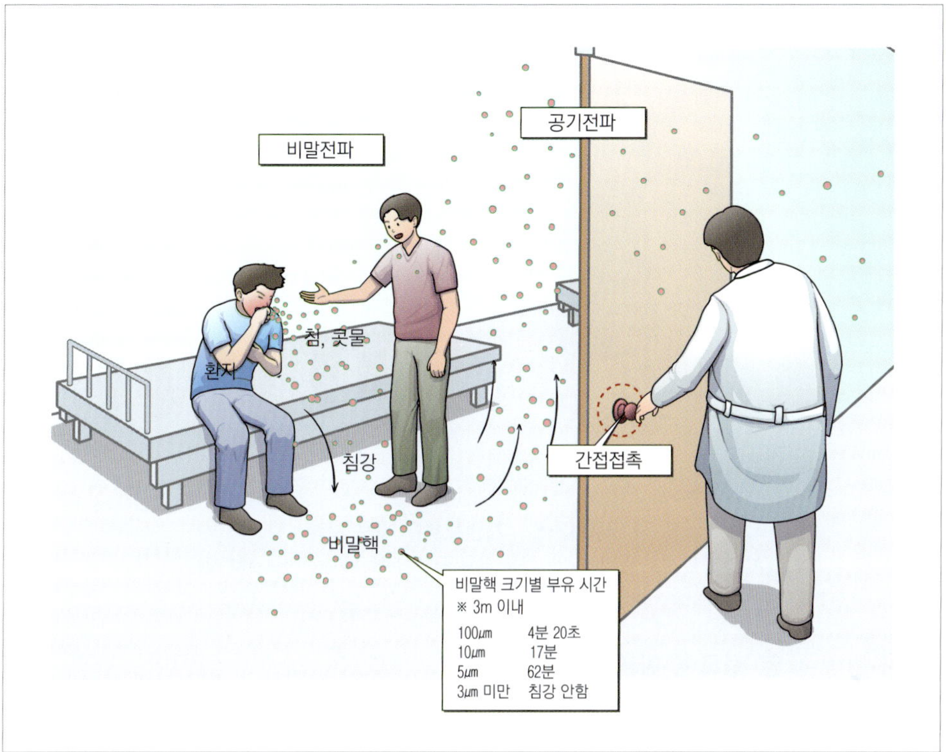
비말전파
공기전파
침, 콧물
환자
침강
간접접촉
비말핵
비말핵 크기별 부유 시간
※ 3m 이내
100㎛ 4분 20초
10㎛ 17분
5㎛ 62분
3㎛ 미만 침강 안함

| 그림 13-4 | 호흡기 바이러스 전파 경로

공기 등을 통해서도 전파가 가능하나, 공기전파는 의료기관의 에어로졸 생성 시술, 밀폐된 공간에서 장시간 호흡기 비말을 만드는 환경 등 특정 환경에서 제한적으로 전파되는 것으로 알려져 있다(그림 13-4).

코로나19 환자가 이용한 집단시설 · 다중이용시설이나 환자 거주 공간에 대한 신속한 소독을 시행해야 하며, 대상물의 종류와 상태에 따라 적절한 소독방법을 선택해야 한다.

소독의 일반 원칙은 코로나19 확진환자의 동선 파악 후 소독 범위 결정 및 소독제 선정 등의 계획을 수립하여야 하나, 동선 파악이 불가능한 경우에는 일반인의 이용 및 접촉이 잦은 대상(예시: 엘리베이터 버튼, 손잡이 레일, 문 손잡이, 팔걸이, 등받이, 책상, 조명 조절 장치, 키보드, 스위치 등) 및 구역을 설정하여 시행한다.

소독도구는 가능한 일회용을 사용하거나 전용으로 사용하며, 개인보호구는 방수성 장갑, 보건용 마스크(KF94 동급) 등을 착용하고, 환자 이용 공간 소독

> **Tips**
> **에어로졸 생성 시술**
> 기관지 내시경 검사, 객담 유도, 기관삽관, 심폐소생술, 개방된 객담 흡입, 흡입기 등

> **Tips**
> **밀폐된 공간에서 장시간 호흡기 비말을 만드는 환경**
> 환기가 부적절하게 이루어진 노래방, 커피숍, 주점, 실내 운동시설 등에서 감염자와 같이 있거나 감염자가 떠난 즉시 그 밀폐공간을 방문한 경우

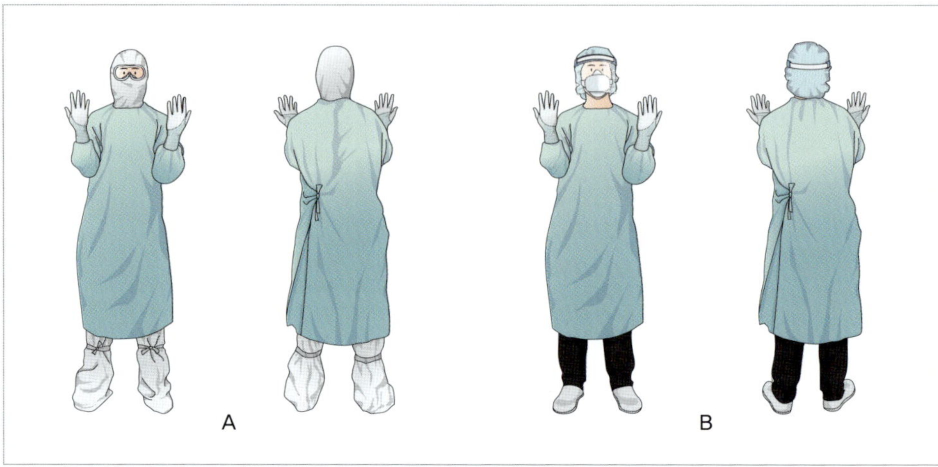

| 그림 13-5 | 개인보호구 착용 사례

A: 레벨 D 보호복 위에 비닐가운 착용, B: 일상복 위에 전신보호복 착용

> **Tips**
>
> **환경표면소독**
>
> 모든 비투과성 표면(천장과 조명포함)은 0.1% 차아염소산 또는 이에 상당한 의료용 환경소독제를 적신 일회용 타월로 철저히 닦는다.
> 투과성 표면은 가능한 새 것으로 교체하거나 소독액에 침적한다.

> **Tips**
>
> **새로운 종결소독기법의 적용**
>
> 기존의 환경표면소독을 대치해서 H_2O_2 Vapor, H_2O_2 dry mist 등을 사용할 수 있다. 안전을 위해 잘 훈련된 사용자가 필요하고 제조사의 방침을 엄격히 준수해야 한다. 현재 국내에서 장비 및 인력을 갖춘 회사에 용역이 가능하다.

> **Tips**
>
> **소독제 사용 시**
>
> 제조사에서 제시한 희석배율, 접촉시간, 취급 주의사항 등의 권장사항을 따른다(http://ezdrug.mfds.go.kr).

시 감염 오염 정도에 따라 일회용 방수성 긴팔가운, 방수성 앞치마, 장화, 고글 등을 추가한다(그림 13-5).

환경소독제는 코로나바이러스용 환경부 승인 소독제, WHO, ECDC(European Centre for Disease Prevention and Control) 등에서 제시한 소독제로 환경부 승인 · 신고 제품을 사용하며 제품별 용량 · 사용방법 · 주의사항을 준수하여 사용해야 한다.

청소와 소독 시작 전 · 중 · 후에는 창문을 열어 충분히 자연 환기시키고, 기계환기가 가능한 경우에는 자연환기와 기계환기를 병행하여 실시한다. 개인보호구를 착용하고, 천(헝겊 등)에 희석한 소독제를 적신 후 손길이 닿는 벽면과 자주 사용하는 모든 부위를 닦고 일정시간 이상 유지 후, 깨끗한 물로 적신 천(헝겊 등)을 이용하여 표면을 닦는 것이 중요하다.

청소 및 소독 작업완료 후에는 모든 개인보호구에 묻어 있는 감염원이 신체부위와 주변을 오염시키지 않도록 주의하며 탈의한다. 각 보호구는 벗자마자 주변을 오염시키지 않도록 주의하며, 올바른 순서와 방법으로 탈의하여 의료폐기물 전용용기에 바로 폐기한다.

① 환경부의 승인 · 신고 제품 여부 등 정보 확인 후 소독제 선택
- 초록누리 http://ecolife.me.go.kr

② 환경소독제 사용시 유효기간 확인, 제품별 안전 사용방법, 주의사항 등 제조사 권장사항(희석배율, 접촉시간, 적용 대상 등)을 반드시 준수하고, 제조업체의 설명서에 따라 희석액 준비

③ 차아염소산나트륨용액을 사용하는 경우 주의사항 참조
- 소독 직전에 희석하여 준비하고, 처리시간은 유효농도 0.1%(1,000ppm) 기준 1분 이상 유지 필요
- 암모니아 또는 다른 소독제와 혼합 금지

④ 소독제를 분사하는 소독방법은 감염원 에어로졸 발생 · 흡입 위험을 증가시키고 소독제와 표면의 접촉범위가 불분명하여 소독효과가 미흡하므로 표면 소독에 적용하지 않음
- 소독제의 제품설명서 사용방법이 분무/분사방식인 경우, 일회용 천(타올)에 소독제를 분무/분사하여 적신 후 표면을 닦음

⑤ 소독제 유해성 정보를 반드시 확인하고 사용에 유의할 것

⑥ 서로 다른 소독제를 섞지 말고, 가연성 물질에 가까이 두지 않으며 , 환기가 잘 되는 곳에서 사용

⑦ 시간이 지나면 소독 효과가 감소할 수 있으므로 필요한 만큼만 희석하여 바로 사용하며 잔량은 보관하지 말고 바로 폐기

⑧ 유아의 손에 닿지 않도록 유의하며 보관 장소, 보관 방법에 주의

의료폐기물관리

1. 개요

- 의료기관에서 발생하는 의료폐기물은 안전하고 위생적으로 취급해야 하며, 적절하게 처리하여 효과적인 관리가 이루어져야 한다.
- 의료폐기물은 의료폐기물의 종류에 따라 관련 법령에 따라 적절히 폐기해야 한다.
- 의료폐기물의 수집, 운반, 보관과 처리 시 이를 다루는 직원은 적절한 개인보호구를 착용하여 감염에 노출되는 것을 예방하도록 한다.
- 의료폐기물을 다루는 직원은 의료폐기물 처리와 취급방법에 대해 정확히 이해하고 있어야 한다.
- 의료폐기물은 일반 쓰레기와 분리되어야 하며, 의도하지 않게 2가지가 섞인 경우에는 모두 의료폐기물로 간주한다.

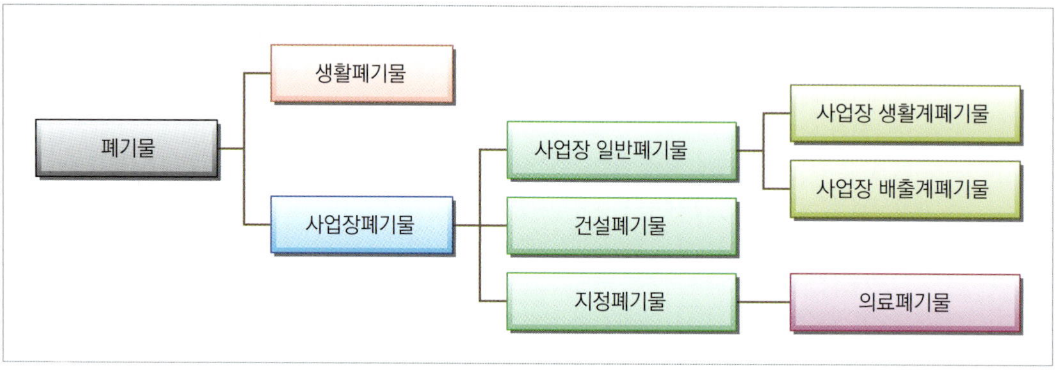

| 그림 13-6 | 폐기물의 종류

2. 의료폐기물의 정의

1) 지정폐기물

사업장폐기물 중 폐유 · 폐산 등 주변 환경을 오염시킬 수 있거나 의료폐기물 등 인체에 위해를 줄 수 있는 해로운 물질로서 대통령령으로 정하는 폐기물을 말한다(그림 13-6).

2) 의료폐기물

보건 · 의료기관, 동물병원, 시험 · 검사기관 등에서 배출되는 폐기물 중 인체에 감염 등의 위해를 줄 우려가 있는 폐기물과 인체 조직 등의 적출물, 실험동물의 사체 등 보건 · 환경보호 상 특별한 관리가 필요하다고 인정되는 폐기물로서 대통령령으로 정하는 폐기물을 말한다.

Tips

의료폐기물에 해당되지 않는 폐기물

- 혈액 등과 접촉되지 않은 수액병 · 앰플병 · 바이알병 및 석고붕대
- 가정에서 발생하는 주삿바늘, 거즈, 솜 등
- 동물병원에서 발생되는 것이라도 미용을 위해 깎은 동물의 털, 손 · 발톱, 건강한 동물의 배설물 제거용으로 사용된 일회용기저귀, 패드, 휴지 등
- 피부 관리 후 단순히 얼굴에 올려놓는 물이 묻어있는 거즈나 솜
- 신생아실에서 배출되는 아기 기저귀 중에서 의료행위 없이 배출되는 기저귀
- 「의료기관 세탁물 관리규칙」에 의해 적정하게 세탁한 후 폐기한 환자복
- 포도당, 영양제 등이 담겨져 있던 바이알병, 앰플병, 수액팩, 링겔병

3. 의료폐기물의 종류

1) 격리의료폐기물

「감염병의 예방 및 관리에 관한 법률」 제2조제1항에 따른 감염병으로부터 타인을 보호하기 위하여 격리된 사람에 대한 의료행위에서 발생한 일체의 폐기물을 말한다(그림 13-6).

2) 위해의료폐기물

- **조직물류폐기물:** 인체 또는 동물의 조직 · 장기 · 기관 · 신체의 일부, 동물의

사체, 혈액 · 고름 및 혈액생성물(혈청, 혈장, 혈액제제)

- **병리계폐기물:** 시험 · 검사 등에 사용된 배양액, 배양용기, 보관균주, 폐시험관, 슬라이드, 커버글라스, 폐배지, 폐장갑
- **손상성폐기물:** 주삿바늘, 봉합바늘, 수술용 칼날, 한방침, 치과용침, 파손된 유리재질의 시험기구
- **생물 · 화학폐기물:** 폐백신, 폐항암제, 폐화학치료제
- **혈액오염폐기물:** 폐혈액백, 혈액투석 시 사용된 폐기물, 그 밖에 혈액이 유출될 정도로 포함되어 있어 특별한 관리가 필요한 폐기물
- **일반의료폐기물:** 혈액, 체액, 분비물, 배설물이 함유되어 있는 탈지면, 붕대, 거즈, 일회용기저귀, 생리대, 일회용 주사기, 수액세트
- **비고:** 의료폐기물이 아닌 폐기물로서 의료폐기물과 혼합되거나 접촉된 폐기물은 혼합되거나 접촉된 의료폐기물과 같은 폐기물로 본다.

1. 채혈진단에 사용된 혈액이 담긴 검사튜브, 용기 등은 제2호가목의 조직물류폐기물로 본다.
2. 제3호 중 일회용 기저귀는 다음 각 목의 일회용 기저귀로 한정한다.
   가. 「감염병의 예방 및 관리에 관한 법률」 제2조제13호부터 제15호까지의 규정에 따른 감염병환자, 감염병의사환자 또는 병원체보유자(이하 "감염병환자 등"이라 한다)가 사용한 일회용 기저귀. 다만, 일회용 기저귀를 매개로 한 전염 가능성이 낮다고 판단되는 감염병으로서 환경부장관이 고시하는 감염병 관련 감염병환자 등이 사용한 일회용 기저귀는 제외한다.
   나. 혈액이 함유되어 있는 일회용 기저귀

4. 의료폐기물 수집 · 운반 및 보관 · 처리기준

1) 전용용기

- 한 번 사용한 전용용기는 다시 사용하여서는 안 된다.
- 의료폐기물은 발생한 때(해당 진찰 · 치료 및 시험 · 검사행위가 끝났을 때를 말한다. 이하 같다)부터 전용용기에 넣어 내용물이 새어나오지 않도록 보관하여야 하며, 의료폐기물의 투입이 끝난 전용용기는 밀폐 포장하여야 한다(그림 13-7). 다만, 대형 조직물류폐기물과 같이 전용용기에 넣기 어려운 의료폐기물은 내용물이 보이지 않도록 개별 포장하여 내용물이 새어 나오지 않도록 밀폐 포장하여야 한다.

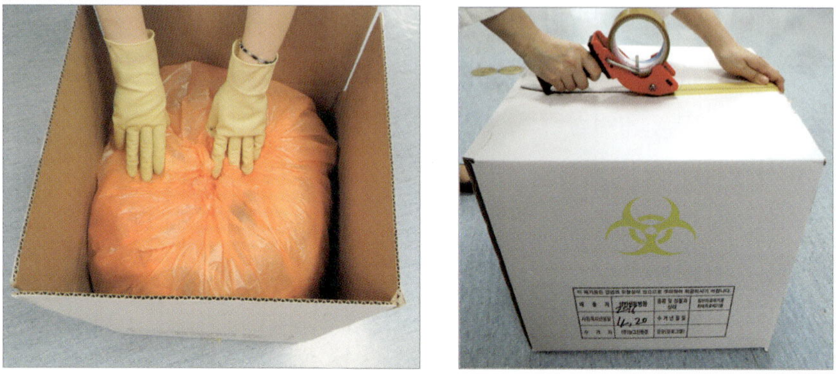

| 그림 13-7 | 사용이 끝난 의료폐기물 전용용기의 밀폐포장

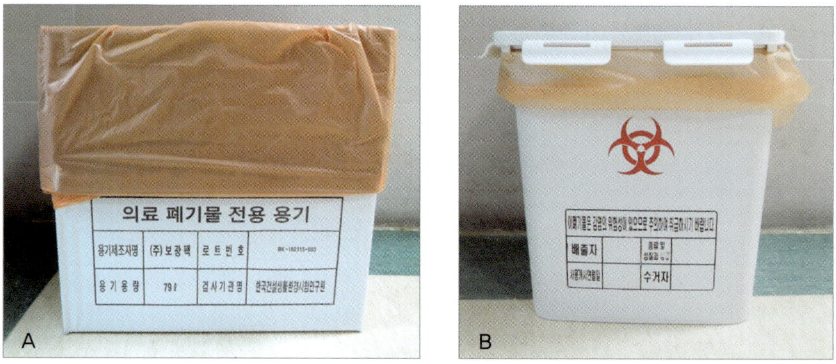

| 그림 13-8 | 의료폐기물 전용용기 A: 골판지류, B: 합성수지류

- 전용용기는 봉투형 용기 및 상자형 용기로 구분하되, 봉투형 용기의 재질은 합성수지류로 하고 상자형 용기의 재질은 골판지류 또는 합성수지류로 한다(그림 13-8).
- 의료폐기물의 종류별로 사용하는 전용용기는 다음의 구분에 따른다.
  - 격리의료폐기물, 위해의료폐기물 중 조직물류폐기물(치아는 제외) 및 손상성폐기물과 액체상태의 폐기물: 합성수지류 상자형 용기
  - 그 밖의 의료폐기물: 봉투형 용기 또는 골판지류 상자형 용기
- 봉투형 용기에는 그 용량의 75% 미만으로 의료폐기물을 넣어야 한다.
- 의료폐기물을 넣은 봉투형 용기를 이동할 때에는 반드시 뚜껑이 있고 견고한 전용 운반구를 사용하여야 하며, 사용한 전용 운반구는 「감염병의 예방 및 관리에 관한 법률 시행규칙」에 따른 약물소독(이하 "약물소독"이라 한다)의 방

표 13-2 의료폐기물 전용용기의 도형

	의료폐기물의 종류	도형 색상	
	격리의료폐기물	붉은색	
	위해의료폐기물(재활용하는 태반은 제외한다) 및 일반의료폐기물	봉투형 용기	검정색
		상자형 용기	노란색
	재활용하는 태반	녹색	

비고: 붉은색으로 표시해야 하는 의료폐기물과 노란색 또는 검정색으로 표시해야 하는 의료폐기물을 봉투형 용기에 따라 혼합 보관할 때는 붉은색으로 표시해야 한다.

표 13-3 의료폐기물 전용용기 취급 시 주의사항

이 폐기물은 감염의 위험성이 있으므로 주의하여 취급하시기 바랍니다.			
배출자		종류 및 성질과 상태	
사용개시 연월일		수거자	

비고: 사용개시 연월일은 의료폐기물을 전용용기에 최초로 넣은 날을 적어야 한다. 다만, 봉투형 용기에 담은 의료폐기물을 상자형 용기에 다시 담아 위탁하는 경우에는 봉투형 용기를 상자형 용기에 최초로 담은 날을 적을 수 있다(그림 13-9).

법으로 소독하여야 한다.

- 봉투형 용기에 담은 의료폐기물의 처리를 위탁하는 경우에는 상자형 용기에 다시 담아 위탁하여야 한다.
- 골판지류 상자형 용기의 내부에는 봉투형 용기 또는 내부 주머니를 붙이거나 넣어서 사용하여야 한다.
- 전용용기 및 상기 단서에 따른 포장의 바깥쪽에는 의료폐기물임을 나타내는 다음의 도형 및 취급 시 주의사항을 표시하여야 한다(표 13-2, 13-3).
- 재활용하는 태반은 발생한 때부터 흰색의 투명한 내부 주머니에 1개씩 포장하여 합성수지류 상자형 용기에 넣어 보관하여야 하며, 내부 주머니에는 의료기관명, 중량(g), 발생일 및 담당의사의 이름을 적어야 한다.
- 격리의료폐기물을 넣은 전용용기는 용기를 밀폐하기 전에 용기의 내부를 처리하기 위하여 보관시설 외부로 반출하기 전에 용기의 외부를 각각 약물소독하여야 한다.

표 13-4 의료폐기물의 종류별 세부기준

구분 (의료폐기물: 10-00-00) 종류		분류번호	보관시설	전문용기	도형 색상	배출자 보관기간
격리의료폐기물		10-11-00	• 조직물류 폐기물과 성상이 같은 폐기물 - 전용 냉장시설(4℃ 이하) • 그밖의 폐기물 - 밀폐된 전용 보관창고	상자형(합성수지)	붉은색	7일
위해의료폐기물(10-12-00)	조직물류	10-12-01	• 전용 냉장시설(4℃ 이하) ※ 치아 및 방부제에 담긴 폐기물(밀폐된 전용 보관창고)	상자형(합성수지)	노란색	15일 ※치아: 60일
	조직물류(재활용하는 태반)	10-12-06	• 전용 냉장시설(4℃ 이하)	상자형(합성수지)	녹색	15일
	병리계	10-12-02	• 밀폐된 전용 보관창고	봉투형	검정색	15일
				상자형(골판지)	노란색	
	손상성	10-12-03	• 밀폐된 전용 보관창고	상자형(합성수지)	노란색	30일
	생물·화학	10-12-04	• 밀폐된 전용 보관창고	봉투형	검정색	15일
				상자형(골판지)	노란색	
	혈액오염	10-12-05	• 밀폐된 전용 보관창고	봉투형	검정색	15일
				상자형(골판지)	노란색	
일반의료폐기물		10-13-00	• 밀폐된 전용 보관창고	봉투형	검정색	15일
				상자형(골판지)	노란색	

2) 보관

- **보관시설과 보관기간:** 의료폐기물의 종류별로 다음의 구분에 따른 보관기간을 초과하여 보관하여서는 안 된다(표 13-4).
- 보관시설의 세부기준(그림 13-9)
  - 보관창고의 바닥과 안벽은 타일·콘크리트 등 물에 견디는 성질의 자재로 세척이 쉽게 설치하여야 하며, 항상 청결을 유지할 수 있도록 해야 한다.
  - 보관창고에는 약물소독에 쓰이는 소독약품 및 분무기 등 소독장비와 이를 보관할 수 있는 시설을 갖추어야 하고, 냉장시설에는 내부 온도를 측정할

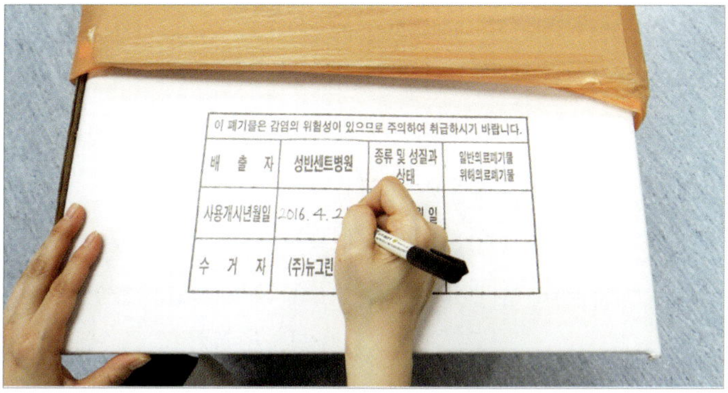
이 폐기물은 감염의 위험성이 있으므로 주의하여 취급하시기 바랍니다.
배 출 자
종류 및 성질과 상태
사용개시년월일
수 거 자

| 그림 13-9 | 의료폐기물 전용용기에 사용개시일 기재

수 있는 온도계를 붙여야 한다.

- 냉장시설은 4℃ 이하의 설비를 갖추어야 하며, 보관 중에는 냉장시설의 내부 온도를 4℃ 이하로 유지하여야 한다.

표 13-5 의료폐기물 보관표지판

(배출자용)

의료폐기물 보관표지	
① 폐기물 종류:	② 총 보관량: kg
③ 보관기간:	④ 관리책임자:
⑤ 취급 시 주의사항 • 보관 시: • 운반 시:	
⑥ 운반장소:	

(처리업자용)

의료폐기물 보관표지		
① 폐기물 종류:	② 총 보관량: kg	
③ 보관기간:	④ 관리책임자:	
⑤ 업소별 수탁량		
업소명	수탁일자	수탁량

설치요령

- 보관창고와 냉장시설의 출입구 또는 출입문에 각각 붙여야 한다.
- 표지판의 규격: 가로 60cm 이상×세로 40cm 이상(냉장시설에 보관하는 경우에는 가로 30cm 이상×세로 20cm 이상)
- 표지의 색깔: 흰색 바탕에 녹색 선과 녹색 글자

- 보관창고, 보관장소 및 냉장시설은 주 1회 이상 약물소독의 방법으로 소독하여야 한다.
- 보관창고와 냉장시설은 의료폐기물이 밖에서 보이지 않는 구조로 되어 있어야 하며, 외부인의 출입을 제한하여야 한다.
- 보관창고, 보관장소 및 냉장시설에는 보관 중인 의료폐기물의 종류 · 양 및 보관기간 등을 확인할 수 있는 표지판을 설치하여야 한다(표 13-5).

3) 수집 · 운반

의료폐기물은 전용용기에 넣어 밀폐포장된 상태로 의료폐기물 전용 운반차량으로 수집 · 운반하여야 한다.

의료폐기물의 전용 수집 · 운반차량의 주의사항은 다음과 같다.

- 4℃ 이하의 냉장설비가 설치되고, 수집 · 운반 중에는 적재함의 내부온도를 섭씨 4℃ 이하로 유지하여야 한다.
- 의료폐기물은 흩날림 · 유출 및 악취가 새어 나옴을 방지할 수 있는 밀폐된 적재함이 설치된 차량으로 수집 · 운반하여야 한다.
- 적재함의 내부는 물에 견디는 성질의 자재로서 약물소독을 쉽게 할 수 있는 구조로 되어 있어야 하며, 그 안에는 온도계를 붙이고 약물소독에 쓰이는 소독약품 및 분무기 등 소독장비와 이를 보관할 수 있는 설비를 갖추어야 한다.
- 적재함은 사용할 때마다 약물소독의 방법으로 소독하여야 한다.
- 의료폐기물의 수집 · 운반차량의 차체는 흰색으로 색칠하여야 한다.
- 의료폐기물의 수집 · 운반차량의 적재함 양쪽 옆면에는 의료폐기물의 도형, 업소명 및 전화번호를, 뒷면에는 의료폐기물의 도형을 붙이거나 표기하되, 그 크기는 가로 100cm 이상, 세로 50cm 이상(뒷면의 경우 가로 · 세로 각각 50cm 이상)이어야 하며, 글자의 색깔은 녹색으로 하여야 한다.

4) 처리

의료폐기물은 의료폐기물을 처분하기 위하여 설치한 소각시설이나 멸균 · 분쇄시설에서 처분하여야 한다.

의료폐기물배출자가 설치하는 처분시설별 처분능력은 다음과 같다.

- **소각시설:** 시간당 처분능력 25kg 이상의 시설

- **멸균분쇄시설:** 시간당 처분능력 100kg 이상의 시설

다음의 의료폐기물은 소각하여야 한다.

- 격리의료폐기물, 위해의료폐기물 중 조직물류폐기물 및 생물 · 화학폐기물
- 보관 및 운반 과정에서 혈액, 체액, 분비물, 배설물 등 흘러내릴 수 있는 물질을 포함한 의료폐기물
- 폐기물중간처분업자 또는 최종처분업자가 처분하는 의료폐기물

의료폐기물을 전용용기에 담은 상태로 소각시설이나 멸균분쇄시설에 투입하여야 한다.

- 멸균분쇄하는 경우에는 원형이 파쇄되어 재사용할 수 없도록 분쇄하여야 한다.
- 멸균분쇄 잔재물 검사 결과, 멸균되지 않은 경우에는 다시 처분하여야 한다.

마지막으로 멸균분쇄한 후의 잔재물은 소각하여야 하며, 소각한 후의 잔재물은 매립하여야 한다. 의료폐기물 중 재활용이 가능한 태반은 약사법에 따라 의료폐기물 중 태반을 원료로 하는 의약품의 제조허가를 받은 자가 그 원료로 이용하는 경우에 한하여 가능하다(표 13-6).

표 13-6 현행규정보다 강화된 코로나19 격리의료폐기물 관리방안

구분	배출자 보관	운반	처리
격리폐기물 현행규정	• 7일까지 보관 • 합성수지 전용용기 • 전용 보관창고(조직물류 냉장보관) • 보관창고 소독	• 냉장운반 • 임시보관(2일)	• 처리기간 2일 • 전용보관 창고 (조직물류 냉장보관)
격리폐기물 관리강화	• 당일 위탁처리(1~2일 이내 보관) • 냉장보관 원칙 • 전용용기 투입 전 · 후 소독	• 임시보관 금지, 당일 운반 • 사용 시마다 차량약물 소독	• 당일 소각처리

※ 단, 특별자치도, 육지와 연결이 되지 않은 도서 지역의 경우 특수성을 감안하여 별도 보관(4일 이내)하되 신속 운반 · 처리(2일 이내)

의료기관세탁물 관리

1. 개요

의료기관에서 발생하는 세탁물은 안전하고 위생적으로 취급해야 하며, 적절하게 처리하여 효과적인 관리가 이루어져야 한다. 의료기관세탁물은 세탁물의 종류에 따라 관련 법령에 근거하여 적절히 처리해야 한다. 세탁물의 수집, 운반, 보관과 처리 시 이를 다루는 직원은 적절한 개인보호구를 착용하여 감염에 노출되는 것을 예방하도록 한다. 의료기관세탁물을 다루는 직원은 의료폐기물 처리와 감염예방에 관련한 교육을 이수하여야 한다.

2. 역학

의료기관세탁물 중 오염세탁물은 환자의 혈액, 피부, 대변, 소변, 구토물, 신체조직과 체액 등에서 나온 많은 수의 미생물을 포함하고 있다. 오염 세탁물과 환자 감염과의 연관성은 세탁물 자체의 오염인지 사람의 손과 감염 혹은 정착된 환자의 손에 의한 이차적인 오염인지가 분명하지 않고, 관련된 미생물들이 여러 환경이나 의료진의 손에서도 빈번하게 발견되기 때문에 명확하지는 않으나 세탁물로 인한 감염성 질환의 전파는 대부분 오염세탁물을 부적절하게 취급한 경우 또는 세탁과정에서 발생할 수 있다.

오염된 세탁물은 세탁과정에서 대부분의 미생물을 제거하기 때문에 실제로 세탁과정 중에 발생할 수 있는 질병 전파의 위험성은 아주 낮지만 오염된 세탁물을 부적절하게 수거, 보관, 운반하는 과정에서 직원이나 환자가 병원성 미생물에 노출될 수 있으므로 적절한 손위생, 개인보호구, 세탁처리 과정을 적용해야 한다.

보통 사용한 세탁물에서 주로 발견되는 미생물은 그람음성막대균(Gram-negative bacilli)과 피부의 정상상재균인 coagulase-negative staphylococci와 바실러스균(*Bacillus* spp.) 등이다. 즉 오염된 세탁물에 직접접촉하거나 분류·처리하는 과정에서 발생하는 에어로졸에 의해 세균(예: 장티푸스균, *Bacillus cereus*), 바이러스(예: B형간염 바이러스), 곰팡이(예: *Mustelus canis*)와 옴 등이 의료종사자에게 전파될 수 있다.

실제로 2010년 미국 질병통제예방센터에서는 세탁물로 인해 면역저하 환자에게 발생한 치명적인 곰팡이 감염(zygomycosis) 유행을 보고한 바 있다. 이후 유행이 발생한 기관은 세탁회사를 교체하고 모든 세탁물을 새것으로 교환하였으며, 세탁물 보관장소를 소독제로 소독하였다. 유행관리 3주 후에 세탁물과 관련된 모든 곳의 미생물 배양검사를 추가로 시행하여 원인곰팡이가 배양되지 않음을 확인하였고 추가환자의 발생이 없었다.

보통 세탁물을 세탁하는 물의 온도는 22.2~77.2℃이지만, 이 온도로 세탁하는 경우 많은 수의 미생물이 생존한다는 연구가 있다. 따라서 의료기관종사자와 세탁업자는 의료기관에서 발생하는 세탁물의 세탁온도를 적절하게 유지하고 보다 안전하게 취급하는 것이 무엇보다 중요하다.

3. 의료기관세탁물의 종류

의료기관세탁물이란 의료기관에 종사하는 자와 진료 받는 환자가 사용하는 것으로서 세탁 과정을 거쳐 재사용하는 다음 세탁물(이하 "세탁물"이라 한다)을 말한다.

- **침구류:** 이불, 담요, 시트, 베개, 베갯잇 등
- **의류:** 환자복, 신생아복, 수술복, 가운 등
- **리넨류:** 수술포, 기계포, 마스크, 모자, 수건, 기저귀, 그 밖의 리넨류
- **기타:** 커튼, 씌우개류, 수거자루 등

오염세탁물이란 세탁물 중 전염성 물질에 오염되었거나 오염될 우려가 있는 다음의 세탁물을 말한다.

- 「감염병의 예방 및 관리에 관한 법률」에 따른 감염병환자가 사용한 세탁물과 감염성 병원균에 오염될 우려가 있는 세탁물
- 환자의 혈액, 고름, 배설물, 분비물 등에 오염된 세탁물
- 동물실험 시 감염증에 걸린 동물의 배설물 또는 분비물에 오염된 세탁물
- 기타 감염성 병원균에 오염된 세탁물

'기타세탁물'은 세탁물 중 오염세탁물 외의 세탁물을 말하며 '일반세탁물'은 의료기관세탁물 외의 세탁물을 말한다.

4. 의료기관세탁물 보관 및 운반기준

1) 수집

- 세탁물 수집장소는 다른 시설과 구획되고, 위생적이어야 한다.
- 세탁물 수집자루는 세탁과 소독이 쉬운 구조이어야 하고, 오염세탁물 수집자루는 기타 세탁물과 구분이 가능하도록 유색 용기(붉은색이나 노란색)나 '오염세탁물'이라고 표시된 용기를 사용하여야 한다.
- 세탁물이 혈액이나 분비물 등으로 젖어 있을 때에는 혈액이나 분비물 등이 새지 아니하는 별도의 수집용기를 사용하여야 한다.
- 세탁물 수집장소에는 누구나 쉽게 알 수 있도록 세탁물의 분류방법 등을 게시하여야 한다(그림 13-10).

2) 보관

- 의료기관은 세탁물을 입원실 · 식당 · 휴게실 및 환자나 의료기관 종사자의 왕래가 빈번한 장소 등과 떨어진 구분된 장소에 보관하여야 하고, 처리업자는 세탁물을 일반세탁물과 구분된 장소에 보관하여야 한다.
- 오염세탁물이 있는 보관장소에는 오염세탁물이 있음을 표시하고, 취급상 주의사항을 게시하여야 하며, 관계자 외의 출입을 금하여야 한다.
- 의료기관이 세탁물을 자체 처리할 경우 보관장소는 오염작업구역(세탁물을 분류하거나 소독하는 구역)과 중복하여 지정할 수 있다.
- 의료기관이 처리업자에게 위탁하여 처리하려는 세탁물은 수집자루 등 밀폐된 용기에 넣어서 보관하여야 한다.

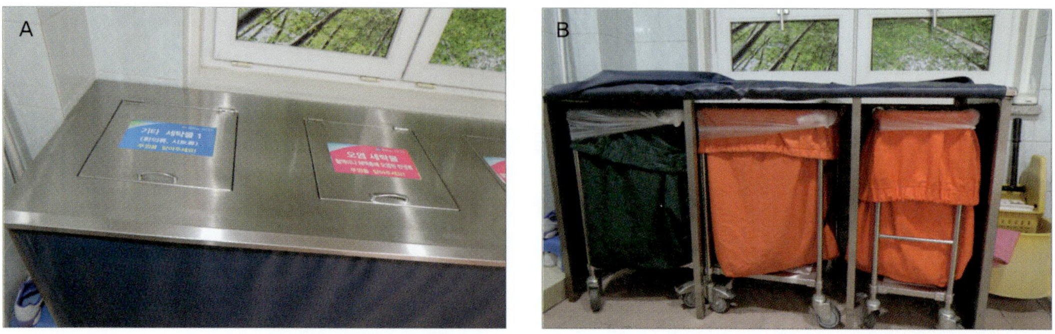

| 그림 13-10 | 세탁물 수집방법 A: 오염세탁물 **B:** 기타세탁물

- 오염세탁물은 수집 즉시 소독하여 보관하고, 보관장소는 주 2회 이상 소독하여야 한다.
- 세탁이 끝난 세탁물은 별도의 시설에 종류별로 정리하여 위생적으로 보관하여야 한다.
- 세탁물 보관장소 외의 장소에서는 수집된 세탁물을 분류하거나 헤치는 작업을 하지 않아야 한다.

3) 운반

- 세탁물은 위생적인 수집자루 또는 운반용기에 넣어 운반하여야 한다.
- 운반용기는 주 1회 이상 소독하여야 한다.
- 세탁물 운반차량의 적재고는 주 2회 이상 소독을 하여야 한다.
- 오염세탁물은 기타세탁물이 오염되지 아니하도록 별도의 용기에 넣어 운반하여야 한다.

4) 운반차량

- 적재량 1t 이상의 적재고가 밀폐된 차량으로서 수집용과 납품용으로 구분하여 각각 1대 이상씩 갖추어야 한다. 다만, 1대의 차량으로 수집·납품을 겸용하려는 경우에는 적재고를 완전히 구획하여 각각의 출입문을 설치하여야 한다.
- 차량의 적재고는 내수성 자재로서 소독과 세척이 쉬운 구조이어야 한다.
- 차량 안에는 소독약품 및 기구를 갖추어야 한다.

5) 세탁

- 일반세탁물은 비누액을 넣고 71℃ 이상에서 25분간 세탁하는데, 이때 대부분의 병원성 미생물이 제거된다.
- 의료기관과 처리업자는 오염세탁물을 「감염병의 예방 및 관리에 관한 법률 시행규칙」에 따른 증기소독, 끓는 물 소독 또는 약물소독 방법으로 소독한 후 세탁하여야 한다.

5. 세탁물의 처리기준

- 세탁물은 오염세탁물과 기타세탁물로 구분하여 위생적으로 처리하여야 한다.
- 의료기관과 처리업자는 세탁물 관리책임자를 지정하여야 한다.
- 세탁물 처리작업장은 항상 청결을 유지하고, 주 1회 이상 소독을 하여야 한다.
- 세탁물의 분류과정에서 발생된 쓰레기 등은 위생적으로 처리하여야 한다.
- 처리업자는 세탁물의 처리시설과 같은 시설에서 일반세탁물을 처리하여서는 안 된다(그림 13-11).

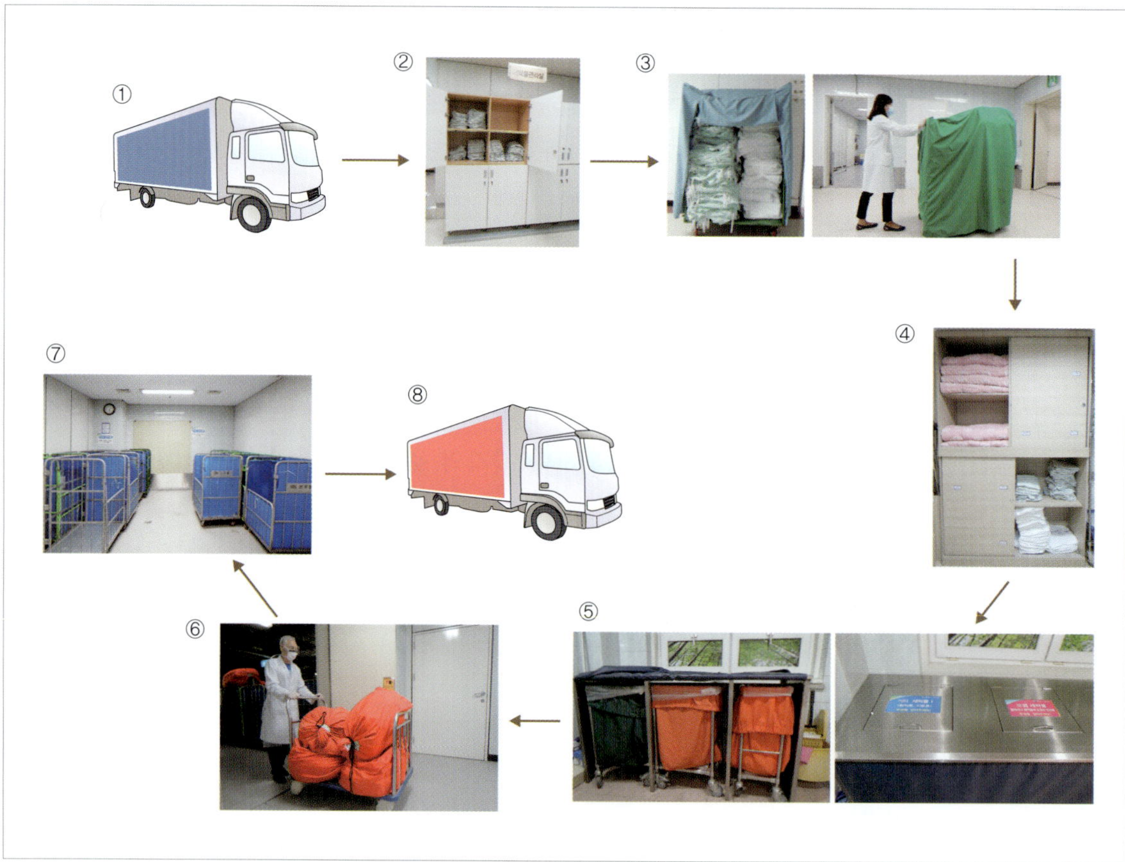

| 그림 13-11 | 의료기관세탁물 관리 모식도

① 깨끗한 세탁물 운반, ② 깨끗한 세탁물 보관장: 깨끗한 세탁물이 병원에 입고된 후 보관하는 장소, ③ 깨끗한 세탁물 병동으로 운반, ④ 병동 내 깨끗한 세탁물 보관, ⑤ 오염세탁물과 기타세탁물을 분리해서 보관, ⑥ 개인보호구를 착용한 후 사용한 의료기관세탁물을 운반하는 모습, ⑦ 세탁물 보관장소: 세탁하기 직전 세탁물을 모아두는 집하장소, ⑧ 깨끗한 세탁물 운반차량과 다른 차량으로 사용한 의료기관세탁물 운반

6. 세탁금지 세탁물

의료기관은 다음의 세탁물을 재사용의 목적으로 세탁하거나 처리업자에게 처리를 위탁하여서는 안 된다.

- 혈액이나 고름이 묻은 붕대 및 거즈
- 마스크, 수술포 등 일회용 제품류
- 바이러스성 출혈열(신증후군출혈열 또는 유행성출혈열, 황열, 뎅기열, 마버그열, 에볼라열 및 라싸열의 경우에 해당한다) 환자의 혈액이나 체액으로 오염된 세탁물
- 크로이츠펠트-야콥병(CJD) 및 변종크로이츠펠트-야콥병(vCJD) 확진 또는 의심환자의 중추신경계 조직으로 오염된 세탁물

7. 감염예방 교육

- 의료기관과 처리업자는 세탁물 처리업무에 종사하는 자에게 연 4시간 이상 감염예방에 관한 교육(인터넷 교육 등을 포함한다)을 하여야 한다.
- 의료기관과 처리업자는 감염예방에 관한 교육을 하였을 때, 그 결과를 기록·유지하여야 한다.
- 의료기관과 처리업자가 교육을 할 수 없다고 인정할 때에는 시장·군수·구청장은 보건소장이나 관련 단체로 하여금 그 교육을 하게 할 수 있다.

8. 세탁물관리의 실제

- 세탁물을 분리해서 보관한다.
- 개인보호구를 착용하고 운반한다.
- 의료기관세탁물은 자체 또는 외부에 위탁하여 세탁한다.
- 깨끗한 세탁물은 운반한 후 문이 있는 장에 보관한다.

관련 연구

중환자실에서 카바페넴내성 아시네토박터 바우마니균 유행에 대한 다각적 중재전략

Molter, G., Seifert, H., Mandraka, F., Kasper, G., Weidmann, B., Hornei, B., Öhler, M., Schwimmbeck, P., Kröschel, P., Higgins, PG., & Reuter, S.(2016). Outbreak of carbapenem-resistant Acinetobacter baumannii in the intensive care unit: a multi-level strategic management approach. *Journal of Hospital Infection*, 92(2): 194~198.

Carbapenem-resistant Acinetobacter baumannii(CRAB)는 의료진의 손, 인공호흡기 등의 의료장비나 환경의 오염에 의해 의료기관에서 광범위하게 전파될 수 있다. *Acinetobacter baumannii* 유행발생을 근절하는 것은 상당히 어렵고 일시적으로 중환자실을 폐쇄하는 것이 요구되기도 한다. 이 사례에서는 각각 18개 병상으로 구성된 내과계 중환자실(MICU)과 외과계 중환자실(SICU)에 타병원에서 전원온 CRAB 균집락환자가 입원하였고, 입원 당시 손위생, 가운, 장갑 착용 등 접촉주의를 시행했음에도 불구하고, 입원한 다른 9명의 환자에게 CRAB가 전파되었다.

첫 CRAB보균자를 발견한 후, 수 시간 내에 다학제 감염관리 TFT가 구성되어 감염관리 중재전략이 논의되었다. 중환자실에 입원한 환자와 중환자실 의료진에 대해 CRAB 적극적 감시배양(active surveillance culture)과 환경배양검사, 환자 코호트격리, 매주 감염관리교육이 시행되었고, 손위생 증진을 비롯한 접촉주의 격리지침의 철저한 준수, 소독제함유 일회용 티슈를 이용한 환경표면소독이 강화되어 유행이 종식되었다(그림 13-12).

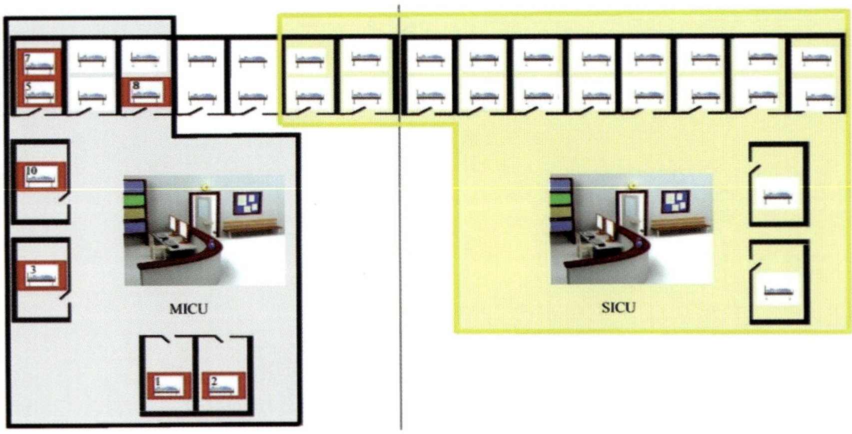

Cohorting of patients on day 17 of outbreak. A designated area for care of patients colonized with carbapenem-resistant *Acinetobacter baumannii*(CRAb)(shared in grey) was defined in the medical intensive care unit(MICU). Seven patients with CRAb were still isolated in the MICU(patients 1, 2, 3, 5, 7, 8, and 10). The area shaded in yellow was used for new admissions. SICU, surgical intensive care unit.

| 그림 13-12 | CRAB 균집락 환자와 접촉한 환자(회색 영역), 접촉하지 않은 환자(노란색 영역)를 구분한 코호트격리

• 요 약 •

1. 의료기관의 환경관리
   - 의료기관의 환경에는 다양한 미생물이 있고, 환경은 의료관련감염의 잠재적 원인이 된다.
   - 청결하고 안전한 의료환경의 유지는 감염관리에 있어 손위생만큼이나 중요하고 기본적인 요소이다.
   - 환경소독을 위해 권고된 소독제를 사용하며, 사용하는 도구의 정기적인 관리로 이차전파를 막도록 한다.
   - 환경관리 표준방법과 절차에 따라 수행하며 특수환경과 특수 병원체별 관리방법을 이해하고 수행한다.
2. 의료폐기물
   - 의료폐기물이란 보건 · 의료기관, 동물병원, 시험 · 검사기관 등에서 배출되는 폐기물 중 인체에 감염 등 위해를 줄 우려가 있는 폐기물과 인체 조직 등의 적출물, 실험 동물의 사체 등 보건 · 환경보호상 특별한 관리가 필요하다고 인정되는 폐기물로서 대통령령으로 정하는 폐기물이다.
   - 의료폐기물은 격리의료폐기물, 위해의료폐기물, 일반의료폐기물로 나뉜다.
   - 의료기관에서 발생하는 의료폐기물은 안전하고 위생적으로 취급해야 하며, 적절하게 처리하여 효과적인 관리가 이루어져야 한다.
3. 의료기관세탁물
   - 의료기관세탁물이란 의료기관에 종사하는 자와 진료받는 환자가 사용하는 것으로서 세탁 과정을 거쳐 재사용하는 세탁물을 말한다.
   - 의료기관에서 발생하는 세탁물은 안전하고 위생적으로 취급하고, 적절하게 처리하여 효과적인 관리가 이루어져야 한다.

• 확/인/학/습 •

1. 다제내성균 환자가 격리되었다가 퇴원한 방에 다른 환자를 입원시키려 한다. 이때 고려해야 할 감염관리 활동 중 가장 우선순위가 낮은 것은?

① 새로운 환자 입실 전 격리실의 공기를 충분히 환기시킨다.

② 격리병실 청소 시 가운과 장갑을 착용하며, 커튼은 환자 퇴실 후 교환한다.

③ 새로운 환자 입실 전 침상난간이나 침상 옆 테이블과 같은 환경표면을 좀 더 자주 소독한다.

④ 환경소독제로 매일 청소하고, 진공청소기를 사용할 경우에는 HEPA filter가 장착된 것을 사용한다.

⑤ 다제내성균 환자가 사용했던 기구의 표면은 의료기관의 규정에 따라 소독한 후 다른 환자에게 사용한다.

2. 소독제를 이용한 환경관리 방법으로 옳지 않은 것은?

① 희석한 소독제는 사용할 때마다 새로 만들고, 자주 교체한다.

② 소독제가 외부로부터 오염되는 것을 방지하기 위하여 용기는 일회용을 권장한다.

③ 소독제를 이용한 분무소독은 공기나 표면의 소독에 적합하지 않고 인체에 유해할 수 있으므로 하지 않는다.

④ 환경소독은 높은 수준 소독제를 이용하여 소독하나, 혈액이 다량 쏟아졌을 경우는 중간 수준 소독제로 소독한다.

⑤ 혈액이나 단백질을 포함한 체액으로 오염된 곳은 일차로 오염을 제거한 후 반드시 소독제를 이용하여 청소하여야 한다.

3. 특수병원체의 환경소독에 관한 내용으로 적절하지 않은 것은?

① 청소 도구는 가능한 일회용을 사용하거나 전용으로 사용한다.

② *C. difficile*은 아포를 사멸할 수 있는 수준의 소독제를 이용한 소독이 필요하다.

③ 노로바이러스 환자가 사용한 공용물품은 낮은 수준의 소독제를 이용하여 소독한다.

④ 환경 표면에 유기물이 있으면 적절하게 소독이 되지 않으므로 환경 소독 전 표면을 닦아낸다.

⑤ CJD환자의 뇌조직이나 뇌척수액, 혈액 등으로 환경표면이 오염되지 않도록 방수커버를 사용하고 사용 후에는 소각하도록 한다.

4. 의료폐기물 중 위해의료폐기물에 해당되는 것은?

가. 치아	나. 주삿바늘	다. 배양용기	라. 탈지면

① 가, 나, 다　　② 가, 다　　③ 나, 라

④ 라　　⑤ 가, 나, 다, 라

5. 의료폐기물의 보관방법으로 적절하지 않은 것은?

① 의료폐기물의 전용용기는 재사용하여서는 안 된다.

② 의료폐기물의 투입이 끝난 전용용기는 밀폐포장한다.

③ 손상성 폐기물은 골판지류 상자형 용기에 넣어서 폐기한다.

④ 골판지류 상자형 용기의 내부에는 내부주머니를 넣어서 사용한다.

⑤ 의료폐기물은 발생했을 때부터 종류별로 전용용기에 넣어 보관하여야 한다.

6. 의료기관세탁물의 수집방법이 아닌 것은?

① 혈액에 젖은 세탁물은 방수되는 수집용기를 사용한다.

② 세탁물 수집자루는 세탁과 소독이 쉬운 구조이어야 한다.

③ 세탁물 수집장소는 다른 시설과 구획되고, 위생적이어야 한다.

④ 세탁물 수집장소에는 세탁물의 분류방법 등을 게시하여야 한다.

⑤ 오염세탁물 수집자루는 기타세탁물의 수집자루와 구분할 필요가 없다.

7. 재사용의 목적으로 세탁할 수 없는 세탁물은?

① 환자 이불

② 혈액이 묻은 거즈

③ 감염병 환자의 환의

④ 오염세탁물 수거자루

⑤ 신생아의 분변이 묻은 시트

•정/답/및/해/설•

1. 정답 ①

해설 다제내성균의 전파경로는 공기전파가 아닌 접촉전파이므로 격리실의 공기를 충분히 환기시키는 것보다 환경표면을 잘 소독하는 것이 더 중요하다.

2. 정답 ④

해설 환경소독은 낮은 수준 소독제를 이용하여 소독하나, 손상된 피부와 일시적으로 접촉하는 표면(예: 수치료 탱크 등)과 혈액이 다량 쏟아졌을 경우는 중간 수준 소독제로 소독한다.

3. 정답 ③

해설 노로바이러스 환자가 사용한 공용물품은 반드시 중간 수준 이상의 소독제를 이용하여 소독한 후 다른 환자에게 사용한다. 노로바이러스 위장관염 유행이 발생하면 청소와 소독을 더 빈번하게 시행한다(예: 청소 1일 2회, 소독 1일 3회).

4. 정답 ①

해설 탈지면은 일반의료폐기물에 속한다.

5. 정답 ③

해설 손상성폐기물을 보관하는 경우에는 합성수지류 상자형 용기를 사용한다.

6. 정답 ⑤

해설 세탁물 수집자루는 세탁과 소독이 쉬운 구조여야 하고, 오염세탁물 수집자루는 기타세탁물과 구분이 가능하도록 유색 용기(붉은색이나 노란색)나 “오염세탁물”이라고 표시된 용기를 사용하여야 한다.

7. 정답 ②

해설 혈액이나 고름이 묻은 붕대 및 거즈는 세탁금지 세탁물이다.

참고문헌

1. 의료기관세탁물관리규칙(보건복지부령 제672호, 2019. 9. 27).
2. 중앙방역대책본부 · 중앙사고수습본부(2020). 코로나바이러스감염증-19 대응지침-지자체용(9-4판).
3. 질병관리본부(2017). 의료관련감염 표준예방지침.
4. 질병관리본부(2016). 메르스(MERS)대응지침(제 3~6판).
5. 질병관리본부(2014). 에볼라 대응 의료기관 감염관리지침-국가지정입원치료병원용(2판).
6. 질병관리본부(2012). 다제내성균 감염관리지침.
7. 질병관리본부(2010). 중환자실에서의 감염관리 표준지침.
8. 질병관리본부(2009). 신종인플루엔자 A(H1N1)예방 및 환자관리지침(개정 6판).
9. 코로나바이러스감염증-19 관련 폐기물 안전관리 특별대책-제3판(2020.3.2.).
10. 폐기물관리법(2020.12.4.).
11. 폐기물관리법 시행령(2020.11.27).
12. 폐기물관리법 시행규칙(2020.11.27).
13. Chair, M. V. et al.(2012). *Best Practices for Environ-mental Cleaning for Prevention and Control of Infection Provincial Infectious Diseases Advisory Committee(PIDAC)*.
14. Duffy, J. et al.(2010). Zygomycosis outbreak associated with hospital linens. Presented at the Fifth Decentennial International Conference on Healthcare-Associated Infections. March 19. Available at: https://shea.confex.com/shea/2010/webprogram/Paper2072.html.
15. Rutala, W. A. et al.(2008). *Guideline for Disinfection and Sterilization in Healthcare Facilities*.
16. Sehulster, L. et al.(2003). *Guideline for Environmental Infection Control in Health-Care Facilities*. Recommendations of CDC and the Healthcare Infection Control Practices Advisory Committee(HICPAC). MMWR. 52(RR-10): 1~42.
17. Weber, D. J. & Rutala W. A.(2013). Understanding and preventing transmission of healthcare-associated pathogens due to the contaminated hospital environment. *Infection Control and Hospital Epidemiology*, 34: 449~452.

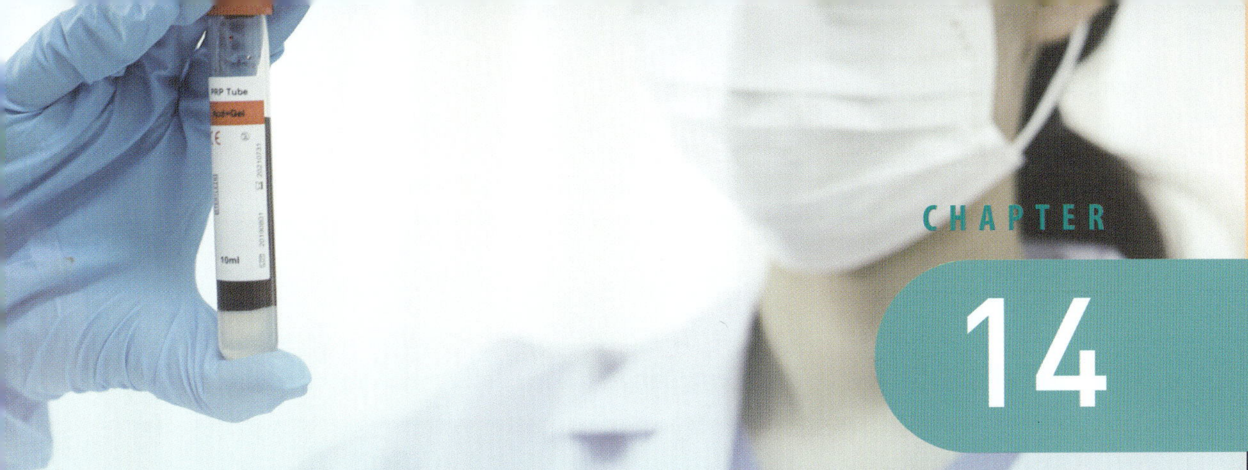

CHAPTER

14

신종감염병(재출현감염병)

유소연

전 세계는 21세기 들어 중증급성호흡기증후군(Severe Acute Respiratory Syndrome, SARS), 중동호흡기증후군(Middle East Respiratory Syndrome, MERS), 에볼라(Ebola) 등 다양한 신종 감염병에 노출되어 왔다. 이러한 신종 및 재출현 감염병에 의한 유행이 세계적으로 인류에게 직접적인 보건위기를 일으킬 뿐 아니라, 막대한 사회 · 경제적 피해를 초래하는 경우가 빈발하고 있다.

2015년 중동에서 유행한 메르스 감염병의 국내 유행이 발생하였고, 2019년 중국에서 시작하여 현재 전세계로 퍼지고 있는 코로나바이러스감염증-19(코로나19) 등을 살펴보면, 감염병의 유행은 하나의 국가에만 국한되지 않고 전 세계의 보건위기를 촉발하고 있다. 특히 우리나라는 메르스 이후 감염병 관리체계의 취약성과 문제점을 제기하는 계기가 되었으며, 유행 이후 지속적으로 의료관련 감염을 낮추기 위한 민간 차원의 전방위적인 노력이 있었다. 이와 같이 신종(재출현) 감염병을 효과적으로 대응하기 위해서는 국가와 의료기관의 노력과 함께 개인의 기본 수칙 준수 등의 예방활동과 지침을 준수하여야 한다.

학습목표

1. 대표적인 신종(재출현)감염병의 종류에 대해 설명할 수 있다.
2. 신종(재출현)감염병의 전파경로를 설명할 수 있다.
3. 신종(재출현)감염병의 감염관리 방법을 이해하고 설명할 수 있다.
4. 신종(재출현)감염병 환자의 간호와 예방전략을 수행할 수 있다.

개요

신종감염병 및 재출현감염병(emerging and re-emerging infectious diseases)이란 "인구집단에 처음으로 발생하는 병 또는 기존에 존재하였으나 유병률이나 지역적으로 급속하게 증가하는 감염병"으로 정의한다. 또한 대부분의 신종감염병은 인수공통감염병이며, 야생동물로 인해 유래된 바이러스가 그 원인이다.

인류가 직면한 신종감염병의 발생은 병원균, 사람, 환경적인 요인들의 변화에 기인한다. 병원균은 유전적인 적응변화를 통해 사람에게 감염확산과 전파능력을 획득하고, 사람의 요인은 인구학적인 변화(노화, 면역저하자 증가 등), 국제교역과 여행증가 등이 원인이다. 마지막으로 환경적인 요인으로는 지구온난화, 개발과 도시집중, 경제개발과 밀림 파괴 등이 신종감염병의 발생에 기여할 수 있다. 특히 인수공통감염병의 특성상 야생동물에서 중간숙주 동물에게 전파되고 동물에서 사람이 감염되며, 사람과 사람 간 전파가 지속되어 세계적인 유행을 발생시킬 수 있다. 현재에도 메르스, 조류인플루엔자, 코로나19와 같은 호흡기감염병과 에볼라와 같은 출혈성바이러스감염증, 지카나 뎅기열 등의 모기매개감염증 등은 지속적으로 발생하고 있다.

2002년 중증호흡기증후군(Severe acute respiratory syndrome, SARS)은 중국에서 시작되어 전 세계에 전파되었지만, 우리나라에 미친 영향은 미미하였다. 하지만 2009년 신종인플루엔자(Influenza H1N1)를 거쳐 2015년 메르스(Middle East Respiratory Syndrome, MERS), 2019~2020년 코로나19가 등장하여 2021년 현재까지 국내에서 유행이 지속되고 있다.

최근 질병관리청에서는 감염병을 효과적으로 관리하기 위하여 감염병별 특성에 따른 감염병 분류체계가 필요에 따라 2019년 12월 질병의 심각도, 전파력, 신고시기 등을 고려하여 법정감염병 분류체계를 전면 개정하였다. 제1급감염병은 생물테러감염병 또는 치명률이 높거나 집단 발생의 우려가 커서 즉시 신고하여야 하고, 음압격리와 같은 높은 수준의 격리가 필요한 감염병으로 에볼라, 사스, 메르스 등이 있다. 하지만 감염자와의 일상적인 접촉으로 전파가 일어나지 않는 모기매개감염증은 제3급감염병으로 지정하여 지속적으로 발생을 감시하고 있다.

역학

1. 신종(재출현)감염병의 종류

1) 중동호흡기증후군MERS

메르스 코로나바이러스(Middle East Respiratory Syndrome coronavirus, MERS-CoV)에 의한 호흡기감염을 일으키는 제1급감염병으로 발생 즉시 신고하여야 한다. 전파경로는 명확하게 밝혀지지 않았지만 사우디아라비아 내 단봉낙타 접촉에 의한 감염과 사람 간 밀접접촉에 의한 비말전파 등으로 알려져 있다(그림 14-1). 2012년부터 중동지역 아라비아 반도를 중심으로 유행하였으며, 우리나라의 경우 2015년에 186명의 감염자가 발생하여 38명이 사망하였고, 치사율은 20.4%로 나타났다(그림 14-2).

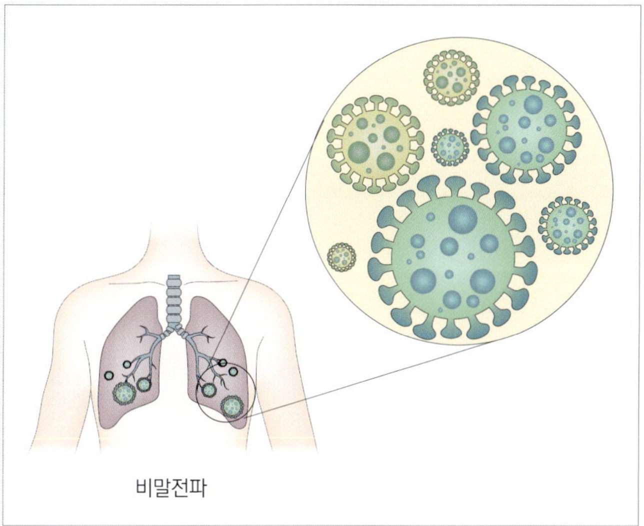

| 그림 14-1 | 중동호흡기증후군(MERS)의 전파경로

메르스 환자는 바이러스에 감염된 후, 5일(2~14일)의 잠복기가 지나면 대부분의 환자가 중증급성하기도질환(폐렴)을 나타내지만, 일부 경한 급성상기도 질환을 나타내거나 무증상인 경우도 있다. 특히, 기저질환(당뇨, 신부전, 만성 폐질환, 면역결핍질환)을 가진 사람에서 감염률이 높고 예후도 불량하다. 메르스 환자의 진단은 메르스 유전자검사(MERS-CoV Real-time RT-PCR)를 시행하여 확진하며, 현재까지 메르스 치료를 위한 항바이러스제는 개발되지 않았다. 경증인 경우는 대증요법을 시행하고 중증인 경우에는 폐렴이나 패혈증을 치료하기 위해 인공호흡기, 체외막산소화 장치(Extracorporeal Membrane Oxygenation, ECMO), 투석 등을 시행한다.

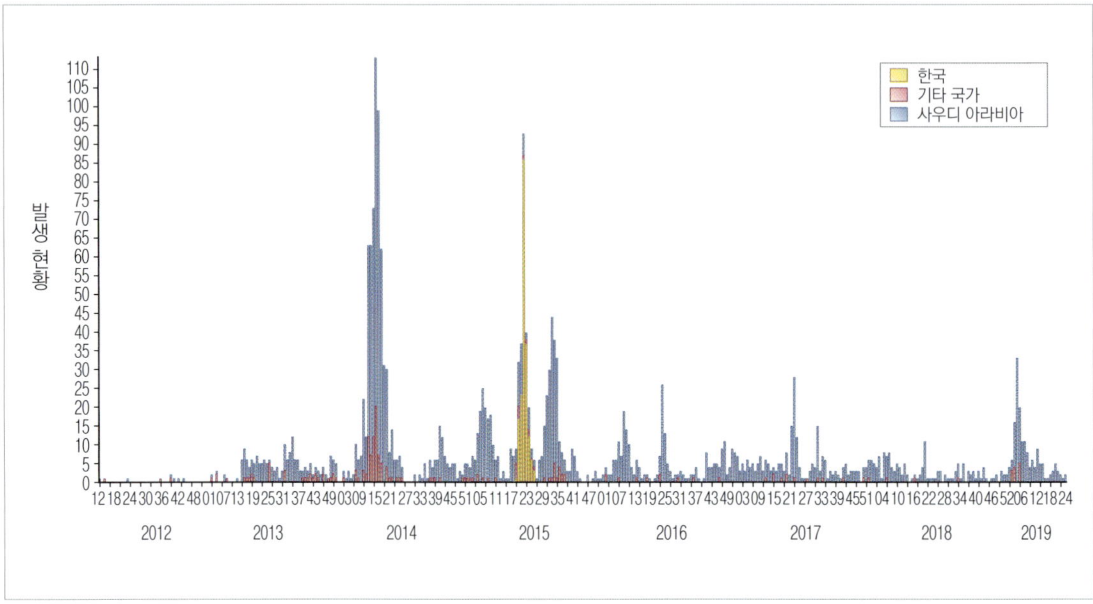

| 그림 14-2 | 메르스 발생 현황(2012~2019)

출처: 질병관리본부. 1급감염병 중동호흡기증후군(MERS) 대응지침, 제6판.

2) 에볼라 Ebola

에볼라바이러스병(Ebola Virus Disease, EVD)은 필로바이러스과(Filoviridae) 에볼라바이러스(Ebolavirus)에 의해 인간과 원숭이, 고릴라, 침팬지 등 영장류가 감염되는 치명률이 높은 급성 열성 출혈성 질환으로, 1976년 콩고민주공화국의 에볼라강 근처 마을과 수단 외곽 지역에서 처음 발생하였으며, 바이러스의 자연숙주는 현재 과일박쥐(Fruit Bat)로 추정되고 있다(그림 14-3).

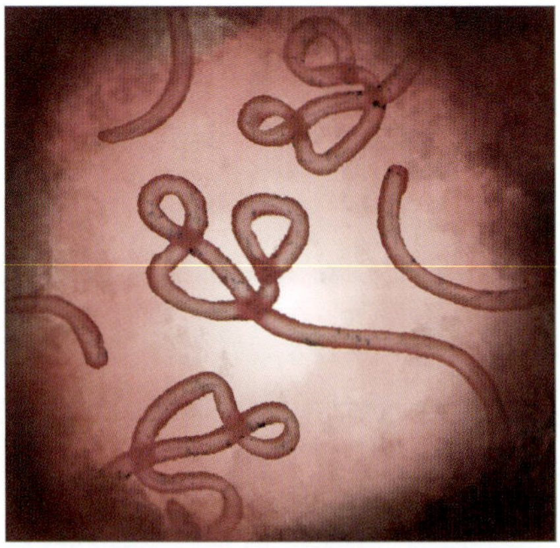

| 그림 14-3 | 에볼라바이러스

출처: 미국 CDC.

과거 에볼라바이러스병은 대개 아프리카 중심부에서 발생하였으나 2014년 2,000명 이상의 에볼라바이러스병이 집단발생하였는데, 이는 역사상 가장 대규모의 에볼라바이러스병 유행이었다.

기니, 시에라리온, 라이베리아와 나이지리아의 라고스 등에서 발병이 확인되었으며, 치사율은 약 60%로 보고되었다(표 14-1).

표 14-1 에볼라바이러스병 연도별 발생현황(1976~2019.12.22일 기준)

발생시기	발생국가	유형	발생(명)	사망(명)	치명률(%)*	비고
2018.5.~ 진행 중	콩고민주공화국	자이레	3,362	2,226	66.0	동북부 Nath Kibulturi 주 중심
2018.4.~6.	콩고민주공화국	자이레	54	33	61.1	서북부 Equateur 주
2017	콩고민주공화국	자이레	8	4	50.0	
2015	이탈리아	자이레	1	0	0.0	
2014	콩고민주공화국	자이레	66	49	74.2	
2014	스페인	자이레	1	0	0.0	
2014	영국	자이레	1	0	0.0	
2014	미국	자이레	4	1	25.0	
2014	세네갈	자이레	1	0	0.0	
2014	말리	자이레	8	6	75.0	
2014	나이지리아	자이레	20	8	40.0	
2014~16	시에라리온	자이레	14,124	3,956	28.0	
2014~16	라이베리아	자이레	10,675	4,809	45.0	
2014~16	기니	자이레	3,811	2,543	66.7	
2012	콩고민주공화국	분디부교	57	29	50.9	
2012	우간다	수단	31	21	67.7	
2011	우간다	수단	1	1	100.0	
2008	콩고민주공화국	자이레	32	14	43.8	
2007	우간다	분디부교	149	37	24.8	
2007	콩고민주공화국	자이레	264	187	70.8	
2005	콩고	자이레	12	10	83.3	
2004	수단	수단	17	7	41.2	
2003	콩고	자이레	178	157	88.2	
2001~2002	콩고	자이레	59	44	74.6	
2001~2002	가봉	자이레	65	53	81.5	
2000	우간다	수단	425	224	52.7	

표 14-1 에볼라바이러스병 연도별 발생현황(1976~2019. 12. 22일 기준)(계속)

발생시기	발생국가	유형	발생(명)	사망(명)	치명률(%)*	비고
1996	남아프리카	자이레	1	1	100.0	
1996	가봉	자이레	91	66	72.5	
1995	콩고민주공화국	자이레	315	254	80.6	
1994	코르티부아르	타이포레스트	1	0	0.0	
1994	가봉	자이레	52	31	59.6	
1979	수단	수단	34	22	64.7	
1977	콩고민주공화국	자이레	1	1	100.0	
1976	수단	수단	284	280	98.6	
1976	콩고민주공화국	자이레	318	280	88.1	

* 확진 및 추정환자 포함한 치명률

출처: 질병관리본부. 제1급감염병 바이러스성출혈열 대응지침.

전파경로는 동물(아프리카 등 유행지역에서 감염된 과일박쥐, 원숭이, 고릴라, 침팬지, 영양 등)에서 사람으로 직접 접촉감염, 사람과 사람 간의 전파(비말에 의한 전파, 직·간접접촉, 성접촉, 수직감염 등) 등이다.

에볼라 바이러스병에 감염되면 약 8~10일(최소 2일, 최대 21일) 간의 잠복기 후, 초기에는 발열, 식욕부진, 무력감, 허약감 등과 같은 비특이적인 증상을 보인다. 이후 갑작스런 고열, 전신 쇠약감, 근육통, 두통, 인후통 등 비전형적인 증상과 함께 오심, 구토, 설사와 같은 위장관 증상을 주로 호소하고 발진이 생기기도 한다. 때로 체내외 출혈이 있으나 항상 나타나는 소견은 아니며, 딸꾹질, 발작, 대뇌부종에 의한 경련 사례도 보고된 바 있다. 회복하는 경우에는 발병 10~12일 후부터 열이 내리고 증상이 호전을 보일 수 있으나, 해열되었다가도 다시 발열이 재발하는 경우가 있다.

에볼라의 진단은 검체(비인두·구인두도말, 비인두흡인물, 가래, 기관지폐포세척액 등)에서 Real-time RT-PCR을 통해 에볼라바이러스 유전자 검출을 시행하여 확진한다. 현재까지 에볼라에 대한 치료법은 없으나 예방 백신과 항바이러스제는 개발 중이다. 환자에게 수분과 전해질을 보충하거나 신부전을 동반한 경우 투석시행, 혈압조절과 적정 체내 산소율 유지를 위한 대증요법 치료를 한다.

3) 코로나바이러스감염증-19(코로나19)

Severe Acute Respiratory Syndrome-Coronavirus-2(SARS-CoV-2)에 의한 호흡기감염을 일으키는 감염병으로 발생 즉시 신고하여야 한다. 2019년 12월 중국의 후베이성 우한에서 44명의 원인불명의 폐렴환자가 발생한 이후, 현재(2021년 1월 18일 기준)는 전 세계 216개국에서 환자 93,805,612명이 발생하였고, 2,026,093명이 사망한 것으로 집계되었다(그림 14-4).

코로나19의 전파경로는 기침이나 재채기로 인한 비말접촉과 오염된 물건을 만진 뒤 눈, 코, 입을 접촉하여 감염이 발생하는 것으로 알려져 있다. 하지만 중환자의 경우 에어로졸이 발생하는 시술(기관지내시경검사, 기관삽관, 개방된 기관흡인 등)을 시행하는 경우, 밀폐된 공간에서 장기간 호흡기 비말을 만드는 환경(밀폐된 환경의 노래방, 운동시설 등)에서는 공기감염도 가능하다고 보고된다.

임상증상은 무증상에서 중증까지 다양하다. 환자는 잠복기 1~14일(평균 5~7일)을 지나서 증상이 발생하는 경우 발열(37.5℃ 이상), 기침, 호흡곤란, 오한, 근육통, 두통, 인후통, 미각·후각소실 등이 가장 흔한 증상이며, 그 외에 피로, 식욕 감소, 소화기증상(오심, 구토, 설사 등), 객혈, 흉통, 결막염, 피부증상 등이 다양하게 나타난다. 문제는 메르스와는 비교할 수 없는 빠른 전파속도,

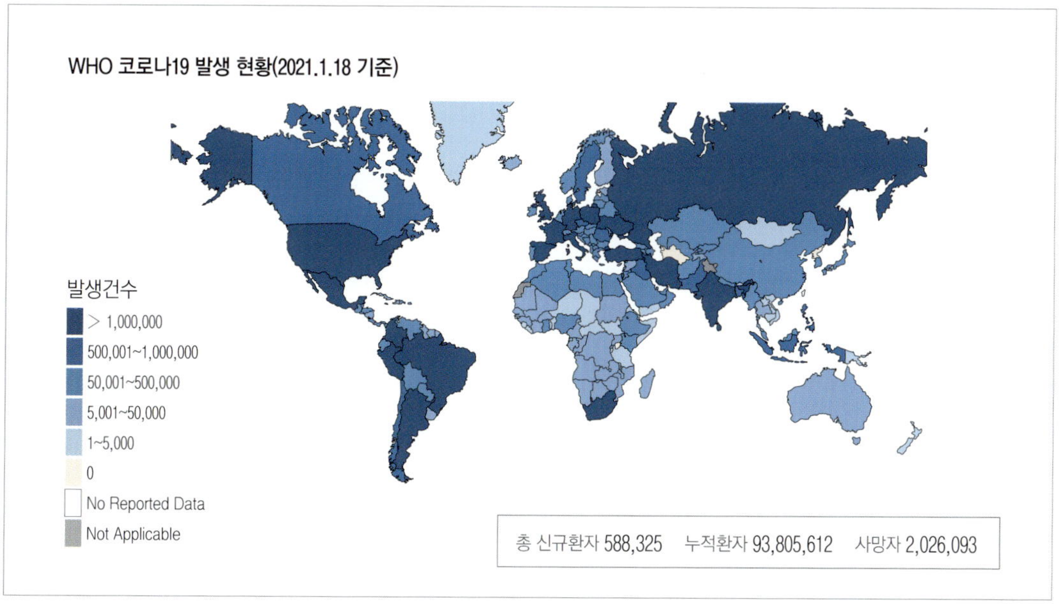

| 그림 14-4 | 코로나19 발생현황

출처: WHO(https://covid19.who.int/).

짧은 잠복기, 무증상감염자, 상기도에 매우 많은 바이러스를 보이는 특징을 가지고 있어 지역사회의 감염확산이 쉽게 나타난다. 코로나 확진자 중 무증상 감염자의 비율을 살펴보면, 병원입원 시 26.7%가 증상이 나타나지 않으며, 일본은 31%, 이탈리아는 50~75% 등으로 연구마다 조금씩 다르게 보고되고 있다.

코로나19 환자의 진단은 코로나 상기도나 하기도에서 채취된 검체로 유전자 검사(Real-time RT-PCR) 방법을 사용하여 SARS-CoV-2의 특정유전자를 검출하여 확진한다. 그 외에 최근 항체검사를 시행하고 있으나, 항체가 형성되지 않은 초기 환자의 경우 위음성이 나올 수 있으므로 검사결과를 신중하게 해석해야 한다. 현재 코로나19에 대한 치료제는 없으며, 경증의 경우는 대증요법을 시행하고 중증인 경우에는 폐렴이나 패혈증을 치료하기 위해 인공호흡기, 체외막산소화 장치(ECMO) 등의 처치를 시행한다.

예방 백신은 mRNA나 DNA를 이용한 백신, 아데노바이러스 벡터 백신 및 불활성화 바이러스 백신이 개발되어 임상시험 중이지만, 일부국가는 긴급승인 후 예방백신을 접종하고 있다.

감염관리

1. 국내지침과 의료기관 감염관리

신종감염병에 대응하기 위한 의료기관 감염관리의 핵심은 의심 및 감염환자의 '조기진단' 및 '병원 내 격리'를 통한 전파 차단이다. 신종감염병에 대응하기 위하여 감염관리위원회를 중심으로 신속대응팀을 구성하며, 임상진단과 실험실적 평가를 최대한 신속하게 실시하여 보고하는 동시에 감염관리 기반 시설을 구축해야 한다.

호흡기감염을 일으키는 신종감염병은 의심 및 확진 환자를 조기 식별하여 비말주의(필요시 공기주의)를 적용하며, 감염원 조절을 위해 격리 조치한다. 적절한 환기 시설을 갖춘 독립된 공간에 의심 및 확진 환자를 배치하고, 효과적으로 환경을 소독하여 원내 전파를 방지한다.

의료진은 의심 및 확진 환자 접촉 시 적절한 개인보호구(장갑, 가운, 고효율 마스크, 고글 또는 안면가리개 등)를 올바른 순서와 방법에 따라 착용한다. 의심 및 확진 환자는 일반 환자와의 접촉을 피할 수 있도록 별도의 동선으로 이동하며, 이동 시 환자에게 일반마스크, 가운, 장갑을 착용시킨다. 호흡기감염을 일으키는 신종감염병의 구체적인 감염관리 지침을 살펴보면 아래와 같다.

1) 환자의 조기발견

우리나라는 선별진료소를 운영하여 환자를 조기에 발견하고 있다(그림 14-5). 선별진료소의 형태는 드라이브스루형(그림 14-6), 천막을 이용한 형태, 워크스루형, 모듈형(컨테이너 등) 등이 있다.

2) 감염관리 지침

(1) 손위생

손위생은 환자 접촉 전 · 후에 시행하며, 환자의 혈액, 체액, 분비물, 배설물, 기타 오염물질과 접촉하였거나 환자의 주변환경 접촉 후 그리고 개인보호구 착용 전과 후에 시행한다. 오염물질이 묻은 경우 반드시 물과 비누를 이용하여 씻으며, 그렇지 않은 경우는 알코올 손소독제로 소독한다.

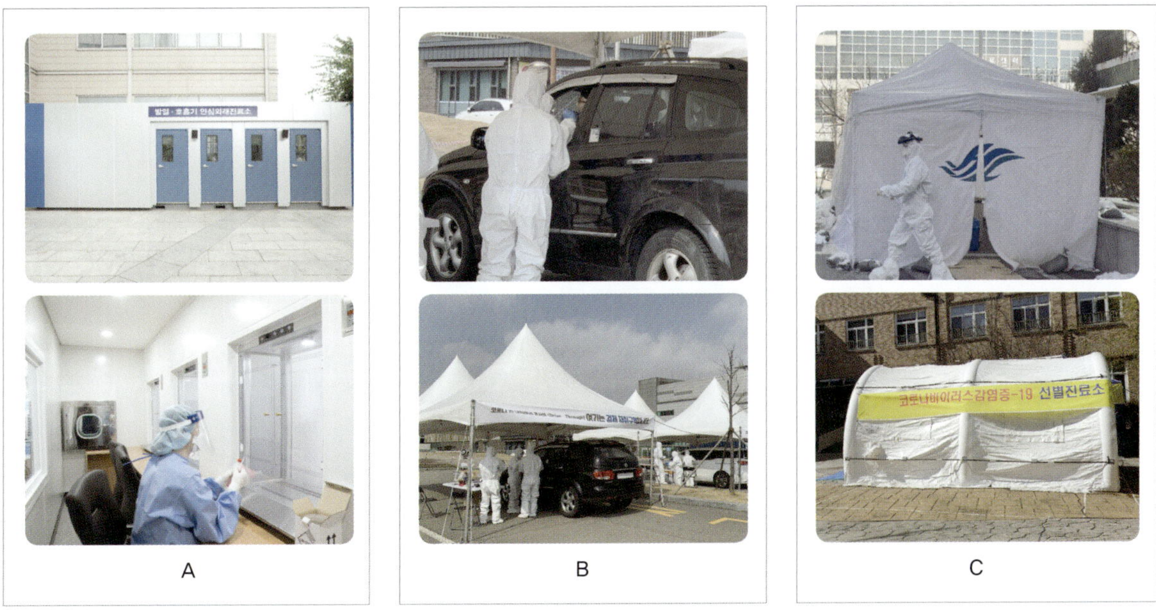

A B C

| 그림 14-5 | 임시선별진료소 예시

A: 모듈형(컨테이너형), B: 드라이브스루형, C: 천막형

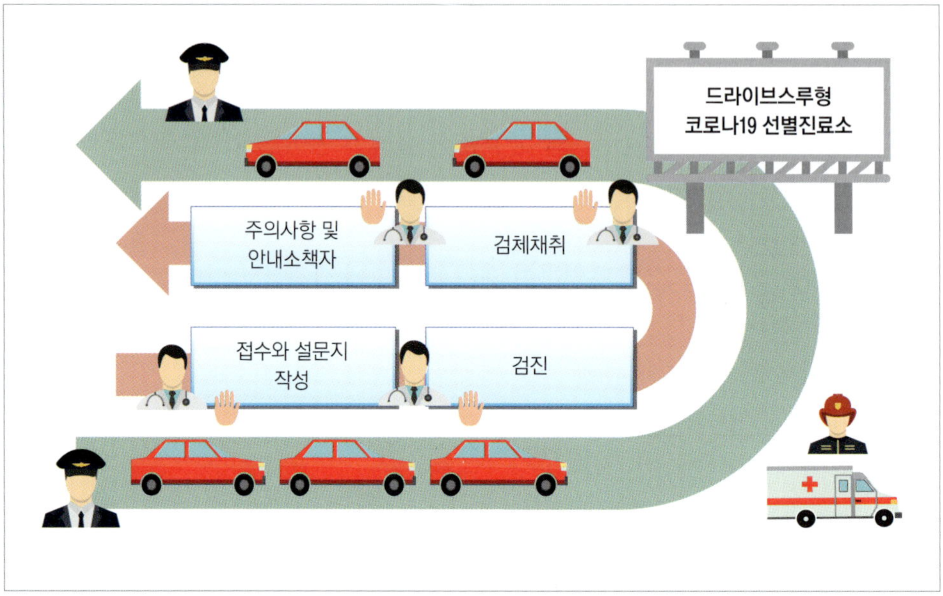

| 그림 14-6 | 코로나19 스크리닝을 위한 드라이브스루

출처: Kwon K.T., Ko J.H., Shin H., Sung M., & Kim JY.(2020). Drive-Through Screening Center for COVID-19: a Safe and Efficient Screening System against Massive Community Outbreak. *J Korean Med Sci*, 5(11): e123.

(2) 개인보호구

의료진은 의심 및 확진 환자 접촉 시 장갑, 전신보호복, 호흡기보호구, 고글이나 안면보호구 등을 올바른 순서와 방법에 따라 착용하고 탈의한다(표 14-2). 의심 또는 확진 환자는 호흡기분비물의 비말 노출 및 접촉을 통한 노출을 최소화할 수 있도록 별도의 동선으로 이동하며 이동 시 환자에게 수술용 마스크, 가운, 장갑을 착용시킨다. 일반적으로 메르스나 코로나19의 경우 전신보호복(레벨 D 수준 등)을 착용한다. 개인보호구는 격리병실을 출입할 때마다 교체하고, 별도의 공간에서 착탈의를 하는 것이 바람직하다(그림 14-7).

(3) 격리

비말주의를 준수하되 의심 또는 확진 환자에게 에어로졸이 발생하는 상황에서는 공기주의 조치를 추가로 적용한다. 확진환자와 의심환자는 개별화장실이 있는 음압 설비를 갖춘 1인실에 격리한다. 1인실 배치가 어려운 경우에는 노출원이 같았던 확진 환자끼리 동일 병실에 코호트 격리를 한다.

표 14-2 개인보호구별 특성과 용도

보호구	위해요소	특성 및 용도	예시
일회용 장갑(glove)	접촉	• 손 오염 방지 • 노출 정도를 고려한 재질 선택 • 파우더 알레르기가 있을 경우 파우더 없는 제품 또는 나이트릴 제품 사용	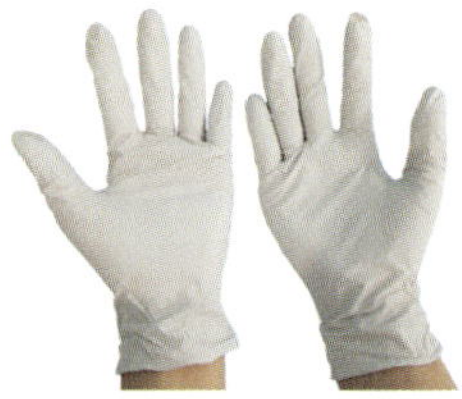
일회용 방수성 긴팔가운(gown)			
전신보호복(coveralls)	비말, 혈액, 체액이 전신이나 의복에 튐	바이러스 비말이 전신과 의복에 오염되어 간접 전파되는 것을 방지	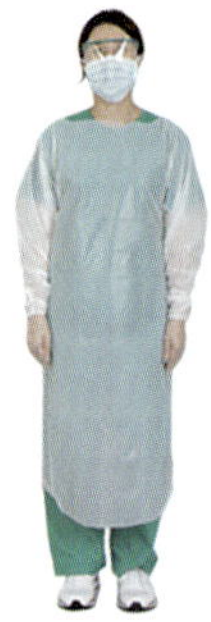 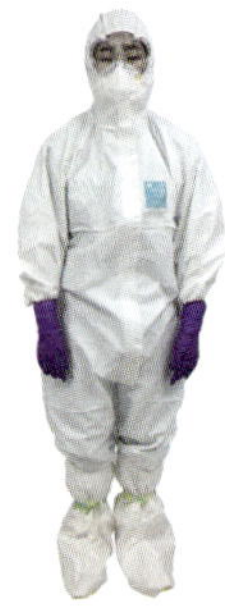
덧신(shoe covers)			
장화(boots)	혈액, 체액이 신발에 튐	신발 덮개 대신 착용 • 바닥이 젖거나 오염이 심할 경우 • 노출위험에 따라 선택	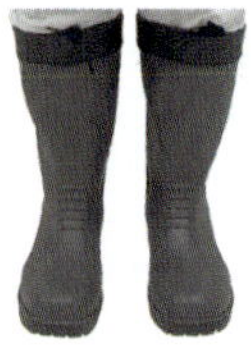
모자(hair cap)	머리의 오염	비말이 머리에 오염되는 것을 방지	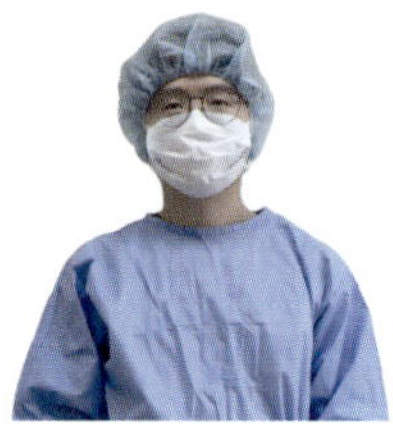
고글(goggle)	혈액, 체액이 눈의 점막에 튐	• 눈의 점막 오염 방지 • 고글 재사용 시 바이러스에 효과적인 소독제로 소독 후 사용	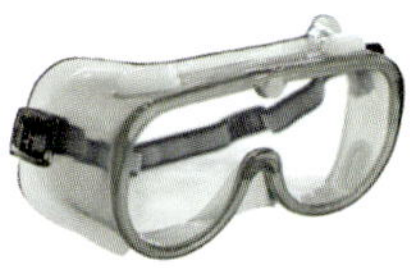
안면보호구(face shield)		• 눈의 점막과 안면부 오염 방지 • 노출 위험 정도에 따라 고글 대신 착용 • 안면보호구 재사용 시 바이러스에 효과적인 소독제로 소독 처리 후 사용, 보관	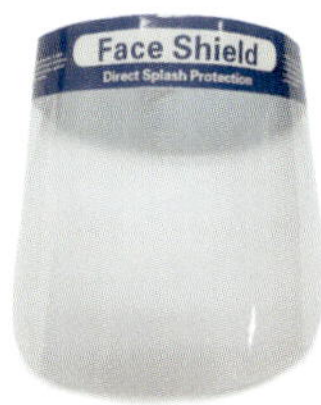

표 14-2 개인보호구별 특성과 용도(계속)

보호구	위해요소	특성 및 용도	예시
호흡기보호구: KF94 등급 이상의 호흡기보호구	비말 또는 에어로졸 흡입	• 코, 입, 점막을 통해 호흡 시 병원체 입자가 유입되는 것을 방지 • 적용상황 예 - 의심 확진환자 격리병실 입실 시 (의료 종사자, 방문객을 포함한 모든 출입자) • 기침유도 시술 시 • 에어로졸 생성 처치 시 • 의심/확진환자 이송 시 등	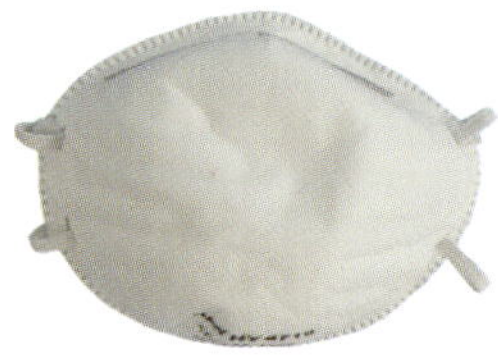
호흡기보호구: PAPR		• 코와 입의 점막을 통한 감염원 흡입 방지 • 전지충전, 필터교환, 장비소독 등 철저한 점검 및 관리가 필요함 • 파손, 오작동 여부를 사전 점검하여 사전 수리, 교체 또는 폐기하여야 함 • 재사용이 불가피하면 소독 처리 후 사용, 보관	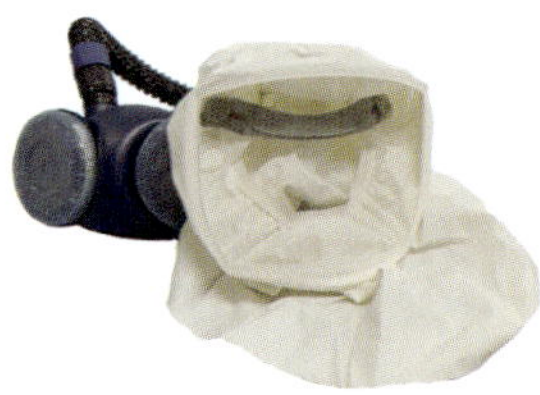

출처: 중앙방역대책본부 · 중앙사고수습본부, 코로나바이러스감염증-19 대응 지침(의료기관용), 제1~2판.

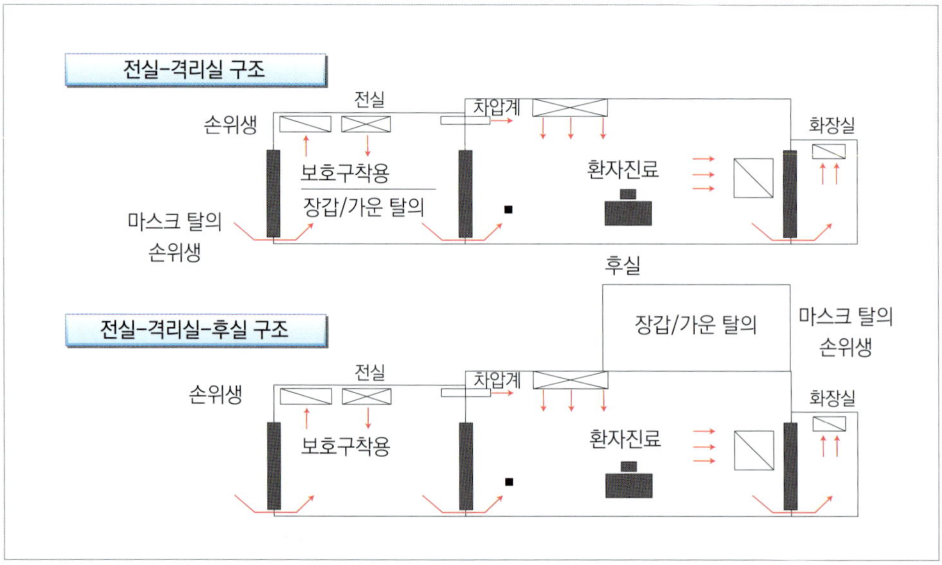

| 그림 14-7 | 전실구조에 따른 보호구 착탈의 모식도

출처: 질병관리청, 코로나바이러스감염증-19 대응 지침(의료기관용).

(4) 직원 감염관리

모든 직원은 감염관리 규칙을 준수하여야 하고 신종감염병 감염관리에 대한 교육을 받아야 한다. 또한 근무 중인 직원에 대해서는 발열 및 호흡기증상 발생 여부를 주기적으로 감시해야 한다. 병원 내에 발열 및 호흡기 증상이 발생한 의료진을 모니터링하고 자가 보고하는 시스템을 구축하여 효율적으로 가동한다. 확진자에 노출된 직원에 대해서는 마지막 노출 후 최대잠복기(코로나19의 경우 14일간) 동안 발열 및 호흡기 등의 관련 증상을 주의 깊게 관찰해야 한다.

(5) 기구소독

가능하면 일회용 기구나 물품을 사용하며, 재사용 의료기구를 세척하는 직원은 적절한 개인보호구를 착용한 후 세척을 실시해야 한다. 소독제 제조사의 권장사항을 확인하여 소독제 희석 및 적용 시간, 소독제 유효기간 및 유효농도 등 권장 기준을 철저히 준수하도록 한다.

(6) 청소 및 환경 관리

청소나 환경 소독을 하는 직원은 청소나 환경 소독 시 적절한 개인보호구를 착용한다. 분무 소독을 금하고, 깨끗한 타월에 소독제를 충분히 젖도록 하여 환경 표면을 철저하게 닦는다. 환경소독제로는 차아염소산나트륨, 알코올, 페놀 화합물, 암모늄 화합물, 과산화 화합물 등이 적절하다. 환경소독이 끝나면 시간당 환기 횟수를 고려해 충분히 환기시킨 후 다른 환자를 입원시킨다.

(7) 세탁물 관리

세탁물을 취급하는 직원은 적절한 개인보호구를 착용하며 사용한 세탁물은 오염되는 것을 방지하기 위해 격리실 내에서 최소한으로 조작하여 오염세탁물 수집자루(용기)에 담는다. 직원 근무복은 의료기관 세탁물로 분류하여 세탁한다.

(8) 식기관리

가능하다면 일회용 식기를 사용하고 사용 후에는 의료폐기물로 분류하여 폐기한다. 환자가 사용한 식기는 격리실 내에서 용기 혹은 비닐봉지에 담아 주변 환경이나 사람을 오염시키지 않게 수거한다.

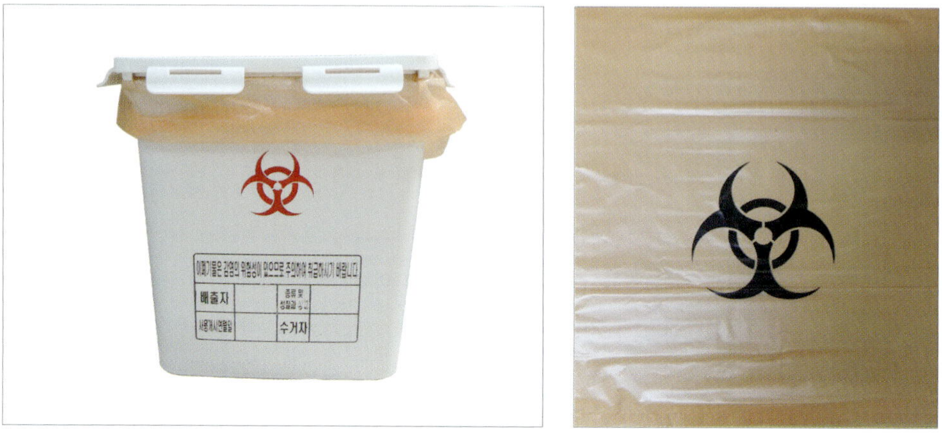

| 그림 14-8 | 격리의료폐기물 전용용기와 내피비닐

(9) 의료폐기물 관리

신종감염병 환자의 혈액이나 체액으로 오염된 격리의료폐기물은 전용용기를 사용하여 밀폐 포장하고, 전용용기를 소독한 후 보관 장소로 운반한다(그림 14-8). 의료기관에서 폐기물을 취급하는 직원은 적절한 개인보호구를 착용해야 한다.

(10) 접촉자 관리

신종감염병 환자와 접촉한 사람은 환자의 증상과 노출 위험을 평가한 후 자가격리를 권고한다. 이때 질병관리청이나 관할지역의 역학조사관 또는 관할 보건소와 긴밀히 협조하여 지침에 따라 격리조치를 시행한다.

(11) 에어로졸이 발생하는 시술이나 수술 시 감염관리

계획된 수술이나 시술은 가능한 연기하고, 응급 수술에 한하여 시행한다. 공기주의에 준한 음압격리 수술실에서 수술이나 시술을 시행한다. 환자는 마취 중 고효율 필터를 장착한 인공호흡기를 사용하며, 사용하는 물품은 가급적 일회용 물품을 사용한다. 수술이나 시술 종료 후 기도삽관 제거와 회복은 음압격리실에서 시행한다. 기도삽관 등 에어로졸 발생 시술에 참여하는 의료진은 적절한 개인보호구를 착용해야 한다.

(12) 사망자 관리

사망자는 바이러스 배출이 가능하므로 시신을 밀봉, 소독하여 운반 및 처리함으로써 감염의 위험을 최소화한다. 시신을 다루는 사람은 적절한 개인보호구를 착용하며, 시신은 화장 처리한다(그림 14-9).

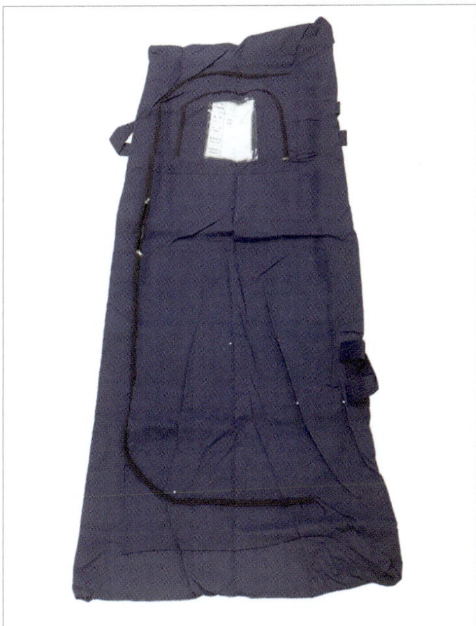

| 그림 14-9 | 사망자 이송용 시체백

관련 연구

국내 콜센터에서의 코로나바이러스 집단감염 발생

Park S.Y., Kim Y.M., Yi S., Lee S., Na B.J., Kim C.B., et al.(2020)
Coronavirus Disease Outbreak in Call Center, South Korea.
Emerg Infect Dis, 26(8): 1666~1670.

콜센터 건물을 방문하거나 방문한 1,145명 중 99.8%인 1,143(직원 922명, 거주자 201명, 방문객 20명)명이 코로나19 유전자 검사를 받았다.

콜센터 건물은 폐쇄 조치(2020. 3. 9.)를 하고, 근로자 · 거주자 전원 검사 실시(2020. 3. 9.~12.), 확진자 격리 및 음성자 14일 자가격리 조치, 확진자 가족 접촉자 검사 실시, 콜센터건물 방문자에게 문자 발송 및 코로나19 검사 권고 등의 감염관리 조치를 시행하였다.

검사를 시행한 1,143명 중 97명(8.5%, 95% CI 7.0%~10.3%)이 코로나19 검사에서 양성을 보여 확진되었다. 확진자의 대부분이 11층에 근무하는 콜센터 직원이었는데, 첫번째 환자가 확진된 11층에 근무하는 직원 216명 중 94명이 발생하여 발병률은 43.5%(95% CI 36.9%~50.4%)로 전체 건물의 평균 발병률을 매우 높음을 알 수 있었다. 코로나19에 확진된 97명 중 89명은 검사 당시 유증상이었으며, 4명(4.1%)은 검사 당시에는 무증상이었는데 격리기간 동안 증상이 발현되었고, 4명(4.1%)은 격리가 끝날 때까지 코로나19 관련 증상이 나타나지 않았다. 해당 건물의 근로자와 거주자 외 가족접촉자 225명에 대한 검사를 시행하였는데 증상이 있는 환자 210명의 가족 중 34명이 확진되어 발병률이 16.2%(95% CI 11.6%~22.0%)로 나타나 2차 전파를 확인할 수 있었다. 증상이 없는 기간에 가족간 접촉이 있었거나 무증상 환자가 가족과 접촉한 경우에는 2차감염이 발생하지 않았다(그림 14-10).

즉, 코로나19 바이러스는 좁고 밀집된 사무공간 내 장시간 접촉하는 경우 감염발생이 빈번하며, 좁고 밀집된 공간이 코로나19 확산에 매우 위험하며 추가 확산의 원인이 될 수 있다는 사실을 알 수 있었다(그림 14-11).

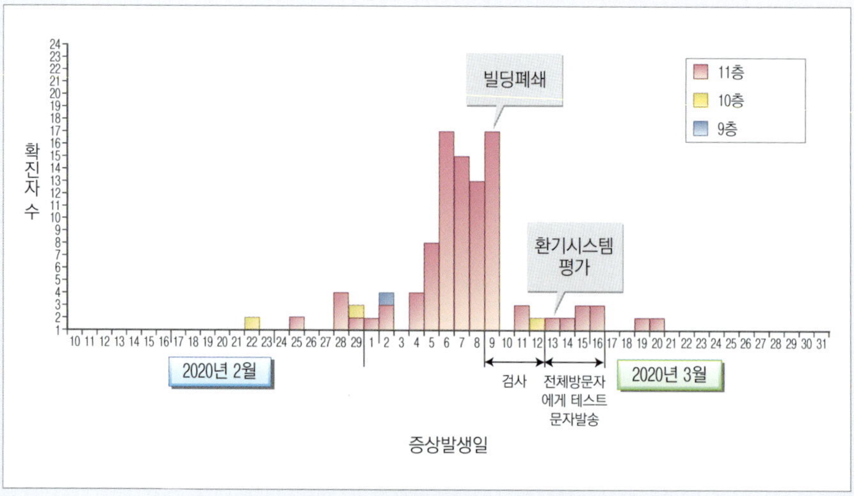

| 그림 14-10 | 콜센터의 코로나바이러스감염증 역학적 곡선

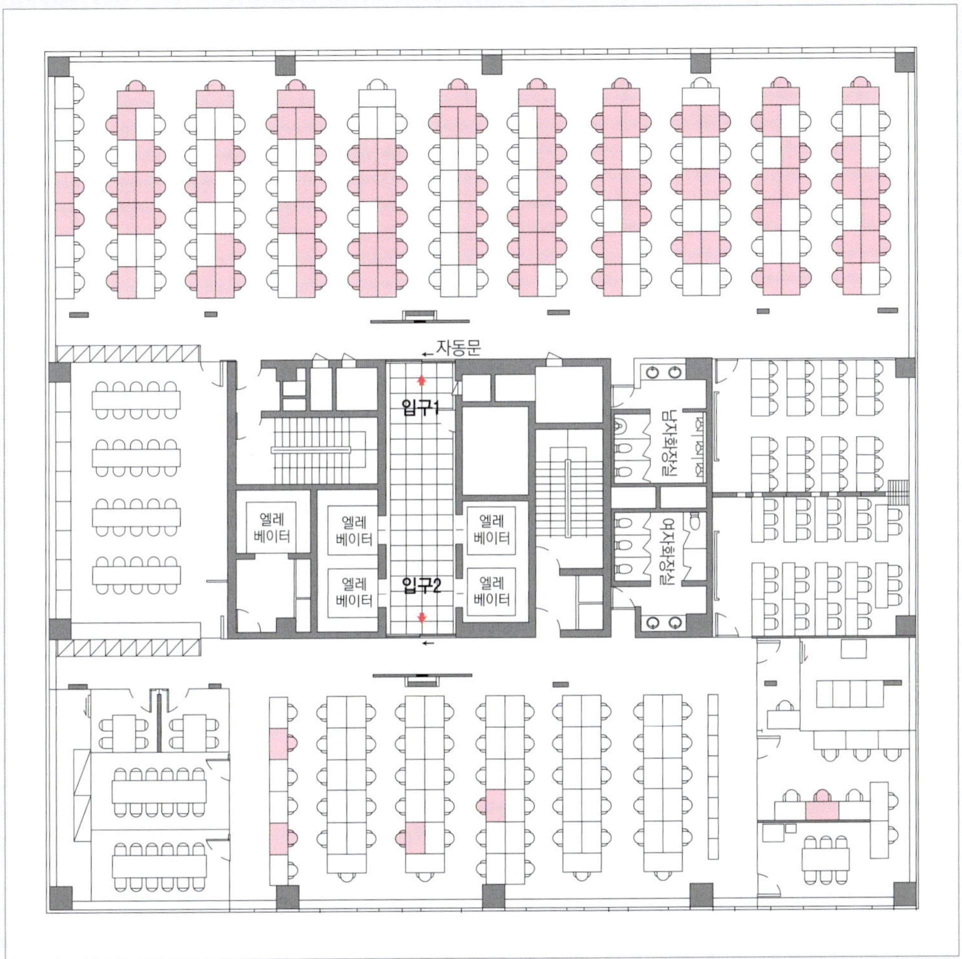

| 그림 14-11 | 구로 콜센터 11층 구조(핑크색 부분이 코로나19 확진자 발생 구역)

• 요 약 •

1. 신종감염병 및 재출현감염병(emerging and re-emerging infectious diseases)이란 "인구집단에 처음으로 발생하는 병 또는 기존에 존재하였으나 유병률이나 지역적으로 급속하게 증가하는 감염병"으로 정의한다.
2. 신종(재출현)감염병의 발생은 병원균, 사람, 환경적인 요인들이 변화하여 기인한다. 현재에도 메르스, 조류인플루엔자, 코로나19와 같은 호흡기감염병과 에볼라와 같은 출혈성바이러스감염중, 지카, 뎅기열 등의 모기매개감염증 등은 지속적으로 발생하고 있다.
3. 신종(재출현)감염병에 대응하기 위한 의료기관 감염관리의 핵심은 의심 및 감염환자의 '조기진단' 및 '병원 내 격리'를 통한 전파 차단이다. 신종감염병에 대응하기 위하여 감염관리위원회를 중심으로 신속대응팀을 구성하며, 신속하게 진단검사를 실시한 후 환자를 격리하고 감염관리지침을 준수하여야 한다.
4. 신종(재출현)감염병에 효과적으로 대응하기 위해서는 국가와 의료기관의 노력과 함께 개인의 기본수칙 준수 등의 예방활동과 지침을 준수하여야 한다.

• 확/인/학/습 •

1. 신종감염병에 대한 설명으로 옳지 않은 것은?
   ① 신종감염병은 대부분 인수공통감염병이다.
   ② 신종감염병은 사람의 정상상재균이 변이를 일으켜 발생한다.
   ③ 신종감염병의 병원균, 사람, 환경적인 요인에 의해 발생한다.
   ④ 기존에 존재했던 감염병의 유병률이 급속하게 증가하는 경우를 말한다.
   ⑤ 신종감염병의 대부분은 백신이나 치료제가 없어 감염되지 않도록 주의해야 한다.

2. 신종감염병 중 비말전파가 가능하지 않은 질환은?
   ① 지카바이러스 감염증 ② 코로나19 ③ 사스
   ④ 메르스 ⑤ 조류인플루엔자

3. 신종감염병 환자의 환경관리에 대한 설명으로 옳지 않은 것은?
   ① 환경소독이 끝난 후 충분히 환기시킨다.
   ② 환경소독 시 적절한 개인보호구를 착용한다.
   ③ 환자가 주로 접촉하는 부위를 철저히 닦는다.
   ④ 청소직원은 감염관리에 대한 교육을 받도록 한다.
   ⑤ 소독제가 골고루 도포되도록 분무소독을 실시한다.

4. 신종감염병의 감염관리 지침에 대한 설명으로 옳은 것은?
   ① 손에 오염물질이 묻은 경우 즉시 알코올 손소독제를 이용하여 손을 씻는다.
   ② 병원 내 신종감염병 의심환자가 발생하는 경우 양압격리병실에 격리시킨다.
   ③ 호흡기 감염을 일으키는 신종감염병 환자에게 N95 마스크를 착용시킨다.
   ④ 근무중인 직원은 신종감염병 증상을 주기적으로 모니터링해야 한다.
   ⑤ 환자의 사용한 물품을 세척하는 직원은 개인보호구 착용이 필요없다.

• 정/답/및/해/설 •

1. 정답 ②

   해설 신종감염병은 대부분 병원균의 유전적인 변화, 인구학적인 변화, 환경적인 요인에 의해 발생한다.

2. 정답 ①

   해설 지카바이러스 감염증은 모기매개 감염증으로 비말접촉으로 인한 감염은 발생하지 않는다.

3. 정답 ⑤

   해설 병실을 소독하거나 환경관리를 하는 경우 직원에 대한 유해성 때문에 분무소독은 금한다.

4. 정답 ④

   해설 손에 오염물질이 묻은 경우 즉시 물과 비누를 이용하여 손을 씻어야 하며, 병원 내 신종감염병 의심환자가 발생하는 경우 화장실이 있는 음압격리병실에 격리시킨다. 호흡기 감염을 일으키는 신종감염병 환자에게 수술용 마스크를 착용시키며, 환자의 사용한 물품을 세척하는 직원은 적절한 개인보호구를 착용해야 한다.

참고문헌

1. 대한감염학회(2014). 감염학. 군자출판사.
2. 대한병원감염관리간호사회(2012). 감염관리지침. 제2판. 동방한문화.
3. 대한의료기관감염관리학회(2017). 의료기관의 감염관리. 제5판. 서울: 한미의학.
4. 메르스 민관합동대책반(2015). 의료기관 담당자용 메르스 감염관리 지침.
5. 보건복지부 질병관리본부(2019). 2020 법정감염병 진단 · 신고 기준.
6. 정진원(2020). 신종 감염병 관리 현안과 대처방안-의료기관의 역할을 중심으로. HIRA 정책동향, 14(2), 14~20.
7. 중앙방역대책본부 · 중앙사고수습본부(2020). 코로나바이러스감염증-19 대응지침(의료기관용). 제1-2판.
8. 질병관리본부(2020). 제1급감염병 중동호흡기증후군[MERS] 대응지침. 제 6판.
9. 질병관리본부(2020). 제1급감염병 바이러스성출혈열 대응지침.
10. 최영화(2020). 신종감염병에 대한 안전관리, 어떻게 달라졌을까? 세 번째 신종 감염병에 대한 회고. *Future Horizontal*, 44: 20~25.
11. Association for professionals infection control and prevention. APIC text of infection control and epidemiology(2014). 4th edition. Washington: APIC, Inc.
12. Centers for Disease Control and Prevention(2015). Interim Infection Prevention and Control Recommendations for Hospitalized Patients with Middle East Respiratory Syndrome Coronavirus(MERS-CoV). Available from: https://www.cdc.gov/coronavirus/mers/infection-prevention-control.html.
13. Kwon K. T. et al.(2020). Drive-Through Screening Center for COVID-19: a Safe and Efficient Screening System against Massive Community Outbreak. *J Korean Med Sci*, 5(11): e123.
14. World Health Organization(2017). Middle East respiratory syndrome coronavirus (MERS-CoV). Available from: http://www.who.int/mediacentre/factsheets/mers-cov/en/.
15. World Health Organization(2021). WHO Coronavirus Disease(COVID-19) Dashboard. Available from: https://covid19.who.int/.

부록

감염병의 예방 및 관리에 관한 법률(약칭: 감염병예방법)

[시행 2021.6.16]

제1장 총칙

제1조(목적) 이 법은 국민 건강에 위해(危害)가 되는 감염병의 발생과 유행을 방지하고, 그 예방 및 관리를 위하여 필요한 사항을 규정함으로써 국민 건강의 증진 및 유지에 이바지함을 목적으로 한다.

제2조(정의) 이 법에서 사용하는 용어의 뜻은 다음과 같다.

1. "감염병"이란 제1급감염병, 제2급감염병, 제3급감염병, 제4급감염병, 기생충감염병, 세계보건기구 감시대상 감염병, 생물테러감염병, 성매개감염병, 인수(人獸)공통감염병 및 의료관련감염병을 말한다.
2. "제1급감염병"이란 생물테러감염병 또는 치명률이 높거나 집단 발생의 우려가 커서 발생 또는 유행 즉시 신고하여야 하고, 음압격리와 같은 높은 수준의 격리가 필요한 감염병으로서 다음 각 목의 감염병을 말한다. 다만, 갑작스러운 국내 유입 또는 유행이 예견되어 긴급한 예방 · 관리가 필요하여 질병관리청장이 보건복지부장관과 협의하여 지정하는 감염병을 포함한다.
   가. 에볼라바이러스병
   나. 마버그열
   다. 라싸열
   라. 크리미안콩고출혈열
   마. 남아메리카출혈열
   바. 리프트밸리열
   사. 두창
   아. 페스트
   자. 탄저
   차. 보툴리눔독소증
   카. 야토병
   타. 신종감염병증후군
   파. 중증급성호흡기증후군(SARS)
   하. 중동호흡기증후군(MERS)
   거. 동물인플루엔자 인체감염증
   너. 신종인플루엔자
   더. 디프테리아
3. "제2급감염병"이란 전파가능성을 고려하여 발생 또는 유행 시 24시간 이내에 신고하여야 하

고, 격리가 필요한 다음 각 목의 감염병을 말한다. 다만, 갑작스러운 국내 유입 또는 유행이 예견되어 긴급한 예방 · 관리가 필요하여 질병관리청장이 보건복지부장관과 협의하여 지정하는 감염병을 포함한다.

가. 결핵(結核)
나. 수두(水痘)
다. 홍역(紅疫)
라. 콜레라
마. 장티푸스
바. 파라티푸스
사. 세균성이질
아. 장출혈성대장균감염증
자. A형간염
차. 백일해(百日咳)
카. 유행성이하선염(流行性耳下腺炎)
타. 풍진(風疹)
파. 폴리오
하. 수막구균 감염증
거. b형헤모필루스인플루엔자
너. 폐렴구균 감염증
더. 한센병
러. 성홍열
머. 반코마이신내성황색포도알균(VRSA) 감염증
버. 카바페넴내성장내세균속균종(CRE) 감염증
서. E형간염

4. "제3급감염병"이란 그 발생을 계속 감시할 필요가 있어 발생 또는 유행 시 24시간 이내에 신고하여야 하는 다음 각 목의 감염병을 말한다. 다만, 갑작스러운 국내 유입 또는 유행이 예견되어 긴급한 예방 · 관리가 필요하여 질병관리청장이 보건복지부장관과 협의하여 지정하는 감염병을 포함한다.

가. 파상풍(破傷風)
나. B형간염
다. 일본뇌염
라. C형간염
마. 말라리아
바. 레지오넬라증
사. 비브리오패혈증
아. 발진티푸스

자. 발진열(發疹熱)

차. 쯔쯔가무시증

카. 렙토스피라증

타. 브루셀라증

파. 공수병(恐水病)

하. 신증후군출혈열(腎症侯群出血熱)

거. 후천성면역결핍증(AIDS)

너. 크로이츠펠트-야콥병(CJD) 및 변종크로이츠펠트-야콥병(vCJD)

더. 황열

러. 뎅기열

머. 큐열(Q熱)

버. 웨스트나일열

서. 라임병

어. 진드기매개뇌염

저. 유비저(類鼻疽)

처. 치쿤구니야열

커. 중증열성혈소판감소증후군(SFTS)

터. 지카바이러스 감염증

5. "제4급감염병"이란 제1급감염병부터 제3급감염병까지의 감염병 외에 유행 여부를 조사하기 위하여 표본감시 활동이 필요한 다음 각 목의 감염병을 말한다.

가. 인플루엔자

나. 매독(梅毒)

다. 회충증

라. 편충증

마. 요충증

바. 간흡충증

사. 폐흡충증

아. 장흡충증

자. 수족구병

차. 임질

카. 클라미디아감염증

타. 연성하감

파. 성기단순포진

하. 첨규콘딜롬

거. 반코마이신내성장알균(VRE) 감염증

너. 메티실린내성황색포도알균(MRSA) 감염증

더. 다제내성녹농균(MRPA) 감염증
러. 다제내성아시네토박터바우마니균(MRAB) 감염증
머. 장관감염증
버. 급성호흡기감염증
서. 해외유입기생충감염증
어. 엔테로바이러스감염증
저. 사람유두종바이러스 감염증

6. "기생충감염병"이란 기생충에 감염되어 발생하는 감염병 중 질병관리청장이 고시하는 감염병을 말한다.
7. 삭제
8. "세계보건기구 감시대상 감염병"이란 세계보건기구가 국제공중보건의 비상사태에 대비하기 위하여 감시대상으로 정한 질환으로서 질병관리청장이 고시하는 감염병을 말한다.
9. "생물테러감염병"이란 고의 또는 테러 등을 목적으로 이용된 병원체에 의하여 발생된 감염병 중 질병관리청장이 고시하는 감염병을 말한다.
10. "성매개감염병"이란 성 접촉을 통하여 전파되는 감염병 중 질병관리청장이 고시하는 감염병을 말한다.
11. "인수공통감염병"이란 동물과 사람 간에 서로 전파되는 병원체에 의하여 발생되는 감염병 중 질병관리청장이 고시하는 감염병을 말한다.
12. "의료관련감염병"이란 환자나 임산부 등이 의료행위를 적용받는 과정에서 발생한 감염병으로서 감시활동이 필요하여 질병관리청장이 고시하는 감염병을 말한다.
13. "감염병환자"란 감염병의 병원체가 인체에 침입하여 증상을 나타내는 사람으로서 제11조제6항의 진단 기준에 따른 의사, 치과의사 또는 한의사의 진단이나 제16조의2에 따른 감염병병원체 확인기관의 실험실 검사를 통하여 확인된 사람을 말한다.
14. "감염병의사환자"란 감염병병원체가 인체에 침입한 것으로 의심이 되나 감염병환자로 확인되기 전 단계에 있는 사람을 말한다.
15. "병원체보유자"란 임상적인 증상은 없으나 감염병병원체를 보유하고 있는 사람을 말한다.

15의2. "감염병의심자"란 다음 각 목의 어느 하나에 해당하는 사람을 말한다.

가. 감염병환자, 감염병의사환자 및 병원체보유자(이하 "감염병환자등"이라 한다)와 접촉하거나 접촉이 의심되는 사람(이하 "접촉자"라 한다)
나. 「검역법」 제2조제7호 및 제8호에 따른 검역관리지역 또는 중점검역관리지역에 체류하거나 그 지역을 경유한 사람으로서 감염이 우려되는 사람
다. 감염병병원체 등 위험요인에 노출되어 감염이 우려되는 사람

16. "감시"란 감염병 발생과 관련된 자료, 감염병병원체 · 매개체에 대한 자료를 체계적이고 지속적으로 수집, 분석 및 해석하고 그 결과를 제때에 필요한 사람에게 배포하여 감염병 예방 및 관리에 사용하도록 하는 일체의 과정을 말한다.

16의2. "표본감시"란 감염병 중 감염병환자의 발생빈도가 높아 전수조사가 어렵고 중증도가 비교

적 낮은 감염병의 발생에 대하여 감시기관을 지정하여 정기적이고 지속적인 의과학적 감시를 실시하는 것을 말한다.

17. "역학조사"란 감염병환자등이 발생한 경우 감염병의 차단과 확산 방지 등을 위하여 감염병환자등의 발생 규모를 파악하고 감염원을 추적하는 등의 활동과 감염병 예방접종 후 이상반응 사례가 발생한 경우나 감염병 여부가 불분명하나 그 발병원인을 조사할 필요가 있는 사례가 발생한 경우 그 원인을 규명하기 위하여 하는 활동을 말한다.
18. "예방접종 후 이상반응"이란 예방접종 후 그 접종으로 인하여 발생할 수 있는 모든 증상 또는 질병으로서 해당 예방접종과 시간적 관련성이 있는 것을 말한다.
19. "고위험병원체"란 생물테러의 목적으로 이용되거나 사고 등에 의하여 외부에 유출될 경우 국민 건강에 심각한 위험을 초래할 수 있는 감염병병원체로서 보건복지부령으로 정하는 것을 말한다.
20. "관리대상 해외 신종감염병"이란 기존 감염병의 변이 및 변종 또는 기존에 알려지지 아니한 새로운 병원체에 의해 발생하여 국제적으로 보건문제를 야기하고 국내 유입에 대비하여야 하는 감염병으로서 질병관리청장이 보건복지부장관과 협의하여 지정하는 것을 말한다.
21. "의료·방역 물품"이란 「약사법」 제2조에 따른 의약품·의약외품, 「의료기기법」 제2조에 따른 의료기기 등 의료 및 방역에 필요한 물품 및 장비로서 질병관리청장이 지정하는 것을 말한다.

제3조(다른 법률과의 관계) 감염병의 예방 및 관리에 관하여는 다른 법률에 특별한 규정이 있는 경우를 제외하고는 이 법에 따른다.

제4조(국가 및 지방자치단체의 책무) ① 국가 및 지방자치단체는 감염병환자등의 인간으로서의 존엄과 가치를 존중하고 그 기본적 권리를 보호하며, 법률에 따르지 아니하고는 취업 제한 등의 불이익을 주어서는 아니 된다.

② 국가 및 지방자치단체는 감염병의 예방 및 관리를 위하여 다음 각 호의 사업을 수행하여야 한다.

1. 감염병의 예방 및 방역대책
2. 감염병환자등의 진료 및 보호
3. 감염병 예방을 위한 예방접종계획의 수립 및 시행
4. 감염병에 관한 교육 및 홍보
5. 감염병에 관한 정보의 수집·분석 및 제공
6. 감염병에 관한 조사·연구
7. 감염병병원체(감염병병원체 확인을 위한 혈액, 체액 및 조직 등 검체를 포함한다) 수집·검사·보존·관리 및 약제내성 감시(藥劑耐性 監視)
8. 감염병 예방 및 관리 등을 위한 전문인력의 양성

8의2. 감염병 예방 및 관리 등의 업무를 수행한 전문인력의 보호

9. 감염병 관리정보 교류 등을 위한 국제협력
10. 감염병의 치료 및 예방을 위한 의료·방역 물품의 비축
11. 감염병 예방 및 관리사업의 평가
12. 기후변화, 저출산·고령화 등 인구변동 요인에 따른 감염병 발생조사·연구 및 예방대책 수립

13. 한센병의 예방 및 진료 업무를 수행하는 법인 또는 단체에 대한 지원
14. 감염병 예방 및 관리를 위한 정보시스템의 구축 및 운영
15. 해외 신종감염병의 국내 유입에 대비한 계획 준비, 교육 및 훈련
16. 해외 신종감염병 발생 동향의 지속적 파악, 위험성 평가 및 관리대상 해외 신종감염병의 지정
17. 관리대상 해외 신종감염병에 대한 병원체 등 정보 수집, 특성 분석, 연구를 통한 예방과 대응체계 마련, 보고서 발간 및 지침(매뉴얼을 포함한다) 고시

③ 국가 · 지방자치단체(교육감을 포함한다)는 감염병의 효율적 치료 및 확산방지를 위하여 질병의 정보, 발생 및 전파 상황을 공유하고 상호 협력하여야 한다.

④ 국가 및 지방자치단체는 「의료법」에 따른 의료기관 및 의료인단체와 감염병의 발생 감시 · 예방을 위하여 관련 정보를 공유하여야 한다.

제5조(의료인 등의 책무와 권리) ① 「의료법」에 따른 의료인 및 의료기관의 장 등은 감염병 환자의 진료에 관한 정보를 제공받을 권리가 있고, 감염병 환자의 진단 및 치료 등으로 인하여 발생한 피해에 대하여 보상받을 수 있다.

② 「의료법」에 따른 의료인 및 의료기관의 장 등은 감염병 환자의 진단 · 관리 · 치료 등에 최선을 다하여야 하며, 보건복지부장관, 질병관리청장 또는 지방자치단체의 장의 행정명령에 적극 협조하여야 한다.

③ 「의료법」에 따른 의료인 및 의료기관의 장 등은 국가와 지방자치단체가 수행하는 감염병의 발생 감시와 예방 · 관리 및 역학조사 업무에 적극 협조하여야 한다.

제6조(국민의 권리와 의무) ① 국민은 감염병으로 격리 및 치료 등을 받은 경우 이로 인한 피해를 보상받을 수 있다.

② 국민은 감염병 발생 상황, 감염병 예방 및 관리 등에 관한 정보와 대응방법을 알 권리가 있고, 국가와 지방자치단체는 신속하게 정보를 공개하여야 한다.

③ 국민은 의료기관에서 이 법에 따른 감염병에 대한 진단 및 치료를 받을 권리가 있고, 국가와 지방자치단체는 이에 소요되는 비용을 부담하여야 한다.

④ 국민은 치료 및 격리조치 등 국가와 지방자치단체의 감염병 예방 및 관리를 위한 활동에 적극 협조하여야 한다.

제2장 기본계획 및 사업

제7조(감염병 예방 및 관리 계획의 수립 등) ① 질병관리청장은 보건복지부장관과 협의하여 감염병의 예방 및 관리에 관한 기본계획(이하 "기본계획"이라 한다)을 5년마다 수립 · 시행하여야 한다.

② 기본계획에는 다음 각 호의 사항이 포함되어야 한다.

1. 감염병 예방 · 관리의 기본목표 및 추진방향
2. 주요 감염병의 예방 · 관리에 관한 사업계획 및 추진방법

2의2. 감염병 대비 의료 · 방역 물품의 비축 및 관리에 관한 사항

3. 감염병 전문인력의 양성 방안

3의2. 「의료법」 제3조제2항 각 호에 따른 의료기관 종별 감염병 위기대응역량의 강화 방안

4. 감염병 통계 및 정보의 관리 방안
5. 감염병 관련 정보의 의료기관 간 공유 방안
6. 그 밖에 감염병의 예방 및 관리에 필요한 사항

③ 특별시장 · 광역시장 · 도지사 · 특별자치도지사(이하 "시 · 도지사"라 한다)와 시장 · 군수 · 구청장(자치구의 구청장을 말한다. 이하 같다)은 기본계획에 따라 시행계획을 수립 · 시행하여야 한다.

④ 질병관리청장, 시 · 도지사 또는 시장 · 군수 · 구청장은 기본계획이나 제3항에 따른 시행계획의 수립 · 시행에 필요한 자료의 제공 등을 관계 행정기관 또는 단체에 요청할 수 있다.

⑤ 제4항에 따라 요청받은 관계 행정기관 또는 단체는 특별한 사유가 없으면 이에 따라야 한다.

제8조(감염병관리사업지원기구의 운영) ① 질병관리청장 및 시 · 도지사는 제7조에 따른 기본계획 및 시행계획의 시행과 국제협력 등의 업무를 지원하기 위하여 민간전문가로 구성된 감염병관리사업지원기구를 둘 수 있다.

② 국가 및 지방자치단체는 감염병관리사업지원기구의 운영 등에 필요한 예산을 지원할 수 있다.

③ 제1항 및 제2항에 따른 감염병관리사업지원기구의 설치 · 운영 및 지원 등에 필요한 사항은 대통령령으로 정한다.

제8조의2(감염병병원) ① 국가는 감염병의 연구 · 예방, 전문가 양성 및 교육, 환자의 진료 및 치료 등을 위한 시설, 인력 및 연구능력을 갖춘 감염병전문병원 또는 감염병연구병원을 설립하거나 지정하여 운영한다.

② 국가는 감염병환자의 진료 및 치료 등을 위하여 권역별로 보건복지부령으로 정하는 일정규모 이상의 병상(음압병상 및 격리병상을 포함한다)을 갖춘 감염병전문병원을 설립하거나 지정하여 운영한다.

③ 국가는 예산의 범위에서 제1항 및 제2항에 따른 감염병전문병원 또는 감염병연구병원을 설립하거나 지정하여 운영하는 데 필요한 예산을 지원할 수 있다.

④ 제1항 및 제2항에 따른 감염병전문병원 또는 감염병연구병원을 설립하거나 지정하여 운영하는 데 필요한 절차, 방법, 지원내용 등의 사항은 대통령령으로 정한다.

제8조의3(내성균 관리대책) ① 보건복지부장관은 내성균 발생 예방 및 확산 방지 등을 위하여 제9조에 따른 감염병관리위원회의 심의를 거쳐 내성균 관리대책을 5년마다 수립 · 추진하여야 한다.

② 내성균 관리대책에는 정책목표 및 방향, 진료환경 개선 등 내성균 확산 방지를 위한 사항 및 감시체계 강화에 관한 사항, 그 밖에 내성균 관리대책에 필요하다고 인정되는 사항이 포함되어야 한다.

③ 내성균 관리대책의 수립 절차 등에 관하여 필요한 사항은 대통령령으로 정한다.

제8조의4(업무의 협조) ① 보건복지부장관은 내성균 관리대책의 수립 · 시행을 위하여 관계 공무원 또는 관계 전문가의 의견을 듣거나 관계 기관 및 단체 등에 필요한 자료제출 등 협조를 요청할 수 있다.

② 보건복지부장관은 내성균 관리대책의 작성을 위하여 관계 중앙행정기관의 장에게 내성균 관리대책의 정책목표 및 방향과 관련한 자료 또는 의견의 제출 등 필요한 협조를 요청할 수 있다.

③ 제1항 및 제2항에 따른 협조 요청을 받은 자는 정당한 사유가 없으면 이에 따라야 한다.

[본조신설 2016.12.2.]

제8조의5(긴급상황실) ① 질병관리청장은 감염병 정보의 수집 · 전파, 상황관리, 감염병이 유입되거나 유행하는 긴급한 경우의 초동조치 및 지휘 등의 업무를 수행하기 위하여 상시 긴급상황실을 설치 · 운영하여야 한다.

② 제1항에 따른 긴급상황실의 설치 · 운영에 필요한 사항은 대통령령으로 정한다.

제9조(감염병관리위원회) ① 감염병의 예방 및 관리에 관한 주요 시책을 심의하기 위하여 질병관리청에 감염병관리위원회(이하 "위원회"라 한다)를 둔다.

② 위원회는 다음 각 호의 사항을 심의한다.

1. 기본계획의 수립
2. 감염병 관련 의료 제공
3. 감염병에 관한 조사 및 연구
4. 감염병의 예방 · 관리 등에 관한 지식 보급 및 감염병환자등의 인권 증진
5. 제20조에 따른 해부명령에 관한 사항
6. 제32조제2항에 따른 예방접종의 실시기준과 방법에 관한 사항

6의2. 제33조의2제1항에 따라 제24조의 필수예방접종 및 제25조의 임시예방접종에 사용되는 의약품(이하 "필수예방접종약품등"이라 한다)의 사전 비축 및 장기 구매에 관한 사항

6의3. 제33조의2제2항에 따른 필수예방접종약품등의 공급의 우선순위 등 분배기준, 그 밖에 필요한 사항의 결정

7. 제34조에 따른 감염병 위기관리대책의 수립 및 시행
8. 제40조제1항 및 제2항에 따른 예방 · 치료 의료 · 방역 물품의 사전 비축, 장기 구매 및 생산에 관한 사항

8의2. 제40조의2에 따른 의료 · 방역 물품(「약사법」에 따른 의약품으로 한정한다) 공급의 우선순위 등 분배기준, 그 밖에 필요한 사항의 결정

9. 제71조에 따른 예방접종 등으로 인한 피해에 대한 국가보상에 관한 사항
10. 내성균 관리대책에 관한 사항
11. 그 밖에 감염병의 예방 및 관리에 관한 사항으로서 위원장이 위원회의 회의에 부치는 사항

제10조(위원회의 구성) ① 위원회는 위원장 1명과 부위원장 1명을 포함하여 30명 이내의 위원으로 구성한다.

② 위원장은 질병관리청장이 되고, 부위원장은 위원 중에서 위원장이 지명하며, 위원은 다음 각 호의 어느 하나에 해당하는 사람 중에서 위원장이 임명하거나 위촉하는 사람으로 한다. 이 경우 공무원이 아닌 위원이 전체 위원의 과반수가 되도록 하여야 한다.

1. 감염병의 예방 또는 관리 업무를 담당하는 공무원
2. 감염병 또는 감염관리를 전공한 의료인
3. 감염병과 관련된 전문지식을 소유한 사람
4. 「지방자치법」 제165조에 따른 시 · 도지사협의체가 추천하는 사람
5. 「비영리민간단체 지원법」 제2조에 따른 비영리민간단체가 추천하는 사람
6. 그 밖에 감염병에 관한 지식과 경험이 풍부한 사람

③ 위원회의 업무를 효율적으로 수행하기 위하여 위원회의 위원과 외부 전문가로 구성되는 분야별 전문위원회를 둘 수 있다.

④ 제1항부터 제3항까지에서 규정한 사항 외에 위원회 및 전문위원회의 구성 · 운영 등에 관하여 필요한 사항은 대통령령으로 정한다.

제3장 신고 및 보고

제11조(의사 등의 신고) ① 의사, 치과의사 또는 한의사는 다음 각 호의 어느 하나에 해당하는 사실(제16조제6항에 따라 표본감시 대상이 되는 제4급감염병으로 인한 경우는 제외한다)이 있으면 소속 의료기관의 장에게 보고하여야 하고, 해당 환자와 그 동거인에게 질병관리청장이 정하는 감염 방지 방법 등을 지도하여야 한다. 다만, 의료기관에 소속되지 아니한 의사, 치과의사 또는 한의사는 그 사실을 관할 보건소장에게 신고하여야 한다.

1. 감염병환자등을 진단하거나 그 사체를 검안(檢案)한 경우
2. 예방접종 후 이상반응자를 진단하거나 그 사체를 검안한 경우
3. 감염병환자등이 제1급감염병부터 제3급감염병까지에 해당하는 감염병으로 사망한 경우
4. 감염병환자로 의심되는 사람이 감염병병원체 검사를 거부하는 경우

② 제16조의2에 따른 감염병병원체 확인기관의 소속 직원은 실험실 검사 등을 통하여 보건복지부령으로 정하는 감염병환자등을 발견한 경우 그 사실을 그 기관의 장에게 보고하여야 한다.

③ 제1항 및 제2항에 따라 보고를 받은 의료기관의 장 및 제16조의2에 따른 감염병병원체 확인기관의 장은 제1급감염병의 경우에는 즉시, 제2급감염병 및 제3급감염병의 경우에는 24시간 이내에, 제4급감염병의 경우에는 7일 이내에 질병관리청장 또는 관할 보건소장에게 신고하여야 한다.

④ 육군, 해군, 공군 또는 국방부 직할 부대에 소속된 군의관은 제1항 각 호의 어느 하나에 해당하는 사실(제16조제6항에 따라 표본감시 대상이 되는 제4급감염병으로 인한 경우는 제외한다)이 있으면 소속 부대장에게 보고하여야 하고, 보고를 받은 소속 부대장은 제1급감염병의 경우에는 즉시, 제2급감염병 및 제3급감염병의 경우에는 24시간 이내에 관할 보건소장에게 신고하여야 한다.

⑤ 제16조제1항에 따른 감염병 표본감시기관은 제16조제6항에 따라 표본감시 대상이 되는 제4급감염병으로 인하여 제1항제1호 또는 제3호에 해당하는 사실이 있으면 보건복지부령으로 정하는 바에 따라 질병관리청장 또는 관할 보건소장에게 신고하여야 한다.

⑥ 제1항부터 제5항까지의 규정에 따른 감염병환자등의 진단 기준, 신고의 방법 및 절차 등에 관하여 필요한 사항은 보건복지부령으로 정한다.

제12조(그 밖의 신고의무자) ① 다음 각 호의 어느 하나에 해당하는 사람은 제1급감염병부터 제3급감염병까지에 해당하는 감염병 중 보건복지부령으로 정하는 감염병이 발생한 경우에는 의사, 치과의사 또는 한의사의 진단이나 검안을 요구하거나 해당 주소지를 관할하는 보건소장에게 신고하여야 한다.

1. 일반가정에서는 세대를 같이하는 세대주. 다만, 세대주가 부재 중인 경우에는 그 세대원

2. 학교, 사회복지시설, 병원, 관공서, 회사, 공연장, 예배장소, 선박 · 항공기 · 열차 등 운송수단, 각종 사무소 · 사업소, 음식점, 숙박업소 또는 그 밖에 여러 사람이 모이는 장소로서 보건복지부령으로 정하는 장소의 관리인, 경영자 또는 대표자

3. 「약사법」에 따른 약사 · 한약사 및 약국개설자

② 제1항에 따른 신고의무자가 아니더라도 감염병환자등 또는 감염병으로 인한 사망자로 의심되는 사람을 발견하면 보건소장에게 알려야 한다.

③ 제1항에 따른 신고의 방법과 기간 및 제2항에 따른 통보의 방법과 절차 등에 관하여 필요한 사항은 보건복지부령으로 정한다.

제13조(보건소장 등의 보고 등) ① 제11조 및 제12조에 따라 신고를 받은 보건소장은 그 내용을 관할 특별자치도지사 또는 시장 · 군수 · 구청장에게 보고하여야 하며, 보고를 받은 특별자치도지사 또는 시장 · 군수 · 구청장은 이를 질병관리청장 및 시 · 도지사에게 각각 보고하여야 한다.

② 제1항에 따라 보고를 받은 질병관리청장, 시 · 도지사 또는 시장 · 군수 · 구청장은 제11조제1항제4호에 해당하는 사람(제1급감염병 환자로 의심되는 경우에 한정한다)에 대하여 감염병병원체 검사를 하게 할 수 있다.

③ 제1항에 따른 보고의 방법 및 절차 등에 관하여 필요한 사항은 보건복지부령으로 정한다.

제14조(인수공통감염병의 통보) ① 「가축전염병예방법」 제11조제1항제2호에 따라 신고를 받은 국립가축방역기관장, 신고대상 가축의 소재지를 관할하는 시장 · 군수 · 구청장 또는 시 · 도 가축방역기관의 장은 같은 법에 따른 가축전염병 중 다음 각 호의 어느 하나에 해당하는 감염병의 경우에는 즉시 질병관리청장에게 통보하여야 한다.

1. 탄저
2. 고병원성조류인플루엔자
3. 광견병
4. 그 밖에 대통령령으로 정하는 인수공통감염병

② 제1항에 따른 통보를 받은 질병관리청장은 감염병의 예방 및 확산 방지를 위하여 이 법에 따른 적절한 조치를 취하여야 한다.

③ 제1항에 따른 신고 또는 통보를 받은 행정기관의 장은 신고자의 요청이 있는 때에는 신고자의 신원을 외부에 공개하여서는 아니 된다.

④ 제1항에 따른 통보의 방법 및 절차 등에 관하여 필요한 사항은 보건복지부령으로 정한다.

제15조(감염병환자등의 파악 및 관리) 보건소장은 관할구역에 거주하는 감염병환자등에 관하여 제11조 및 제12조에 따른 신고를 받았을 때에는 보건복지부령으로 정하는 바에 따라 기록하고 그 명부(전자문서를 포함한다)를 관리하여야 한다.

제4장 감염병감시 및 역학조사 등

제16조(감염병 표본감시 등) ① 질병관리청장은 감염병의 표본감시를 위하여 질병의 특성과 지역을 고려하여 「보건의료기본법」에 따른 보건의료기관이나 그 밖의 기관 또는 단체를 감염병 표본감시기관

으로 지정할 수 있다.

② 질병관리청장, 시 · 도지사 또는 시장 · 군수 · 구청장은 제1항에 따라 지정받은 감염병 표본감시기관(이하 "표본감시기관"이라 한다)의 장에게 감염병의 표본감시와 관련하여 필요한 자료의 제출을 요구하거나 감염병의 예방 · 관리에 필요한 협조를 요청할 수 있다. 이 경우 표본감시기관은 특별한 사유가 없으면 이에 따라야 한다.

③ 질병관리청장, 시 · 도지사 또는 시장 · 군수 · 구청장은 제2항에 따라 수집한 정보 중 국민 건강에 관한 중요한 정보를 관련 기관 · 단체 · 시설 또는 국민들에게 제공하여야 한다.

④ 질병관리청장, 시 · 도지사 또는 시장 · 군수 · 구청장은 표본감시활동에 필요한 경비를 표본감시기관에 지원할 수 있다.

⑤ 질병관리청장은 표본감시기관이 다음 각 호의 어느 하나에 해당하는 경우에는 그 지정을 취소할 수 있다.

1. 제2항에 따른 자료 제출 요구 또는 협조 요청에 따르지 아니하는 경우
2. 폐업 등으로 감염병 표본감시 업무를 수행할 수 없는 경우
3. 그 밖에 감염병 표본감시 업무를 게을리하는 등 보건복지부령으로 정하는 경우

⑥ 제1항에 따른 표본감시의 대상이 되는 감염병은 제4급감염병으로 하고, 표본감시기관의 지정 및 지정취소의 사유 등에 관하여 필요한 사항은 보건복지부령으로 정한다.

⑦ 질병관리청장은 감염병이 발생하거나 유행할 가능성이 있어 관련 정보를 확보할 긴급한 필요가 있다고 인정하는 경우 「공공기관의 운영에 관한 법률」에 따른 공공기관 중 대통령령으로 정하는 공공기관의 장에게 정보 제공을 요구할 수 있다. 이 경우 정보 제공을 요구받은 기관의 장은 정당한 사유가 없는 한 이에 따라야 한다.

⑧ 제7항에 따라 제공되는 정보의 내용, 절차 및 정보의 취급에 필요한 사항은 대통령령으로 정한다.

제16조의2(감염병병원체 확인기관) ① 다음 각 호의 기관(이하 "감염병병원체 확인기관"이라 한다)은 실험실 검사 등을 통하여 감염병병원체를 확인할 수 있다.

1. 질병관리청
2. 국립검역소
3. 「보건환경연구원법」 제2조에 따른 보건환경연구원
4. 「지역보건법」 제10조에 따른 보건소
5. 「의료법」 제3조에 따른 의료기관 중 진단검사의학과 전문의가 상근(常勤)하는 기관
6. 「고등교육법」 제4조에 따라 설립된 의과대학 중 진단검사의학과가 개설된 의과대학
7. 「결핵예방법」 제21조에 따라 설립된 대한결핵협회(결핵환자의 병원체를 확인하는 경우만 해당한다)
8. 「민법」 제32조에 따라 한센병환자 등의 치료 · 재활을 지원할 목적으로 설립된 기관(한센병환자의 병원체를 확인하는 경우만 해당한다)
9. 인체에서 채취한 검사물에 대한 검사를 국가, 지방자치단체, 의료기관 등으로부터 위탁받아 처리하는 기관 중 진단검사의학과 전문의가 상근하는 기관

② 질병관리청장은 감염병병원체 확인의 정확성 · 신뢰성을 확보하기 위하여 감염병병원체 확인

기관의 실험실 검사능력을 평가하고 관리할 수 있다.

③ 제2항에 따른 감염병병원체 확인기관의 실험실 검사능력 평가 및 관리에 관한 방법, 절차 등에 관하여 필요한 사항은 보건복지부령으로 정한다.

제17조(실태조사) ① 질병관리청장 및 시 · 도지사는 감염병의 관리 및 감염 실태와 내성균 실태를 파악하기 위하여 실태조사를 실시하고, 그 결과를 공표하여야 한다.

② 질병관리청장 및 시 · 도지사는 제1항에 따른 조사를 위하여 의료기관 등 관계 기관 · 법인 및 단체의 장에게 필요한 자료의 제출 또는 의견의 진술을 요청할 수 있다. 이 경우 요청을 받은 자는 정당한 사유가 없으면 이에 협조하여야 한다.

③ 제1항에 따른 실태조사에 포함되어야 할 사항과 실태조사의 시기, 방법, 절차 및 공표 등에 관하여 필요한 사항은 보건복지부령으로 정한다.

제18조(역학조사) ① 질병관리청장, 시 · 도지사 또는 시장 · 군수 · 구청장은 감염병이 발생하여 유행할 우려가 있거나, 감염병 여부가 불분명하나 발병원인을 조사할 필요가 있다고 인정하면 지체 없이 역학조사를 하여야 하고, 그 결과에 관한 정보를 필요한 범위 에서 해당 의료기관에 제공하여야 한다. 다만, 지역확산 방지 등을 위하여 필요한 경우 다른 의료기관에 제공하여야 한다.

② 질병관리청장, 시 · 도지사 또는 시장 · 군수 · 구청장은 역학조사를 하기 위하여 역학조사반을 각각 설치하여야 한다.

③ 누구든지 질병관리청장, 시 · 도지사 또는 시장 · 군수 · 구청장이 실시하는 역학조사에서 다음 각 호의 행위를 하여서는 아니 된다.

1. 정당한 사유 없이 역학조사를 거부 · 방해 또는 회피하는 행위
2. 거짓으로 진술하거나 거짓 자료를 제출하는 행위
3. 고의적으로 사실을 누락 · 은폐하는 행위

④ 제1항에 따른 역학조사의 내용과 시기 · 방법 및 제2항에 따른 역학조사반의 구성 · 임무 등에 관하여 필요한 사항은 대통령령으로 정한다.

제18조의2(역학조사의 요청) ① 「의료법」에 따른 의료인 또는 의료기관의 장은 감염병 또는 알 수 없는 원인으로 인한 질병이 발생하였거나 발생할 것이 우려되는 경우 질병관리청장 또는 시 · 도지사에게 제18조에 따른 역학조사를 실시할 것을 요청할 수 있다.

② 제1항에 따른 요청을 받은 질병관리청장 또는 시 · 도지사는 역학조사의 실시 여부 및 그 사유 등을 지체 없이 해당 의료인 또는 의료기관 개설자에게 통지하여야 한다.

③ 제1항에 따른 역학조사 실시 요청 및 제2항에 따른 통지의 방법 · 절차 등 필요한 사항은 보건복지부령으로 정한다.

제18조의3(역학조사인력의 양성) ① 질병관리청장은 제60조의2제3항 각 호에 해당하는 사람에 대하여 정기적으로 역학조사에 관한 교육 · 훈련을 실시할 수 있다.

② 제1항에 따른 교육 · 훈련 과정 및 그 밖에 필요한 사항은 보건복지부령으로 정한다.

제18조의4(자료제출 요구 등) ① 질병관리청장은 제18조에 따른 역학조사 등을 효율적으로 시행하기 위하여 관계 중앙행정기관의 장, 대통령령으로 정하는 기관 · 단체 등에 대하여 역학조사에 필요한 자료제출을 요구할 수 있다.

② 질병관리청장은 제18조에 따른 역학조사를 실시하는 경우 필요에 따라 관계 중앙행정기관의 장에게 인력 파견 등 필요한 지원을 요청할 수 있다.

③ 제1항에 따른 자료제출 요구 및 제2항에 따른 지원 요청 등을 받은 자는 특별한 사정이 없으면 이에 따라야 한다.

④ 제1항에 따른 자료제출 요구 및 제2항에 따른 지원 요청 등의 범위와 방법 등에 관하여 필요한 사항은 대통령령으로 정한다.

제19조(건강진단) 성매개감염병의 예방을 위하여 종사자의 건강진단이 필요한 직업으로 보건복지부령으로 정하는 직업에 종사하는 자와 성매개감염병에 감염되어 그 전염을 매개할 상당한 우려가 있다고 시장 · 군수 · 구청장이 인정한 자는 보건복지부령으로 정하는 바에 따라 성매개감염병에 관한 건강진단을 받아야 한다.

제20조(해부명령) ① 질병관리청장은 국민 건강에 중대한 위협을 미칠 우려가 있는 감염병으로 사망한 것으로 의심이 되어 시체를 해부(解剖)하지 아니하고는 감염병 여부의 진단과 사망의 원인규명을 할 수 없다고 인정하면 그 시체의 해부를 명할 수 있다.

② 제1항에 따라 해부를 하려면 미리 「장사 등에 관한 법률」 제2조제16호에 따른 연고자(같은 호 각 목에 규정된 선순위자가 없는 경우에는 그 다음 순위자를 말한다. 이하 "연고자"라 한다)의 동의를 받아야 한다. 다만, 소재불명 및 연락두절 등 미리 연고자의 동의를 받기 어려운 특별한 사정이 있고 해부가 늦어질 경우 감염병 예방과 국민 건강의 보호라는 목적을 달성하기 어렵다고 판단되는 경우에는 연고자의 동의를 받지 아니하고 해부를 명할 수 있다.

③ 질병관리청장은 감염병 전문의, 해부학, 병리학 또는 법의학을 전공한 사람을 해부를 담당하는 의사로 지정하여 해부를 하여야 한다.

④ 제3항에 따른 해부는 사망자가 걸린 것으로 의심되는 감염병의 종류별로 질병관리청장이 정하여 고시한 생물학적 안전 등급을 갖춘 시설에서 실시하여야 한다.

⑤ 제3항에 따른 해부를 담당하는 의사의 지정, 감염병 종류별로 갖추어야 할 시설의 기준, 해당 시체의 관리 등에 관하여 필요한 사항은 보건복지부령으로 정한다.

제20조의2(시신의 장사방법 등) ① 질병관리청장은 감염병환자등이 사망한 경우(사망 후 감염병병원체를 보유하였던 것으로 확인된 사람을 포함한다) 감염병의 차단과 확산 방지 등을 위하여 필요한 범위에서 그 시신의 장사방법 등을 제한할 수 있다.

② 질병관리청장은 제1항에 따른 제한을 하려는 경우 연고자에게 해당 조치의 필요성 및 구체적인 방법 · 절차 등을 미리 설명하여야 한다.

③ 질병관리청장은 화장시설의 설치 · 관리자에게 제1항에 따른 조치에 협조하여 줄 것을 요청할 수 있으며, 요청을 받은 화장시설의 설치 · 관리자는 이에 적극 협조하여야 한다.

④ 제1항에 따른 제한의 대상 · 방법 · 절차 등 필요한 사항은 보건복지부령으로 정한다.

제5장 고위험병원체

제21조(고위험병원체의 분리, 분양 · 이동 및 이동신고) ① 감염병환자, 식품, 동식물, 그 밖의 환경 등으로부터 고위험병원체를 분리한 자는 지체 없이 고위험병원체의 명칭, 분리된 검체명, 분리 일자 등을 질병관리청장에게 신고하여야 한다.

② 고위험병원체를 분양 · 이동받으려는 자는 사전에 고위험병원체의 명칭, 분양 및 이동계획 등을 질병관리청장에게 신고하여야 한다.

③ 고위험병원체를 이동하려는 자는 사전에 고위험병원체의 명칭과 이동계획 등을 질병관리청장에게 신고하여야 한다.

④ 질병관리청장은 제1항부터 제3항까지의 신고를 받은 경우 그 내용을 검토하여 이 법에 적합하면 신고를 수리하여야 한다.

⑤ 질병관리청장은 제1항에 따라 고위험병원체의 분리신고를 받은 경우 현장조사를 실시할 수 있다.

⑥ 고위험병원체를 보유 · 관리하는 자는 매년 고위험병원체 보유현황에 대한 기록을 작성하여 질병관리청장에게 제출하여야 한다.

⑦ 제1항부터 제3항까지에 따른 신고 및 제6항에 따른 기록 작성 · 제출의 방법 및 절차 등에 관하여 필요한 사항은 보건복지부령으로 정한다.

제22조(고위험병원체의 반입 허가 등) ① 감염병의 진단 및 학술 연구 등을 목적으로 고위험병원체를 국내로 반입하려는 자는 다음 각 호의 요건을 갖추어 질병관리청장의 허가를 받아야 한다.

1. 제23조제1항에 따른 고위험병원체 취급시설을 설치 · 운영할 것
2. 고위험병원체의 안전한 수송 및 비상조치 계획을 수립할 것
3. 보건복지부령으로 정하는 요건을 갖춘 고위험병원체 전담관리자를 둘 것

② 제1항에 따라 허가받은 사항을 변경하려는 자는 질병관리청장의 허가를 받아야 한다. 다만, 대통령령으로 정하는 경미한 사항을 변경하려는 경우에는 질병관리청장에게 신고하여야 한다.

③ 제1항에 따라 고위험병원체의 반입 허가를 받은 자가 해당 고위험병원체를 인수하여 이동하려면 대통령령으로 정하는 바에 따라 그 인수 장소를 지정하고 제21조제1항에 따라 이동계획을 질병관리청장에게 미리 신고하여야 한다. 이 경우 질병관리청장은 그 내용을 검토하여 이 법에 적합하면 신고를 수리하여야 한다.

④ 제1항부터 제3항까지의 규정에 따른 허가 또는 신고의 방법과 절차 등에 관하여 필요한 사항은 보건복지부령으로 정한다.

제23조(고위험병원체의 안전관리 등) ① 고위험병원체를 검사, 보유, 관리 및 이동하려는 자는 그 검사, 보유, 관리 및 이동에 필요한 시설(이하 "고위험병원체 취급시설"이라 한다)을 설치 · 운영하여야 한다.

② 고위험병원체 취급시설을 설치 · 운영하려는 자는 고위험병원체 취급시설의 안전관리 등급별로 질병관리청장의 허가를 받거나 질병관리청장에게 신고하여야 한다.

③ 제2항에 따라 허가를 받은 자는 허가받은 사항을 변경하려면 변경허가를 받아야 한다. 다만, 대통령령으로 정하는 경미한 사항을 변경하려면 변경신고를 하여야 한다.

④ 제2항에 따라 신고한 자는 신고한 사항을 변경하려면 변경신고를 하여야 한다.

⑤ 제2항에 따라 허가를 받거나 신고한 자는 고위험병원체 취급시설을 폐쇄하는 경우 그 내용을 질병관리청장에게 신고하여야 한다.

⑥ 질병관리청장은 제2항, 제4항 및 제5항에 따른 신고를 받은 경우 그 내용을 검토하여 이 법에 적합하면 신고를 수리하여야 한다.

⑦ 제2항에 따라 허가를 받거나 신고한 자는 고위험병원체 취급시설의 안전관리 등급에 따라 대통령령으로 정하는 안전관리 준수사항을 지켜야 한다.

⑧ 질병관리청장은 고위험병원체를 검사, 보유, 관리 및 이동하는 자가 제7항에 따른 안전관리 준수사항 및 제9항에 따른 허가 및 신고 기준을 지키고 있는지 여부 등을 점검할 수 있다.

⑨ 제1항부터 제5항까지의 규정에 따른 고위험병원체 취급시설의 안전관리 등급, 설치 · 운영 허가 및 신고의 기준과 절차, 폐쇄 신고의 기준과 절차 등에 필요한 사항은 대통령령으로 정한다.

제23조의2(고위험병원체 취급시설의 허가취소 등) 질병관리청장은 제23조제2항에 따라 고위험병원체 취급시설 설치 · 운영의 허가를 받거나 신고를 한 자가 다음 각 호의 어느 하나에 해당하는 경우에는 그 허가를 취소하거나 고위험병원체 취급시설의 폐쇄를 명하거나 1년 이내의 기간을 정하여 그 시설의 운영을 정지하도록 명할 수 있다. 다만, 제1호에 해당하는 경우에는 허가를 취소하거나 고위험병원체 취급시설의 폐쇄를 명하여야 한다.

1. 속임수나 그 밖의 부정한 방법으로 허가를 받거나 신고한 경우
2. 제23조제3항 또는 제4항에 따른 변경허가를 받지 아니하거나 변경신고를 하지 아니하고 허가 내용 또는 신고 내용을 변경한 경우
3. 제23조제7항에 따른 안전관리 준수사항을 지키지 아니한 경우
4. 제23조제9항에 따른 허가 또는 신고의 기준에 미달한 경우

제23조의3(생물테러감염병병원체의 보유허가 등) ① 감염병의 진단 및 학술연구 등을 목적으로 생물테러감염병을 일으키는 병원체 중 보건복지부령으로 정하는 병원체(이하 "생물테러감염병병원체"라 한다)를 보유하고자 하는 자는 사전에 질병관리청장의 허가를 받아야 한다. 다만, 감염병의사환자로부터 생물테러감염병병원체를 분리한 후 보유하는 경우 등 대통령령으로 정하는 부득이한 사정으로 사전에 허가를 받을 수 없는 경우에는 보유 즉시 허가를 받아야 한다.

② 제22조제1항에 따라 국내반입허가를 받은 경우에는 제1항에 따른 허가를 받은 것으로 본다.

③ 제1항에 따라 허가받은 사항을 변경하고자 하는 경우에는 질병관리청장의 변경허가를 받아야 한다. 다만, 고위험병원체를 취급하는 사람의 변경 등 대통령령으로 정하는 경미한 사항을 변경하려는 경우에는 질병관리청장에게 변경신고를 하여야 한다.

④ 제1항부터 제3항까지의 규정에 따른 허가, 변경허가 또는 변경신고의 방법 및 절차 등에 관하여 필요한 사항은 보건복지부령으로 정한다.

제23조의4(고위험병원체의 취급 기준) ① 고위험병원체는 다음 각 호의 어느 하나에 해당하는 사람만 취급할 수 있다.

1. 「고등교육법」 제2조제4호에 따른 전문대학 이상의 대학에서 보건의료 또는 생물 관련 분야를 전공하고 졸업한 사람 또는 이와 동등한 학력을 가진 사람

2. 「고등교육법」 제2조제4호에 따른 전문대학 이상의 대학을 졸업한 사람 또는 이와 동등 이상의 학력을 가진 사람으로서 보건의료 또는 생물 관련 분야 외의 분야를 전공하고 2년 이상의 보건의료 또는 생물 관련 분야의 경력이 있는 사람
3. 「초 · 중등교육법」 제2조제3호에 따른 고등학교 · 고등기술학교를 졸업한 사람 또는 이와 동등 이상의 학력을 가진 사람으로서 4년 이상의 보건의료 또는 생물 관련 분야의 경력이 있는 사람

② 누구든지 제1항 각 호의 어느 하나에 해당하지 아니하는 사람에게 고위험병원체를 취급하도록 하여서는 아니 된다.

③ 제1항 각 호의 학력 및 경력에 관한 구체적인 사항은 보건복지부령으로 정한다.

제23조의5(고위험병원체 취급 교육) ① 고위험병원체를 취급하는 사람은 고위험병원체의 안전한 취급을 위하여 매년 필요한 교육을 받아야 한다.

② 질병관리청장은 제1항에 따른 교육을 보건복지부령으로 정하는 전문 기관 또는 단체에 위탁할 수 있다.

③ 제1항 및 제2항에 따른 교육 및 교육의 위탁 등에 필요한 사항은 보건복지부령으로 정한다.

제6장 예방접종

제24조(필수예방접종) ① 특별자치도지사 또는 시장 · 군수 · 구청장은 다음 각 호의 질병에 대하여 관할 보건소를 통하여 필수예방접종(이하 "필수예방접종"이라 한다)을 실시하여야 한다.

1. 디프테리아
2. 폴리오
3. 백일해
4. 홍역
5. 파상풍
6. 결핵
7. B형간염
8. 유행성이하선염
9. 풍진
10. 수두
11. 일본뇌염
12. b형헤모필루스인플루엔자
13. 폐렴구균
14. 인플루엔자
15. A형간염
16. 사람유두종바이러스 감염증
17. 그 밖에 질병관리청장이 감염병의 예방을 위하여 필요하다고 인정하여 지정하는 감염병

② 특별자치도지사 또는 시장 · 군수 · 구청장은 제1항에 따른 필수예방접종업무를 대통령령으로

정하는 바에 따라 관할구역 안에 있는 「의료법」에 따른 의료기관에 위탁할 수 있다.

③ 특별자치도지사 또는 시장 · 군수 · 구청장은 필수예방접종 대상 아동 부모에게 보건복지부령으로 정하는 바에 따라 필수예방접종을 사전에 알려야 한다. 이 경우 「개인정보 보호법」 제24조에 따른 고유식별정보를 처리할 수 있다.

제25조(임시예방접종) ① 특별자치도지사 또는 시장 · 군수 · 구청장은 다음 각 호의 어느 하나에 해당하면 관할 보건소를 통하여 임시예방접종(이하 "임시예방접종"이라 한다)을 하여야 한다.

1. 질병관리청장이 감염병 예방을 위하여 특별자치도지사 또는 시장 · 군수 · 구청장에게 예방접종을 실시할 것을 요청한 경우
2. 특별자치도지사 또는 시장 · 군수 · 구청장이 감염병 예방을 위하여 예방접종이 필요하다고 인정하는 경우

② 제1항에 따른 임시예방접종업무의 위탁에 관하여는 제24조제2항을 준용한다.

제26조(예방접종의 공고) 특별자치도지사 또는 시장 · 군수 · 구청장은 임시예방접종을 할 경우에는 예방접종의 일시 및 장소, 예방접종의 종류, 예방접종을 받을 사람의 범위를 정하여 미리 공고하여야 한다. 다만, 제32조제2항에 따른 예방접종의 실시기준 등이 변경될 경우에는 그 변경 사항을 미리 공고하여야 한다.

제26조의2(예방접종 내역의 사전확인) ① 보건소장 및 제24조제2항(제25조제2항에서 준용하는 경우를 포함한다)에 따라 예방접종업무를 위탁받은 의료기관의 장은 예방접종을 하기 전에 대통령령으로 정하는 바에 따라 예방접종을 받으려는 사람 본인 또는 법정대리인의 동의를 받아 해당 예방접종을 받으려는 사람의 예방접종 내역을 확인하여야 한다. 다만, 예방접종을 받으려는 사람 또는 법정대리인의 동의를 받지 못한 경우에는 그러하지 아니하다.

② 제1항 본문에 따라 예방접종을 확인하는 경우 제33조의4에 따른 예방접종통합관리시스템을 활용하여 그 내역을 확인할 수 있다.

제27조(예방접종증명서) ① 질병관리청장, 특별자치도지사 또는 시장 · 군수 · 구청장은 필수예방접종 또는 임시예방접종을 받은 사람 본인 또는 법정대리인에게 보건복지부령으로 정하는 바에 따라 예방접종증명서를 발급하여야 한다.

② 특별자치도지사나 시장 · 군수 · 구청장이 아닌 자가 이 법에 따른 예방접종을 한 때에는 질병관리청장, 특별자치도지사 또는 시장 · 군수 · 구청장은 보건복지부령으로 정하는 바에 따라 해당 예방접종을 한 자로 하여금 예방접종증명서를 발급하게 할 수 있다.

③ 제1항 및 제2항에 따른 예방접종증명서는 전자문서를 이용하여 발급할 수 있다.

제28조(예방접종 기록의 보존 및 보고 등) ① 특별자치도지사 또는 시장 · 군수 · 구청장은 필수예방접종 및 임시예방접종을 하거나, 제2항에 따라 보고를 받은 경우에는 보건복지부령으로 정하는 바에 따라 예방접종에 관한 기록을 작성 · 보관하여야 하고, 그 내용을 시 · 도지사 및 질병관리청장에게 각각 보고하여야 한다.

② 특별자치도지사나 시장 · 군수 · 구청장이 아닌 자가 이 법에 따른 예방접종을 하면 보건복지부령으로 정하는 바에 따라 특별자치도지사 또는 시장 · 군수 · 구청장에게 보고하여야 한다.

제29조(예방접종에 관한 역학조사) 질병관리청장, 시 · 도지사 또는 시장 · 군수 · 구청장은 다음 각 호의

구분에 따라 조사를 실시하고, 예방접종 후 이상반응 사례가 발생하면 그 원인을 밝히기 위하여 제18조에 따라 역학조사를 하여야 한다.

1. 질병관리청장: 예방접종의 효과 및 예방접종 후 이상반응에 관한 조사
2. 시 · 도지사 또는 시장 · 군수 · 구청장: 예방접종 후 이상반응에 관한 조사

제30조(예방접종피해조사반) ① 제71조제1항 및 제2항에 규정된 예방접종으로 인한 질병 · 장애 · 사망의 원인 규명 및 피해 보상 등을 조사하고 제72조제1항에 따른 제3자의 고의 또는 과실 유무를 조사하기 위하여 질병관리청에 예방접종피해조사반을 둔다.

② 제1항에 따른 예방접종피해조사반의 설치 및 운영 등에 관하여 필요한 사항은 대통령령으로 정한다.

제31조(예방접종 완료 여부의 확인) ① 특별자치도지사 또는 시장 · 군수 · 구청장은 초등학교와 중학교의 장에게 「학교보건법」 제10조에 따른 예방접종 완료 여부에 대한 검사 기록을 제출하도록 요청할 수 있다.

② 특별자치도지사 또는 시장 · 군수 · 구청장은 「유아교육법」에 따른 유치원의 장과 「영유아보육법」에 따른 어린이집의 원장에게 보건복지부령으로 정하는 바에 따라 영유아의 예방접종 여부를 확인하도록 요청할 수 있다.

③ 특별자치도지사 또는 시장 · 군수 · 구청장은 제1항에 따른 제출 기록 및 제2항에 따른 확인 결과를 확인하여 예방접종을 끝내지 못한 영유아, 학생 등이 있으면 그 영유아 또는 학생 등에게 예방접종을 하여야 한다.

제32조(예방접종의 실시주간 및 실시기준 등) ① 질병관리청장은 국민의 예방접종에 대한 관심을 높여 감염병에 대한 예방접종을 활성화하기 위하여 예방접종주간을 설정할 수 있다.

② 예방접종의 실시기준과 방법 등에 관하여 필요한 사항은 보건복지부령으로 정한다.

제33조(예방접종약품의 계획 생산) ① 질병관리청장은 예방접종약품의 국내 공급이 부족하다고 판단되는 경우 등 보건복지부령으로 정하는 경우에는 예산의 범위에서 감염병의 예방접종에 필요한 수량의 예방접종약품을 미리 계산하여 「약사법」 제31조에 따른 의약품 제조업자(이하 "의약품 제조업자"라 한다)에게 생산하게 할 수 있으며, 예방접종약품을 연구하는 자 등을 지원할 수 있다.

② 질병관리청장은 보건복지부령으로 정하는 바에 따라 제1항에 따른 예방접종약품의 생산에 드는 비용의 전부 또는 일부를 해당 의약품 제조업자에게 미리 지급할 수 있다.

제33조의2(필수예방접종약품등의 비축 등) ① 질병관리청장은 제24조에 따른 필수예방접종 및 제25조에 따른 임시예방접종이 원활하게 이루어질 수 있도록 하기 위하여 필요한 필수예방접종약품등을 위원회의 심의를 거쳐 미리 비축하거나 장기 구매를 위한 계약을 미리 할 수 있다.

② 질병관리청장은 제1항에 따라 비축한 필수예방접종약품등의 공급의 우선순위 등 분배기준, 그 밖에 필요한 사항을 위원회의 심의를 거쳐 정할 수 있다.

제33조의3(필수예방접종약품등의 생산 계획 등의 보고) 「약사법」 제31조 및 같은 법 제42조에 따른 품목허가를 받거나 신고를 한 자 중 필수예방접종의약품등을 생산 · 수입하거나 하려는 자는 보건복지부령으로 정하는 바에 따라 필수예방접종약품등의 생산 · 수입 계획(계획의 변경을 포함한다) 및 실적을 질병관리청장에게 보고하여야 한다.

제33조의4(예방접종통합관리시스템의 구축 · 운영 등) ① 질병관리청장은 예방접종업무에 필요한 각종 자료 또는 정보의 효율적 처리와 기록 · 관리업무의 전산화를 위하여 예방접종통합관리시스템(이하 "통합관리시스템"이라 한다)을 구축 · 운영하여야 한다.

② 질병관리청장은 통합관리시스템을 구축 · 운영하기 위하여 다음 각 호의 자료를 수집 · 관리 · 보유할 수 있으며, 관련 기관 및 단체에 필요한 자료의 제공을 요청할 수 있다. 이 경우 자료의 제공을 요청받은 기관 및 단체는 정당한 사유가 없으면 이에 따라야 한다.

1. 예방접종 대상자의 인적사항(「개인정보 보호법」 제24조에 따른 고유식별정보 등 대통령령으로 정하는 개인정보를 포함한다)
2. 예방접종을 받은 사람의 이름, 접종명, 접종일시 등 예방접종 실시 내역
3. 예방접종 위탁 의료기관 개설 정보, 예방접종 피해보상 신청 내용 등 그 밖에 예방접종업무를 하는 데에 필요한 자료로서 대통령령으로 정하는 자료

③ 보건소장 및 제24조제2항(제25조제2항에서 준용하는 경우를 포함한다)에 따라 예방접종업무를 위탁받은 의료기관의 장은 이 법에 따른 예방접종을 하면 제2항제2호의 정보를 대통령령으로 정하는 바에 따라 통합관리시스템에 입력하여야 한다.

④ 질병관리청장은 대통령령으로 정하는 바에 따라 통합관리시스템을 활용하여 예방접종 대상 아동 부모에게 자녀의 예방접종 내역을 제공하거나 예방접종증명서 발급을 지원할 수 있다. 이 경우 예방접종 내역 제공 또는 예방접종증명서 발급의 적정성을 확인하기 위하여 법원행정처장에게 「가족관계의 등록 등에 관한 법률」 제11조에 따른 등록전산정보자료를 요청할 수 있으며, 법원행정처장은 정당한 사유가 없으면 이에 따라야 한다.

⑤ 통합관리시스템은 예방접종업무와 관련된 다음 각 호의 정보시스템과 전자적으로 연계하여 활용할 수 있다.

1. 「초 · 중등교육법」 제30조의4에 따른 교육정보시스템
2. 「유아교육법」 제19조의2에 따른 유아교육정보시스템
3. 「전자정부법」 제9조에 따른 통합전자민원창구 등 그 밖에 보건복지부령으로 정하는 정보시스템

⑥ 제1항부터 제5항까지의 정보의 보호 및 관리에 관한 사항은 이 법에서 규정된 것을 제외하고는 「개인정보 보호법」의 규정에 따른다.

제7장 감염 전파의 차단 조치

제34조(감염병 위기관리대책의 수립 · 시행) ① 보건복지부장관 및 질병관리청장은 감염병의 확산 또는 해외 신종감염병의 국내 유입으로 인한 재난상황에 대처하기 위하여 위원회의 심의를 거쳐 감염병 위기관리대책(이하 "감염병 위기관리대책"이라 한다)을 수립 · 시행하여야 한다.

② 감염병 위기관리대책에는 다음 각 호의 사항이 포함되어야 한다.

1. 재난상황 발생 및 해외 신종감염병 유입에 대한 대응체계 및 기관별 역할
2. 재난 및 위기상황의 판단, 위기경보 결정 및 관리체계
3. 감염병위기 시 동원하여야 할 의료인 등 전문인력, 시설, 의료기관의 명부 작성

4. 의료 · 방역 물품의 비축방안 및 조달방안
5. 재난 및 위기상황별 국민행동요령, 동원 대상 인력, 시설, 기관에 대한 교육 및 도상연습 등 실제 상황대비 훈련
5의2. 감염병 발생 및 전파상황에 따른 감염취약계층 및 사회복지시설의 유형별 대응방안
6. 그 밖에 재난상황 및 위기상황 극복을 위하여 필요하다고 보건복지부장관 및 질병관리청장이 인정하는 사항

③ 보건복지부장관 및 질병관리청장은 감염병 위기관리대책에 따른 정기적인 훈련을 실시하여야 한다.

④ 감염병 위기관리대책의 수립 및 시행 등에 필요한 사항은 대통령령으로 정한다.

제34조의2(감염병위기 시 정보공개) ① 질병관리청장, 시 · 도지사 및 시장 · 군수 · 구청장은 국민의 건강에 위해가 되는 감염병 확산으로 인하여 「재난 및 안전관리 기본법」 제38조제2항에 따른 주의 이상의 위기경보가 발령되면 감염병 환자의 이동경로, 이동수단, 진료의료기관 및 접촉자 현황 등 국민들이 감염병 예방을 위하여 알아야 하는 정보를 정보통신망 게재 또는 보도자료 배포 등의 방법으로 신속히 공개하여야 한다. 다만, 성별, 나이, 그 밖에 감염병 예방과 관계없다고 판단되는 정보로서 대통령령으로 정하는 정보는 제외하여야 한다.

② 질병관리청장, 시 · 도지사 및 시장 · 군수 · 구청장은 제1항에 따라 공개한 정보가 그 공개목적의 달성 등으로 공개될 필요가 없어진 때에는 지체 없이 그 공개된 정보를 삭제하여야 한다.

③ 누구든지 제1항에 따라 공개된 사항이 다음 각 호의 어느 하나에 해당하는 경우에는 질병관리청장, 시 · 도지사 또는 시장 · 군수 · 구청장에게 서면이나 말로 또는 정보통신망을 이용하여 이의신청을 할 수 있다.

1. 공개된 사항이 사실과 다른 경우
2. 공개된 사항에 관하여 의견이 있는 경우

④ 질병관리청장, 시 · 도지사 또는 시장 · 군수 · 구청장은 제3항에 따라 신청한 이의가 상당한 이유가 있다고 인정하는 경우에는 지체 없이 공개된 정보의 정정 등 필요한 조치를 하여야 한다.

⑤ 제1항부터 제3항까지에 따른 정보공개 및 삭제와 이의신청의 범위, 절차 및 방법 등에 관하여 필요한 사항은 보건복지부령으로 정한다.

제35조(시 · 도별 감염병 위기관리대책의 수립 등) ① 질병관리청장은 제34조제1항에 따라 수립한 감염병 위기관리대책을 시 · 도지사에게 알려야 한다.

② 시 · 도지사는 제1항에 따라 통보된 감염병 위기관리대책에 따라 특별시 · 광역시 · 도 · 특별자치도(이하 "시 · 도"라 한다)별 감염병 위기관리대책을 수립 · 시행하여야 한다.

제35조의2(재난 시 의료인에 대한 거짓 진술 등의 금지) 누구든지 감염병에 관하여 「재난 및 안전관리 기본법」 제38조제2항에 따른 주의 이상의 예보 또는 경보가 발령된 후에는 의료인에 대하여 의료기관 내원(內院)이력 및 진료이력 등 감염 여부 확인에 필요한 사실에 관하여 거짓 진술, 거짓 자료를 제출하거나 고의적으로 사실을 누락 · 은폐하여서는 아니 된다.

제36조(감염병관리기관의 지정 등) ①보건복지부장관, 질병관리청장 또는 시 · 도지사는 보건복지부령으로 정하는 바에 따라 「의료법」 제3조에 따른 의료기관을 감염병관리기관으로 지정하여야 한다.

② 시장 · 군수 · 구청장은 보건복지부령으로 정하는 바에 따라 「의료법」에 따른 의료기관을 감염병관리기관으로 지정할 수 있다.

③ 제1항 및 제2항에 따라 지정받은 의료기관(이하 "감염병관리기관"이라 한다)의 장은 감염병을 예방하고 감염병환자등을 진료하는 시설(이하 "감염병관리시설"이라 한다)을 설치하여야 한다. 이 경우 보건복지부령으로 정하는 일정규모 이상의 감염병관리기관에는 감염병의 전파를 막기 위하여 전실(前室) 및 음압시설(陰壓施設) 등을 갖춘 1인 병실을 보건복지부령으로 정하는 기준에 따라 설치하여야 한다.

④ 보건복지부장관, 질병관리청장, 시 · 도지사 또는 시장 · 군수 · 구청장은 감염병관리시설의 설치 및 운영에 드는 비용을 감염병관리기관에 지원하여야 한다.

⑤ 감염병관리기관이 아닌 의료기관이 감염병관리시설을 설치 · 운영하려면 보건복지부령으로 정하는 바에 따라 특별자치도지사 또는 시장 · 군수 · 구청장에게 신고하여야 한다. 이 경우 특별자치도지사 또는 시장 · 군수 · 구청장은 그 내용을 검토하여 이 법에 적합하면 신고를 수리하여야 한다.

⑥ 보건복지부장관, 질병관리청장, 시 · 도지사 또는 시장 · 군수 · 구청장은 감염병 발생 등 긴급상황 발생 시 감염병관리기관에 진료개시 등 필요한 사항을 지시할 수 있다.

제37조(감염병위기 시 감염병관리기관의 설치 등) ① 보건복지부장관, 질병관리청장, 시 · 도지사 또는 시장 · 군수 · 구청장은 감염병환자가 대량으로 발생하거나 제36조에 따라 지정된 감염병관리기관만으로 감염병환자등을 모두 수용하기 어려운 경우에는 다음 각 호의 조치를 취할 수 있다.

1. 제36조에 따라 지정된 감염병관리기관이 아닌 의료기관을 일정 기간 동안 감염병관리기관으로 지정
2. 격리소 · 요양소 또는 진료소의 설치 · 운영

② 제1항제1호에 따라 지정된 감염병관리기관의 장은 보건복지부령으로 정하는 바에 따라 감염병관리시설을 설치하여야 한다.

③ 보건복지부장관, 질병관리청장, 시 · 도지사 또는 시장 · 군수 · 구청장은 제2항에 따른 시설의 설치 및 운영에 드는 비용을 감염병관리기관에 지원하여야 한다.

④ 제1항제1호에 따라 지정된 감염병관리기관의 장은 정당한 사유없이 제2항의 명령을 거부할 수 없다.

⑤ 보건복지부장관, 질병관리청장, 시 · 도지사 또는 시장 · 군수 · 구청장은 감염병 발생 등 긴급상황 발생 시 감염병관리기관에 진료개시 등 필요한 사항을 지시할 수 있다.

제38조(감염병환자등의 입소 거부 금지) 감염병관리기관은 정당한 사유 없이 감염병환자등의 입소(入所)를 거부할 수 없다.

제39조(감염병관리시설 등의 설치 및 관리방법) 감염병관리시설 및 제37조에 따른 격리소 · 요양소 또는 진료소의 설치 및 관리방법 등에 관하여 필요한 사항은 보건복지부령으로 정한다.

제39조의2(감염병관리시설 평가) 질병관리청장, 시 · 도지사 및 시장 · 군수 · 구청장은 감염병관리시설을 정기적으로 평가하고 그 결과를 시설의 감독 · 지원 등에 반영할 수 있다. 이 경우 평가의 방법, 절차, 시기 및 감독 · 지원의 내용 등은 보건복지부령으로 정한다.

제39조의3(감염병의심자 격리시설 지정) ① 시 · 도지사는 감염병 발생 또는 유행 시 감염병의심자를 격리하기 위한 시설(이하 "감염병의심자 격리시설"이라 한다)을 지정하여야 한다. 다만, 「의료법」 제3조에 따른 의료기관은 감염병의심자 격리시설로 지정할 수 없다.

② 질병관리청장 또는 시 · 도지사는 감염병의심자가 대량으로 발생하거나 제1항에 따라 지정된 감염병의심자 격리시설만으로 감염병의심자를 모두 수용하기 어려운 경우에는 제1항에 따라 감염병의심자 격리시설로 지정되지 아니한 시설을 일정기간 동안 감염병의심자 격리시설로 지정할 수 있다.

③ 제1항 및 제2항에 따른 감염병의심자 격리시설의 지정 및 관리 방법 등에 필요한 사항은 보건복지부령으로 정한다.

제40조(생물테러감염병 등에 대비한 의료 · 방역 물품의 비축) ① 질병관리청장은 생물테러감염병 및 그 밖의 감염병의 대유행이 우려되면 위원회의 심의를 거쳐 예방 · 치료 의료 · 방역 물품의 품목을 정하여 미리 비축하거나 장기 구매를 위한 계약을 미리 할 수 있다.

② 질병관리청장은 「약사법」 제31조제2항에도 불구하고 생물테러감염병이나 그 밖의 감염병의 대유행이 우려되면 예방 · 치료 의약품을 정하여 의약품 제조업자에게 생산하게 할 수 있다.

③ 질병관리청장은 제2항에 따른 예방 · 치료 의약품의 효과와 이상반응에 관하여 조사하고, 이상반응 사례가 발생하면 제18조에 따라 역학조사를 하여야 한다.

제40조의2(감염병 대비 의약품 공급의 우선순위 등 분배기준) 질병관리청장은 생물테러감염병이나 그 밖의 감염병의 대유행에 대비하여 제40조제1항 및 제2항에 따라 비축하거나 생산한 의료 · 방역 물품(「약사법」에 따른 의약품으로 한정한다) 공급의 우선순위 등 분배기준, 그 밖에 필요한 사항을 위원회의 심의를 거쳐 정할 수 있다.

제40조의3(수출금지 등) ① 보건복지부장관은 제1급감염병의 유행으로 그 예방 · 방역 및 치료에 필요한 의료 · 방역 물품 중 보건복지부령으로 정하는 물품의 급격한 가격상승 또는 공급부족으로 국민건강을 현저하게 저해할 우려가 있을 때에는 그 물품의 수출이나 국외 반출을 금지할 수 있다.

② 보건복지부장관은 제1항에 따른 금지를 하려면 미리 관계 중앙행정기관의 장과 협의하여야 하고, 금지 기간을 미리 정하여 공표하여야 한다.

제40조의4(지방자치단체의 감염병 대비 의료 · 방역 물품의 비축) 시 · 도지사 또는 시장 · 군수 · 구청장은 감염병의 확산 또는 해외 신종감염병의 국내 유입으로 인한 재난상황에 대처하기 위하여 감염병 대비 의료 · 방역 물품을 비축 · 관리하고, 재난상황 발생 시 이를 지급하는 등 필요한 조치를 취할 수 있다.

제40조의5(감염병관리통합정보시스템) ① 질병관리청장은 감염병의 예방 · 관리 · 치료 업무에 필요한 각종 자료 또는 정보의 효율적 처리와 기록 · 관리 업무의 전산화를 위하여 감염병환자등, 「의료법」에 따른 의료인, 의약품 및 장비 등을 관리하는 감염병관리통합정보시스템(이하 "감염병정보시스템"이라 한다)을 구축 · 운영할 수 있다.

② 질병관리청장은 감염병정보시스템을 구축 · 운영하기 위하여 다음 각 호의 자료를 수집 · 관리 · 보유 및 처리할 수 있으며, 관련 기관 및 단체에 필요한 자료의 입력 또는 제출을 요청할 수 있다. 이 경우 자료의 입력 또는 제출을 요청받은 기관 및 단체는 정당한 사유가 없으면 이

에 따라야 한다.

1. 감염병환자등의 인적사항(「개인정보 보호법」 제24조에 따른 고유식별정보 등 대통령령으로 정하는 개인정보를 포함한다)
2. 감염병 치료내용, 그 밖에 감염병환자등에 대한 예방 · 관리 · 치료 업무에 필요한 자료로서 대통령령으로 정하는 자료

③ 감염병정보시스템은 다음 각 호의 정보시스템과 전자적으로 연계하여 활용할 수 있다. 이 경우 연계를 통하여 수집할 수 있는 자료 또는 정보는 감염병환자등에 대한 예방 · 관리 · 치료 업무를 위한 것으로 한정한다.

1. 「주민등록법」 제28조제1항에 따른 주민등록전산정보를 처리하는 정보시스템
2. 「지역보건법」 제5조제1항에 따른 지역보건의료정보시스템
3. 「식품안전기본법」 제24조의2에 따른 통합식품안전정보망
4. 「가축전염병 예방법」 제3조의3에 따른 국가가축방역통합정보시스템
5. 「재난 및 안전관리 기본법」 제34조에 따른 재난관리자원공동활용시스템
6. 그 밖에 대통령령으로 정하는 정보시스템

④ 제1항에서 제3항까지의 규정에 따른 정보의 보호 및 관리에 관한 사항은 이 법에서 규정된 것을 제외하고는 「개인정보 보호법」 및 「공공기관의 정보공개에 관한 법률」을 따른다.

⑤ 감염병정보시스템의 구축 · 운영 및 감염병 관련 정보의 요청 방법 등에 관하여 필요한 사항은 보건복지부령으로 정한다.

제41조(감염병환자등의 관리) ① 감염병 중 특히 전파 위험이 높은 감염병으로서 제1급감염병 및 질병관리청장이 고시한 감염병에 걸린 감염병환자등은 감염병관리기관, 감염병전문병원 및 감염병관리시설을 갖춘 의료기관(이하 "감염병관리기관등"이라 한다)에서 입원치료를 받아야 한다.

② 질병관리청장, 시 · 도지사 또는 시장 · 군수 · 구청장은 다음 각 호의 어느 하나에 해당하는 사람에게 자가(自家)치료, 제37조제1항제2호에 따라 설치 · 운영하는 시설에서의 치료(이하 "시설치료"라 한다) 또는 의료기관 입원치료를 하게 할 수 있다.

1. 제1항에도 불구하고 의사가 자가치료 또는 시설치료가 가능하다고 판단하는 사람
2. 제1항에 따른 입원치료 대상자가 아닌 사람
3. 감염병의심자

③ 보건복지부장관, 질병관리청장, 시 · 도지사 또는 시장 · 군수 · 구청장은 다음 각 호의 어느 하나에 해당하는 경우 제1항 또는 제2항에 따라 치료 중인 사람을 다른 감염병관리기관등이나 감염병관리기관등이 아닌 의료기관으로 전원(轉院)하거나, 자가 또는 제37조제1항제2호에 따라 설치 · 운영하는 시설로 이송(이하 "전원등"이라 한다)하여 치료받게 할 수 있다.

1. 중증도의 변경이 있는 경우
2. 의사가 입원치료의 필요성이 없다고 판단하는 경우
3. 격리병상이 부족한 경우 등 질병관리청장이 전원등의 조치가 필요하다고 인정하는 경우

④ 감염병환자등은 제3항에 따른 조치를 따라야 하며, 정당한 사유 없이 이를 거부할 경우 치료에 드는 비용은 본인이 부담한다.

⑤ 제1항 및 제2항에 따른 입원치료, 자가치료, 시설치료의 방법 및 절차, 제3항에 따른 전원등의 방법 및 절차 등에 관하여 필요한 사항은 대통령령으로 정한다.

제41조의2(사업주의 협조의무) ① 사업주는 근로자가 이 법에 따라 입원 또는 격리되는 경우 「근로기준법」 제60조 외에 그 입원 또는 격리기간 동안 유급휴가를 줄 수 있다. 이 경우 사업주가 국가로부터 유급휴가를 위한 비용을 지원 받을 때에는 유급휴가를 주어야 한다.

② 사업주는 제1항에 따른 유급휴가를 이유로 해고나 그 밖의 불리한 처우를 하여서는 아니 되며, 유급휴가 기간에는 그 근로자를 해고하지 못한다. 다만, 사업을 계속할 수 없는 경우에는 그러하지 아니하다.

③ 국가는 제1항에 따른 유급휴가를 위한 비용을 지원할 수 있다.

④ 제3항에 따른 비용의 지원 범위 및 신청 · 지원 절차 등 필요한 사항은 대통령령으로 정한다.

제42조(감염병에 관한 강제처분) ① 질병관리청장, 시 · 도지사 또는 시장 · 군수 · 구청장은 해당 공무원으로 하여금 다음 각 호의 어느 하나에 해당하는 감염병환자등이 있다고 인정되는 주거시설, 선박 · 항공기 · 열차 등 운송수단 또는 그 밖의 장소에 들어가 필요한 조사나 진찰을 하게 할 수 있으며, 그 진찰 결과 감염병환자등으로 인정될 때에는 동행하여 치료받게 하거나 입원시킬 수 있다.

1. 제1급감염병
2. 제2급감염병 중 결핵, 홍역, 콜레라, 장티푸스, 파라티푸스, 세균성이질, 장출혈성대장균감염증, A형간염, 수막구균 감염증, 폴리오, 성홍열 또는 질병관리청장이 정하는 감염병
3. 삭제
4. 제3급감염병 중 질병관리청장이 정하는 감염병
5. 세계보건기구 감시대상 감염병
6. 삭제

② 질병관리청장, 시 · 도지사 또는 시장 · 군수 · 구청장은 제1급감염병이 발생한 경우 해당 공무원으로 하여금 감염병의심자에게 다음 각 호의 조치를 하게 할 수 있다. 이 경우 해당 공무원은 감염병 증상 유무를 확인하기 위하여 필요한 조사나 진찰을 할 수 있다.

1. 자가(自家) 또는 시설에 격리

1의2. 제1호에 따른 격리에 필요한 이동수단의 제한

2. 유선 · 무선 통신, 정보통신기술을 활용한 기기 등을 이용한 감염병의 증상 유무 확인이나 위치정보의 수집. 이 경우 위치정보의 수집은 제1호에 따라 격리된 사람으로 한정한다.
3. 감염 여부 검사

③ 질병관리청장, 시 · 도지사 또는 시장 · 군수 · 구청장은 제2항에 따른 조사나 진찰 결과 감염병환자등으로 인정된 사람에 대해서는 해당 공무원과 동행하여 치료받게 하거나 입원시킬 수 있다.

④ 질병관리청장, 시 · 도지사 또는 시장 · 군수 · 구청장은 제1항 · 제2항에 따른 조사 · 진찰이나 제13조제2항에 따른 검사를 거부하는 사람(이하 이 조에서 "조사거부자"라 한다)에 대해서는 해당 공무원으로 하여금 감염병관리기관에 동행하여 필요한 조사나 진찰을 받게 하여야 한다.

⑤ 제1항부터 제4항까지에 따라 조사 · 진찰 · 격리 · 치료 또는 입원 조치를 하거나 동행하는 공

무원은 그 권한을 증명하는 증표를 지니고 이를 관계인에게 보여주어야 한다.

⑥ 질병관리청장, 시 · 도지사 또는 시장 · 군수 · 구청장은 제2항부터 제4항까지 및 제7항에 따른 조사 · 진찰 · 격리 · 치료 또는 입원 조치를 위하여 필요한 경우에는 관할 경찰서장에게 협조를 요청할 수 있다. 이 경우 요청을 받은 관할 경찰서장은 정당한 사유가 없으면 이에 따라야 한다.

⑦ 질병관리청장, 시 · 도지사 또는 시장 · 군수 · 구청장은 조사거부자를 자가 또는 감염병관리시설에 격리할 수 있으며, 제4항에 따른 조사 · 진찰 결과 감염병환자등으로 인정될 때에는 감염병관리시설에서 치료받게 하거나 입원시켜야 한다.

⑧ 질병관리청장, 시 · 도지사 또는 시장 · 군수 · 구청장은 감염병의심자 또는 조사거부자가 감염병환자등이 아닌 것으로 인정되면 제2항 또는 제7항에 따른 격리 조치를 즉시 해제하여야 한다.

⑨ 질병관리청장, 시 · 도지사 또는 시장 · 군수 · 구청장은 제7항에 따라 조사거부자를 치료 · 입원시킨 경우 그 사실을 조사거부자의 보호자에게 통지하여야 한다. 이 경우 통지의 방법 · 절차 등에 관하여 필요한 사항은 제43조를 준용한다.

⑩ 제8항에도 불구하고 정당한 사유 없이 격리 조치가 해제되지 아니하는 경우 감염병의심자 및 조사거부자는 구제청구를 할 수 있으며, 그 절차 및 방법 등에 대해서는 「인신보호법」을 준용한다. 이 경우 "감염병의심자 및 조사거부자"는 "피수용자"로, 격리 조치를 명한 "질병관리청장, 시 · 도지사 또는 시장 · 군수 · 구청장"은 "수용자"로 본다(다만, 「인신보호법」 제6조제1항제3호는 적용을 제외한다).

⑪ 제1항부터 제4항까지 및 제7항에 따라 조사 · 진찰 · 격리 · 치료를 하는 기관의 지정 기준, 제2항에 따른 감염병의심자에 대한 격리나 증상여부 확인 방법 등 필요한 사항은 대통령령으로 정한다.

⑫ 제2항제2호에 따라 수집된 위치정보의 저장 · 보호 · 이용 및 파기 등에 관한 사항은 「위치정보의 보호 및 이용 등에 관한 법률」을 따른다.

제43조(감염병환자등의 입원 통지) ① 질병관리청장, 시 · 도지사 또는 시장 · 군수 · 구청장은 감염병환자등이 제41조에 따른 입원치료가 필요한 경우에는 그 사실을 입원치료 대상자와 그 보호자에게 통지하여야 한다.

② 제1항에 따른 통지의 방법 · 절차 등에 관하여 필요한 사항은 보건복지부령으로 정한다.

제43조의2(격리자에 대한 격리 통지) ① 질병관리청장, 시 · 도지사 또는 시장 · 군수 · 구청장은 제42조제2항 · 제3항 및 제7항, 제47조제3호 또는 제49조제1항제14호에 따른 입원 또는 격리 조치를 할 때에는 그 사실을 입원 또는 격리 대상자와 그 보호자에게 통지하여야 한다.

② 제1항에 따른 통지의 방법 · 절차 등에 관하여 필요한 사항은 보건복지부령으로 정한다.

제44조(수감 중인 환자의 관리) 교도소장은 수감자로서 감염병에 감염된 자에게 감염병의 전파를 차단하기 위한 조치와 적절한 의료를 제공하여야 한다.

제45조(업무 종사의 일시 제한) ① 감염병환자등은 보건복지부령으로 정하는 바에 따라 업무의 성질상 일반인과 접촉하는 일이 많은 직업에 종사할 수 없고, 누구든지 감염병환자등을 그러한 직업에 고용할 수 없다.

② 제19조에 따른 성매개감염병에 관한 건강진단을 받아야 할 자가 건강진단을 받지 아니한 때에는 같은 조에 따른 직업에 종사할 수 없으며 해당 영업을 영위하는 자는 건강진단을 받지 아니한 자를 그 영업에 종사하게 하여서는 아니 된다.

제46조(건강진단 및 예방접종 등의 조치) 질병관리청장, 시 · 도지사 또는 시장 · 군수 · 구청장은 보건복지부령으로 정하는 바에 따라 다음 각 호의 어느 하나에 해당하는 사람에게 건강진단을 받거나 감염병 예방에 필요한 예방접종을 받게 하는 등의 조치를 할 수 있다.

1. 감염병환자등의 가족 또는 그 동거인
2. 감염병 발생지역에 거주하는 사람 또는 그 지역에 출입하는 사람으로서 감염병에 감염되었을 것으로 의심되는 사람
3. 감염병환자등과 접촉하여 감염병에 감염되었을 것으로 의심되는 사람

제47조(감염병 유행에 대한 방역 조치) 질병관리청장, 시 · 도지사 또는 시장 · 군수 · 구청장은 감염병이 유행하면 감염병 전파를 막기 위하여 다음 각 호에 해당하는 모든 조치를 하거나 그에 필요한 일부 조치를 하여야 한다.

1. 감염병환자등이 있는 장소나 감염병병원체에 오염되었다고 인정되는 장소에 대한 다음 각 목의 조치
   가. 일시적 폐쇄
   나. 일반 공중의 출입금지
   다. 해당 장소 내 이동제한
   라. 그 밖에 통행차단을 위하여 필요한 조치
2. 의료기관에 대한 업무 정지
3. 감염병의심자를 적당한 장소에 일정한 기간 입원 또는 격리시키는 것
4. 감염병병원체에 오염되었거나 오염되었다고 의심되는 물건을 사용 · 접수 · 이동하거나 버리는 행위 또는 해당 물건의 세척을 금지하거나 태우거나 폐기처분하는 것
5. 감염병병원체에 오염된 장소에 대한 소독이나 그 밖에 필요한 조치를 명하는 것
6. 일정한 장소에서 세탁하는 것을 막거나 오물을 일정한 장소에서 처리하도록 명하는 것

제48조(오염장소 등의 소독 조치) ① 육군 · 해군 · 공군 소속 부대의 장, 국방부직할부대의 장 및 제12조 제1항 각 호의 어느 하나에 해당하는 사람은 감염병환자등이 발생한 장소나 감염병병원체에 오염되었다고 의심되는 장소에 대하여 의사, 한의사 또는 관계 공무원의 지시에 따라 소독이나 그 밖에 필요한 조치를 하여야 한다.

② 제1항에 따른 소독 등의 조치에 관하여 필요한 사항은 보건복지부령으로 정한다.

제8장 예방 조치

제49조(감염병의 예방 조치) ① 질병관리청장, 시 · 도지사 또는 시장 · 군수 · 구청장은 감염병을 예방하기 위하여 다음 각 호에 해당하는 모든 조치를 하거나 그에 필요한 일부 조치를 하여야 하며, 보건복지부장관은 감염병을 예방하기 위하여 제2호, 제2호의2부터 제2호의4까지 및 제12호의2에 해당

하는 조치를 할 수 있다.

1. 관할 지역에 대한 교통의 전부 또는 일부를 차단하는 것
2. 흥행, 집회, 제례 또는 그 밖의 여러 사람의 집합을 제한하거나 금지하는 것

2의2. 감염병 전파의 위험성이 있는 장소 또는 시설의 관리자 · 운영자 및 이용자 등에 대하여 출입자 명단 작성, 마스크 착용 등 방역지침의 준수를 명하는 것

2의3. 버스 · 열차 · 선박 · 항공기 등 감염병 전파가 우려되는 운송수단의 이용자에 대하여 마스크 착용 등 방역지침의 준수를 명하는 것

2의4. 감염병 전파가 우려되어 지역 및 기간을 정하여 마스크 착용 등 방역지침 준수를 명하는 것

3. 건강진단, 시체 검안 또는 해부를 실시하는 것
4. 감염병 전파의 위험성이 있는 음식물의 판매 · 수령을 금지하거나 그 음식물의 폐기나 그 밖에 필요한 처분을 명하는 것
5. 인수공통감염병 예방을 위하여 살처분(殺處分)에 참여한 사람 또는 인수공통감염병에 드러난 사람 등에 대한 예방조치를 명하는 것
6. 감염병 전파의 매개가 되는 물건의 소지 · 이동을 제한 · 금지하거나 그 물건에 대하여 폐기, 소각 또는 그 밖에 필요한 처분을 명하는 것
7. 선박 · 항공기 · 열차 등 운송 수단, 사업장 또는 그 밖에 여러 사람이 모이는 장소에 의사를 배치하거나 감염병 예방에 필요한 시설의 설치를 명하는 것
8. 공중위생에 관계있는 시설 또는 장소에 대한 소독이나 그 밖에 필요한 조치를 명하거나 상수도 · 하수도 · 우물 · 쓰레기장 · 화장실의 신설 · 개조 · 변경 · 폐지 또는 사용을 금지하는 것
9. 쥐, 위생해충 또는 그 밖의 감염병 매개동물의 구제(驅除) 또는 구제시설의 설치를 명하는 것
10. 일정한 장소에서의 어로(漁撈) · 수영 또는 일정한 우물의 사용을 제한하거나 금지하는 것
11. 감염병 매개의 중간 숙주가 되는 동물류의 포획 또는 생식을 금지하는 것
12. 감염병 유행기간 중 의료인 · 의료업자 및 그 밖에 필요한 의료관계요원을 동원하는 것

12의2. 감염병 유행기간 중 의료기관 병상, 연수원 · 숙박시설 등 시설을 동원하는 것

13. 감염병병원체에 오염되었거나 오염되었을 것으로 의심되는 시설 또는 장소에 대한 소독이나 그 밖에 필요한 조치를 명하는 것
14. 감염병의심자를 적당한 장소에 일정한 기간 입원 또는 격리시키는 것

② 시 · 도지사 또는 시장 · 군수 · 구청장은 제1항제8호 및 제10호에 따라 식수를 사용하지 못하게 하려면 그 사용금지기간 동안 별도로 식수를 공급하여야 하며, 제1항제1호 · 제2호 · 제6호 · 제8호 · 제10호 및 제11호에 따른 조치를 하려면 그 사실을 주민에게 미리 알려야 한다.

③ 특별자치도지사 또는 시장 · 군수 · 구청장은 제1항제2호의2의 조치를 따르지 아니한 관리자 · 운영자에게 해당 장소나 시설의 폐쇄를 명하거나 3개월 이내의 기간을 정하여 운영의 중단을 명할 수 있다. 다만, 운영중단 명령을 받은 자가 그 운영중단기간 중에 운영을 계속한 경우에는 해당 장소나 시설의 폐쇄를 명하여야 한다.

④ 특별자치도지사 또는 시장 · 군수 · 구청장은 제3항에 따른 폐쇄 명령에도 불구하고 관리자 · 운영자가 그 운영을 계속하는 경우에는 관계 공무원에게 해당 장소나 시설을 폐쇄하기 위한

다음 각 호의 조치를 하게 할 수 있다.

1. 해당 장소나 시설의 간판이나 그 밖의 표지판의 제거
2. 해당 장소나 시설이 제3항에 따라 폐쇄된 장소나 시설임을 알리는 게시물 등의 부착

⑤ 제3항에 따른 행정처분의 기준은 그 위반행위의 종류와 위반 정도 등을 고려하여 보건복지부령으로 정한다.

제49조의2(감염취약계층의 보호 조치) ① 보건복지부장관, 시 · 도지사 또는 시장 · 군수 · 구청장은 호흡기와 관련된 감염병으로부터 저소득층과 사회복지시설을 이용하는 어린이, 노인, 장애인 및 기타 보건복지부령으로 정하는 대상(이하 "감염취약계층"이라 한다)을 보호하기 위하여 「재난 및 안전관리 기본법」 제38조제2항에 따른 주의 이상의 위기경보가 발령된 경우 감염취약계층에게 의료 · 방역 물품(「약사법」에 따른 의약외품으로 한정한다) 지급 등 필요한 조치를 취할 수 있다.

② 제1항에 따른 감염병의 종류, 감염취약계층의 범위 및 지급절차 등에 관하여 필요한 사항은 보건복지부령으로 정한다.

제49조의3(의료인, 환자 및 의료기관 보호를 위한 한시적 비대면 진료) ① 의료업에 종사하는 의료인(「의료법」 제2조에 따른 의료인 중 의사 · 치과의사 · 한의사만 해당한다. 이하 이 조에서 같다)은 감염병과 관련하여 「재난 및 안전관리 기본법」 제38조제2항에 따른 심각 단계 이상의 위기경보가 발령된 때에는 환자, 의료인 및 의료기관 등을 감염의 위험에서 보호하기 위하여 필요하다고 인정하는 경우 「의료법」 제33조제1항에도 불구하고 보건복지부장관이 정하는 범위에서 유선 · 무선 · 화상통신, 컴퓨터 등 정보통신기술을 활용하여 의료기관 외부에 있는 환자에게 건강 또는 질병의 지속적 관찰, 진단, 상담 및 처방을 할 수 있다.

② 보건복지부장관은 위원회의 심의를 거쳐 제1항에 따른 한시적 비대면 진료의 지역, 기간 등 범위를 결정한다.

제50조(그 밖의 감염병 예방 조치) ①육군 · 해군 · 공군 소속 부대의 장,국방부직할부대의 장 및 제12조제1항제2호에 해당하는 사람은 감염병환자등이 발생하였거나 발생할 우려가 있으면 소독이나 그 밖에 필요한 조치를 하여야 하고, 특별자치도지사 또는 시장 · 군수 · 구청장과 협의하여 감염병 예방에 필요한 추가 조치를 하여야 한다.

② 교육부장관 또는 교육감은 감염병 발생 등을 이유로 「학교보건법」 제2조제2호의 학교에 대하여 「초 · 중등교육법」 제64조에 따른 휴업 또는 휴교를 명령하거나 「유아교육법」 제31조에 따른 휴업 또는 휴원을 명령할 경우 질병관리청장과 협의하여야 한다.

제51조(소독 의무) ① 특별자치도지사 또는 시장 · 군수 · 구청장은 감염병을 예방하기 위하여 청소나 소독을 실시하거나 쥐, 위생해충 등의 구제조치(이하 "소독"이라 한다)를 하여야 한다. 이 경우 소독은 사람의 건강과 자연에 유해한 영향을 최소화하여 안전하게 실시하여야 한다.

② 제1항에 따른 소독의 기준과 방법은 보건복지부령으로 정한다.

③ 공동주택, 숙박업소 등 여러 사람이 거주하거나 이용하는 시설 중 대통령령으로 정하는 시설을 관리 · 운영하는 자는 보건복지부령으로 정하는 바에 따라 감염병 예방에 필요한 소독을 하여야 한다.

④ 제3항에 따라 소독을 하여야 하는 시설의 관리 · 운영자는 제52조제1항에 따라 소독업의 신고

를 한 자에게 소독하게 하여야 한다. 다만, 「공동주택관리법」 제2조제1항제15호에 따른 주택관리업자가 제52조제1항에 따른 소독장비를 갖추었을 때에는 그가 관리하는 공동주택은 직접 소독할 수 있다.

제52조(소독업의 신고 등) ① 소독을 업으로 하려는 자(제51조제4항 단서에 따른 주택관리업자는 제외한다)는 보건복지부령으로 정하는 시설 · 장비 및 인력을 갖추어 특별자치도지사 또는 시장 · 군수 · 구청장에게 신고하여야 한다. 신고한 사항을 변경하려는 경우에도 또한 같다.

② 특별자치도지사 또는 시장 · 군수 · 구청장은 제1항에 따른 신고를 받은 경우 그 내용을 검토하여 이 법에 적합하면 신고를 수리하여야 한다.

③ 특별자치도지사 또는 시장 · 군수 · 구청장은 제1항에 따라 소독업의 신고를 한 자(이하 "소독업자"라 한다)가 다음 각 호의 어느 하나에 해당하면 소독업 신고가 취소된 것으로 본다.

1. 「부가가치세법」 제8조제8항에 따라 관할 세무서장에게 폐업 신고를 한 경우
2. 「부가가치세법」 제8조제9항에 따라 관할 세무서장이 사업자등록을 말소한 경우
3. 제53조제1항에 따른 휴업이나 폐업 신고를 하지 아니하고 소독업에 필요한 시설 등이 없어진 상태가 6개월 이상 계속된 경우

④ 특별자치도지사 또는 시장 · 군수 · 구청장은 제3항에 따른 소독업 신고가 취소된 것으로 보기 위하여 필요한 경우 관할 세무서장에게 소독업자의 폐업여부에 대한 정보 제공을 요청할 수 있다. 이 경우 요청을 받은 관할 세무서장은 「전자정부법」 제36조제1항에 따라 소독업자의 폐업여부에 대한 정보를 제공하여야 한다.

제53조(소독업의 휴업 등의 신고) ① 소독업자가 그 영업을 30일 이상 휴업하거나 폐업하려면 보건복지부령으로 정하는 바에 따라 특별자치도지사 또는 시장 · 군수 · 구청장에게 신고하여야 한다.

② 소독업자가 휴업한 후 재개업을 하려면 보건복지부령으로 정하는 바에 따라 특별자치도지사 또는 시장 · 군수 · 구청장에게 신고하여야 한다. 이 경우 특별자치도지사 또는 시장 · 군수 · 구청장은 그 내용을 검토하여 이 법에 적합하면 신고를 수리하여야 한다.

제54조(소독의 실시 등) ① 소독업자는 보건복지부령으로 정하는 기준과 방법에 따라 소독하여야 한다.

② 소독업자가 소독하였을 때에는 보건복지부령으로 정하는 바에 따라 그 소독에 관한 사항을 기록 · 보존하여야 한다.

제55조(소독업자 등에 대한 교육) ① 소독업자(법인인 경우에는 그 대표자를 말한다. 이하 이 조에서 같다)는 소독에 관한 교육을 받아야 한다.

② 소독업자는 소독업무 종사자에게 소독에 관한 교육을 받게 하여야 한다.

③ 제1항 및 제2항에 따른 교육의 내용과 방법, 교육시간, 교육비 부담 등에 관하여 필요한 사항은 보건복지부령으로 정한다.

제56조(소독업무의 대행) 특별자치도지사 또는 시장 · 군수 · 구청장은 제47조제5호, 제48조제1항, 제49조제1항제8호 · 제9호 · 제13호, 제50조 및 제51조제1항 · 제3항에 따라 소독을 실시하여야 할 경우에는 그 소독업무를 소독업자가 대행하게 할 수 있다.

제57조(서류제출 및 검사 등) ① 특별자치도지사 또는 시장 · 군수 · 구청장은 소속 공무원으로 하여금 소독업자에게 소독의 실시에 관한 관계 서류의 제출을 요구하게 하거나 검사 또는 질문을 하게 할 수

있다.

② 제1항에 따라 서류제출을 요구하거나 검사 또는 질문을 하려는 소속 공무원은 그 권한을 표시하는 증표를 지니고 이를 관계인에게 보여주어야 한다.

제58조(시정명령) 특별자치도지사 또는 시장 · 군수 · 구청장은 소독업자가 다음 각 호의 어느 하나에 해당하면 1개월 이상의 기간을 정하여 그 위반 사항을 시정하도록 명하여야 한다.

1. 제52조제1항에 따른 시설 · 장비 및 인력 기준을 갖추지 못한 경우
2. 제55조제1항에 따른 교육을 받지 아니하거나 소독업무 종사자에게 같은 조 제2항에 따른 교육을 받게 하지 아니한 경우

제59조(영업정지 등) ① 특별자치도지사 또는 시장 · 군수 · 구청장은 소독업자가 다음 각 호의 어느 하나에 해당하면 영업소의 폐쇄를 명하거나 6개월 이내의 기간을 정하여 영업의 정지를 명할 수 있다. 다만, 제5호에 해당하는 경우에는 영업소의 폐쇄를 명하여야 한다.

1. 제52조제1항 후단에 따른 변경 신고를 하지 아니하거나 제53조제1항 및 제2항에 따른 휴업, 폐업 또는 재개업 신고를 하지 아니한 경우
2. 제54조제1항에 따른 소독의 기준과 방법에 따르지 아니하고 소독을 실시하거나 같은 조 제2항을 위반하여 소독실시 사항을 기록 · 보존하지 아니한 경우
3. 제57조에 따른 관계 서류의 제출 요구에 따르지 아니하거나 소속 공무원의 검사 및 질문을 거부 · 방해 또는 기피한 경우
4. 제58조에 따른 시정명령에 따르지 아니한 경우
5. 영업정지기간 중에 소독업을 한 경우

② 특별자치도지사 · 시장 · 군수 · 구청장은 제1항에 따른 영업소의 폐쇄명령을 받고도 계속하여 영업을 하거나 제52조제1항에 따른 신고를 하지 아니하고 소독업을 하는 경우에는 관계 공무원에게 해당 영업소를 폐쇄하기 위한 다음 각 호의 조치를 하게 할 수 있다.

1. 해당 영업소의 간판이나 그 밖의 영업표지 등의 제거 · 삭제
2. 해당 영업소가 적법한 영업소가 아님을 알리는 게시물 등의 부착

③ 제1항에 따른 행정처분의 기준은 그 위반행위의 종류와 위반 정도 등을 고려하여 보건복지부령으로 정한다.

제9장 방역관, 역학조사관, 검역위원 및 예방위원 등

제60조(방역관) ① 질병관리청장 및 시 · 도지사는 감염병 예방 및 방역에 관한 업무를 담당하는 방역관을 소속 공무원 중에서 임명한다. 다만, 감염병 예방 및 방역에 관한 업무를 처리하기 위하여 필요한 경우에는 시장 · 군수 · 구청장이 방역관을 소속 공무원 중에서 임명할 수 있다.

② 방역관은 제4조제2항제1호부터 제7호까지의 업무를 담당한다. 다만, 질병관리청 소속 방역관은 같은 항 제8호의 업무도 담당한다.

③ 방역관은 감염병의 국내 유입 또는 유행이 예견되어 긴급한 대처가 필요한 경우 제4조제2항제1호 및 제2호에 따른 업무를 수행하기 위하여 통행의 제한 및 주민의 대피, 감염병의 매개가

되는 음식물 · 물건 등의 폐기 · 소각, 의료인 등 감염병 관리인력에 대한 임무부여 및 방역물자의 배치 등 감염병 발생지역의 현장에 대한 조치권한을 가진다.

④ 감염병 발생지역을 관할하는 「국가경찰과 자치경찰의 조직 및 운영에 관한 법률」 제12조 및 제13조에 따른 경찰관서 및 「소방기본법」 제3조에 따른 소방관서의 장, 「지역보건법」 제10조에 따른 보건소의 장 등 관계 공무원 및 그 지역 내의 법인 · 단체 · 개인은 정당한 사유가 없으면 제3항에 따른 방역관의 조치에 협조하여야 한다.

⑤ 제1항부터 제4항까지 규정한 사항 외에 방역관의 자격 · 직무 · 조치권한의 범위 등에 관하여 필요한 사항은 대통령령으로 정한다.

제60조의2(역학조사관) ① 감염병 역학조사에 관한 사무를 처리하기 위하여 질병관리청 소속 공무원으로 100명 이상, 시 · 도 소속 공무원으로 각각 2명 이상의 역학조사관을 두어야 한다. 이 경우 시 · 도 역학조사관 중 1명 이상은 「의료법」 제2조제1항에 따른 의료인 중 의사로 임명하여야 한다.

② 시장 · 군수 · 구청장은 역학조사에 관한 사무를 처리하기 위하여 필요한 경우 소속 공무원으로 역학조사관을 둘 수 있다. 다만, 인구수 등을 고려하여 보건복지부령으로 정하는 기준을 충족하는 시 · 군 · 구의 장은 소속 공무원으로 1명 이상의 역학조사관을 두어야 한다.

③ 역학조사관은 다음 각 호의 어느 하나에 해당하는 사람으로서 제18조의3에 따른 역학조사 교육 · 훈련 과정을 이수한 사람 중에서 임명한다.

1. 방역, 역학조사 또는 예방접종 업무를 담당하는 공무원
2. 「의료법」 제2조제1항에 따른 의료인
3. 그 밖에 「약사법」 제2조제2호에 따른 약사, 「수의사법」 제2조제1호에 따른 수의사 등 감염병 · 역학 관련 분야의 전문가

④ 역학조사관은 감염병의 확산이 예견되는 긴급한 상황으로서 즉시 조치를 취하지 아니하면 감염병이 확산되어 공중위생에 심각한 위해를 가할 것으로 우려되는 경우 일시적으로 제47조제1호 각 목의 조치를 할 수 있다.

⑤ 「국가경찰과 자치경찰의 조직 및 운영에 관한 법률」 제12조 및 제13조에 따른 경찰관서 및 「소방기본법」 제3조에 따른 소방관서의 장, 「지역보건법」 제10조에 따른 보건소의 장 등 관계 공무원은 정당한 사유가 없으면 제4항에 따른 역학조사관의 조치에 협조하여야 한다.

⑥ 역학조사관은 제4항에 따른 조치를 한 경우 즉시 질병관리청장, 시 · 도지사 또는 시장 · 군수 · 구청장에게 보고하여야 한다.

⑦ 질병관리청장, 시 · 도지사 또는 시장 · 군수 · 구청장은 제3항에 따라 임명된 역학조사관에게 예산의 범위에서 직무 수행에 필요한 비용 등을 지원할 수 있다.

⑧ 제1항부터 제7항까지 규정한 사항 외에 역학조사관의 자격 · 직무 · 권한 · 비용지원 등에 관하여 필요한 사항은 대통령령으로 정한다.

제60조의3(한시적 종사명령) ① 질병관리청장 또는 시 · 도지사는 감염병의 유입 또는 유행이 우려되거나 이미 발생한 경우 기간을 정하여 「의료법」 제2조제1항의 의료인에게 제36조 및 제37조에 따라 감염병관리기관으로 지정된 의료기관 또는 제8조의2에 따라 설립되거나 지정된 감염병전문병원 또는 감염병연구병원에서 방역업무에 종사하도록 명할 수 있다.

② 질병관리청장, 시 · 도지사 또는 시장 · 군수 · 구청장은 감염병이 유입되거나 유행하는 긴급한 경우 제60조의2제3항제2호 또는 제3호에 해당하는 자를 기간을 정하여 방역관으로 임명하여 방역업무를 수행하게 할 수 있다.

③ 질병관리청장, 시 · 도지사 또는 시장 · 군수 · 구청장은 감염병의 유입 또는 유행으로 역학조사인력이 부족한 경우 제60조의2제3항제2호 또는 제3호에 해당하는 자를 기간을 정하여 역학조사관으로 임명하여 역학조사에 관한 직무를 수행하게 할 수 있다.

④ 제2항 또는 제3항에 따라 질병관리청장, 시 · 도지사 또는 시장 · 군수 · 구청장이 임명한 방역관 또는 역학조사관은 「국가공무원법」 제26조의5에 따른 임기제공무원으로 임용된 것으로 본다.

⑤ 제1항에 따른 종사명령 및 제2항 · 제3항에 따른 임명의 기간 · 절차 등 필요한 사항은 대통령령으로 정한다.

제61조(검역위원) ① 시 · 도지사는 감염병을 예방하기 위하여 필요하면 검역위원을 두고 검역에 관한 사무를 담당하게 하며, 특별히 필요하면 운송수단 등을 검역하게 할 수 있다.

② 검역위원은 제1항에 따른 사무나 검역을 수행하기 위하여 운송수단 등에 무상으로 승선하거나 승차할 수 있다.

③ 제1항에 따른 검역위원의 임명 및 직무 등에 관하여 필요한 사항은 보건복지부령으로 정한다.

제62조(예방위원) ① 특별자치도지사 또는 시장 · 군수 · 구청장은 감염병이 유행하거나 유행할 우려가 있으면 특별자치도 또는 시 · 군 · 구(자치구를 말한다. 이하 같다)에 감염병 예방 사무를 담당하는 예방위원을 둘 수 있다.

② 제1항에 따른 예방위원은 무보수로 한다. 다만, 특별자치도 또는 시 · 군 · 구의 인구 2만명당 1명의 비율로 유급위원을 둘 수 있다.

③ 제1항에 따른 예방위원의 임명 및 직무 등에 관하여 필요한 사항은 보건복지부령으로 정한다.

제63조(한국건강관리협회) ① 제2조제6호에 따른 기생충감염병에 관한 조사 · 연구 등 예방사업을 수행하기 위하여 한국건강관리협회(이하 "협회"라 한다)를 둔다.

② 협회는 법인으로 한다.

③ 협회에 관하여는 이 법에서 정한 사항 외에는 「민법」 중 사단법인에 관한 규정을 준용한다.

제10장 경비

제64조(특별자치도 · 시 · 군 · 구가 부담할 경비) 다음 각 호의 경비는 특별자치도와 시 · 군 · 구가 부담한다.

1. 제4조제2항제13호에 따른 한센병의 예방 및 진료 업무를 수행하는 법인 또는 단체에 대한 지원 경비의 일부
2. 제24조제1항 및 제25조제1항에 따른 예방접종에 드는 경비
3. 제24조제2항 및 제25조제2항에 따라 의료기관이 예방접종을 하는 데 드는 경비의 전부 또는 일부
4. 제36조에 따라 특별자치도지사 또는 시장 · 군수 · 구청장이 지정한 감염병관리기관의 감염병

관리시설의 설치 · 운영에 드는 경비

5. 제37조에 따라 특별자치도지사 또는 시장 · 군수 · 구청장이 설치한 격리소 · 요양소 또는 진료소 및 같은 조에 따라 지정된 감염병관리기관의 감염병관리시설 설치 · 운영에 드는 경비

6. 제47조제1호 및 제3호에 따른 교통 차단 또는 입원으로 인하여 생업이 어려운 사람에 대한 「국민기초생활 보장법」 제2조제6호에 따른 최저보장수준 지원

7. 제47조, 제48조, 제49조제1항제8호 · 제9호 · 제13호 및 제51조제1항에 따라 특별자치도 · 시 · 군 · 구에서 실시하는 소독이나 그 밖의 조치에 드는 경비

8. 제49조제1항제7호 및 제12호에 따라 특별자치도지사 또는 시장 · 군수 · 구청장이 의사를 배치하거나 의료인 · 의료업자 · 의료관계요원 등을 동원하는 데 드는 수당 · 치료비 또는 조제료

8의2. 제49조제1항제12호의2에 따라 특별자치도지사 또는 시장 · 군수 · 구청장이 동원한 의료기관 병상, 연수원 · 숙박시설 등 시설의 운영비 등 경비

9. 제49조제2항에 따른 식수 공급에 드는 경비

10. 제62조에 따른 예방위원의 배치에 드는 경비

10의2. 제70조의6제1항에 따라 특별자치도지사 또는 시장 · 군수 · 구청장이 실시하는 심리지원에 드는 경비

10의3. 제70조의6제2항에 따라 특별자치도지사 또는 시장 · 군수 · 구청장이 위탁하여 관계 전문기관이 심리지원을 실시하는 데 드는 경비

11. 그 밖에 이 법에 따라 특별자치도 · 시 · 군 · 구가 실시하는 감염병 예방 사무에 필요한 경비

제65조(시 · 도가 부담할 경비) 다음 각 호의 경비는 시 · 도가 부담한다.

1. 제4조제2항제13호에 따른 한센병의 예방 및 진료 업무를 수행하는 법인 또는 단체에 대한 지원 경비의 일부

2. 제36조에 따라 시 · 도지사가 지정한 감염병관리기관의 감염병관리시설의 설치 · 운영에 드는 경비

3. 제37조에 따른 시 · 도지사가 설치한 격리소 · 요양소 또는 진료소 및 같은 조에 따라 지정된 감염병관리기관의감염병관리시설 설치 · 운영에 드는 경비

3의2. 제39조의3에 따라 시 · 도지사가 지정한 감염병의심자 격리시설의 설치 · 운영에 드는 경비

4. 제41조 및 제42조에 따라 내국인 감염병환자등의 입원치료, 조사, 진찰 등에 드는 경비

5. 제46조에 따른 건강진단, 예방접종 등에 드는 경비

6. 제49조제1항제1호에 따른 교통 차단으로 생업이 어려운 자에 대한 「국민기초생활 보장법」 제2조제6호에 따른 최저보장수준 지원

6의2. 제49조제1항제12호에 따라 시 · 도지사가 의료인 · 의료업자 · 의료관계요원 등을 동원하는 데 드는 수당 · 치료비 또는 조제료

6의3. 제49조제1항제12호의2에 따라 시 · 도지사가 동원한 의료기관 병상, 연수원 · 숙박시설 등 시설의 운영비 등 경비

7. 제49조제2항에 따른 식수 공급에 드는 경비

7의2. 제60조의3제1항 및 제3항에 따라 시 · 도지사가 의료인 등을 방역업무에 종사하게 하는 데

드는 수당 등 경비

8. 제61조에 따른 검역위원의 배치에 드는 경비

8의2. 제70조의6제1항에 따라 시 · 도지사가 실시하는 심리지원에 드는 경비

8의3. 제70조의6제2항에 따라 시 · 도지사가 위탁하여 관계 전문기관이 심리지원을 실시하는 데 드는 경비

9. 그 밖에 이 법에 따라 시 · 도가 실시하는 감염병 예방 사무에 필요한 경비

제66조(시 · 도가 보조할 경비) 시 · 도(특별자치도는 제외한다)는 제64조에 따라 시 · 군 · 구가 부담할 경비에 관하여 대통령령으로 정하는 바에 따라 보조하여야 한다.

제67조(국고 부담 경비) 다음 각 호의 경비는 국가가 부담한다.

1. 제4조제2항제2호에 따른 감염병환자등의 진료 및 보호에 드는 경비
2. 제4조제2항제4호에 따른 감염병 교육 및 홍보를 위한 경비
3. 제4조제2항제8호에 따른 감염병 예방을 위한 전문인력의 양성에 드는 경비
4. 제16조제4항에 따른 표본감시활동에 드는 경비

4의2. 제18조의3에 따른 교육 · 훈련에 드는 경비

5. 제20조에 따른 해부에 필요한 시체의 운송과 해부 후 처리에 드는 경비

5의2. 제20조의2에 따라 시신의 장사를 치르는 데 드는 경비

6. 제33조에 따른 예방접종약품의 생산 및 연구 등에 드는 경비

6의2. 제33조의2제1항에 따른 필수예방접종약품등의 비축에 드는 경비

6의3. 제36조제1항에 따라 보건복지부장관 또는 질병관리청장이 지정한 감염병관리기관의 감염병관리시설의 설치 · 운영에 드는 경비

7. 제37조에 따라 보건복지부장관 및 질병관리청장이 설치한 격리소 · 요양소 또는 진료소 및 같은 조에 따라 지정된 감염병관리기관의감염병관리시설 설치 · 운영에 드는 경비

7의2. 제39조의3에 따라 질병관리청장이 지정한 감염병의심자 격리시설의 설치 · 운영에 드는 경비

8. 제40조제1항에 따라 위원회의 심의를 거친 품목의 비축 또는 장기구매를 위한 계약에 드는 경비
9. 삭제

9의2. 제49조제1항제12호에 따라 국가가 의료인 · 의료업자 · 의료관계요원 등을 동원하는 데 드는 수당 · 치료비 또는 조제료

9의3. 제49조제1항제12호의2에 따라 국가가 동원한 의료기관 병상, 연수원 · 숙박시설 등 시설의 운영비 등 경비

9의4. 제60조의3제1항부터 제3항까지에 따라 국가가 의료인 등을 방역업무에 종사하게 하는 데 드는 수당 등 경비

9의5. 제70조의6제1항에 따라 국가가 실시하는 심리지원에 드는 경비

9의6. 제70조의6제2항에 따라 국가가 위탁하여 관계 전문기관이 심리지원을 실시하는 데 드는 경비

10. 제71조에 따른 예방접종 등으로 인한 피해보상을 위한 경비

제68조(국가가 보조할 경비) 국가는 다음 각 호의 경비를 보조하여야 한다.

1. 제4조제2항제13호에 따른 한센병의 예방 및 진료 업무를 수행하는 법인 또는 단체에 대한 지

원 경비의 일부

2. 제65조 및 제66조에 따라 시 · 도가 부담할 경비의 2분의 1 이상

제69조(본인으로부터 징수할 수 있는 경비) 특별자치도지사 또는 시장 · 군수 · 구청장은 보건복지부령으로 정하는 바에 따라 제41조 및 제42조에 따른 입원치료비 외에 본인의 지병이나 본인에게 새로 발병한 질환 등으로 입원, 진찰, 검사 및 치료 등에 드는 경비를 본인이나 그 보호자로부터 징수할 수 있다.

제69조의2(외국인의 비용 부담) 질병관리청장은 국제관례 또는 상호주의 원칙 등을 고려하여 외국인인 감염병환자등 및 감염병의심자에 대한 다음 각 호의 경비를 본인에게 전부 또는 일부 부담하게 할 수 있다. 다만, 국내에서 감염병에 감염된 것으로 확인된 외국인에 대해서는 그러하지 아니하다.

1. 제41조에 따른 치료비
2. 제42조에 따른 조사 · 진찰 · 치료 · 입원 및 격리에 드는 경비

제70조(손실보상) ① 보건복지부장관, 시 · 도지사 및 시장 · 군수 · 구청장은 다음 각 호의 어느 하나에 해당하는 손실을 입은 자에게 제70조의2의 손실보상심의위원회의 심의 · 의결에 따라 그 손실을 보상하여야 한다.

1. 제36조 및 제37조에 따른 감염병관리기관의 지정 또는 격리소 등의 설치 · 운영으로 발생한 손실

1의2. 제39조의3에 따른 감염병의심자 격리시설의 설치 · 운영으로 발생한 손실

2. 이 법에 따른 조치에 따라 감염병환자, 감염병의사환자 등을 진료한 의료기관의 손실
3. 이 법에 따른 의료기관의 폐쇄 또는 업무 정지 등으로 의료기관에 발생한 손실
4. 제47조제1호, 제4호 및 제5호, 제48조제1항, 제49조제1항제4호, 제6호부터 제10호까지, 제12호, 제12호의2 및 제13호에 따른 조치로 인하여 발생한 손실
5. 감염병환자등이 발생 · 경유하거나 질병관리청장, 시 · 도지사 또는 시장 · 군수 · 구청장이 그 사실을 공개하여 발생한 「국민건강보험법」 제42조에 따른 요양기관의 손실로서 제1호부터 제4호까지의 손실에 준하고, 제70조의2에 따른 손실보상심의위원회가 심의 · 의결하는 손실

② 제1항에 따른 손실보상금을 받으려는 자는 보건복지부령으로 정하는 바에 따라 손실보상 청구서에 관련 서류를 첨부하여 보건복지부장관, 시 · 도지사 또는 시장 · 군수 · 구청장에게 청구하여야 한다.

③ 제1항에 따른 보상액을 산정함에 있어 손실을 입은 자가 이 법 또는 관련 법령에 따른 조치의무를 위반하여 그 손실을 발생시켰거나 확대시킨 경우에는 보상금을 지급하지 아니하거나 보상금을 감액하여 지급할 수 있다.

④ 제1항에 따른 보상의 대상 · 범위와 보상액의 산정, 제3항에 따른 지급 제외 및 감액의 기준 등에 관하여 필요한 사항은 대통령령으로 정한다.

제70조의2(손실보상심의위원회) ① 제70조에 따른 손실보상에 관한 사항을 심의 · 의결하기 위하여 보건복지부 및 시 · 도에 손실보상심의위원회(이하 "심의위원회"라 한다)를 둔다.

② 위원회는 위원장 2인을 포함한 20인 이내의 위원으로 구성하되, 보건복지부에 설치된 심의위원회의 위원장은 보건복지부차관과 민간위원이 공동으로 되며, 시 · 도에 설치된 심의위원회의 위원장은 부시장 또는 부지사와 민간위원이 공동으로 된다.

③ 심의위원회 위원은 관련 분야에 대한 학식과 경험이 풍부한 사람과 관계 공무원 중에서 대통령령으로 정하는 바에 따라 보건복지부장관 또는 시 · 도지사가 임명하거나 위촉한다.

④ 심의위원회는 제1항에 따른 심의 · 의결을 위하여 필요한 경우 관계자에게 출석 또는 자료의 제출 등을 요구할 수 있다.

⑤ 그 밖의 심의위원회의 구성과 운영 등에 관하여 필요한 사항은 대통령령으로 정한다.

제70조의3(의료인 또는 의료기관 개설자 등에 대한 재정적 지원) ① 질병관리청장, 시 · 도지사 및 시장 · 군수 · 구청장은 이 법에 따른 감염병의 발생 감시, 예방 · 관리 및 역학조사업무에 조력한 의료인, 의료기관 개설자 또는 약사에 대하여 예산의 범위에서 재정적 지원을 할 수 있다.

② 제1항에 따른 지원 내용, 절차, 방법 등 지원에 필요한 사항은 대통령령으로 정한다.

제70조의4(감염병환자등에 대한 생활지원) ① 질병관리청장, 시 · 도지사 및 시장 · 군수 · 구청장은 이 법에 따라 입원 또는 격리된 사람에 대하여 예산의 범위에서 치료비, 생활지원 및 그 밖의 재정적 지원을 할 수 있다.

② 시 · 도지사 및 시장 · 군수 · 구청장은 제1항에 따른 사람 및 제70조의3제1항에 따른 의료인이 입원 또는 격리조치, 감염병의 발생 감시, 예방 · 관리 및 역학조사업무에 조력 등으로 자녀에 대한 돌봄 공백이 발생한 경우 「아이돌봄 지원법」에 따른 아이돌봄서비스를 제공하는 등 필요한 조치를 하여야 한다.

③ 제1항 및 제2항에 따른 지원 · 제공을 위하여 필요한 사항은 대통령령으로 정한다.

제70조의5(손실보상금의 긴급지원) 보건복지부장관, 시 · 도지사 및 시장 · 군수 · 구청장은 심의위원회의 심의 · 의결에 따라 제70조제1항 각 호의 어느 하나에 해당하는 손실을 입은 자로서 경제적 어려움으로 자금의 긴급한 지원이 필요한 자에게 제70조제1항에 따른 손실보상금의 일부를 우선 지급할 수 있다.

제70조의6(심리지원) ① 보건복지부장관, 시 · 도지사 또는 시장 · 군수 · 구청장은 감염병환자등과 그 가족, 감염병의심자, 감염병 대응 의료인, 그 밖의 현장대응인력에 대하여 「정신건강증진 및 정신질환자 복지서비스 지원에 관한 법률」 제15조의2에 따른 심리지원(이하 "심리지원"이라 한다)을 할 수 있다.

② 보건복지부장관, 시 · 도지사 또는 시장 · 군수 · 구청장은 심리지원을 「정신건강증진 및 정신질환자 복지서비스 지원에 관한 법률」 제15조의2에 따른 국가트라우마센터 또는 대통령령으로 정하는 관계 전문기관에 위임 또는 위탁할 수 있다.

③ 제1항에 따른 현장대응인력의 범위와 제1항 및 제2항에 따른 심리지원에 관하여 필요한 사항은 대통령령으로 정한다.

제71조(예방접종 등에 따른 피해의 국가보상) ① 국가는 제24조 및 제25조에 따라 예방접종을 받은 사람 또는 제40조제2항에 따라 생산된 예방 · 치료 의약품을 투여받은 사람이 그 예방접종 또는 예방 · 치료 의약품으로 인하여 질병에 걸리거나 장애인이 되거나 사망하였을 때에는 대통령령으로 정하는 기준과 절차에 따라 다음 각 호의 구분에 따른 보상을 하여야 한다.

1. 질병으로 진료를 받은 사람: 진료비 전액 및 정액 간병비
2. 장애인이 된 사람: 일시보상금

3. 사망한 사람: 대통령령으로 정하는 유족에 대한 일시보상금 및 장제비

② 제1항에 따라 보상받을 수 있는 질병, 장애 또는 사망은 예방접종약품의 이상이나 예방접종 행위자 및 예방 · 치료 의약품 투여자 등의 과실 유무에 관계없이 해당 예방접종 또는 예방 · 치료 의약품을 투여받은 것으로 인하여 발생한 피해로서 질병관리청장이 인정하는 경우로 한다.

③ 질병관리청장은 제1항에 따른 보상청구가 있은 날부터 120일 이내에 제2항에 따른 질병, 장애 또는 사망에 해당하는지를 결정하여야 한다. 이 경우 미리 위원회의 의견을 들어야 한다.

④ 제1항에 따른 보상의 청구, 제3항에 따른 결정의 방법과 절차 등에 관하여 필요한 사항은 대통령령으로 정한다.

제72조(손해배상청구권과의 관계 등) ① 국가는 예방접종약품의 이상이나 예방접종 행위자, 예방 · 치료 의약품의 투여자 등 제3자의 고의 또는 과실로 인하여 제71조에 따른 피해보상을 하였을 때에는 보상액의 범위에서 보상을 받은 사람이 제3자에 대하여 가지는 손해배상청구권을 대위한다.

② 예방접종을 받은 자, 예방 · 치료 의약품을 투여받은 자 또는 제71조제1항제3호에 따른 유족이 제3자로부터 손해배상을 받았을 때에는 국가는 그 배상액의 범위에서 제71조에 따른 보상금을 지급하지 아니하며, 보상금을 잘못 지급하였을 때에는 해당 금액을 국세 징수의 예에 따리 징수할 수 있다.

제73조(국가보상을 받을 권리의 양도 등 금지) 제70조 및 제71조에 따라 보상받을 권리는 양도하거나 압류할 수 없다.

제11장 보칙

제74조(비밀누설의 금지) 이 법에 따라 건강진단, 입원치료, 진단 등 감염병 관련 업무에 종사하는 자 또는 종사하였던 자는 그 업무상 알게 된 비밀을 다른 사람에게 누설하거나 업무목적 외의 용도로 사용하여서는 아니 된다.

제74조의2(자료의 제공 요청 및 검사) ① 질병관리청장, 시 · 도지사 또는 시장 · 군수 · 구청장은 감염병관리기관의 장 등에게 감염병관리시설, 제37조에 따른 격리소 · 요양소 또는 진료소, 제39조의3에 따른 감염병의심자 격리시설의 설치 및 운영에 관한 자료의 제공을 요청할 수 있으며, 소속 공무원으로 하여금 해당 시설에 출입하여 관계 서류나 시설 · 장비 등을 검사하게 하거나 관계인에게 질문을 하게 할 수 있다.

② 제1항에 따라 출입 · 검사를 행하는 공무원은 그 권한을 표시하는 증표를 지니고 이를 관계인에게 제시하여야 한다.

제75조(청문) 특별자치도지사 또는 시장 · 군수 · 구청장은 제59조제1항에 따라 영업소의 폐쇄를 명하려면 청문을 하여야 한다.

제76조(위임 및 위탁) ① 이 법에 따른 보건복지부장관의 권한 또는 업무는 대통령령으로 정하는 바에 따라 그 일부를 질병관리청장 또는 시 · 도지사에게 위임하거나 관련 기관 또는 관련 단체에 위탁할 수 있다.

② 이 법에 따른 질병관리청장의 권한 또는 업무는 대통령령으로 정하는 바에 따라 그 일부를

시ㆍ도지사에게 위임하거나 관련 기관 또는 관련 단체에 위탁할 수 있다.

제76조의2(정보 제공 요청 및 정보 확인 등) ① 질병관리청장 또는 시ㆍ도지사는 감염병 예방 및 감염 전파의 차단을 위하여 필요한 경우 관계 중앙행정기관(그 소속기관 및 책임운영기관을 포함한다)의 장, 지방자치단체의 장(「지방교육자치에 관한 법률」 제18조에 따른 교육감을 포함한다), 「공공기관의 운영에 관한 법률」 제4조에 따른 공공기관, 의료기관 및 약국, 법인ㆍ단체ㆍ개인에 대하여 감염병환자등 및 감염병의심자에 관한 다음 각 호의 정보 제공을 요청할 수 있으며, 요청을 받은 자는 이에 따라야 한다.

1. 성명, 「주민등록법」 제7조의2제1항에 따른 주민등록번호, 주소 및 전화번호(휴대전화번호를 포함한다) 등 인적사항
2. 「의료법」 제17조에 따른 처방전 및 같은 법 제22조에 따른 진료기록부등
3. 질병관리청장이 정하는 기간의 출입국관리기록
4. 그 밖에 이동경로를 파악하기 위하여 대통령령으로 정하는 정보

② 질병관리청장, 시ㆍ도지사 또는 시장ㆍ군수ㆍ구청장은 감염병 예방 및 감염 전파의 차단을 위하여 필요한 경우 감염병환자등 및 감염병의심자의 위치정보를 「국가경찰과 자치경찰의 조직 및 운영에 관한 법률」에 따른 경찰청, 시ㆍ도경찰청 및 경찰서(이하 이 조에서 "경찰관서"라 한다)의 장에게 요청할 수 있다. 이 경우 질병관리청장, 시ㆍ도지사 또는 시장ㆍ군수ㆍ구청장의 요청을 받은 경찰관서의 장은 「위치정보의 보호 및 이용 등에 관한 법률」 제15조 및 「통신비밀보호법」 제3조에도 불구하고 「위치정보의 보호 및 이용 등에 관한 법률」 제5조제7항에 따른 개인위치정보사업자, 「전기통신사업법」 제2조제8호에 따른 전기통신사업자에게 감염병환자등 및 감염병의심자의 위치정보를 요청할 수 있고, 요청을 받은 위치정보사업자와 전기통신사업자는 정당한 사유가 없으면 이에 따라야 한다.

③ 질병관리청장은 제1항 및 제2항에 따라 수집한 정보를 관련 중앙행정기관의 장, 지방자치단체의 장, 국민건강보험공단 이사장, 건강보험심사평가원 원장, 「보건의료기본법」 제3조제4호의 보건의료기관(이하 "보건의료기관"이라 한다) 및 그 밖의 단체 등에게 제공할 수 있다. 이 경우 보건의료기관 등에 제공하는 정보는 감염병 예방 및 감염 전파의 차단을 위하여 해당 기관의 업무에 관련된 정보로 한정한다.

④ 질병관리청장은 감염병 예방 및 감염 전파의 차단을 위하여 필요한 경우 제3항 전단에도 불구하고 다음 각 호의 정보시스템을 활용하여 보건의료기관에 제1항제3호에 따른 정보 및 같은 항 제4호에 따른 이동경로 정보를 제공하여야 한다. 이 경우 보건의료기관에 제공하는 정보는 해당 기관의 업무에 관련된 정보로 한정한다.

1. 국민건강보험공단의 정보시스템
2. 건강보험심사평가원의 정보시스템
3. 감염병의 국내 유입 및 확산 방지를 위하여 질병관리청장이 필요하다고 인정하여 지정하는 기관의 정보시스템

⑤ 의료인, 약사 및 보건의료기관의 장은 의료행위를 하거나 의약품을 처방ㆍ조제하는 경우 제4항 각 호의 어느 하나에 해당하는 정보시스템을 통하여 같은 항에 따라 제공된 정보를 확인하

여야 한다.

⑥ 제3항 및 제4항에 따라 정보를 제공받은 자는 이 법에 따른 감염병 관련 업무 이외의 목적으로 정보를 사용할 수 없으며, 업무 종료 시 지체 없이 파기하고 질병관리청장에게 통보하여야 한다.

⑦ 질병관리청장, 시·도지사 또는 시장·군수·구청장은 제1항 및 제2항에 따라 수집된 정보의 주체에게 다음 각 호의 사실을 통지하여야 한다.

1. 감염병 예방 및 감염 전파의 차단을 위하여 필요한 정보가 수집되었다는 사실
2. 제1호의 정보가 다른 기관에 제공되었을 경우 그 사실
3. 제2호의 경우에도 이 법에 따른 감염병 관련 업무 이외의 목적으로 정보를 사용할 수 없으며, 업무 종료 시 지체 없이 파기된다는 사실

⑧ 제3항 및 제4항에 따라 정보를 제공받은 자가 이 법의 규정을 위반하여 해당 정보를 처리한 경우에는 「개인정보 보호법」에 따른다.

⑨ 제3항에 따른 정보 제공의 대상·범위 및 제7항에 따른 통지의 방법 등에 관하여 필요한 사항은 보건복지부령으로 정한다.

제76조의3(준용규정) 제42조제6항은 제41조제1항, 제47조제3호, 제49조제1항제14호에 따른 입원 또는 격리에 관하여도 준용한다.

제76조의4(벌칙 적용에서 공무원 의제) 심의위원회 위원 중 공무원이 아닌 사람은 「형법」 제127조 및 제129조부터 제132조까지의 규정을 적용할 때에는 공무원으로 본다.

제12장 벌칙

제77조(벌칙) 다음 각 호의 어느 하나에 해당하는 자는 5년 이하의 징역 또는 5천만원 이하의 벌금에 처한다.

1. 제22조제1항 또는 제2항을 위반하여 고위험병원체의 반입 허가를 받지 아니하고 반입한 자
2. 제23조의3제1항을 위반하여 보유허가를 받지 아니하고 생물테러감염병병원체를 보유한 자
3. 제40조의3제1항을 위반하여 의료·방역 물품을 수출하거나 국외로 반출한 자

제78조(벌칙) 다음 각 호의 어느 하나에 해당하는 자는 3년 이하의 징역 또는 3천만원 이하의 벌금에 처한다.

1. 제23조제2항에 따른 허가를 받지 아니하거나 같은 조 제3항 본문에 따른 변경허가를 받지 아니하고 고위험병원체 취급시설을 설치·운영한 자
2. 제23조의3제3항에 따른 변경허가를 받지 아니한 자
3. 제74조를 위반하여 업무상 알게 된 비밀을 누설하거나 업무목적 외의 용도로 사용한 자

제79조(벌칙) 다음 각 호의 어느 하나에 해당하는 자는 2년 이하의 징역 또는 2천만원 이하의 벌금에 처한다.

1. 제18조제3항을 위반한 자
2. 제21조제1항부터 제3항까지 또는 제22조제3항에 따른 신고를 하지 아니하거나 거짓으로 신고

한 자

2의2. 제21조제5항에 따른 현장조사를 정당한 사유 없이 거부 · 방해 또는 기피한 자

2의3. 제23조제2항에 따른 신고를 하지 아니하고 고위험병원체 취급시설을 설치 · 운영한 자

3. 제23조제8항에 따른 안전관리 점검을 거부 · 방해 또는 기피한 자

3의2. 제23조의2에 따른 고위험병원체 취급시설의 폐쇄명령 또는 운영정지명령을 위반한 자

4. 제60조제4항을 위반한 자(다만, 공무원은 제외한다)

5. 제76조의2제6항을 위반한 자

제79조의2(벌칙) 다음 각 호의 어느 하나에 해당하는 자는 1년 이하의 징역 또는 2천만원 이하의 벌금에 처한다.

1. 제23조의4제1항을 위반하여 고위험병원체를 취급한 자
2. 제23조의4제2항을 위반하여 고위험병원체를 취급하게 한 자
3. 제76조의2제1항을 위반하여 질병관리청장 또는 시 · 도지사의 요청을 거부하거나 거짓자료를 제공한 의료기관 및 약국, 법인 · 단체 · 개인
4. 제76조의2제2항 후단을 위반하여 경찰관서의 장의 요청을 거부하거나 거짓자료를 제공한 자

제79조의3(벌칙) 다음 각 호의 어느 하나에 해당하는 자는 1년 이하의 징역 또는 1천만원 이하의 벌금에 처한다.

1. 제41조제1항을 위반하여 입원치료를 받지 아니한 자
2. 삭제
3. 제41조제2항을 위반하여 자가치료 또는 시설치료 및 의료기관 입원치료를 거부한 자
4. 제42조제1항 · 제2항제1호 · 제3항 또는 제7항에 따른 입원 또는 격리 조치를 거부한 자
5. 제47조제3호 또는 제49조제1항제14호에 따른 입원 또는 격리 조치를 위반한 자

제79조의4(벌칙) 다음 각 호의 어느 하나에 해당하는 자는 500만원 이하의 벌금에 처한다.

1. 제1급감염병 및 제2급감염병에 대하여 제11조에 따른 보고 또는 신고 의무를 위반하거나 거짓으로 보고 또는 신고한 의사, 치과의사, 한의사, 군의관, 의료기관의 장 또는 감염병병원체 확인기관의 장
2. 제1급감염병 및 제2급감염병에 대하여 제11조에 따른 의사, 치과의사, 한의사, 군의관, 의료기관의 장 또는 감염병병원체 확인기관의 장의 보고 또는 신고를 방해한 자

제80조(벌칙) 다음 각 호의 어느 하나에 해당하는 자는 300만원 이하의 벌금에 처한다.

1. 제3급감염병 및 제4급감염병에 대하여 제11조에 따른 보고 또는 신고 의무를 위반하거나 거짓으로 보고 또는 신고한 의사, 치과의사, 한의사, 군의관, 의료기관의 장, 감염병병원체 확인기관의 장 또는 감염병 표본감시기관
2. 제3급감염병 및 제4급감염병에 대하여 제11조에 따른 의사, 치과의사, 한의사, 군의관, 의료기관의 장, 감염병병원체 확인기관의 장 또는 감염병 표본감시기관의 보고 또는 신고를 방해한 자

2의2. 제13조제2항에 따른 감염병병원체 검사를 거부한 자

3. 제37조제4항을 위반하여 감염병관리시설을 설치하지 아니한 자

4. 삭제
5. 제42조에 따른 강제처분에 따르지 아니한 자(제42조제1항 · 제2항제1호 · 제3항 및 제7항에 따른 입원 또는 격리 조치를 거부한 자는 제외한다)
6. 제45조를 위반하여 일반인과 접촉하는 일이 많은 직업에 종사한 자 또는 감염병환자등을 그러한 직업에 고용한 자
7. 제47조(같은 조 제3호는 제외한다) 또는 제49조제1항(같은 항 제2호의2부터 제2호의4까지 및 제3호 중 건강진단에 관한 사항과 같은 항 제14호는 제외한다)에 따른 조치에 위반한 자
8. 제52조제1항에 따른 소독업 신고를 하지 아니하거나 거짓이나 그 밖의 부정한 방법으로 신고하고 소독업을 영위한 자
9. 제54조제1항에 따른 기준과 방법에 따라 소독하지 아니한 자

제81조(벌칙) 다음 각 호의 어느 하나에 해당하는 자는 200만원 이하의 벌금에 처한다.

1. 삭제
2. 삭제
3. 제12조제1항에 따른 신고를 게을리한 자
4. 세대주, 관리인 등으로 하여금 제12조제1항에 따른 신고를 하지 아니하도록 한 자
5. 삭제
6. 제20조에 따른 해부명령을 거부한 자
7. 제27조에 따른 예방접종증명서를 거짓으로 발급한 자
8. 제29조를 위반하여 역학조사를 거부 · 방해 또는 기피한 자
9. 제45조제2항을 위반하여 성매개감염병에 관한 건강진단을 받지 아니한 자를 영업에 종사하게 한 자
10. 제46조 또는 제49조제1항제3호에 따른 건강진단을 거부하거나 기피한 자
11. 정당한 사유 없이 제74조의2제1항에 따른 자료 제공 요청에 따르지 아니하거나 거짓 자료를 제공한 자, 검사나 질문을 거부 · 방해 또는 기피한 자

제82조(양벌규정) 법인의 대표자나 법인 또는 개인의 대리인, 사용인, 그 밖의 종업원이 그 법인 또는 개인의 업무에 관하여 제77조부터 제81조까지의 어느 하나에 해당하는 위반행위를 하면 그 행위자를 벌하는 외에 그 법인 또는 개인에게도 해당 조문의 벌금형을 과(科)한다. 다만, 법인 또는 개인이 그 위반행위를 방지하기 위하여 해당 업무에 관하여 상당한 주의와 감독을 게을리하지 아니한 경우에는 그러하지 아니하다.

제83조(과태료) ① 다음 각 호의 어느 하나에 해당하는 자에게는 1천만원 이하의 과태료를 부과한다.

1. 제23조제3항 단서 또는 같은 조 제4항에 따른 변경신고를 하지 아니한 자
2. 제23조제5항에 따른 신고를 하지 아니한 자
3. 제23조의3제3항 단서에 따른 변경신고를 하지 아니한 자
4. 제35조의2를 위반하여 거짓 진술, 거짓 자료를 제출하거나 고의적으로 사실을 누락 · 은폐한 자

② 제49조제1항제2호의2의 조치를 따르지 아니한 관리자 · 운영자에게는 300만원 이하의 과태료를 부과한다.

③ 다음 각 호의 어느 하나에 해당하는 자에게는 100만원 이하의 과태료를 부과한다.

1. 제28조제2항에 따른 보고를 하지 아니하거나 거짓으로 보고한 자
2. 제33조의3에 따른 보고를 하지 아니하거나 거짓으로 보고한 자

2의2. 제41조제3항에 따른 전원등의 조치를 거부한 자

3. 제51조제3항에 따른 소독을 하지 아니한 자
4. 제53조제1항 및 제2항에 따른 휴업 · 폐업 또는 재개업 신고를 하지 아니한 자
5. 제54조제2항에 따른 소독에 관한 사항을 기록 · 보존하지 아니하거나 거짓으로 기록한 자

④ 다음 각 호의 어느 하나에 해당하는 자에게는 10만원 이하의 과태료를 부과한다.

1. 제49조제1항제2호의2 또는 제2호의3의 조치를 따르지 아니한 이용자
2. 제49조제1항제2호의4의 조치를 따르지 아니한 자

⑤ 제1항부터 제4항까지에 따른 과태료는 대통령령으로 정하는 바에 따라 질병관리청장, 관할 시 · 도지사 또는 시장 · 군수 · 구청장이 부과 · 징수한다.

부칙

제1조(시행일) 이 법은 2021년 1월 1일부터 시행한다.

제2조부터 제6조까지 생략

제7조(다른 법률의 개정) ① 생략

② 감염병의 예방에 관한 법률 일부를 다음과 같이 개정한다.

제60조제4항 및 제60조의2제5항 중 "「경찰법」 제2조"를 각각 "「국가경찰과 자치경찰의 조직 및 운영에 관한 법률」 제12조 및 제13조"로 한다.

제76조의2제2항 전단 중 "「경찰법」 제2조에 따른 경찰청, 지방경찰청 및 경찰서"를 "「국가경찰과 자치경찰의 조직 및 운영에 관한 법률」에 따른 경찰청, 시 · 도경찰청 및 경찰서"로 한다.

③부터 〈53〉까지 생략

제8조 생략

감염병의 예방 및 관리에 관한 법률 시행령

(약칭: 감염병예방법 시행령)[시행 2020.12.30]

제1조(목적) 이 영은 「감염병의 예방 및 관리에 관한 법률」에서 위임된 사항과 그 시행에 필요한 사항을 규정함을 목적으로 한다.

제1조의2(감염병관리사업지원기구의 설치 · 운영 등) ① 「감염병의 예방 및 관리에 관한 법률」(이하 "법"이라 한다) 제8조제1항에 따라 질병관리청에 중앙감염병사업지원기구를, 특별시 · 광역시 · 도 · 특별자치도(이하 "시 · 도"라 한다)에 질병관리청장이 정하는 바에 따라 시 · 도감염병사업지원기구를 둔다.

② 중앙감염병사업지원기구의 구성원은 다음 각 호의 어느 하나에 해당하는 사람 중에서 질병관리청장이 위촉한다.

1. 「의료법」 제2조제1호에 따른 의료인으로서 감염병 관련 분야에서 근무한 사람
2. 「고등교육법」에 따른 대학 또는 「공공기관의 운영에 관한 법률」에 따른 공공기관의 감염병 관련 분야에서 근무한 사람
3. 감염병 예방 및 관리에 관한 전문지식과 경험이 풍부한 사람
4. 역학조사 및 방역 분야 등에 관한 전문지식과 경험이 풍부한 사람
5. 그 밖에 질병관리청장이 감염병관리사업의 지원에 필요하다고 인정하는 사람

③ 중앙감염병사업지원기구는 그 업무수행에 필요한 경우에는 관계 기관 · 단체 및 전문가 등에게 자료 또는 의견의 제출 등을 요청할 수 있다.

④ 중앙감염병사업지원기구는 매 반기별로 질병관리청장이 정하는 바에 따라 그 활동현황 등을 질병관리청장에게 보고하여야 한다.

⑤ 질병관리청장은 중앙감염병사업지원기구에 예산의 범위에서 다음 각 호의 비용을 지원을 할 수 있다.

1. 자료수집, 조사, 분석 및 자문 등에 소요되는 비용
2. 국내외 협력사업의 추진에 따른 여비 및 수당 등의 경비
3. 그 밖에 질병관리청장이 업무수행을 위하여 특히 필요하다고 인정하는 경비

⑥ 제2항부터 제5항까지에서 규정한 사항 외에 중앙감염병사업지원기구의 설치 · 운영 및 지원 등에 필요한 세부사항은 질병관리청장이 정한다.

⑦ 시 · 도감염병사업지원기구의 구성원 위촉, 자료제출 요청, 활동현황 보고 및 비용지원 등에 관하여는 제2항부터 제6항까지의 규정을 준용한다. 이 경우 "질병관리청장"은 "특별시장 · 광역시장 · 도지사 · 특별자치도지사(이하 "시 · 도지사"라 한다)"로, "중앙감염병사업지원기구"는 "시 · 도감염병사업지원기구"로 본다.

제1조의3(감염병전문병원의 지정 등) ① 법 제8조의2제1항에 따른 감염병전문병원(이하 "중앙감염병병원"이라 한다)으로 지정받을 수 있는 의료기관(「의료법」 제3조에 따른 의료기관을 말한다. 이하 "의료기관"이라 한다)은 「의료법」 제3조의3 또는 제3조의4에 따른 종합병원 또는 상급종합병원으로서

보건복지부장관이 정하여 고시하는 의료기관으로 한다.

② 중앙감염병병원의 지정기준은 별표 1과 같다.

③ 보건복지부장관은 중앙감염병병원을 지정하는 경우에는 그 지정기준 또는 업무수행 등에 필요한 조건을 붙일 수 있다.

④ 보건복지부장관은 중앙감염병병원을 지정한 경우에는 지정서를 교부하고, 보건복지부 인터넷 홈페이지에 그 지정내용을 게시하여야 한다.

⑤ 중앙감염병병원은 매 분기별로 보건복지부장관이 정하는 바에 따라 그 업무추진 현황 등을 보건복지부장관에게 보고하여야 한다.

⑥ 보건복지부장관은 법 제8조의2제3항에 따라 중앙감염병병원에 대해서는 기획재정부장관과 협의하여 건축비용, 운영비용 및 설비비용 등을 지원할 수 있다.

⑦ 제3항부터 제6항까지에서 규정한 사항 외에 중앙감염병병원의 지정절차 및 경비지원 등에 필요한 세부사항은 보건복지부장관이 정하여 고시한다.

제1조의4(권역별 감염병전문병원의 지정) ① 법 제8조의2제2항에 따른 권역별 감염병전문병원(이하 "권역별 감염병병원"이라 한다)으로 지정받을 수 있는 의료기관은 「의료법」 제3조의3 또는 제3조의4에 따른 종합병원 또는 상급종합병원으로서 질병관리청장이 정하여 고시하는 의료기관으로 한다.

② 권역별 감염병병원의 지정기준은 별표 1의2와 같다.

③ 질병관리청장은 법 제8조의2제2항에 따라 권역별 감염병병원을 지정하는 경우에는 다음 각 호의 사항을 종합적으로 고려하여야 한다.

1. 해당 권역에서의 의료자원의 분포 수준
2. 해당 권역에서의 주민의 인구와 생활권의 범위
3. 해당 권역에서의 감염병의 발생 빈도 및 관리 수준
4. 해당 권역에서의 항만 및 공항 등의 인접도
5. 그 밖에 질병관리청장이 권역별 감염병 관리와 관련하여 특히 필요하다고 인정하는 사항

④ 질병관리청장은 권역별 감염병병원을 지정하기 위하여 필요한 경우에는 지방자치단체의 장, 관계 공공기관 또는 관계 단체 등의 의견을 듣거나 자료의 제출을 요청할 수 있다.

⑤ 권역별 감염병병원에 대한 지정조건의 부과, 지정서의 교부, 지정사실의 공표, 업무추진 현황 보고, 경비 지원, 지정절차 등에 필요한 세부사항의 고시 등에 관하여는 제1조의3제3항부터 제7항까지의 규정을 준용한다. 이 경우 "보건복지부장관"은 "질병관리청장"으로, "중앙감염병병원"은 "권역별 감염병병원"으로, "보건복지부"는 "질병관리청"으로 본다.

제1조의5(내성균 관리대책의 수립) ① 보건복지부장관은 법 제8조의3제1항에 따른 내성균 관리대책(이하 "내성균 관리대책"이라 한다)에 포함된 사항 중 보건복지부장관이 정하는 중요 사항을 변경하려는 경우에는 법 제9조제1항에 따른 감염병관리위원회의 심의를 거쳐야 한다.

② 보건복지부장관은 내성균 관리대책을 수립하거나 변경한 경우에는 보건복지부의 인터넷 홈페이지에 게재하고, 관계 중앙행정기관의 장, 「국민건강보험법」에 따른 건강보험심사평가원의 원장, 그 밖에 내성균 관련 기관 · 법인 · 단체의 장에게 그 내용을 알려야 한다.

③ 제1항 및 제2항에서 규정한 사항 외에 내성균 관리대책의 수립 및 변경에 필요한 세부 사항은

보건복지부장관이 정한다.

제1조의6(긴급상황실의 설치 · 운영) ① 법 제8조의5에 따라 설치하는 긴급상황실(이하 "긴급상황실"이라 한다)은 다음 각 호의 설치 · 운영 요건을 모두 갖추어야 한다.

1. 신속한 감염병 정보의 수집 · 전파와 감염병 위기상황의 종합관리 등을 위한 정보통신체계를 갖출 것
2. 감염병 위기상황의 효율적 대처를 위한 시설 · 장비 및 그 운영 · 관리체계를 갖출 것
3. 긴급상황실의 24시간 운영에 필요한 전담인력을 확보할 것
4. 긴급상황실의 업무를 원활하게 수행하기 위한 운영규정 및 업무매뉴얼을 마련할 것

② 긴급상황실의 설치 · 운영에 관한 세부사항은 질병관리청장이 정한다.

제2조(감염병관리위원회 위원의 임무 및 임기) ① 법 제9조제1항에 따른 감염병관리위원회(이하 "위원회"라 한다) 위원장은 위원회를 대표하고 위원회의 사무를 총괄한다.

② 위원회 부위원장은 위원장을 보좌하며 위원장이 부득이한 사유로 직무를 수행할 수 없을 때에는 그 직무를 대행한다.

③ 위원회 위원 중 위촉위원의 임기는 2년으로 한다.

④ 위원회 위원의 자리가 빈 경우 그 보궐위원의 임기는 전임위원 임기의 남은 기간으로 한다.

제3조(회의) ① 위원회의 회의는 질병관리청장 또는 위원 과반수가 요구하거나 위원장이 필요하다고 인정할 때에 소집한다.

② 위원회의 회의는 재적위원 과반수의 출석으로 개의(開議)하고 출석위원 과반수의 찬성으로 의결한다.

③ 삭제

④ 위원회는 그 업무 수행에 필요하다고 인정할 때에는 관계 공무원 또는 관계 전문가를 위원회에 출석하게 하여 그 의견을 들을 수 있다.

제4조(간사) 위원회의 사무 처리를 위하여 위원회에 간사 1명을 두며, 간사는 질병관리청 소속 공무원 중에서 위원장이 임명한다.

제5조(수당의 지급 등) 위원회의 회의에 출석한 위원에게 예산의 범위에서 수당과 여비를 지급할 수 있다. 다만, 공무원인 위원이 그 소관 업무와 직접 관련하여 출석하는 경우에는 그러하지 아니하다.

제6조(운영세칙) 이 영에서 규정한 사항 외에 위원회의 운영에 필요한 사항은 위원회의 의결을 거쳐 위원장이 정한다.

제7조(전문위원회의 구성) ① 법 제10조제3항에 따라 위원회에 다음 각 호의 분야별 전문위원회를 둔다.

1. 예방접종 전문위원회
2. 예방접종피해보상 전문위원회
3. 후천성면역결핍증 전문위원회
4. 결핵 전문위원회
5. 역학조사 전문위원회
6. 인수(人獸)공통감염 전문위원회

7. 감염병 위기관리 전문위원회
8. 감염병 연구기획 전문위원회
9. 항생제 내성(耐性) 전문위원회
10. 검역 전문위원회

② 전문위원회는 각각 위원장 1명을 포함한 25명 이내의 위원으로 구성한다.

③ 전문위원회 위원장은 위원회 위원 중에서 위원회의 위원장이 임명한다.

④ 전문위원회 위원은 위원회 위원 중에서 위원회 위원장이 임명하거나 관련 학회와 단체 또는 위원회 위원의 추천을 받아 위원회의 위원장이 위촉한다.

제8조(전문위원회의 회의 및 운영) ① 전문위원회의 회의는 위원회 위원장 또는 전문위원회 위원 과반수가 요구하거나 전문위원회 위원장이 필요하다고 인정할 때에 소집한다.

② 전문위원회의 회의는 재적위원 과반수의 출석으로 개의하고 출석위원 과반수의 찬성으로 의결한다.

③ 전문위원회 위원장은 전문위원회에서 심의 · 의결한 사항을 위원회 위원장에게 보고하여야 한다.

④ 이 영에서 규정한 사항 외에 전문위원회의 운영에 필요한 사항은 전문위원회의 의결을 거쳐 전문위원회 위원장이 정한다.

제9조(그 밖의 인수공통감염병) 법 제14조제1항제4호에서 "대통령령으로 정하는 인수공통감염병"이란 동물인플루엔자를 말한다.

제10조(공공기관) 법 제16조제7항 전단에서 "대통령령으로 정하는 공공기관"이란 「국민건강보험법」에 따른 건강보험심사평가원 및 국민건강보험공단을 말한다.

제11조(제공 정보의 내용) 법 제16조제7항에 따라 요구할 수 있는 정보의 내용에는 다음 각 호의 사항이 포함될 수 있다.

1. 감염병환자, 감염병의사환자 또는 병원체보유자(이하 "감염병환자등"이라 한다)의 성명 · 주민등록번호 · 성별 · 주소 · 전화번호 · 직업 · 감염병명 · 발병일 및 진단일
2. 감염병환자등을 진단한 의료기관의 명칭 · 주소지 · 전화번호 및 의사 이름

제12조(역학조사의 내용) ① 법 제18조제1항에 따른 역학조사에 포함되어야 하는 내용은 다음 각 호와 같다.

1. 감염병환자등의 인적 사항
2. 감염병환자등의 발병일 및 발병 장소
3. 감염병의 감염원인 및 감염경로
4. 감염병환자등에 관한 진료기록
5. 그 밖에 감염병의 원인 규명과 관련된 사항

② 법 제29조에 따른 역학조사에 포함되어야 하는 내용은 다음 각 호와 같다.

1. 예방접종 후 이상반응자의 인적 사항
2. 예방접종기관, 접종일시 및 접종내용
3. 예방접종 후 이상반응에 관한 진료기록

4. 예방접종약에 관한 사항
5. 그 밖에 예방접종 후 이상반응의 원인 규명과 관련된 사항

제13조(역학조사의 시기) 법 제18조제1항 및 제29조에 따른 역학조사는 다음 각 호의 구분에 따라 해당 사유가 발생하면 실시한다.

1. 질병관리청장이 역학조사를 하여야 하는 경우
   가. 둘 이상의 시 · 도에서 역학조사가 동시에 필요한 경우
   나. 감염병 발생 및 유행 여부 또는 예방접종 후 이상반응에 관한 조사가 긴급히 필요한 경우
   다. 시 · 도지사의 역학조사가 불충분하였거나 불가능하다고 판단되는 경우
2. 시 · 도지사 또는 시장 · 군수 · 구청장(자치구의 구청장을 말한다. 이하 같다)이 역학조사를 하여야 하는 경우
   가. 관할 지역에서 감염병이 발생하여 유행할 우려가 있는 경우
   나. 관할 지역 밖에서 감염병이 발생하여 유행할 우려가 있는 경우로서 그 감염병이 관할구역과 역학적 연관성이 있다고 의심되는 경우
   다. 관할 지역에서 예방접종 후 이상반응 사례가 발생하여 그 원인 규명을 위한 조사가 필요한 경우

제14조(역학조사의 방법) 법 제18조제1항 및 제29조에 따른 역학조사의 방법은 별표 1의3과 같다.

제15조(역학조사반의 구성) ① 법 제18조제1항 및 제29조에 따른 역학조사를 하기 위하여 질병관리청에 중앙역학조사반을 두고, 시 · 도에 시 · 도역학조사반을 두며, 시 · 군 · 구(자치구를 말한다. 이하 같다)에 시 · 군 · 구역학조사반을 둔다.

② 중앙역학조사반은 30명 이상, 시 · 도역학조사반 및 시 · 군 · 구역학조사반은 각각 20명 이내의 반원으로 구성하고, 각 역학조사반의 반장은 법 제60조에 따른 방역관 또는 법 제60조의2에 따른 역학조사관으로 한다.

③ 역학조사반원은 다음 각 호의 어느 하나에 해당하는 사람 중에서 질병관리청장, 시 · 도지사 및 시장 · 군수 · 구청장이 각각 임명하거나 위촉한다.

1. 방역, 역학조사 또는 예방접종 업무를 담당하는 공무원
2. 법 제60조의2에 따른 역학조사관
3. 「농어촌 등 보건의료를 위한 특별조치법」에 따라 채용된 공중보건의사
4. 「의료법」 제2조제1항에 따른 의료인
5. 그 밖에 감염병 등과 관련된 분야의 전문가

④ 역학조사반은 감염병 분야와 예방접종 후 이상반응 분야로 구분하여 운영하되, 분야별 운영에 필요한 사항은 질병관리청장이 정한다.

제16조(역학조사반의 임무 등) ① 역학조사반의 임무는 다음 각 호와 같다.

1. 중앙역학조사반
   가. 역학조사 계획의 수립, 시행 및 평가
   나. 역학조사의 실시 기준 및 방법의 개발
   다. 시 · 도역학조사반 및 시 · 군 · 구역학조사반에 대한 교육 · 훈련

라. 감염병에 대한 역학적인 연구
마. 감염병의 발생 · 유행 사례 및 예방접종 후 이상반응의 발생 사례 수집, 분석 및 제공
바. 시 · 도역학조사반에 대한 기술지도 및 평가
2. 시 · 도 역학조사반
가. 관할 지역 역학조사 계획의 수립, 시행 및 평가
나. 관할 지역 역학조사의 세부 실시 기준 및 방법의 개발
다. 중앙역학조사반에 관할 지역 역학조사 결과 보고
라. 관할 지역 감염병의 발생 · 유행 사례 및 예방접종 후 이상반응의 발생 사례 수집, 분석 및 제공
마. 시 · 군 · 구역학조사반에 대한 기술지도 및 평가
3. 시 · 군 · 구 역학조사반
가. 관할 지역 역학조사 계획의 수립 및 시행
나. 시 · 도역학조사반에 관할 지역 역학조사 결과 보고
다. 관할 지역 감염병의 발생 · 유행 사례 및 예방접종 후 이상반응의 발생 사례 수집, 분석 및 제공

② 역학조사를 하는 역학조사반원은 보건복지부령으로 정하는 역학조사반원증을 지니고 관계인에게 보여 주어야 한다.

③ 질병관리청장, 시 · 도지사 또는 시장 · 군수 · 구청장은 역학조사반원에게 예산의 범위에서 역학조사 활동에 필요한 수당과 여비를 지급할 수 있다.

제16조의2(자료제출 요구 대상 기관 · 단체) 법 제18조의4제1항에서 "대통령령으로 정하는 기관 · 단체"란 다음 각 호의 기관 · 단체를 말한다.

1. 의료기관
2. 「국민건강보험법」 제13조에 따른 국민건강보험공단
3. 「국민건강보험법」 제62조에 따른 건강보험심사평가원

[본조신설 2016.1.6.]

제16조의3(지원 요청 등의 범위) 법 제18조의4제2항에 따라 질병관리청장은 관계 중앙행정기관의 장에게 역학조사를 실시하는 데 필요한 인력 파견 및 물자 지원, 역학조사 대상자 및 대상 기관에 대한 관리, 감염원 및 감염경로 조사를 위한 검사 · 정보 분석 등의 지원을 요청할 수 있다.

제17조 삭제

제18조(고위험병원체의 반입 허가 변경신고 사항) 법 제22조제2항 단서에서 "대통령령으로 정하는 경미한 사항"이란 다음 각 호의 사항을 말한다.

1. 고위험병원체의 반입 허가를 받은 자(자연인인 경우로 한정한다)의 성명 · 주소 및 연락처
2. 고위험병원체의 반입 허가를 받은 자(법인인 경우로 한정한다)의 명칭 · 주소 및 연락처와 그 대표자의 성명 및 연락처
3. 고위험병원체 전담관리자의 성명 · 직위 및 연락처

제19조(고위험병원체 인수 장소 지정) 법 제22조제3항에 따라 고위험병원체를 인수하여 이동하려는 자

는 질병관리청장이 정하는 장소 중에서 인수 장소를 지정하여야 한다.

제19조의2(고위험병원체 취급시설의 설치 · 운영 허가 및 신고) ① 법 제23조제1항에 따른 고위험병원체 취급시설(이하 "고위험병원체 취급시설"이라 한다)의 안전관리 등급의 분류와 허가 또는 신고의 대상이 되는 고위험병원체 취급시설은 별표 1의4와 같다.

② 질병관리청장은 고위험병원체 취급시설의 안전관리 등급별로 다음 각 호의 사항에 대한 설치 · 운영의 허가 및 신고수리 기준을 정하여 고시하여야 한다.

1. 고위험병원체 취급시설의 종류
2. 고위험병원체의 검사 · 보유 · 관리 및 이동에 필요한 설비 · 인력 및 안전관리
3. 고위험병원체의 검사 · 보유 · 관리 및 이동의 과정에서 인체에 대한 위해(危害)가 발생하는 것을 방지할 수 있는 시설(이하 "인체 위해방지시설"이라 한다)의 설비 · 인력 및 안전관리

③ 법 제23조제2항 및 별표 1의4에 따라 허가대상이 되는 고위험병원체 취급시설을 설치 · 운영하려는 자는 보건복지부령으로 정하는 허가신청서에 다음 각 호의 서류를 첨부하여 질병관리청장에게 제출하여야 한다.

1. 고위험병원체 취급시설의 설계도서 또는 그 사본
2. 고위험병원체 취급시설의 범위와 그 소유 또는 사용에 관한 권리를 증명하는 서류
3. 인체 위해방지시설의 기본설계도서 또는 그 사본
4. 제2항에 따른 허가기준을 갖추었음을 증명하는 서류

④ 질병관리청장은 제3항에 따른 허가신청서를 제출받은 날부터 60일 이내에 허가 여부를 신청인에게 통지하여야 한다. 이 경우 허가를 하는 때에는 보건복지부령으로 정하는 고위험병원체 취급시설 설치 · 운영허가서를 발급하여야 한다.

⑤ 법 제23조제2항 및 별표 1의4에 따라 신고대상이 되는 고위험병원체 취급시설을 설치 · 운영하려는 자는 보건복지부령으로 정하는 신고서에 다음 각 호의 서류를 첨부하여 질병관리청장에게 제출하여야 한다.

1. 제2항에 따른 신고수리 기준을 갖추었음을 증명하는 서류
2. 제3항제1호부터 제3호까지의 서류

⑥ 질병관리청장은 제5항에 따른 신고서를 제출받은 날부터 60일 이내에 신고수리 여부를 신고인에게 통지하여야 한다. 이 경우 신고수리를 하는 때에는 보건복지부령으로 정하는 고위험병원체 취급시설 설치 · 운영 신고확인서를 발급하여야 한다.

제19조의3(고위험병원체 취급시설 변경허가 등) ① 법 제23조제3항 본문에 따라 변경허가를 받으려는 자는 보건복지부령으로 정하는 변경허가신청서에 허가사항의 변경사유와 변경내용을 증명하는 서류를 첨부하여 질병관리청장에게 제출하여야 한다.

② 질병관리청장은 제1항에 따른 변경허가신청서를 제출받은 날부터 60일 이내에 변경허가 여부를 신청인에게 통지하여야 한다. 이 경우 변경허가를 하는 때에는 보건복지부령으로 정하는 변경허가서를 발급하여야 한다.

③ 법 제23조제3항 단서에서 "대통령령으로 정하는 경미한 사항"이란 다음 각 호의 어느 하나에 해당하는 사항을 말한다.

1. 고위험병원체 취급시설을 설치 · 운영하는 자(자연인인 경우로 한정한다)의 성명 · 주소 및 연락처
2. 고위험병원체 취급시설을 설치 · 운영하는 자(법인인 경우로 한정한다)의 명칭 · 주소 및 연락처와 그 대표자의 성명 · 연락처
3. 제19조의6제1항제1호에 따른 고위험병원체 취급시설의 설치 · 운영 책임자, 고위험병원체의 전담관리자 및 생물안전관리책임자의 성명 · 연락처

④ 법 제23조제3항 단서에 따라 변경신고를 하려는 자는 보건복지부령으로 정하는 허가사항 변경신고서를 질병관리청장에게 제출하여야 한다.

⑤ 질병관리청장은 제4항에 따른 허가사항 변경신고서를 제출받은 때에는 보건복지부령으로 정하는 변경신고확인서를 발급하여야 한다.

제19조의4(고위험병원체 취급시설 변경신고) ① 법 제23조제4항에 따라 변경신고를 하려는 자는 보건복지부령으로 정하는 변경신고서를 질병관리청장에게 제출하여야 한다.

② 질병관리청장은 제1항에 따른 변경신고서를 제출받은 날부터 60일 이내에 신고수리 여부를 신고인에게 통지해야 한다. 이 경우 신고를 수리하는 때에는 보건복지부령으로 정하는 변경신고확인서를 발급해야 한다.

제19조의5(고위험병원체 취급시설의 폐쇄신고 등) ① 법 제23조제5항에 따라 고위험병원체 취급시설의 폐쇄신고를 하려는 자는 보건복지부령으로 정하는 폐쇄신고서에 고위험병원체의 폐기처리를 증명하는 서류를 첨부하여 질병관리청장에게 제출하여야 한다.

② 질병관리청장은 제1항에 따른 폐쇄신고서를 제출받은 날부터 10일 이내에 신고수리 여부를 신고인에게 통지하여야 한다. 이 경우 신고를 수리하는 때에는 보건복지부령으로 정하는 폐쇄신고확인서를 발급하여야 한다.

③ 법 제23조제5항에 따라 고위험병원체 취급시설을 폐쇄하는 경우 고위험병원체 취급시설의 소독과 고위험병원체에 대한 폐기처리 등 고위험병원체 취급시설의 폐쇄방법과 절차 등은 질병관리청장이 정하여 고시한다.

제19조의6(고위험병원체 취급시설 설치 · 운영의 안전관리 준수사항) ① 법 제23조제7항에서 "대통령령으로 정하는 안전관리 준수사항"이란 다음 각 호의 사항을 말한다.

1. 고위험병원체 취급시설의 설치 · 운영 책임자, 고위험병원체의 전담관리자 및 생물안전관리책임자를 둘 것
2. 고위험병원체의 검사 · 보유 · 관리 및 이동과 관련된 안전관리에 대한 사항을 심의하기 위하여 고위험병원체 취급시설에 외부전문가, 생물안전관리책임자 등으로 구성되는 심의기구를 설치 · 운영할 것
3. 고위험병원체는 보존 단위용기에 고위험병원체의 이름, 관리번호 등 식별번호, 제조일 등 관련 정보를 표기하여 보안 잠금장치가 있는 별도의 보존상자 또는 보존장비에 보존할 것
4. 고위험병원체의 취급구역 및 보존구역에 대한 출입제한 및 고위험병원체의 취급을 확인할 수 있는 보안시스템을 운영할 것
5. 고위험병원체를 불활성화(폐기하지 아니하면서 영구적으로 생존하지 못하게 하는 처리를 말한

다)하여 이용하려는 경우에는 제2호에 따른 심의기구의 심의를 거칠 것

6. 제19조의2제2항에 따른 허가 및 신고수리 기준을 준수할 것

② 제1항에서 규정한 사항 외에 안전관리 세부사항 및 제1항제2호에 따른 심의기구의 구성 · 운영 등의 사항은 질병관리청장이 정하여 고시한다.

제19조의7(고위험병원체 취급시설 허가 및 신고사항의 자료보완) 질병관리청장은 제19조의2에 따른 고위험병원체 취급시설 설치 · 운영 허가 또는 신고, 제19조의3에 따른 고위험병원체 취급시설 설치 · 운영 허가사항의 변경허가 및 변경신고, 제19조의4에 따른 고위험병원체 취급시설의 변경신고 및 제19조의5에 따른 고위험병원체 취급시설의 폐쇄신고를 위하여 제출된 자료의 보완이 필요하다고 판단하는 경우 30일 이내의 기간을 정하여 필요한 자료를 제출하게 할 수 있다. 이 경우 보완에 걸리는 기간은 제19조의2제4항 · 제6항, 제19조의3제2항 및 제19조의5제2항에 따른 결정기간에 산입하지 아니한다.

제19조의8(생물테러감염병병원체의 보유에 대한 사후 허가 사항) 법 제23조의3제1항 단서에서 "대통령령으로 정하는 부득이한 사정"이란 같은 항 본문에 따른 생물테러감염병병원체(이하 "생물테러감염병병원체"라 한다)를 분리할 의도가 없는 경우로서 다음 각 호의 어느 하나에 해당하는 경우를 말한다.

1. 감염병환자등의 질병진단과정에서 생물테러감염병병원체가 분리되어 보유하는 경우
2. 동물 또는 식물의 질병진단과정에서 생물테러감염병병원체가 분리되어 보유하는 경우
3. 식품 또는 토양 등 환경검체로부터 생물테러감염병병원체가 분리되어 보유하는 경우

제19조의9(생물테러감염병병원체 보유허가의 변경신고 사항) 법 제23조의3제3항 단서에서 "대통령령으로 정하는 경미한 사항"이란 다음 각 호의 사항을 말한다.

1. 생물테러감염병병원체의 보유허가를 받은 자(자연인인 경우로 한정한다)의 성명 · 주소 및 연락처
2. 생물테러감염병병원체의 보유허가를 받은 자(법인인 경우로 한정한다)의 명칭 · 주소 및 연락처와 그 대표자의 성명 및 연락처
3. 고위험병원체 전담관리자의 성명 · 직위 및 연락처

제20조(예방접종업무의 위탁) ① 특별자치도지사 또는 시장 · 군수 · 구청장은 법 제24조제2항 및 제25조제2항에 따라 보건소에서 시행하기 어렵거나 보건소를 이용하기 불편한 주민 등에 대한 예방접종업무를 「의료법」 제3조에 따른 종합병원, 병원, 요양병원(의사가 의료행위를 하는 곳만 해당한다) 또는 의원 중에서 특별자치도지사 또는 시장 · 군수 · 구청장이 지정하는 의료기관에 위탁할 수 있다. 이 경우 특별자치도지사 또는 시장 · 군수 · 구청장은 위탁한 기관을 공고하여야 한다.

② 특별자치도지사 또는 시장 · 군수 · 구청장은 제1항에 따라 예방접종업무를 위탁할 때에는 다음 각 호의 사항이 포함된 위탁계약서를 작성하여야 한다.

1. 예방접종업무의 위탁범위에 관한 사항
2. 위탁계약 기간에 관한 사항
3. 위탁계약 조건에 관한 사항
4. 위탁계약 해지에 관한 사항

③ 제1항에 따라 예방접종업무를 위탁한 경우의 예방접종 비용 산정 및 비용 상환 절차 등에 관하여 필요한 사항은 질병관리청장이 정하여 고시한다.

제20조의2(예방접종 내역의 사전확인) 법 제24조제1항 및 제25조제1항에 따라 예방접종을 하는 보건소장과 법 제24조제2항(법 제25조제2항에서 준용하는 경우를 포함한다)에 따라 예방접종을 위탁받은 의료기관의 장(이하 "보건소장등"이라 한다)은 법 제26조의2제1항 본문에 따라 예방접종을 받으려는 사람 또는 법정대리인에게 다음 각 호의 사항에 대하여 서면으로 동의를 받아야 한다.

1. 예방접종 내역을 확인한다는 사실
2. 예방접종 내역에 대한 확인 방법

제21조(예방접종피해조사반의 구성 등) ① 법 제30조제2항에 따른 예방접종피해조사반(이하 "피해조사반"이라 한다)은 10명 이내의 반원으로 구성한다.

② 피해조사반원은 질병관리청장이 소속 공무원이나 다음 각 호의 어느 하나에 해당하는 사람 중에서 임명하거나 위촉한다.

1. 예방접종 및 예방접종 후 이상반응 분야의 전문가
2. 「의료법」 제2조제1항에 따른 의료인

③ 피해조사반은 다음 각 호의 사항을 조사하고, 그 결과를 예방접종피해보상 전문위원회에 보고하여야 한다.

1. 제31조제2항에 따라 시 · 도지사가 제출한 기초조사 결과에 대한 평가 및 보완
2. 법 제72조제1항에서 규정하는 제3자의 고의 또는 과실 유무
3. 그 밖에 예방접종으로 인한 피해보상과 관련하여 예방접종피해보상 전문위원회가 결정하는 사항

④ 제3항에 따라 피해조사를 하는 피해조사반원은 보건복지부령으로 정하는 예방접종피해조사반원증을 지니고 관계인에게 보여 주어야 한다.

⑤ 질병관리청장은 피해조사반원에게 예산의 범위에서 피해조사 활동에 필요한 수당과 여비를 지급할 수 있다.

⑥ 피해조사반의 운영에 관한 세부사항은 예방접종피해보상 전문위원회의 의결을 거쳐 질병관리청장이 정한다.

제21조의2(예방접종 대상자의 개인정보 등) ① 법 제33조의4제2항제1호에 따라 질병관리청장이 관련 기관 및 단체에 요청할 수 있는 예방접종 대상자의 인적사항에 대한 자료는 다음 각 호의 구분에 따른다.

1. 예방접종 대상자가 국민인 경우: 다음 각 목의 자료
    가. 예방접종 대상자의 성명, 주민등록번호 및 주소
    나. 예방접종 대상자의 소속에 관한 다음의 자료
        1) 「초 · 중등교육법」 제2조에 따른 소속 학교에 관한 자료
        2) 「유아교육법」 제2조제2호에 따른 소속 유치원에 관한 자료
        3) 「영유아보육법」 제2조제3호에 따른 소속 어린이집에 관한 자료
        4) 「아동복지법」 제3조제10호에 따른 소속 아동복지시설에 관한 자료
    다. 그 밖에 예방접종 대상자에 대한 다음의 자료
        1) 「장애인복지법」 제32조에 따라 등록된 장애인인지 여부

2) 「다문화가족지원법」 제2조제1호에 따른 다문화가족의 구성원인지 여부

3) 「국민기초생활 보장법」 제2조제2호에 따른 수급자(같은 조 제10호에 따른 차상위계층을 포함한다) 또는 수급자의 자녀인지 여부

2. 예방접종 대상자가 외국인 또는 외국국적동포인 경우: 다음 각 목의 자료

가. 「출입국관리법」 제31조에 따른 외국인등록에 관한 정보

나. 「재외동포의 출입국과 법적 지위에 관한 법률」 제6조에 따른 외국국적동포의 국내거소신고에 관한 정보

3. 그 밖에 예방접종 대상자의 인적사항에 관한 정보로서 예방접종업무의 수행과 관련하여 질병관리청장이 특히 필요하다고 인정하여 고시하는 정보

② 법 제33조의4제2항제3호에 따라 질병관리청장이 예방접종업무를 하는 데 필요한 자료로서 관련 기관 및 단체에 요청할 수 있는 자료는 다음 각 호와 같다.

1. 법 제24조제2항(법 제25조제2항에서 준용하는 경우를 포함한다)에 따라 예방접종업무를 위탁받은 의료기관의 개설정보

2. 예방접종 피해보상 신청내용에 관한 자료

3. 예방접종을 하는 데에 현저히 곤란한 질병이나 질환 또는 감염병의 관리 등에 관한 정보

제21조의3(예방접종 정보의 입력) 보건소장등이 예방접종을 실시한 경우에는 법 제33조의4제3항에 따라 같은 조 제1항에 따른 예방접종통합관리시스템(이하 "통합관리시스템"이라 한다)에 다음 각 호의 정보를 지체 없이 입력해야 한다.

1. 예방접종을 받은 사람에 대한 다음 각 목의 정보

가. 성명

나. 주민등록번호. 다만, 예방접종을 받은 사람이 외국인이거나 외국국적동포인 경우에는 외국인등록번호 또는 국내거소신고번호를 말한다.

2. 예방접종의 내용에 대한 다음 각 목의 정보

가. 예방접종 명칭

나. 예방접종 차수

다. 예방접종 연월일

라. 예방접종에 사용된 백신의 이름

마. 예진(豫診)의사 및 접종의사의 성명

제21조의4(예방접종 내역의 제공 등) ① 질병관리청장은 법 제33조의4제4항 전단에 따라 예방접종 대상 아동 부모에게 자녀의 예방접종 내역을 제공하는 경우에는 통합관리시스템을 활용한 열람의 방법으로 제공한다. 다만, 질병관리청장이 필요하다고 인정하는 경우에는 통합관리시스템을 활용하여 문자전송, 전자메일, 전화, 우편 또는 이에 상응하는 방법으로 제공할 수 있다.

② 질병관리청장은 법 제33조의4제4항 전단에 따라 예방접종증명서를 발급하는 경우에는 질병관리청장이 정하는 바에 따라 통합관리시스템에서 직접 발급하거나 「전자정부법」 제9조제3항에 따른 전자민원창구와 연계하여 발급할 수 있다.

제22조(감염병 위기관리대책 수립 절차 등) ① 보건복지부장관 및 질병관리청장은 법 제34조제1항에 따

라 감염병 위기관리대책을 수립하기 위하여 관계 행정기관, 지방자치단체 및「공공기관의 운영에 관한 법률」제4조에 따른 공공기관 등에 자료의 제출을 요청할 수 있다.

② 보건복지부장관 및 질병관리청장은 법 제34조제1항에 따라 수립한 감염병 위기관리대책을 관계 중앙행정기관의 장에게 통보하여야 한다.

제22조의2(감염병위기 시 공개 제외 정보) ① 법 제34조의2제1항에서 "대통령령으로 정하는 정보"란 다음 각 호의 정보를 말한다.

1. 성명
2. 읍 · 면 · 동 단위 이하의 거주지 주소
3. 그 밖에 질병관리청장이 감염병별 특성을 고려하여 감염병의 예방과 관계없다고 정하는 정보

② 질병관리청장은 제1항제3호에 따라 감염병의 예방과 관계없는 정보를 정한 경우에는 그 내용을 질병관리청의 인터넷 홈페이지에 게재하고, 시 · 도지사 및 시장 · 군수 · 구청장에게 알려야 한다.

제22조의3(감염병관리통합정보시스템) ① 법 제40조의5제2항제1호에서 "「개인정보 보호법」제24조에 따른 고유식별정보 등 대통령령으로 정하는 개인정보"란 다음 각 호의 구분에 따른 정보를 말한다.

1. 감염병환자등이 대한민국 국민인 경우: 성명, 주민등록번호, 주소, 직업 및 연락처
2. 감염병환자등이 외국인인 경우:「출입국관리법」제32조 각 호에 따른 외국인등록사항 및 연락처
3. 감염병환자등이 외국국적동포인 경우:「재외동포의 출입국과 법적 지위에 관한 법률 시행령」제7조제1항 각 호에 따른 국내거소 신고사항 및 연락처

② 법 제40조의5제2항제2호에서 "대통령령으로 정하는 자료"란 다음 각 호의 자료를 말한다.

1. 법 제11조부터 제14조까지의 규정에 따른 신고, 보고 및 통보를 통하여 수집된 자료
2. 법 제16조제2항 전단에 따른 감염병의 표본감시 관련 자료
3. 법 제18조제1항 본문에 따른 역학조사의 결과에 관한 정보
4. 법 제76조의2제1항 및 제2항에 따라 수집된 감염병환자등 및 감염병의심자에 관한 정보
5. 의료기관별 다음 각 목의 의료자원 현황에 관한 자료
   가.「의료법」제2조제1항에 따른 의료인
   나.「약사법」제2조제4호에 따른 의약품
   다. 의료 시설 · 장비 및 물품
6. 그 밖에 감염병환자등에 대한 예방 · 관리 · 치료 업무에 필요한 자료로서 질병관리청장이 정하여 고시하는 자료

③ 법 제40조의5제3항제6호에서 "대통령령으로 정하는 정보시스템"이란 다음 각 호의 정보시스템을 말한다.

1.「119구조 · 구급에 관한 법률」제10조의2제2항제4호에 따른 119구급이송 관련 정보망
2.「국민건강보험법」제13조에 따른 국민건강보험공단의 정보시스템
3.「국민건강보험법」제62조에 따른 건강보험심사평가원의 정보시스템
4.「야생생물 보호 및 관리에 관한 법률」제34조의7제1항에 따른 야생동물의 질병진단 관련 정보를 처리하는 정보시스템
5.「여권법」제8조제2항에 따른 여권정보통합관리시스템

6. 「응급의료에 관한 법률」 제15조제1항에 따른 응급의료정보통신망
7. 「초 · 중등교육법」 제30조의4제1항에 따른 교육정보시스템
8. 「출입국관리법」에 따른 출입국관리정보를 처리하는 정보시스템
9. 그 밖에 질병관리청장이 감염병환자등에 대한 예방 · 관리 · 치료 업무를 위해 필요하다고 인정하는 정보시스템

제23조(치료 및 격리의 방법 및 절차 등) 법 제41조제1항 및 제2항에 따른 입원치료, 자가(自家)치료 및 시설치료, 법 제42조제2항에 따른 자가격리 및 시설격리의 방법 및 절차 등은 별표 2와 같다.

제23조의2(전원등의 방법 및 절차) ① 법 제41조제1항에 따른 감염병관리기관등(이하 "감염병관리기관등"이라 한다)의 장, 감염병관리기관등이 아닌 의료기관의 장 또는 법 제37조제1항제2호에 따라 설치 · 운영하는 시설(이하 이 조에서 "시설"이라 한다)의 장은 법 제41조제3항 각 호의 어느 하나에 해당하는 경우 관할 특별자치도지사 · 시장 · 군수 · 구청장에게 같은 조 제1항 또는 제2항에 따라 해당 기관에서 치료 중인 사람에 대한 같은 조 제3항에 따른 전원(轉院) 또는 이송(이하 "전원등"이라 한다)의 조치를 요청할 수 있다.

② 특별자치도지사 · 시장 · 군수 · 구청장은 다음 각 호의 어느 하나에 해당하는 경우 관할구역 내에서 전원등의 조치를 할 수 있다.

1. 제1항에 따라 전원등의 조치를 요청받은 경우
2. 법 제41조제3항 각 호의 어느 하나에 해당하는 경우로서 관할구역 내에서 자가치료 중인 사람에 대해 전원등의 조치가 필요하다고 인정되는 경우

③ 시장 · 군수 · 구청장은 관할구역 내의 격리병상 및 시설이 부족하여 제2항에 따른 전원등의 조치를 하기 어려울 때에는 해당 시 · 군 · 구를 관할하는 시 · 도지사에게 전원등의 조치를 요청할 수 있다.

④ 시 · 도지사는 제3항에 따라 전원등의 조치를 요청받은 경우 관할구역 내에서 시 · 군 · 구 간 전원등의 조치를 할 수 있다.

⑤ 감염병관리기관등의 장, 감염병관리기관등이 아닌 의료기관의 장, 시설의 장 또는 시 · 도지사는 다음 각 호의 구분에 따라 보건복지부장관 또는 질병관리청장에게 전원등의 조치를 요청할 수 있다.

1. 감염병관리기관등의 장, 감염병관리기관등이 아닌 의료기관의 장 또는 시설의 장: 제1항에도 불구하고 시 · 도 간 전원등의 조치가 긴급히 필요한 경우
2. 시 · 도지사: 관할구역 내의 격리병상 및 시설이 부족하여 제4항에 따른 전원등의 조치를 하기 어려운 경우

⑥ 보건복지부장관 또는 질병관리청장은 제5항에 따라 전원등의 조치를 요청받은 경우 시 · 도 간 전원등의 조치를 할 수 있다.

⑦ 특별자치도지사 · 시장 · 군수 · 구청장은 관할구역에 주소를 둔 사람에 대해 제2항, 제4항 또는 제6항에 따라 전원등의 조치가 결정된 때에는 전원등 대상자와 그 보호자에게 입원 · 격리 장소의 변경 사항을 명시한 입원 · 격리통지서를 보내야 한다.

⑧ 감염병관리기관등의 장, 감염병관리기관등이 아닌 의료기관의 장 또는 시설의 장은 해당 기관

에서 치료 중인 사람이 다른 의료기관 또는 시설로 전원되거나 이송되는 경우에는 해당 의료기관 또는 시설에 의무기록 등 치료에 필요한 정보를 제공해야 한다.

⑨ 제1항부터 제8항까지에서 규정한 사항 외에 전원등에 필요한 사항은 질병관리청장이 정하여 고시한다.

제23조의3(유급휴가 비용 지원 등) ① 법 제41조의2제3항에 따라 사업주에게 주는 유급휴가 지원비용은 질병관리청장이 기획재정부장관과 협의하여 고시하는 금액에 근로자가 법에 따라 입원 또는 격리된 기간을 곱한 금액으로 한다.

② 법 제41조의2제3항에 따라 비용을 지원받으려는 사업주는 보건복지부령으로 정하는 신청서(전자문서로 된 신청서를 포함한다)에 다음 각 호의 서류(전자문서로 된 서류를 포함한다)를 첨부하여 질병관리청장에게 제출하여야 한다.

1. 근로자가 입원 또는 격리된 사실과 기간을 확인할 수 있는 서류
2. 재직증명서 등 근로자가 계속 재직하고 있는 사실을 증명하는 서류
3. 보수명세서 등 근로자에게 유급휴가를 준 사실을 증명하는 서류
4. 그 밖에 질병관리청장이 유급휴가 비용지원을 위하여 특히 필요하다고 인정하는 서류

③ 질병관리청장은 제2항에 따른 신청서를 제출받은 경우에는 「전자정부법」 제36조제1항에 따라 행정정보의 공동이용을 통하여 사업자등록증을 확인하여야 한다. 다만, 사업주가 확인에 동의하지 아니하는 경우에는 그 서류를 첨부하도록 하여야 한다.

④ 질병관리청장은 제2항에 따른 신청서를 제출받은 경우에는 유급휴가 비용지원 여부와 지원금액을 결정한 후 해당 사업주에게 서면으로 알려야 한다.

⑤ 제2항부터 제4항까지에서 규정한 사항 외에 유급휴가 비용지원의 신청절차 및 결과통보 등에 필요한 사항은 보건복지부령으로 정한다.

제23조의4(감염병환자등의 격리 등을 위한 감염병관리기관의 지정) ① 법 제42조제4항 및 제7항에 따라 감염병환자등에 대한 조사 · 진찰을 하거나 격리 · 치료 등을 하는 감염병관리기관으로 지정받을 수 있는 기관은 법 제36조제1항 및 제2항에 따라 지정받은 감염병관리기관(이하 "감염병관리기관"이라 한다)으로서 감염병환자등을 위한 1인 병실[전실(前室) 및 음압시설(陰壓施設)을 갖춘 병실을 말한다]을 설치한 감염병관리기관으로 한다.

② 질병관리청장, 시 · 도지사 또는 시장 · 군수 · 구청장은 법 제42조제11항에 따라 조사 · 진찰 · 격리 · 치료를 하는 감염병관리기관을 지정하는 경우에는 법 제39조의2에 따른 감염병관리시설에 대한 평가 결과를 고려하여야 한다.

③ 질병관리청장, 시 · 도지사 또는 시장 · 군수 · 구청장은 법 제42조제11항에 따라 조사 · 진찰 · 격리 · 치료를 하는 감염병관리기관을 지정한 경우에는 질병관리청장이 정하는 바에 따라 지정서를 발급하여야 한다.

제24조(소독을 해야 하는 시설) 법 제51조제3항에 따라 감염병 예방에 필요한 소독을 해야 하는 시설은 다음 각 호와 같다.

1. 「공중위생관리법」에 따른 숙박업소(객실 수 20실 이상인 경우만 해당한다), 「관광진흥법」에 따른 관광숙박업소

2. 「식품위생법 시행령」 제21조제8호(마목은 제외한다)에 따른 식품접객업 업소(이하 "식품접객업소"라 한다) 중 연면적 300제곱미터 이상의 업소
3. 「여객자동차 운수사업법」에 따른 시내버스 · 농어촌버스 · 마을버스 · 시외버스 · 전세버스 · 장의자동차, 「항공안전법」에 따른 항공기 및 「공항시설법」에 따른 공항시설, 「해운법」에 따른 여객선, 「항만법」에 따른 연면적 300제곱미터 이상의 대합실, 「철도사업법」 및 「도시철도법」에 따른 여객운송 철도차량과 역사(驛舍) 및 역 시설
4. 「유통산업발전법」에 따른 대형마트, 전문점, 백화점, 쇼핑센터, 복합쇼핑몰, 그 밖의 대규모 점포와 「전통시장 및 상점가 육성을 위한 특별법」에 따른 전통시장
5. 「의료법」 제3조제3호에 따른 종합병원 · 병원 · 요양병원 · 치과병원 및 한방병원
6. 「식품위생법」 제2조제12호에 따른 집단급식소(한 번에 100명 이상에게 계속적으로 식사를 공급하는 경우만 해당한다)

6의2. 「식품위생법 시행령」 제21조제8호마목에 따른 위탁급식영업을 하는 식품접객업소 중 연면적 300제곱미터 이상의 업소

7. 「건축법 시행령」 별표 1 제2호라목에 따른 기숙사

7의2. 「화재예방, 소방시설 설치 · 유지 및 안전관리에 관한 법률 시행령」 별표 2 제8호가목에 따른 합숙소(50명 이상을 수용할 수 있는 경우만 해당한다)

8. 「공연법」에 따른 공연장(객석 수 300석 이상인 경우만 해당한다)
9. 「초 · 중등교육법」 제2조 및 「고등교육법」 제2조에 따른 학교
10. 「학원의 설립 · 운영 및 과외교습에 관한 법률」에 따른 연면적 1천제곱미터 이상의 학원
11. 연면적 2천제곱미터 이상의 사무실용 건축물 및 복합용도의 건축물
12. 「영유아보육법」에 따른 어린이집 및 「유아교육법」에 따른 유치원(50명 이상을 수용하는 어린이집 및 유치원만 해당한다)
13. 「공동주택관리법」에 따른 공동주택(300세대 이상인 경우만 해당한다)

제25조(방역관의 자격 및 직무 등) ① 법 제60조제1항에 따른 방역관은 감염병 관련 분야의 경험이 풍부한 4급 이상 공무원 중에서 임명한다. 다만, 시 · 군 · 구 소속 방역관은 감염병 관련 분야의 경험이 풍부한 5급 이상 공무원 중에서 임명할 수 있다.

② 법 제60조제3항에 따른 조치권한 외에 방역관이 가지는 감염병 발생지역의 현장에 대한 조치권한은 다음 각 호와 같다.

1. 감염병의심자를 적당한 장소에 일정한 기간 입원조치 또는 격리조치
2. 감염병병원체에 오염된 장소 또는 건물에 대한 소독이나 그 밖에 필요한 조치
3. 일정한 장소에서 세탁하는 것을 막거나 오물을 일정한 장소에서 처리하도록 명하는 조치
4. 인수공통감염병 예방을 위하여 살처분에 참여한 사람 또는 인수공통감염병에 노출된 사람 등에 대한 예방조치

③ 삭제

제26조(역학조사관의 자격 및 직무 등) ① 삭제

② 역학조사관은 다음 각 호의 업무를 담당한다.

1. 역학조사 계획 수립
2. 역학조사 수행 및 결과 분석
3. 역학조사 실시 기준 및 방법의 개발
4. 역학조사 기술지도
5. 역학조사 교육훈련
6. 감염병에 대한 역학적인 연구

③ 삭제

④ 질병관리청장, 시 · 도지사 및 시장 · 군수 · 구청장은 역학조사관에게 예산의 범위에서 연구비와 여비를 지급할 수 있다.

제26조의2(의료인에 대한 방역업무 종사명령) ① 질병관리청장 또는 시 · 도지사는 법 제60조의3제1항에 따라 방역업무 종사명령을 하는 경우에는 방역업무 종사명령서를 발급하여야 한다. 이 경우 해당 명령서에는 방역업무 종사기관, 종사기간 및 종사업무 등이 포함되어야 한다.

② 법 제60조의3제1항에 따른 방역업무 종사기간은 30일 이내로 한다. 다만, 본인이 사전에 서면으로 동의하는 경우에는 그 기간을 달리 정할 수 있다.

③ 질병관리청장 또는 시 · 도지사는 제2항에 따른 방역업무 종사기간을 연장하는 경우에는 해당 종사기간이 만료되기 전에 본인의 동의를 받아야 한다. 이 경우 그 연장기간은 30일을 초과할 수 없되, 본인이 동의하는 경우에는 그 연장기간을 달리 정할 수 있다.

④ 질병관리청장 또는 시 · 도지사는 제3항에 따라 방역업무 종사기간을 연장하는 경우에는 방역업무 종사명령서를 새로 발급하여야 한다.

제26조의3(방역관 등의 임명) ① 질병관리청장, 시 · 도지사 또는 시장 · 군수 · 구청장은 법 제60조의3제2항에 따라 방역관을 임명하는 경우에는 임명장을 발급해야 한다. 이 경우 해당 임명장에는 직무수행기간이 포함되어야 한다.

② 질병관리청장, 시 · 도지사 또는 시장 · 군수 · 구청장은 법 제60조의3제3항에 따라 역학조사관을 임명하는 때에는 임명장을 발급해야 한다. 이 경우 해당 임명장에는 직무수행기간이 포함되어야 한다.

③ 방역관 또는 역학조사관의 직무수행기간, 직무수행기간 연장 및 직무수행기간 연장에 따른 임명장의 발급 등에 관하여는 제26조의2제2항부터 제4항까지의 규정을 준용한다.

제27조(시 · 도의 보조 비율) 법 제66조에 따른 시 · 도(특별자치도는 제외한다)의 경비 보조액은 시 · 군 · 구가 부담하는 금액의 3분의 2로 한다.

제28조(손실보상의 대상 및 범위 등) ① 법 제70조제1항에 따른 손실보상의 대상 및 범위는 별표 2의2와 같다.

② 법 제70조의2제1항에 따른 손실보상심의위원회(이하 "심의위원회"라 한다)는 법 제70조제1항에 따라 손실보상액을 산정하기 위하여 필요한 경우에는 관계 분야의 전문기관이나 전문가로 하여금 손실 항목에 대한 감정, 평가 또는 조사 등을 하게 할 수 있다.

③ 심의위원회는 법 제70조제1항제1호부터 제3호까지의 손실에 대하여 보상금을 산정하는 경우에는 해당 의료기관의 연평균수입 및 영업이익 등을 고려하여야 한다.

제28조의2(손실보상금의 지급제외 및 감액기준) ① 법 제70조제3항에 따라 법 또는 관련 법령에 따른 조치의무를 위반하여 손실보상금을 지급하지 않거나 손실보상금을 감액하여 지급할 수 있는 위반행위의 종류는 다음 각 호와 같다.

1. 법 제11조에 따른 보고 · 신고를 게을리하거나 방해한 경우 또는 거짓으로 보고 · 신고한 경우
2. 법 제12조에 따른 신고의무를 게을리하거나 같은 조 제1항 각 호에 따른 신고의무자의 신고를 방해한 경우
3. 법 제18조제3항에 따른 역학조사 시 금지행위를 한 경우
4. 법 제36조제3항 또는 제37조제2항에 따른 감염병관리시설을 설치하지 않은 경우
5. 법 제60조제4항에 따른 협조의무를 위반한 경우
6. 「의료법」 제59조제1항에 따른 지도와 명령을 위반한 경우
7. 그 밖에 법령상의 조치의무로서 보건복지부장관이 특히 중요하다고 인정하여 고시하는 조치의무를 위반한 경우

② 법 제70조제3항에 따라 손실보상금을 지급하지 아니하거나 감액을 하는 경우에는 제1항 각 호의 위반행위가 그 손실의 발생 또는 확대에 직접적으로 관련되는지 여부와 중대한 원인인지의 여부를 기준으로 한다.

③ 심의위원회는 제2항에 따라 제1항 각 호의 위반행위와 손실 발생 또는 손실 확대와의 인과관계를 인정하는 경우에는 해당 위반행위의 동기, 경위, 성격 및 유형 등을 종합적으로 고려하여야 한다.

④ 제2항 및 제3항에 따른 손실보상금 지급제외 및 감액기준 등에 필요한 세부사항은 보건복지부장관이 정하여 고시한다.

제28조의3(손실보상심의위원회의 구성 및 운영) ① 보건복지부에 두는 심의위원회의 위원은 보건복지부장관이 성별을 고려하여 다음 각 호의 사람 중에서 임명하거나 위촉한다.

1. 「의료법」에 따라 설립된 의료인 단체 및 의료기관 단체와 「약사법」에 따라 설립된 대한약사회 및 대한한약사회에서 추천하는 사람
2. 「비영리민간단체 지원법」에 따른 비영리민간단체로서 보건의료분야와 밀접한 관련이 있다고 보건복지부장관이 인정하는 단체에서 추천하는 사람
3. 「국민건강보험법」에 따른 국민건강보험공단의 이사장 또는 건강보험심사평가원의 원장이 추천하는 사람
4. 「고등교육법」에 따른 대학의 보건의료 관련 학과에서 부교수 이상 또는 이에 상당하는 직위에 재직 중이거나 재직하였던 사람
5. 감염병 예방 및 관리에 관한 전문지식과 경험이 풍부한 사람
6. 손실보상에 관한 전문지식과 경험이 풍부한 사람
7. 보건의료 정책을 담당하는 고위공무원단에 속하는 공무원

② 제1항제1호부터 제6호까지의 규정에 따른 위촉위원의 임기는 3년으로 한다. 다만, 위원의 해촉(解囑) 등으로 인하여 새로 위촉된 위원의 임기는 전임 위원 임기의 남은 기간으로 한다.

③ 보건복지부장관은 제1항에 따른 심의위원회의 위촉위원이 다음 각 호의 어느 하나에 해당하는

경우에는 해당 위촉위원을 해촉할 수 있다.

1. 심신장애로 인하여 직무를 수행할 수 없게 된 경우
2. 직무와 관련된 비위사실이 있는 경우
3. 직무태만, 품위손상이나 그 밖의 사유로 인하여 위원으로 적합하지 아니하다고 인정되는 경우
4. 위원 스스로 직무를 수행하는 것이 곤란하다고 의사를 밝히는 경우

④ 제1항에 따른 심의위원회의 위원장은 심의위원회를 대표하고, 심의위원회의 업무를 총괄한다.

⑤ 제1항에 따른 심의위원회의 회의는 재적위원 과반수의 요구가 있거나 심의위원회의 위원장이 필요하다고 인정할 때에 소집하고, 심의위원회의 위원장이 그 의장이 된다.

⑥ 제1항에 따른 심의위원회의 회의는 재적위원 과반수의 출석으로 개의(開議)하고, 출석위원 과반수의 찬성으로 의결한다.

⑦ 제1항에 따른 심의위원회는 업무를 효율적으로 수행하기 위하여 심의위원회에 관계 분야의 전문가로 구성되는 전문위원회를 둘 수 있다.

⑧ 제1항부터 제7항까지에서 규정한 사항 외에 제1항에 따른 심의위원회 및 전문위원회의 구성 · 운영 등에 필요한 사항은 심의위원회의 의결을 거쳐 심의위원회의 위원장이 정한다.

⑨ 법 제70조의2제1항에 따라 시 · 도에 두는 심의위원회의 구성 · 운영 등에 관하여는 제1항부터 제8항까지를 준용한다. 이 경우 "보건복지부장관"은 "시 · 도지사"로 본다.

제28조의4(의료인 또는 의료기관 개설자에 대한 지원 등) ① 질병관리청장, 시 · 도지사 또는 시장 · 군수 · 구청장은 법 제70조의3제1항에 따라 감염병의 발생 감시, 예방 · 관리 또는 역학조사업무에 조력한 의료인 또는 의료기관 개설자에 대하여 수당 및 여비 등의 비용을 지원할 수 있다.

② 제1항에 따른 지원을 받으려는 자는 감염병의 발생 감시, 예방 · 관리 및 역학조사업무에 조력한 사실을 증명하는 자료를 첨부하여 질병관리청장, 시 · 도지사 또는 시장 · 군수 · 구청장에게 신청하여야 한다.

③ 제2항에 따른 지원 신청을 받은 질병관리청장, 시 · 도지사 또는 시장 · 군수 · 구청장은 지원여부, 지원항목 및 지원금액 등을 결정하고, 그 사실을 신청인에게 알려야 한다.

제28조의5(감염병환자등에 대한 생활지원 등) 질병관리청장, 시 · 도지사 또는 시장 · 군수 · 구청장은 법 제70조의4제1항에 따라 다음 각 호의 지원을 할 수 있다. 다만, 법 제41조의2제1항에 따라 유급휴가를 받은 경우에는 제2호에 따른 지원을 하지 아니한다.

1. 치료비 및 입원비: 본인이 부담하는 치료비 및 입원비. 다만, 「국민건강보험법」에 따른 요양급여의 대상에서 제외되는 비용 등 질병관리청장이 정하는 비용은 제외한다.
2. 생활지원비: 질병관리청장이 기획재정부장관과 협의하여 고시하는 금액

제28조의6(심리지원의 대상 등) ① 법 제70조의6제1항에 따라 「정신건강증진 및 정신질환자 복지서비스 지원에 관한 법률」 제15조의2제1항에 따른 심리지원(이하 "심리지원"이라 한다)을 받을 수 있는 현장대응인력의 범위는 다음 각 호와 같다.

1. 법 제49조제1항제12호에 따라 감염병 유행기간 중 동원된 의료업자 및 의료관계요원
2. 법 제60조제1항 및 제60조의3제2항에 따른 방역관
3. 법 제60조의2제1항 · 제2항 및 제60조의3제3항에 따른 역학조사관

4. 그 밖에 감염병의 예방 또는 관리 업무를 담당하는 사람으로서 심리지원을 받을 필요가 있다고 보건복지부장관이 인정하는 사람

② 보건복지부장관, 시 · 도지사 또는 시장 · 군수 · 구청장은 법 제70조의6제2항에 따라 심리지원에 관한 권한 또는 업무를 다음 각 호의 기관에 위임하거나 위탁할 수 있다.

1. 「정신건강증진 및 정신질환자 복지서비스 지원에 관한 법률」 제3조제3호에 따른 정신건강복지센터
2. 「정신건강증진 및 정신질환자 복지서비스 지원에 관한 법률」 제3조제5호에 따른 정신의료기관
3. 「정신건강증진 및 정신질환자 복지서비스 지원에 관한 법률」 제15조의2에 따른 국가트라우마센터
4. 그 밖에 보건복지부장관이 심리지원에 관한 전문성이 있다고 인정하는 기관

③ 보건복지부장관, 시 · 도지사 또는 시장 · 군수 · 구청장은 제2항에 따라 심리지원에 관한 권한 또는 업무를 위임하거나 위탁한 경우에는 다음 각 호의 사항을 고시해야 한다.

1. 위임받거나 위탁받은 기관
2. 위임 또는 위탁한 내용.

제29조(예방접종 등에 따른 피해의 보상 기준) 법 제71조제1항에 따라 보상하는 보상금의 지급 기준 및 신청기한은 다음 각 호의 구분과 같다.

1. 진료비
   가. 지급 기준: 예방접종피해로 발생한 질병의 진료비 중 「국민건강보험법」에 따라 보험자가 부담하거나 지급한 금액을 제외한 잔액 또는 「의료급여법」에 따라 의료급여기금이 부담한 금액을 제외한 잔액. 다만, 제3호에 따른 일시보상금을 지급받은 경우에는 진료비를 지급하지 않는다.
   나. 신청기한: 해당 예방접종피해가 발생한 날부터 5년 이내
2. 간병비: 입원진료의 경우에 한정하여 1일당 5만원
3. 장애인이 된 사람에 대한 일시보상금
   가. 지급 기준
      1) 「장애인복지법」에 따른 장애인 중 장애의 정도가 심한 장애인: 사망한 사람에 대한 일시보상금의 100분의 100
      2) 「장애인복지법」에 따른 장애인 중 장애의 정도가 심하지 않은 장애인: 사망한 사람에 대한 일시보상금의 100분의 55
      3) 1) 및 2) 외의 장애인으로서 「국민연금법」, 「공무원연금법」, 「공무원 재해보상법」 및 「산업재해보상보험법」 등 질병관리청장이 정하여 고시하는 법률에서 정한 장애 등급이나 장해 등급에 해당하는 장애인: 사망한 사람에 대한 일시보상금의 100분의 20 범위에서 해당 장애 등급이나 장해 등급의 기준별로 질병관리청장이 정하여 고시하는 금액
   나. 신청기한: 장애진단을 받은 날부터 5년 이내
4. 사망한 사람에 대한 일시보상금
   가. 지급 기준: 사망 당시의 「최저임금법」에 따른 월 최저임금액에 240을 곱한 금액에 상당하는 금액
   나. 신청기한: 사망한 날부터 5년 이내

5. 장제비: 30만원

제30조(예방접종 등에 따른 피해의 보상대상자) ① 법 제71조제1항에 따라 보상을 받을 수 있는 사람은 다음 각 호의 구분에 따른다.

1. 법 제71조제1항제1호 및 제2호의 경우: 본인
2. 법 제71조제1항제3호의 경우: 유족 중 우선순위자

② 법 제71조제1항제3호에서 "대통령령으로 정하는 유족"이란 배우자(사실상 혼인관계에 있는 사람을 포함한다), 자녀, 부모, 손자·손녀, 조부모, 형제자매를 말한다.

③ 유족의 순위는 제2항에 열거한 순위에 따르되, 행방불명 등으로 지급이 어려운 사람은 제외하며, 우선순위의 유족이 2명 이상일 때에는 사망한 사람에 대한 일시보상금을 균등하게 배분한다.

제31조(예방접종 등에 따른 피해의 보상 절차) ① 법 제71조제1항에 따라 보상을 받으려는 사람은 보건복지부령으로 정하는 바에 따라 보상청구서에 피해에 관한 증명서류를 첨부하여 관할 특별자치도지사 또는 시장·군수·구청장에게 제출하여야 한다.

② 시장·군수·구청장은 제1항에 따라 받은 서류(이하 "피해보상청구서류"라 한다)를 시·도지사에게 제출하고, 피해보상청구서류를 받은 시·도지사와 제1항에 따라 피해보상청구서류를 받은 특별자치도지사는 지체 없이 예방접종으로 인한 피해에 관한 기초조사를 한 후 피해보상청구서류에 기초조사 결과 및 의견서를 첨부하여 질병관리청장에게 제출하여야 한다.

③ 질병관리청장은 예방접종피해보상 전문위원회의 의견을 들어 보상 여부를 결정한 후 그 사실을 시·도지사에게 통보하고, 시·도지사(특별자치도지사는 제외한다)는 시장·군수·구청장에게 통보하여야 한다. 이 경우 통보를 받은 특별자치도지사 또는 시장·군수·구청장은 제1항에 따라 보상을 받으려는 사람에게 결정 내용을 통보하여야 한다.

④ 질병관리청장은 제3항에 따라 보상을 하기로 결정한 사람에 대하여 제29조의 보상 기준에 따른 보상금을 지급한다.

⑤ 이 영에서 규정한 사항 외에 예방접종으로 인한 피해보상 심의의 절차 및 방법에 관하여 필요한 사항은 질병관리청장이 정한다.

제32조(권한의 위임 및 업무의 위탁) ① 보건복지부장관은 법 제76조제1항에 따라 법 제8조의2제1항·제3항 및 이 영 제1조의3에 따른 중앙감염병병원의 운영 및 지원에 관한 권한을 질병관리청장에게 위임한다.

② 보건복지부장관은 법 제76조제1항에 따라 법 제70조에 따른 업무를 다음 각 호의 어느 하나에 해당하는 자에게 위탁할 수 있다.

1. 「고등교육법」 제2조에 따른 학교
2. 「공공기관의 운영에 관한 법률」 제4조에 따른 공공기관
3. 「민법」 또는 다른 법률에 따라 설립된 비영리법인으로서 감염병의 예방 및 관리와 관련된 업무를 수행하는 법인
4. 「정부출연연구기관 등의 설립·운영 및 육성에 관한 법률」에 따른 정부출연연구기관
5. 그 밖에 감염병의 예방 및 관리 업무에 전문성이 있다고 보건복지부장관이 인정하는 기관 또는

단체

③ 질병관리청장은 법 제76조제2항에 따라 법 제4조제2항제4호부터 제9호까지 · 제14호부터 제17호까지, 제16조의2제2항, 제41조제3항, 제41조의2제3항 및 제70조의4제1항에 따른 업무를 다음 각 호의 어느 하나에 해당하는 자에게 위탁할 수 있다.

1. 「고등교육법」 제2조에 따른 학교
2. 「공공기관의 운영에 관한 법률」 제4조에 따른 공공기관
3. 「민법」 또는 다른 법률에 따라 설립된 비영리법인으로서 감염병의 예방 및 관리와 관련된 업무를 수행하는 법인
4. 「정부출연연구기관 등의 설립 · 운영 및 육성에 관한 법률」에 따른 정부출연연구기관
5. 그 밖에 질병관리청장이 감염병의 예방 및 관리 업무에 전문성이 있다고 인정하는 기관 또는 단체

④ 보건복지부장관 및 질병관리청장은 제2항 및 제3항에 따라 업무를 위탁하는 경우 위탁받는 기관 및 위탁업무의 내용을 고시해야 한다.

제32조의2(제공 요청할 수 있는 정보) 법 제76조의2제1항제4호에서 "대통령령으로 정하는 정보"란 다음 각 호의 정보를 말한다.

1. 「여신전문금융업법」 제2조제3호 · 제6호 및 제8호에 따른 신용카드 · 직불카드 · 선불카드 사용명세
2. 「대중교통의 육성 및 이용촉진에 관한 법률」 제10조의2제1항에 따른 교통카드 사용명세
3. 「개인정보 보호법」 제2조제7호에 따른 영상정보처리기기를 통하여 수집된 영상정보

제32조의3(민감정보 및 고유식별정보의 처리) ① 국가 및 지방자치단체(해당 권한이 위임 · 위탁된 경우는 해당 권한을 위임 · 위탁받은 자를 포함한다)는 다음 각 호의 사무를 수행하기 위하여 불가피한 경우 「개인정보 보호법」 제23조에 따른 건강에 관한 정보, 같은 법 시행령 제19조제1호, 제2호 또는 제4호에 따른 주민등록번호, 여권번호 또는 외국인등록번호가 포함된 자료를 처리할 수 있다.

1. 법 제4조제2항제2호에 따른 감염병환자등의 진료 및 보호 사업에 관한 사무
2. 법 제4조제2항제8호에 따른 감염병 예방을 위한 전문인력 양성 사업에 관한 사무
3. 법 제4조제2항제9호에 따른 감염병 관리정보 교류 등을 위한 국제협력 사업에 관한 사무

② 보건복지부장관, 질병관리청장, 시 · 도지사, 시장 · 군수 · 구청장(제20조에 따라 시장 · 군수 · 구청장으로부터 예방접종업무를 위탁받은 의료기관을 포함한다), 보건소장 또는 법 제16조제1항에 따라 지정받은 감염병 표본감시기관은 다음 각 호의 사무를 수행하기 위하여 불가피한 경우 제1항 각 호 외의 부분에 따른 개인정보가 포함된 자료를 처리할 수 있다.

1. 법 제11조부터 제13조까지 및 제15조에 따른 감염병환자등의 신고 · 보고 · 파악 및 관리에 관한 사무
2. 법 제16조에 따른 감염병 표본감시 등에 관한 사무
3. 법 제17조에 따른 실태조사에 관한 사무
4. 법 제18조에 따른 역학조사에 관한 사무
5. 법 제19조에 따른 건강진단에 관한 사무

6. 법 제20조에 따른 해부명령에 관한 사무
7. 법 제21조부터 제23조까지의 규정에 따른 고위험병원체에 관한 사무
8. 법 제24조, 제25조, 제26조의2, 제27조부터 제32조까지 및 제33조의4에 따른 예방접종에 관한 사무
9. 법 제36조 및 제37조에 따른 감염병관리기관 지정, 감염병관리시설, 격리소, 요양소 및 진료소의 설치 · 운영에 관한 사무

9의2. 법 제40조의5에 따른 감염병관리통합정보시스템의 구축 · 운영에 관한 사무

10. 법 제41조, 제41조의2, 제42조, 제43조, 제45조부터 제47조까지, 제49조, 제50조 및 제76조의2에 따른 감염병환자등 · 감염병의심자의 관리 및 감염병의 방역 · 예방 조치에 관한 사무
11. 법 제52조 및 제53조에 따른 소독업의 신고에 관한 사무
12. 법 제55조에 따른 소독업자 등에 관한 교육에 관한 사무
13. 법 제70조부터 제72조까지의 규정에 따른 손실보상 및 예방접종 등에 따른 피해의 국가보상에 관한 사무

제33조(과태료의 부과) 법 제83조제1항부터 제4항까지의 규정에 따른 과태료의 부과기준은 별표 3과 같다.

부칙

이 영은 2020년 12월 30일부터 시행한다.

감염병의 예방 및 관리에 관한 법률 시행규칙

(약칭: 감염병예방법 시행규칙)[시행 2020.12.30]

제1조(목적) 이 규칙은 「감염병의 예방 및 관리에 관한 법률」 및 같은 법 시행령에서 위임된 사항과 그 시행에 필요한 사항을 규정함을 목적으로 한다.

제2조 삭제

제3조 삭제

제4조 삭제

제5조(고위험병원체의 종류) 법 제2조제19호에 따른 고위험병원체의 종류는 별표 1과 같다.

제5조의2(감염병전문병원 지정서) ① 법 제8조의2제1항에 따른 감염병전문병원 지정서는 별지 제1호서식과 같다.

② 법 제8조의2제2항에 따른 권역별 감염병전문병원 지정서는 별지 제1호의2서식과 같다.

제5조의3(권역별 감염병전문병원의 병상규모) 법 제8조의2제2항에서 "보건복지부령으로 정하는 일정규모 이상의 병상"이란 36병상 이상의 병상을 말한다.

제6조(의사 등의 감염병 발생신고) ① 법 제11조제1항 각 호 외의 부분 단서, 제3항 및 제4항에 따라 같은 조 제1항제1호 및 제3호에 해당하는 사실을 신고하려는 의사, 치과의사, 한의사, 의료기관의 장 또는 소속 부대장은 다음 각 호의 구분에 따른 신고서(전자문서로 된 신고서를 포함한다)를 질병관리청장에게 정보시스템을 이용하여 제출하거나 감염병환자, 감염병의사환자 또는 병원체보유자(이하 "감염병환자등"이라 한다) 또는 신고인의 소재지를 관할하는 보건소장에게 정보시스템 또는 팩스를 이용하여 제출해야 한다. 다만, 제1급감염병의 경우에는 신고서를 제출하기 전에 질병관리청장 또는 관할 보건소장에게 구두, 전화 등의 방법으로 알려야 한다.

1. 법 제11조제1항제1호에 따른 감염병환자등을 진단한 경우와 같은 항 제4호에 따른 감염병환자로 의심되는 사람이 감염병병원체 검사를 거부하는 경우: 별지 제1호의3서식의 감염병 발생신고서
2. 법 제11조제1항제1호에 따른 사체를 검안한 경우와 같은 항 제3호에 해당하는 사실을 신고하는 경우: 별지 제1호의4서식의 감염병환자등 사망(검안) 신고서

② 법 제11조제3항에 따라 신고를 하려는 감염병병원체확인기관의 장은 별지 제1호의5서식의 병원체 검사결과 신고서(전자문서로 된 신고서를 포함한다)를 질병관리청장에게 정보시스템을 이용하여 제출하거나 해당 감염병병원체 확인을 의뢰한 기관의 소재지를 관할하는 보건소장에게 정보시스템 또는 팩스를 이용하여 제출해야 한다. 다만, 제1급감염병의 경우에는 신고서를 제출하기 전에 질병관리청장 또는 관할 보건소장에게 구두, 전화 등의 방법으로 알려야 한다.

③ 법 제11조제2항 및 제3항에 따라 보고 및 신고를 해야 하는 감염병은 제1급감염병부터 제3급감염병까지로 한다.

④ 법 제11조제5항에 따라 같은 조 제1항제1호 및 제3호에 해당하는 사실을 신고하려는 감염병 표본감시기관은 질병관리청장이 정하는 표본감시기관용 신고서(전자문서로 된 신고서를 포함

한다)를 질병관리청장이나 감염병환자등 또는 표본감시기관의 소재지를 관할하는 보건소장에게 정보시스템 또는 팩스를 이용하여 제출해야 한다.

⑤ 법 제11조제6항에 따른 감염병환자등의 진단 기준은 별표 2와 같으며, 그 밖의 세부 사항은 질병관리청장이 정하여 고시한다.

제7조(의사 등의 예방접종 후 이상반응 신고) ① 법 제11조제1항 각 호 외의 부분 단서, 제3항 및 제4항에 따라 같은 조 제1항제2호에 해당하는 사실을 신고하려는 의사, 치과의사, 한의사, 의료기관의 장 또는 소속 부대장은 별지 제2호서식의 예방접종 후 이상반응 발생신고서(전자문서로 된 신고서를 포함한다)를 질병관리청장에게 정보시스템을 이용하여 제출하거나 이상반응자의 소재지를 관할하는 보건소장에게 정보시스템 또는 팩스를 이용하여 제출해야 한다.

② 법 제11조제1항부터 제5항까지의 규정에 따라 신고하여야 하는 예방접종 후 이상반응자의 범위는 별표 3과 같다.

제8조(그 밖의 신고대상 감염병) ①법 제12조제1항 각 호 외의 부분 중에서 "보건복지부령으로 정하는 감염병"이란 다음 각 호의 감염병을 말한다.

1. 결핵
2. 홍역
3. 콜레라
4. 장티푸스
5. 파라티푸스
6. 세균성이질
7. 장출혈성대장균감염증
8. A형간염

② 법 제12조제1항제2호에서 "보건복지부령으로 정하는 장소"란 다음 각 호의 장소를 말한다.

1. 「약사법」 제2조제3호에 따른 약국(이하 "약국"이라 한다)
2. 「사회복지사업법」 제2조제4호에 따른 사회복지시설
3. 「모자보건법」 제2조제10호에 따른 산후조리원
4. 「공중위생관리법」 제2조에 따른 목욕장업소, 이용업소, 미용업소

제9조(그 밖의 신고의무자의 신고) 법 제12조제1항 및 제2항에 따라 그 밖의 신고의무자는 다음 각 호의 사항을 서면, 구두(口頭), 전보, 전화 또는 컴퓨터통신의 방법으로 보건소장에게 지체 없이 신고하거나 알려야 한다.

1. 신고인의 성명, 주소와 감염병환자등 또는 사망자와의 관계
2. 감염병환자등 또는 사망자의 성명, 주소 및 직업
3. 감염병환자등 또는 사망자의 주요 증상 및 발병일

제10조(보건소장 등의 보고) 법 제13조제1항에 따라 보고하려는 보건소장은 다음 각 호의 구분에 따른 시기에 별지 제1호의3서식의 감염병 발생 신고서, 별지 제1호의4서식의 감염병환자등 사망(검안) 신고서, 별지 제1호의5서식의 병원체 검사결과 신고서(전자문서로 된 신고서를 포함한다) 또는 별지 제2호서식의 예방접종 후 이상반응 발생보고서(전자문서로 된 보고서를 포함한다)를 특별자치

도지사 또는 시장 · 군수 · 구청장(자치구의 구청장을 말한다. 이하 같다)에게 정보시스템을 이용하여 제출해야 하고, 보고를 받은 특별자치도지사 또는 시장 · 군수 · 구청장은 해당 신고서 또는 발생보고서를 질병관리청장 및 특별시장 · 광역시장 · 도지사에게 정보시스템을 이용하여 각각 제출해야 한다.

1. 제1급감염병의 발생, 사망, 병원체 검사결과의 보고: 법 제11조 및 제12조에 따라 신고를 받은 후 즉시
2. 제2급감염병 및 제3급감염병의 발생, 사망 및 병원체 검사결과의 보고: 법 제11조 및 제12조에 따라 신고를 받은 후 24시간 이내
3. 제4급감염병의 발생 및 사망의 보고: 법 제11조 및 제12조에 따라 신고를 받은 후 7일 이내
4. 예방접종 후 이상반응의 보고: 법 제11조에 따라 신고를 받은 후 즉시

제11조(인수공통감염병 발생 시 통보 절차) 법 제14조제1항에 따라 인수공통감염병을 통보하려는 국립가축방역기관장, 신고대상 가축의 소재지를 관할하는 시장 · 군수 · 구청장 또는 시 · 도 가축방역기관의 장은 별지 제3호서식의 인수공통감염병 의사환축(擬似患畜: 임상검사, 정밀검사 또는 역학조사 결과 가축전염병에 걸렸다고 믿을 만한 상당한 이유가 있는 가축) 발생신고서를 질병관리청장에게 제출하여야 한다.

제12조(감염병환자등의 명부 작성 및 관리) ① 보건소장은 법 제15조에 따라 별지 제4호서식의 감염병환자등의 명부를 작성하고 이를 3년간 보관하여야 한다.

② 보건소장은 법 제15조에 따라 별지 제5호서식의 예방접종 후 이상반응자의 명부를 작성하고 이를 10년간 보관하여야 한다.

제13조 삭제

제14조(감염병 표본감시기관의 지정 등) ① 법 제16조제1항에 따라 질병관리청장은 표본감시 대상 감염병별로 다음 각 호의 구분에 따른 기관 · 시설 · 단체 또는 법인 중에서 특별시장 · 광역시장 · 도지사 · 특별자치도지사(이하 "시 · 도지사"라 한다)의 추천을 받아 감염병 표본감시기관(이하 "표본감시기관"이라 한다)을 지정할 수 있다.

1. 인플루엔자: 다음 각 목의 기관 · 시설 · 단체 또는 법인
   가. 「지역보건법」 제10조에 따른 보건소 중 보건의료원
   나. 법 제16조의2제1항제3호 · 제5호 및 제9호에 따른 기관
   다. 의료기관 중 소아과 · 내과 · 가정의학과 · 이비인후과 진료과목이 있는 의료기관
2. 제4급감염병 중 기생충감염병에 해당하는 감염병: 다음 각 목의 기관 · 시설 · 단체 또는 법인
   가. 「지역보건법」 제10조에 따른 보건소
   나. 법 제16조의2제1항제3호 · 제5호 및 제9호에 따른 기관
   다. 의료기관 중 의원 · 병원 및 종합병원
   라. 기생충감염병에 관한 연구 및 학술발표 등을 목적으로 결성된 학회
   마. 기생충감염병의 예방 및 관리를 목적으로 설립된 비영리법인
3. 제4급감염병(인플루엔자 및 기생충감염병은 제외한다. 이하 이 호에서 같다): 다음 각 목의 기관 · 시설 · 단체 또는 법인

가. 「지역보건법」 제10조에 따른 보건소

나. 법 제16조의2제1항제3호 · 제5호 및 제9호에 따른 기관

다. 의료기관 중 의원 · 병원 및 종합병원

라. 제4급감염병에 관한 연구 및 학술발표 등을 목적으로 결성된 학회

② 질병관리청장은 법 제16조제5항에 따라 표본감시기관이 다음 각 호의 어느 하나에 해당하는 경우에는 그 지정을 취소할 수 있다.

1. 표본감시 업무를 게을리하는 경우
2. 그 밖에 법 제11조제5항에 따른 신고 실적이 없는 등 질병관리청장이 표본감시기관으로서 표본감시 업무를 계속하여 수행할 수 없다고 인정하는 경우
3. 삭제

제14조의2(감염병병원체 확인기관의 실험실 검사능력 평가 및 관리) ① 법 제16조의2제2항에 따라 질병관리청장이 같은 조 제1항에 따른 감염병병원체 확인기관(이하 "감염병병원체 확인기관"이라 한다)의 실험실 검사능력을 평가할 때에는 다음 각 호의 사항을 평가한다.

1. 실험실 검사 숙련도
2. 실험실 검사 운영체계

② 질병관리청장은 감염병병원체 확인기관의 실험실 검사능력을 평가하기 위한 계획을 매년 수립하여 공고한다.

③ 질병관리청장은 제1항에 따라 평가한 결과 실험실 검사능력이 미흡하다고 판단되는 감염병병원체 확인기관의 장에게 그 원인을 분석하여 시정하도록 할 수 있고, 해당 기관에 대하여 현장지도 또는 교육을 하거나 평가를 다시 할 수 있다.

④ 질병관리청장은 감염병병원체 확인기관의 실험실 검사능력을 관리하기 위하여 필요한 경우에는 감염병병원체 확인기관의 장에게 시설 · 장비 및 인력 등의 현황 자료를 요청할 수 있다.

⑤ 제1항부터 제4항까지의 규정에서 정한 사항 외에 감염병병원체 확인기관의 실험실 검사능력 평가 및 관리에 필요한 사항은 질병관리청장이 정하여 고시한다.

제15조(실태조사의 방법 및 절차 등) ① 법 제17조제1항에 따른 실태조사(이하 "실태조사"라 한다)에 포함되어야 할 사항은 다음 각 호와 같다.

1. 의료기관 감염관리 실태조사

가. 「의료법」 제47조에 따라 의료기관에 두는 감염관리위원회와 감염관리실의 설치 · 운영 등에 관한 사항

나. 의료기관의 감염관리 인력 · 장비 및 시설 등에 관한 사항

다. 의료기관의 감염관리체계에 관한 사항

라. 의료기관의 감염관리 교육 및 감염예방에 관한 사항

마. 그 밖에 의료기관의 감염관리에 관하여 질병관리청장이 특히 필요하다고 인정하는 사항

2. 감염병 실태조사

가. 감염병환자등의 연령별 · 성별 · 지역별 분포 등에 관한 사항

나. 감염병환자등의 임상적 증상 및 경과 등에 관한 사항

다. 감염병환자등의 진단 · 검사 · 처방 등 진료정보에 관한 사항

라. 감염병의 진료 및 연구와 관련된 인력 · 시설 및 장비 등에 관한 사항

마. 감염병에 대한 각종 문헌 및 자료 등의 조사에 관한 사항

바. 그 밖에 감염병의 관리를 위하여 질병관리청장이 특히 필요하다고 인정하는 사항

3. 내성균 실태조사

가. 항생제 사용 실태에 관한 사항

나. 내성균의 유형 및 발생경로 등에 관한 사항

다. 내성균의 연구와 관련된 인력 · 시설 및 장비 등에 관한 사항

라. 내성균에 대한 각종 문헌 및 자료 등의 조사에 관한 사항

마. 그 밖에 내성균의 관리를 위하여 질병관리청장이 특히 필요하다고 인정하는 사항

② 실태조사의 실시 주기는 다음 각 호의 구분에 따른다. 다만, 질병관리청장 또는 시 · 도지사가 필요하다고 인정하는 경우에는 제1호 및 제2호에 해당하는 실태조사를 수시로 실시할 수 있다.

1. 의료기관의 감염관리 실태조사: 3년
2. 감염병 실태조사: 3년
3. 내성균 실태조사: 매년

③ 실태조사의 방법은 다음 각 호와 같다.

1. 감염병환자등 또는 내성균과 관련된 환자에 대한 설문조사 및 검체(檢體) 검사
2. 의료기관의 진료기록부 등에 대한 자료조사
3. 국민건강보험 및 의료급여 청구 명세 등에 대한 자료조사
4. 일반 국민에 대한 표본 설문조사 및 검체 검사

④ 질병관리청장 또는 시 · 도지사는 실태조사를 전문연구기관 · 단체나 관계 전문가에게 의뢰하여 실시할 수 있다.

⑤ 질병관리청장 또는 시 · 도지사는 법 제17조제1항에 따라 실태조사의 결과를 질병관리청 또는 시 · 도의 인터넷 홈페이지 등에 공표해야 한다.

⑥ 제1항부터 제5항까지의 규정에서 정한 사항 외에 실태조사에 필요한 사항은 질병관리청장이 정한다.

제16조(역학조사반원증) 「감염병의 예방 및 관리에 관한 법률 시행령」(이하 "영"이라 한다) 제16조제2항에 따른 역학조사반원증은 별지 제6호서식과 같다.

제16조의2(역학조사의 요청 등) ① 법 제18조의2제1항에 따라 역학조사의 실시를 요청하려는 의료인 또는 의료기관의 장은 별지 제6호의2서식을 작성하여 질병관리청장 또는 시 · 도지사에게 제출하여야 한다.

② 질병관리청장 또는 시 · 도지사는 제1항에 따른 요청을 접수하면, 역학조사를 실시하는 경우에는 역학조사 계획을 수립하여 요청자에게 서면으로 통보하고, 역학조사를 실시하지 아니하는 경우에는 그 사유를 명시하여 서면으로 통보하여야 한다.

제16조의3(역학조사인력 교육과정) 법 제18조의3제1항에 따른 교육 · 훈련 과정의 세부기준은 별표 3의

2와 같다.

제17조(해부시설 기준 등) ① 법 제20조제5항에 따라 감염병 종류별로 갖추어야 할 시설의 기준이란 크로이츠펠트-야콥병(CJD) 및 변종크로이츠펠트-야콥병(vCJD)의 경우 「유전자변형생물체의 국가간 이동 등에 관한 법률 시행령」 제23조제1항에 따른 안전관리등급 2등급에 해당하는 연구시설을 말한다.

② 법 제20조제5항에 따른 시체의 관리 방법은 다음 각 호와 같으며, 그 밖의 세부 사항은 질병관리청장이 정한다.

1. 시체의 이동이나 보관 시 시체 및 시체의 일부가 외부에 노출되지 않도록 밀봉할 것
2. 해부를 통해 외부로 배출된 시체의 체액으로 인한 오염에 주의할 것
3. 시체 취급 시 일회용 마스크, 가운, 장갑 등 개인보호장구를 착용할 것
4. 크로이츠펠트-야콥병(CJD) 및 변종크로이츠펠트-야콥병(vCJD)으로 사망한 시체의 장례 시 작업장과 관계자의 안전을 확보할 것

제17조의2(시신의 장사방법 제한 대상 등) ① 법 제20조의2제1항에 따라 장사방법이 제한되는 시신은 질병관리청장이 정하여 공고하는 감염병과 관련된 감염병환자등(감염병병원체를 보유하였던 것으로 확인된 사람을 포함한다. 이하 이 조에서 같다)의 시신으로 한다. 이 경우 질병관리청장은 해당 감염병의 공고를 하기 전에 관계 기관 · 단체 및 전문가 등의 의견 또는 자료의 제출을 요청할 수 있다.

② 제1항에 따른 감염병환자등의 시신에 대한 장사방법은 「장사 등에 관한 법률」 제2조제2호에 따른 화장의 방법으로 한다. 다만, 질병관리청장이 해당 감염병환자등의 시신을 화장의 방법으로 장사하는 것이 현저히 곤란하다고 인정하는 경우에는 질병관리청장이 지정하는 다른 방법으로 처리할 수 있다.

③ 법 제20조의2제2항에 따른 장사방법 제한 및 절차 등에 대한 설명은 구술로 한다. 이 경우 장사의 제한방법 및 절차 등을 설명하는 관계 공무원은 그 권한을 표시하는 증표를 제시하여야 한다.

④ 제2항 및 제3항에서 정한 사항 외에 감염병환자등의 시신에 대한 장사방법 및 장사절차 등에 필요한 사항은 질병관리청장이 정하여 고시한다.

제18조(고위험병원체 분리, 분양 · 이동 및 이동 신고 등) ① 법 제21조제1항에 따라 고위험병원체의 분리신고를 하려는 자는 별지 제7호서식의 고위험병원체 분리신고서(전자문서로 된 신고서를 포함한다)에 별지 제7호의2서식의 고위험병원체 분리경위서를 첨부하여 질병관리청장에게 제출하여야 한다.

② 제1항에 따라 신고를 받은 질병관리청장은 신고서를 제출받은 날부터 10일 이내에 신고수리 여부를 통지해야 한다. 이 경우 신고를 수리하는 때에는 별지 제7호의3서식의 고위험병원체 분리신고 확인서를 신고자에게 발급해야 한다.

③ 법 제21조제2항에 따라 고위험병원체를 분양 · 이동받으려는 자는 별지 제7호의4서식의 고위험병원체 분양 · 이동신고서(전자문서로 된 신고서를 포함한다)에 다음 각 호의 서류(전자문서를 포함한다)를 첨부하여 질병관리청장에게 제출해야 한다.

1. 고위험병원체 분양계약서 또는 주문서
2. 분양 · 이동받으려는 고위험병원체의 사용계획서

3. 법 제23조제1항에 따른 고위험병원체 취급시설의 보유를 확인할 수 있는 증명자료
4. 분양 · 이동받으려는 고위험병원체의 운반계획서(운반경로, 운반수단 및 운반자에 관한 사항이 포함되어야 한다)
5. 이동대행계약서(대행기관이 고위험병원체의 이동을 대행하는 경우만 해당한다)
6. 고위험병원체를 취급하는 사람의 성명 · 학력 및 경력이 기재된 서류

④ 제3항에 따라 신고를 받은 질병관리청장은 신고서를 제출받은 날부터 10일 이내에 신고수리 여부를 통지해야 한다. 이 경우 신고를 수리하는 때에는 별지 제7호의5서식의 고위험병원체 분양 · 이동신고 확인서를 신고자에게 발급해야 한다.

⑤ 법 제21조제3항에 따라 고위험병원체의 이동신고를 하려는 자는 별지 제8호서식의 고위험병원체 이동신고서(전자문서로 된 신고서를 포함한다)에 다음 각 호의 서류를 첨부하여 질병관리청장에게 제출해야 한다.

1. 이동하는 고위험병원체의 사용계획서
2. 이동하는 고위험병원체의 운반계획서(운반경로, 운반수단 및 운반자에 관한 사항을 포함하여야 한다)
3. 이동대행계약서(대행기관이 고위험병원체의 이동을 대행하는 경우만 해당한다)

⑥ 제5항에 따라 신고를 받은 질병관리청장은 신고서를 제출받은 날부터 10일 이내에 신고수리 여부를 통지해야 한다. 이 경우 신고를 수리하는 때에는 별지 제8호의2서식의 고위험병원체 이동신고 확인서를 신고자에게 발급해야 한다.

⑦ 법 제21조제6항에 따라 고위험병원체를 보유 · 관리하는 자는 별지 제8호의3서식의 고위험병원체 보유현황보고서(전자문서로 된 보고서를 포함한다)를 작성하여 매년 1월 31일까지 질병관리청장에게 제출해야 한다.

제19조(고위험병원체 반입 허가 신청 등) ① 법 제22조제1항에 따라 고위험병원체의 반입 허가를 받으려는 자는 별지 제9호서식의 고위험병원체 반입허가신청서(전자문서로 된 신청서를 포함한다)에 다음 각 호의 서류를 첨부하여 질병관리청장에게 제출해야 한다.

1. 반입계약서(반입을 대행하는 경우에는 반입대행계약서를 말한다) 또는 주문서
2. 반입하려는 고위험병원체 사용계획서
3. 운반경로 · 운반수단 및 운반업자가 기록된 운반계약서 또는 자가 운반계획서
4. 법 제23조제1항에 따른 고위험병원체 취급시설 보유를 확인할 수 있는 증명자료
5. 고위험병원체를 취급하는 사람의 성명 · 학력 및 경력이 기재된 서류

② 제1항에 따라 신청을 받은 질병관리청장이 그 허가를 하는 경우에는 별지 제10호서식의 고위험병원체 반입허가서를 해당 신청자에게 발급하여야 한다.

③ 법 제22조제2항 본문에 따라 변경 허가를 받으려는 자는 별지 제11호서식의 고위험병원체 반입허가 변경신청서(전자문서로 된 신청서를 포함한다)에 다음 각 호의 서류를 첨부하여 질병관리청장에게 제출하여야 한다.

1. 반입허가서 또는 조건부 반입허가서 사본
2. 변경 내용을 증명하는 서류

④ 제3항에 따라 신청을 받은 질병관리청장이 그 변경 허가를 하는 경우에는 변경 허가 사항을 반영한 고위험병원체 반입허가서를 해당 신청자에게 재발급하여야 한다.

⑤ 법 제22조제2항 단서에 따라 변경신고를 하려는 자는 별지 제11호서식의 고위험병원체 반입허가 변경신청서에 제3항 각 호의 서류를 첨부하여 질병관리청장에게 제출하여야 한다.

제19조의2(고위험병원체 전담관리자의 요건) 법 제22조제1항제3호에서 "보건복지부령으로 정하는 요건을 갖춘 고위험병원체 전담관리자"란 다음 각 호의 요건을 모두 갖춘 사람을 말한다.

1. 법 제23조의4제1항 각 호의 어느 하나에 해당할 것
2. 제20조의9제2항에 따른 교육을 이수했을 것

제20조(고위험병원체 인수신고) ① 법 제22조제3항 전단에 따라 고위험병원체를 인수하여 이동하려는 자는 별지 제12호서식의 고위험병원체 인수신고서(전자문서로 된 신고서를 포함한다)에 다음 각 호의 서류를 첨부하여 질병관리청장에게 제출해야 한다.

1. 인수하려는 병원체별 상세 정보 및 사용 목적
2. 대행기관이 고위험병원체의 인수를 대행하는 경우 다음 각 목의 서류
   가. 인수대행계약서
   나. 운반경로 · 운반수단 · 운반업자 및 보관정보가 기록된 운반계약서 또는 운반계획서

② 제1항에 따라 신고를 받은 질병관리청장은 신고서를 제출받은 날부터 10일 이내에 신고수리 여부를 통지해야 한다. 이 경우 신고를 수리하는 때에는 별지 제13호서식의 고위험병원체 인수신고 확인서를 신고자에게 발급해야 한다.

제20조의2(고위험병원체 취급시설의 설치 · 운영 허가 및 신고 등의 서식) ① 영 제19조의2제3항 각 호 외의 부분에 따른 허가신청서는 별지 제14호서식과 같다.

② 영 제19조의2제4항 후단에 따른 고위험병원체 취급시설 설치 · 운영허가서는 별지 제15호서식과 같다.

③ 영 제19조의2제5항 각 호 외의 부분에 따른 신고서는 별지 제14호서식과 같다.

④ 영 제19조의2제6항 후단에 따른 고위험병원체 취급시설 설치 · 운영 신고확인서는 별지 제15호서식과 같다.

제20조의3(고위험병원체 취급시설 허가사항의 변경 등의 서식) ① 영 제19조의3제1항에 따른 변경허가신청서는 별지 제15호의2서식과 같다.

② 영 제19조의3제2항 후단에 따른 변경허가서는 별지 제15호서식과 같다.

③ 영 제19조의3제4항에 따른 허가사항 변경신고서는 별지 제15호의2서식과 같다.

④ 영 제19조의3제5항에 따른 변경신고확인서는 별지 제15호서식과 같다.

제20조의4(고위험병원체 취급시설 신고사항의 변경 등의 서식) ① 영 제19조의4제1항에 따른 변경신고서는 별지 제15호의2서식과 같다.

② 영 제19조의4제2항에 따른 변경신고확인서는 별지 제15호서식과 같다.

제20조의5(고위험병원체 취급시설의 폐쇄신고 등의 서식) ① 영 제19조의5제1항에 따른 폐쇄신고서는 별지 제15호의3서식과 같다.

② 영 제19조의5제2항 후단에 따른 폐쇄신고확인서는 별지 제15호의4서식과 같다.

제20조의6(생물테러감염병병원체의 종류) 법 제23조의3제1항 본문에서 "보건복지부령으로 정하는 병원체"(이하 "생물테러감염병병원체"라 한다)란 별표 4에 따른 병원체를 말한다.

제20조의7(생물테러감염병병원체의 보유허가 신청 등) ① 법 제23조의3제1항에 따라 생물테러감염병병원체의 보유허가(이하 "보유허가"라 한다)를 받으려는 자는 별지 제13호의2서식의 생물테러감염병병원체 보유허가 신청서(전자문서로 된 신청서를 포함한다)에 다음 각 호의 서류(전자문서를 포함한다)를 첨부하여 질병관리청장에게 제출해야 한다.

1. 생물테러감염병병원체의 보유 및 안전관리 계획서
2. 법 제23조제1항에 따른 고위험병원체 취급시설의 허가서 또는 신고확인서
3. 생물테러감염병병원체를 취급하는 사람의 성명 · 학력 및 경력이 기재된 서류

② 제1항에 따라 신청을 받은 질병관리청장은 보유허가를 하는 경우에는 별지 제13호의3서식의 생물테러감염병병원체 보유허가서를 신청자에게 발급해야 한다.

③ 법 제23조의3제3항 본문에 따라 변경허가를 받거나 같은 항 단서에 따라 변경신고를 하려는 자는 별지 제13호의4서식의 생물테러감염병병원체 보유허가 변경신청서(전자문서로 된 신청서를 포함한다)에 다음 각 호의 서류(전자문서를 포함한다)를 첨부하여 질병관리청장에게 제출해야 한다.

1. 생물테러감염병병원체 보유허가서
2. 변경 내용을 증명하는 서류

④ 제3항에 따라 신청을 받은 질병관리청장은 보유허가 사항의 변경허가를 하거나 변경신고를 수리하는 경우에는 변경허가 또는 변경신고 사항이 반영된 생물테러감염병병원체 보유허가서를 신청자에게 재발급해야 한다.

⑤ 제1항 및 제3항에 따라 보유허가 또는 변경허가를 신청받은 질병관리청장은 보유허가 또는 변경허가 여부를 결정하기 위해 필요한 경우에는 전문가의 의견을 들을 수 있다.

제20조의8(고위험병원체를 취급하는 사람의 학력 및 경력 기준) ① 법 제23조의4제1항제1호에 따른 보건의료 또는 생물 관련 분야는 다음 각 호와 같다.

1. 감염학, 미생물학 또는 병리학
2. 의학, 치의학, 한의학, 약학, 간호학 및 수의학
3. 생물학, 미생물학, 생명과학, 생명공학, 생화학, 분자생물학 및 유전공학
4. 그 밖에 질병관리청장이 제1호부터 제3호까지의 학과와 동일하거나 유사하다고 인정하는 보건의료 또는 생물 관련 학과

② 법 제23조의4제1항제2호 및 제3호에서 "보건의료 또는 생물 관련 분야의 경력이 있는 사람"이란 각각 다음 각 호의 어느 하나에 해당하는 경력이 있는 사람을 말한다.

1. 질병 진단관리 및 연구 경력
2. 병원체 관리 및 연구 경력
3. 미생물 시험 · 검사 및 연구 경력
4. 그 밖에 질병관리청장이 제1호부터 제3호까지의 분야와 동일하거나 유사하다고 인정하는 보건의료 또는 생물 관련 분야의 경력

제20조의9(고위험병원체 취급 교육의 대상 및 내용) ① 법 제23조의5제1항에 따라 고위험병원체의 안전한 취급을 위하여 매년 필요한 교육을 받아야 하는 사람은 다음 각 호의 어느 하나에 해당하는 사람으로 한다.

1. 법 제22조제1항제3호에 따른 고위험병원체 전담관리자
2. 영 제19조의6제1항제1호에 따른 고위험병원체 취급시설의 설치 · 운영 책임자, 고위험병원체의 전담관리자 및 생물안전관리책임자
3. 그 밖에 고위험병원체를 취급하는 사람

② 법 제23조의5제1항에 따른 고위험병원체의 안전한 취급을 위한 교육(이하 "고위험병원체 취급교육"이라 한다)에는 다음 각 호의 내용이 포함되어야 한다.

1. 고위험병원체의 안전한 취급 기술
2. 물리적 밀폐 및 생물학적 밀폐에 관한 사항
3. 고위험병원체 취급 실험의 위해성 평가에 관한 사항
4. 고위험병원체 사고 발생 시 비상조치에 관한 사항
5. 고위험병원체 취급시설의 안전관리 등급별 준수사항 등 생물안전관리에 관한 규정의 내용

③ 제1항 및 제2항에서 정한 사항 외에 고위험병원체 취급 교육의 세부내용 및 이수시간 등 고위험병원체 취급 교육에 필요한 세부 사항은 질병관리청장이 정하여 고시한다.

제20조의10(고위험병원체 취급 교육의 위탁) ① 법 제23조의5제2항에서 "보건복지부령으로 정하는 전문기관 또는 단체"란 다음 각 호의 어느 하나에 해당하는 전문 기관 또는 단체를 말한다.

1. 「고등교육법」 제2조제1호 및 제4호에 따른 대학 및 전문대학
2. 「공공기관의 운영에 관한 법률」 제4조에 따른 공공기관
3. 「과학기술분야 정부출연연구기관 등의 설립 · 운영 및 육성에 관한 법률」에 따른 과학기술분야 정부출연연구기관
4. 「민법」 제32조에 따라 보건복지부장관의 허가를 받아 설립된 비영리법인
5. 「정부출연연구기관 등의 설립 · 운영 및 육성에 관한 법률」에 따른 정부출연연구기관

② 고위험병원체 취급 교육의 위탁기간 · 방법 · 절차 및 위탁받은 기관에 대한 평가 등에 관한 세부 사항은 질병관리청장이 정하여 고시한다.

제21조 삭제

제21조의2(필수예방접종의 사전 알림) ① 특별자치도지사 또는 시장 · 군수 · 구청장은 법 제24조제3항에 따라 필수예방접종을 사전에 알리는 경우 휴대전화에 의한 문자전송, 전자메일, 전화, 우편 또는 이에 상당하는 방법으로 알려야 한다. 다만, 사전 알림에 동의한 사람에만 해당한다.

② 제1항에 따른 사전 알림에 동의하지 않거나 필요한 개인 정보가 없는 경우에는 해당 지방자치단체의 인터넷 홈페이지에 공고함으로써 필수예방접종을 사전에 알려야 한다.

제22조(예방접종증명서) 법 제27조 및 제33조의4제4항에 따른 예방접종증명서는 별지 제16호서식과 같다.

제23조(예방접종에 관한 기록의 작성 및 보고) ① 법 제28조제1항에 따라 특별자치도지사 또는 시장 · 군수 · 구청장은 필수예방접종 및 임시예방접종을 한 경우 별지 제17호서식의 예방접종 실시 기록 및 보고서(전자문서를 포함한다. 이하 이 조에서 같다)에 예방접종에 관한 기록을 작성하여야 한다.

② 법 제28조제2항에 따라 특별자치도지사나 시장 · 군수 · 구청장이 아닌 자가 예방접종을 실시하면 별지 제17호서식의 예방접종 실시 기록 및 보고서에 예방접종에 관한 기록을 작성하고, 예방접종 실시 기록 및 보고서를 특별자치도지사 또는 시장 · 군수 · 구청장에게 제출하여야 한다.

③ 특별자치도지사 또는 시장 · 군수 · 구청장은 제1항에 따라 예방접종에 관한 기록을 작성하거나 제2항에 따라 제출받은 예방접종 실시 기록 및 보고서를 시 · 도지사 및 질병관리청장에게 각각 제출하여야 한다.

④ 질병관리청장은 필수예방접종 또는 임시예방접종을 받은 사람(미성년자의 경우에는 그 부모를 말한다)에게 제3항에 따라 제출받은 예방접종에 관한 기록을 인터넷 홈페이지를 통하여 열람하게 하거나 전자문서를 이용하여 예방접종증명서를 발급할 수 있다.

⑤ 질병관리청장은 예방접종 대상자의 중복접종 등을 예방하기 위하여 다음 각 호의 어느 하나에 해당하는 사람에게 제3항에 따라 제출받은 예방접종에 관한 기록을 열람하게 할 수 있다.

1. 법 제24조제1항 및 제25조제1항에 따라 예방접종을 실시하는 보건소에서 예방접종을 하는 의료인
2. 법 제24조제2항 및 제25조제2항에 따라 예방접종을 실시하는 의료기관에서 예방접종을 하는 의료인
3. 「영유아보육법」 제31조의3에 따라 영유아의 예방접종 여부를 확인하여야 하는 어린이집의 원장

제24조(예방접종피해조사반원증) 영 제21조제4항에 따른 예방접종피해조사반원증은 별지 제18호서식과 같다.

제25조(예방접종 여부의 확인 요청) 법 제31조제2항에 따라 특별자치도지사 또는 시장 · 군수 · 구청장은 「유아교육법」에 따른 유치원의 장과 「영유아보육법」에 따른 어린이집의 원장으로 하여금 영유아의 예방접종 여부를 확인하기 위하여 필수예방접종을 받은 영유아의 예방접종증명서를 확인하도록 요청할 수 있다.

제26조(예방접종의 실시기준과 방법) 법 제32조제2항에 따른 예방접종의 실시기준과 방법 등에 관한 사항은 「약사법」 제58조제1호에 따른 용법 및 용량 등을 따르되, 예방접종의 실시 대상 · 시기 및 주의사항은 영 제7조제1항제1호에 따른 예방접종 전문위원회의 심의를 거쳐 질병관리청장이 고시한다.

제27조(예방접종약품의 계획 생산) ① 법 제33조제1항에 따라 질병관리청장이 의약품 제조업자로 하여금 예방접종약품을 미리 생산하게 할 수 있는 경우는 다음 각 호와 같다.

1. 예방접종약품의 원료를 외국으로부터 수입하여야 하는 경우
2. 시범접종에 사용할 목적으로 생산하게 하는 경우
3. 예방접종약품의 생산기간이 6개월 이상 걸릴 경우
4. 예방접종약품의 국내 공급이 부족하다고 판단될 경우

② 질병관리청장은 법 제33조제2항에 따라 예방접종약품의 생산에 드는 비용을 다음 각 호의 구분에 따라 의약품 제조업자에게 미리 지급할 수 있다.

1. 제1항제1호에 따른 원료의 수입에 드는 금액의 전액
2. 제1항제2호에 따른 예방접종약품의 제조에 드는 금액의 전액
3. 제1항제3호에 따른 예방접종약품의 제조에 드는 금액의 2분의 1

제27조의2(필수예방접종약품등의 생산 · 수입 계획의 보고 등) ① 법 제33조의3에 따라 법 제24조의 필수예방접종 및 법 제25조의 임시예방접종에 사용되는 의약품(이하 "필수예방접종약품등"이라 한다)을 생산 · 수입하거나 하려는 자는 별지 제18호의2서식의 필수예방접종약품등 품목별 생산 · 수입 계획 보고서를 매월 10일(필수예방접종약품등을 생산 · 수입하려는 자의 경우에는 그 생산 · 수입하려는 날이 속하는 달의 직전 달의 10일을 말한다)까지 법 제33조의4제1항에 따른 예방접종통합관리시스템(이하 "통합관리시스템"이라 한다)을 통하여 질병관리청장에게 제출해야 한다.

② 법 제33조의3에 따라 필수예방접종약품등을 생산 · 수입하는 자는 별지 제18호의3서식의 필수예방접종약품등 품목별 생산 · 수입 실적 보고서를 매 분기가 끝난 후 2주 이내에 통합관리시스템을 통하여 질병관리청장에게 제출해야 한다.

③ 법 제33조의3에 따라 필수예방접종약품등을 생산 · 수입하거나 하려는 자는 제1항에 따른 생산 · 수입 계획을 변경하려는 경우에는 별지 제18호의4서식의 필수예방접종약품등 품목별 생산 · 수입 계획 변경 보고서를 통합관리시스템을 통하여 질병관리청장에게 제출해야 한다.

제27조의3(예방접종통합관리시스템의 연계시스템) ① 법 제33조의4제5항제3호에서 "보건복지부령으로 정하는 정보시스템"이란 다음 각 호의 정보시스템을 말한다.

1. 「주민등록법」 제28조제1항에 따른 주민등록전산정보를 처리하는 정보시스템
2. 「사회보장기본법」 제37조제2항에 따른 사회보장정보시스템
3. 「지역보건법」 제5조제1항에 따른 지역보건의료정보시스템
4. 「지방재정법」 제96조의2제1항에 따른 정보시스템
5. 그 밖에 예방접종 업무의 효율적 운영을 위하여 질병관리청장이 필요하다고 인정하는 정보시스템

제27조의4(감염병위기 시 정보공개 범위 및 절차 등) ① 질병관리청장, 시 · 도지사 및 시장 · 군수 · 구청장은 법 제34조의2제1항에 따라 정보를 공개하는 경우에는 감염병 위기상황, 감염병의 특성 및 역학적 필요성을 고려하여 공개하는 정보의 범위를 결정해야 한다.

② 법 제34조의2제3항에 따라 서면으로 이의신청을 하려는 사람은 별지 제18호의5서식의 정보공개 이의신청서를 질병관리청장, 시 · 도지사 또는 시장 · 군수 · 구청장에게 제출해야 한다.

제28조(감염병관리기관의 지정) ① 법 제36조제1항 및 제2항에 따른 감염병관리기관은 「의료법」 제3조제2항제3호가목 및 마목에 따른 병원 및 종합병원 중에서 지정한다.

② 법 제36조제1항 및 제2항에 따라 감염병관리기관을 지정한 보건복지부장관, 질병관리청장, 시 · 도지사 또는 시장 · 군수 · 구청장은 해당 감염병관리기관의 장에게 별지 제19호서식의 감염병관리기관 지정서를 발급해야 한다.

제29조(감염병관리기관이 아닌 의료기관의 감염병관리시설의 설치) ① 법 제36조제5항에 따라 감염병관리기관이 아닌 의료기관이 법 제36조제3항에 따른 감염병관리시설(이하 "감염병관리시설"이라 한다)을 설치 · 운영하려면 별지 제20호서식의 비지정 감염병관리시설 설치신고서에 사업계획서를 첨부하여 관할하는 특별자치도지사 또는 시장 · 군수 · 구청장에게 제출해야 한다. 이 경우 특별자치도지사 또는 시장 · 군수 · 구청장은 「전자정부법」 제36조제1항에 따른 행정정보의 공동이용을 통하여 법인 등기사항증명서(법인인 경우만 해당한다)를 확인해야 한다.

② 특별자치도지사 또는 시장 · 군수 · 구청장은 제1항에 따른 신고를 받은 경우에는 별지 제21호

서식의 비지정 감염병관리시설 설치신고확인증을 신고자에게 발급하여야 한다.

제30조(감염병위기 시 감염병관리기관의 지정) 법 제37조제1항제1호에 따른 감염병관리기관의 지정에 관하여는 제28조를 준용한다.

제31조(감염병관리시설 등의 설치 기준 등) ① 법 제36조제3항 및 법 제39조에 따른 감염병관리시설, 격리소 · 요양소 또는 진료소의 설치 기준은 다음 각 호와 같으며, 그 밖의 세부 사항은 질병관리청장이 정한다.

1. 감염병관리시설: 다음 각 목의 구분에 따른다.
   가. 300개 이상의 병상을 갖춘 감염병관리기관: 별표 4의2의 기준에 적합한 음압병실을 1개 이상 설치할 것
   나. 300개 미만의 병상을 갖춘 감염병관리기관: 외부와 격리된 진료실 또는 격리된 병실을 1개 이상 설치할 것
2. 격리소 · 요양소: 「의료법 시행규칙」 제34조에 따른 의료기관의 시설 기준 중 의원에 해당하는 시설을 갖추거나 임시숙박시설 및 간이진료시설을 갖출 것
3. 진료소: 「의료법 시행규칙」 제34조에 따른 의료기관의 시설 기준 중 의원에 해당하는 시설을 갖추거나 「지역보건법」 제13조에 따른 보건지소일 것

② 삭제

제31조의2(감염병관리시설 평가) ① 법 제39조의2에 따른 감염병관리시설에 대한 정기적 평가의 평가항목은 다음 각 호와 같다.

1. 감염병관리시설의 시설기준 적합성
2. 감염병관리시설의 근무인력 적정성
3. 감염병관리시설의 진료 및 운영실적
4. 그 밖에 감염병관리시설의 설치 · 운영 및 관리의 적정성을 위하여 질병관리청장이 필요하다고 인정하는 사항

② 법 제39조의2에 따른 감염병관리시설에 대한 정기적 평가는 모든 감염병관리시설을 대상으로 서면평가의 방법에 따라 실시한다. 다만, 감염병관리기관의 장이 요청하거나 서면평가 결과 추가적 확인이 필요한 경우에는 방문평가의 방법으로 실시할 수 있다.

③ 질병관리청장, 시 · 도지사 또는 시장 · 군수 · 구청장은 법 제39조의2에 따른 감염병관리시설의 평가를 위하여 필요한 경우에는 감염병관리기관의 장에게 자료의 제출을 요청할 수 있다.

④ 질병관리청장, 시 · 도지사 또는 시장 · 군수 · 구청장은 제2항에 따른 평가를 실시하는 경우에는 감염병관리기관의 장에게 다음 각 호의 구분에 따라 평가실시일, 평가항목 및 세부 평가일정에 관한 사항을 알려야 한다.

1. 평가실시일 및 평가항목: 평가실시일 90일 전
2. 세부 평가일정: 평가실시일 7일 전

⑤ 질병관리청장, 시 · 도지사 또는 시장 · 군수 · 구청장은 필요하다고 인정하는 경우에는 감염병관리시설에 대한 평가를 관계 전문기관 또는 전문단체에 의뢰하여 실시할 수 있다.

⑥ 질병관리청장, 시 · 도지사 또는 시장 · 군수 · 구청장은 감염병관리시설에 대한 평가결과에 따

라 시정을 요구하거나 운영비를 차등하여 지원할 수 있다.

⑦ 제2항부터 제6항까지에서 정한 사항 외에 감염병관리시설에 대한 평가방법, 평가절차 및 지도 · 감독 등에 필요한 세부사항은 질병관리청장이 정하여 고시한다.

제31조의3(접촉자 격리시설 지정 기준 등) ① 법 제39조의3제1항 및 제2항에 따른 감염병환자등의 접촉자(이하 "접촉자"라 한다)를 격리하기 위한 시설(이하 "접촉자 격리시설"이라 한다)의 지정 기준은 다음 각 호와 같다.

1. 독립된 건물로서 여러 개의 방으로 구획되어 있을 것
2. 구획된 각 방마다 샤워시설과 화장실이 모두 구비되어 있을 것
3. 음압병상을 보유한 「의료법」에 따른 의료기관에 근접하여, 접촉자의 이송이 가능한 거리에 위치할 것
4. 접촉자 격리시설의 규모는 해당 특별시 · 광역시 · 도 · 특별자치도의 인구, 지리적 여건, 교통 등을 고려하여 정할 것

② 시 · 도지사는 감염병 확산을 방지하기 위하여 접촉자와 다른 사람과의 접촉을 차단하여야 하며, 격리기간 동안 접촉자의 생활에 불편함이 없도록 필요한 조치를 하여야 한다.

제31조의4(수출금지 등) 법 제40조의3제1항에서 "의약외품, 의약품 등 보건복지부령으로 정하는 물품"이란 다음 각 호의 어느 하나에 해당하는 물품을 말한다.

1. 「약사법」 제2조제7호에 따른 의약외품에 해당하는 마스크
2. 「약사법」 제2조제7호에 따른 의약외품에 해당하는 손 소독용 외용 소독제
3. 감염병 예방을 위하여 착용하는 보호장비
4. 그 밖에 제1급감염병의 예방 · 방역 및 치료에 필요한 물품으로서 보건복지부장관이 정하여 고시하는 물품

제31조의5(감염병관리통합정보시스템의 구축 · 운영) ① 법 제40조의5제2항 전단에 따라 자료의 입력 또는 제출을 요청받은 기관 및 단체는 해당 자료를 같은 조 제1항에 따른 감염병관리통합정보시스템(이하 "감염병정보시스템"이라 한다)에 입력하거나 이를 통해 제출해야 한다.

② 법 제40조의5제2항 전단에 따라 자료의 입력 또는 제출을 요청받은 기관 및 단체는 제1항에 따라 입력 또는 제출한 자료의 내용이 변경된 경우에는 지체 없이 그 변경된 내용을 감염병정보시스템에 반영해야 한다.

③ 제1항 및 제2항에서 규정한 사항 외에 감염병정보시스템의 구축 · 운영에 필요한 사항은 질병관리청장이 정한다.

제31조의6(유급휴가 비용지원 신청서) 영 제23조의3제2항 각 호 외의 부분에 따른 신청서(전자문서로 된 신청서를 포함한다)는 별지 제21호의2서식과 같다.

제32조(감염병환자등의 입원 통지 및 격리 통지) 질병관리청장, 시 · 도지사 또는 시장 · 군수 · 구청장은 법 제43조 및 제43조의2에 따라 입원 통지 및 격리 통지를 하는 경우에는 별지 제22호서식의 입원 · 격리 통지서를 발급해야 한다.

제33조(업무 종사의 일시 제한) ① 법 제45조제1항에 따라 일시적으로 업무 종사의 제한을 받는 감염병환자등은 다음 각 호의 감염병에 해당하는 감염병환자등으로 하고, 그 제한 기간은 감염력이 소멸되

는 날까지로 한다.

1. 콜레라
2. 장티푸스
3. 파라티푸스
4. 세균성이질
5. 장출혈성대장균감염증
6. A형간염

② 법 제45조제1항에 따라 업무 종사의 제한을 받는 업종은 다음 각 호와 같다.

1. 「식품위생법」 제2조제12호에 따른 집단급식소
2. 「식품위생법」 제36제1항제3호 따른 식품접객업

제34조(건강진단 등의 조치) 법 제46조에 따라 질병관리청장, 시 · 도지사 또는 시장 · 군수 · 구청장이 건강진단을 받거나 감염병 예방에 필요한 예방접종을 받게 하는 등의 조치를 할 때에는 별지 제23호서식의 건강진단(예방접종) 명령서를 발급하여야 한다.

제35조(소독의 기준 및 방법) ① 법 제48조제2항에 따른 소독 등 조치의 기준은 별표 5와 같다.

② 법 제48조제2항에 따른 소독 등 조치의 방법은 별표 6과 같다.

제35조의2(감염취약계층의 범위 등) ① 법 제49조의2제1항에 따라 마스크 지급 등 필요한 조치를 취할 수 있는 감염병은 중증급성호흡기증후군(SARS), 중동호흡기증후군(MERS) 등 질병관리청장이 정하여 고시하는 호흡기감염병으로 한다.

② 법 제49조의2제1항에 따른 감염취약계층은 다음 각 호와 같다.

1. 만 12세 이하의 어린이 및 만65세 이상의 노인
2. 임신부 및 기저질환자

③ 보건복지부장관, 시 · 도지사 또는 시장 · 군수 · 구청장은 법 제49조의2제1항에 따라 마스크 등을 관할 보건소를 통해 사회복지시설의 장에게 지급할 수 있다.

제36조(방역기동반의 운영 및 소독의 기준 등) ① 법 제51조제1항에 따라 특별자치도지사 또는 시장 · 군수 · 구청장은 청소나 소독을 실시하거나 쥐, 위생해충 등의 구제조치(이하 "소독"이라 한다)를 실시하기 위하여 관할 보건소마다 방역기동반을 편성 · 운영할 수 있다.

② 법 제51조제1항 및 제4항 단서에 따른 소독의 기준은 별표 5와 같다.

③ 법 제51조제1항 및 제4항 단서에 따른 소독의 방법은 별표 6과 같다.

④ 법 제51조제3항에 따라 소독을 하여야 하는 시설을 관리 · 운영하는 자는 별표 7의 소독횟수 기준에 따라 소독을 하여야 한다.

제37조(소독업의 신고) ① 법 제52조제1항 전단에 따라 소독을 업(業)으로 하려는 자가 갖추어야 하는 시설 · 장비 및 인력 기준은 별표 8과 같다.

② 법 제52조제1항에 따라 소독을 업으로 하려는 자는 별지 제24호서식의 소독업 신고서에 시설 · 장비 및 인력 명세서를 첨부하여 특별자치도지사 또는 시장 · 군수 · 구청장에게 제출하여야 한다.

③ 특별자치도지사 또는 시장 · 군수 · 구청장은 제1항에 따라 신고를 수리(受理)하였을 때에는 별

지 제25호서식의 소독업 신고증을 신고자에게 발급하여야 한다.

제38조(신고사항의 변경) ① 법 제52조제1항 후단에 따라 소독업자가 신고사항을 변경하려는 경우에는 별지 제26호서식의 소독업 신고사항 변경신고서에 소독업 신고증과 변경사항을 증명할 수 있는 서류를 첨부하여 특별자치도지사 또는 시장 · 군수 · 구청장에게 제출하여야 한다.

② 제1항에 따른 변경신고를 받은 특별자치도지사 또는 시장 · 군수 · 구청장은 신고사항을 소독업 신고증 뒷면에 적어 이를 신고자에게 발급하여야 한다.

제39조(소독업의 휴업 등의 신고) ① 법 제53조에 따라 휴업 · 폐업 또는 재개업을 신고하려는 소독업자는 별지 제27호서식의 신고서(전자문서로 된 신고서를 포함한다)에 소독업 신고증을 첨부하여 특별자치도지사 또는 시장 · 군수 · 구청장에게 제출해야 한다. 다만, 폐업을 신고하려는 소독업자가 소독업 신고증을 분실한 경우에는 별지 제27호서식의 신고서에 분실 사유를 적으면 소독업 신고증을 첨부하지 않을 수 있다.

② 제1항에도 불구하고 「부가가치세법 시행령」 제13조제5항에 따라 관할 세무서장이 송부한 제1항의 신고서를 관할 특별자치도지사 또는 시장 · 군수 · 구청장이 접수한 경우에는 제1항에 따라 신고서를 제출한 것으로 본다.

③ 제1항 또는 제2항에 따른 신고서를 접수한 특별자치도지사 또는 시장 · 군수 · 구청장은 신고사항을 소독업 신고증 뒷면에 적어 이를 신고자에게 발급하여야 한다. 다만, 폐업신고인 경우에는 발급하지 아니한다.

제40조(소독의 기준 및 소독에 관한 사항의 기록 등) ① 법 제54조제1항에 따른 소독의 기준과 방법은 각각 별표 5 및 별표 6과 같다.

② 법 제54조제1항에 따라 소독을 실시한 소독업자는 별지 제28호서식의 소독증명서를 소독을 실시한 시설의 관리 · 운영자에게 발급하여야 한다.

③ 소독업자는 법 제54조제2항에 따라 별지 제29호서식의 소독실시대장에 소독에 관한 사항을 기록하고, 이를 2년간 보존하여야 한다.

제41조(소독업자 등에 대한 교육) ① 법 제55조제1항에 따라 소독업자는 소독업의 신고를 한 날부터 6개월 이내에 별표 9의 교육과정에 따른 소독에 관한 교육을 받아야 한다. 다만, 신고를 한 날이 본문에 따른 교육을 받은 날(해당 교육이 종료된 날을 말한다)부터 3년이 지나지 아니한 경우에는 그러하지 아니하다.

② 법 제55조제2항에 따라 소독업자는 소독업무 종사자에게 소독업무에 종사한 날부터 6개월 이내에 별표 9의 교육과정에 따른 소독에 관한 교육을 받게 해야 하고, 그 후에는 직전의 교육이 종료된 날부터 3년이 되는 날이 속하는 달의 말일까지 1회 이상 보수교육을 받게 해야 한다. 〈

③ 제1항과 제2항에 따른 소독업자 등에 대한 교육은 질병관리청장이 지정하는 기관이 실시하며, 질병관리청장이 교육기관을 지정하는 경우에는 별지 제30호서식의 교육기관 지정서를 교육기관에 발급해야 한다.

④ 제1항과 제2항에 따른 교육에 필요한 경비는 교육을 받는 자가 부담한다.

제42조(행정처분의 기준) ① 법 제49조제3항에 따른 행정처분의 세부 기준은 별표 10과 같다.

② 법 제59조제3항에 따른 행정처분의 세부 기준은 별표 11과 같다.

제42조의2(역학조사관을 두어야 하는 시 · 군 · 구) 법 제60조의2제2항 단서에서 "보건복지부령으로 정하는 기준을 충족하는 시 · 군 · 구"란 인구 10만명 이상인 시 · 군 · 구를 말한다.

제42조의3(방역업무 종사명령서 및 임명장) ① 영 제26조의2제1항 전단에 따른 방역업무 종사명령서는 별지 제30호의2서식과 같다.

② 영 제26조의3제1항 전단에 따른 방역관 또는 같은 조 제2항 전단에 따른 역학조사관에 대한 임명장은 다음 각 호의 구분에 따른다.

1. 방역관: 별지 제30호의3서식
2. 역학조사관: 별지 제30호의4서식

제43조(검역위원의 임명 및 직무) ① 법 제61조제1항에 따라 시 · 도지사는 보건 · 위생 분야에 종사하는 소속 공무원 중에서 검역위원을 임명할 수 있다.

② 검역위원의 직무는 다음 각 호와 같다.

1. 역학조사에 관한 사항
2. 감염병병원체에 오염된 장소의 소독에 관한 사항
3. 감염병환자등의 추적, 입원치료 및 감시에 관한 사항
4. 감염병병원체에 오염되거나 오염이 의심되는 물건 및 장소에 대한 수거, 파기, 매몰 또는 폐쇄에 관한 사항
5. 검역의 공고에 관한 사항

제44조(예방위원의 임명 및 직무) ① 법 제62조제1항에 따라 특별자치도지사 또는 시장 · 군수 · 구청장은 다음 각 호의 어느 하나에 해당하는 사람 중에서 예방위원을 임명 또는 위촉할 수 있다.

1. 의사, 한의사, 수의사, 약사 또는 간호사
2. 「고등교육법」 제2조에 따른 학교에서 공중보건 분야 학과를 졸업한 사람
3. 공중보건 분야에 근무하고 있는 소속 공무원
4. 그 밖에 공중보건 분야에 관한 학식과 경험이 풍부하다고 인정하는 사람

② 예방위원의 직무는 다음 각 호와 같다.

1. 역학조사에 관한 사항
2. 감염병 발생의 정보 수집 및 판단에 관한 사항
3. 위생교육에 관한 사항
4. 감염병환자등의 관리 및 치료에 관한 기술자문에 관한 사항
5. 그 밖에 감염병 예방을 위하여 필요한 사항

제45조(본인으로부터 징수할 수 있는 경비) 법 제69조에 따라 본인이나 그 보호자로부터 징수할 수 있는 경비는 다음 각 호와 같다.

1. 진찰비, 치료비, 검사료
2. 수술비
3. 입원료
4. 그 밖에 진료에 든 경비

제46조(손실보상 청구) ① 법 제70조제2항에 따라 손실보상을 청구하려는 자는 별지 제31호서식의 손

실보상청구서(전자문서로 된 청구서를 포함한다)에 손실을 증명하는 서류(전자문서로 된 서류를 포함한다)를 첨부하여 보건복지부장관, 시 · 도지사 또는 시장 · 군수 · 구청장에게 제출하여야 한다.

② 제1항에 따른 청구서를 받은 보건복지부장관, 시 · 도지사 또는 시장 · 군수 · 구청장은 제출 서류에 흠결이 있거나 사실 확인 등이 필요한 경우에는 추가 자료의 제출을 요청할 수 있다.

③ 제1항 및 제2항에서 정한 사항 외에 손실보상 청구방법 및 청구절차에 필요한 세부사항은 보건복지부장관이 정하여 고시한다.

제47조(보상의 신청 등) ① 법 제71조제1항 및 영 제31조제1항에 따라 진료비 및 간병비를 신청하려는 사람은 별지 제32호서식의 진료비 및 간병비 신청서에 다음 각 호의 서류를 첨부하여 관할 특별자치도지사 또는 시장 · 군수 · 구청장에게 제출하여야 한다. 이 경우 특별자치도지사 또는 시장 · 군수 · 구청장은 「전자정부법」 제36조제1항에 따른 행정정보의 공동이용을 통하여 주민등록표 등본 또는 가족관계증명서를 확인하여야 하며, 신청인이 확인에 동의하지 않는 경우에는 이를 첨부하도록 하여야 한다.

1. 별지 제33호서식의 진료확인서 1부
2. 신청인과 본인과의 관계를 증명하는 서류 1부(주민등록표 등본 또는 가족관계증명서로 신청인과 본인의 관계를 증명할 수 없는 경우만 해당한다)

② 법 제71조제1항 및 영 제31조제1항에 따라 일시보상금 및 장제비를 신청하려는 사람은 별지 제34호서식의 일시보상금 및 장제비 신청서에 다음 각 호의 서류를 첨부하여 관할 특별자치도지사 또는 시장 · 군수 · 구청장에게 제출하여야 한다. 이 경우 특별자치도지사 또는 시장 · 군수 · 구청장은 「전자정부법」 제36조제1항에 따른 행정정보의 공동이용을 통하여 주민등록표 등본 또는 가족관계증명서를 확인하여야 하며, 신청인이 확인에 동의하지 않는 경우에는 이를 첨부하도록 하여야 한다.

1. 사망 일시보상금 및 장제비의 경우
   가. 사망진단서
   나. 부검소견서
   다. 보상금 신청인이 유족임을 증명하는 서류(주민등록표 등본 또는 가족관계증명서로 유족임을 증명할 수 없는 경우만 해당한다)
2. 장애인 일시보상금의 경우
   가. 의료기관이 발행한 진단서
   나. 보상금 신청인과 본인의 관계를 증명하는 서류(주민등록표 등본 또는 가족관계증명서로 신청인과 본인의 관계를 증명할 수 없는 경우만 해당한다)

제47조의2(감염병 차단을 위한 정보 제공 대상 등) ① 질병관리청장은 법 제76조의2제3항에 따라 다음 각 호의 대상에게 법 제76조의2제1항 및 제2항에 따라 수집한 정보를 제공할 수 있다.

1. 중앙행정기관의 장
2. 지방자치단체의 장
3. 국민건강보험공단 이사장
4. 건강보험심사평가원 원장

5.「보건의료기본법」 제3조제4호에 따른 보건의료기관

6.「의료법」 제28조에 따른 의료인 단체 및「약사법」 제11조에 따른 약사회

7.「의료법」 제52조에 따른 의료기관 단체

② 질병관리청장은 제1항에 따라 정보를 제공하는 경우에 다음 각 호의 정보시스템을 활용할 수 있다.

1. 국민건강보험공단의 정보시스템

2. 건강보험심사평가원의 정보시스템

3. 그 밖에 감염병 예방 및 감염 전파의 차단을 위하여 질병관리청장이 필요하다고 인정하여 지정하는 기관의 정보시스템

③ 법 제76조의2제6항에 따른 정보의 파기 결과 통보는 서면으로 해야 한다.

④ 법 제76조의2제7항에 따른 통지는 전자우편 · 서면 · 팩스 · 전화 또는 이와 유사한 방법 중 어느 하나의 방법으로 해야 한다.

제48조(규제의 재검토) ①질병관리청장은 다음 각 호의 사항에 대하여 다음 각 호의 기준일을 기준으로 3년마다(매 3년이 되는 해의 기준일과 같은 날 전까지를 말한다) 그 타당성을 검토하여 개선 등의 조치를 하여야 한다.

1. 제35조제1항, 제36조제2항, 제40조제1항 및 별표 5에 따른 소독의 대상: 2014년 1월 1일

2. 제35조제2항, 제36조제3항, 제40조제1항 및 별표 6에 따른 소독의 방법: 2014년 1월 1일

3. 제37조제1항 및 별표 8에 따른 소독업의 시설 · 장비 및 인력 기준: 2014년 1월 1일

② 질병관리청장은 제37조제1항에 따른 소독업자의 시설 · 장비 및 인력 기준에 대하여 2019년 1월 1일을 기준으로 2년마다(매 2년이 되는 해의 1월 1일 전까지를 말한다) 그 타당성을 검토하여 개선 등의 조치를 해야 한다.

부칙

이 규칙은 2020년 12월 30일부터 시행한다.

의료법

[시행 2021.12.30] [법률 제17787호, 2020.12.29, 일부개정]

제1장 총칙

제1조(목적) 이 법은 모든 국민이 수준 높은 의료 혜택을 받을 수 있도록 국민의료에 필요한 사항을 규정함으로써 국민의 건강을 보호하고 증진하는 데에 목적이 있다.

제2조(의료인) ① 이 법에서 "의료인"이란 보건복지부장관의 면허를 받은 의사 · 치과의사 · 한의사 · 조산사 및 간호사를 말한다.

② 의료인은 종별에 따라 다음 각 호의 임무를 수행하여 국민보건 향상을 이루고 국민의 건강한 생활 확보에 이바지할 사명을 가진다.

1. 의사는 의료와 보건지도를 임무로 한다.
2. 치과의사는 치과 의료와 구강 보건지도를 임무로 한다.
3. 한의사는 한방 의료와 한방 보건지도를 임무로 한다.
4. 조산사는 조산(助産)과 임산부 및 신생아에 대한 보건과 양호지도를 임무로 한다.
5. 간호사는 다음 각 목의 업무를 임무로 한다.

가. 환자의 간호요구에 대한 관찰, 자료수집, 간호판단 및 요양을 위한 간호

나. 의사, 치과의사, 한의사의 지도하에 시행하는 진료의 보조

다. 간호 요구자에 대한 교육 · 상담 및 건강증진을 위한 활동의 기획과 수행, 그 밖의 대통령령으로 정하는 보건활동

라. 제80조에 따른 간호조무사가 수행하는 가목부터 다목까지의 업무보조에 대한 지도

제47조(의료관련감염 예방) ① 보건복지부령으로 정하는 일정 규모 이상의 병원급 의료기관의 장은 의료관련감염 예방을 위하여 감염관리위원회와 감염관리실을 설치 · 운영하고 보건복지부령으로 정하는 바에 따라 감염관리 업무를 수행하는 전담 인력을 두는 등 필요한 조치를 하여야 한다.

② 의료기관의 장은 「감염병의 예방 및 관리에 관한 법률」 제2조제1호에 따른 감염병의 예방을 위하여 해당 의료기관에 소속된 의료인, 의료기관 종사자 및 「보건의료인력지원법」 제2조제3호의 보건의료인력을 양성하는 학교 및 기관의 학생으로서 해당 의료기관에서 실습하는 자에게 보건복지부령으로 정하는 바에 따라 정기적으로 교육을 실시하여야 한다.

③ 의료기관의 장은 「감염병의 예방 및 관리에 관한 법률」 제2조제1호에 따른 감염병이 유행하는 경우 환자, 환자의 보호자, 의료인, 의료기관 종사자 및 「경비업법」 제2조제3호에 따른 경비원 등 해당 의료기관 내에서 업무를 수행하는 사람에게 감염병의 확산 방지를 위하여 필요한 정보를 제공하여야 한다.

④ 질병관리청장은 의료관련감염의 발생 · 원인 등에 대한 의과학적인 감시를 위하여 의료관련감염 감시 시스템을 구축 · 운영할 수 있다.

⑤ 의료기관은 제4항에 따른 시스템을 통하여 매월 의료관련감염 발생 사실을 등록할 수 있다.

⑥ 질병관리청장은 제4항에 따른 시스템의 구축 · 운영 업무를 대통령령으로 정하는 바에 따라 관

계 전문기관에 위탁할 수 있다.

⑦ 질병관리청장은 제6항에 따라 업무를 위탁한 전문기관에 대하여 그 업무에 관한 보고 또는 자료의 제출을 명할 수 있다.

⑧ 의료관련감염이 발생한 사실을 알게 된 의료기관의 장, 의료인, 의료기관 종사자 또는 환자 등은 보건복지부령으로 정하는 바에 따라 질병관리청장에게 그 사실을 보고(이하 이 조에서 "자율보고"라 한다)할 수 있다. 이 경우 질병관리청장은 자율보고한 사람의 의사에 반하여 그 신분을 공개하여서는 아니 된다.

⑨ 자율보고한 사람이 해당 의료관련감염과 관련하여 관계 법령을 위반한 사실이 있는 경우에는 그에 따른 행정처분을 감경하거나 면제할 수 있다.

⑩ 자율보고가 된 의료관련감염에 관한 정보는 보건복지부령으로 정하는 검증을 한 후에는 개인식별이 가능한 부분을 삭제하여야 한다.

⑪ 자율보고의 접수 및 분석 등의 업무에 종사하거나 종사하였던 사람은 직무상 알게 된 비밀을 다른 사람에게 누설하거나 직무 외의 목적으로 사용하여서는 아니 된다.

⑫ 의료기관의 장은 해당 의료기관에 속한 자율보고를 한 보고자에게 그 보고를 이유로 해고 또는 전보나 그 밖에 신분 또는 처우와 관련하여 불리한 조치를 할 수 없다.

⑬ 질병관리청장은 제4항 또는 제8항에 따라 수집한 의료관련감염 관련 정보를 감염 예방 · 관리에 필요한 조치, 계획 수립, 조사 · 연구, 교육 등에 활용할 수 있다.

⑭ 제1항에 따른 감염관리위원회의 구성과 운영, 감염관리실 운영, 제2항에 따른 교육, 제3항에 따른 정보 제공, 제5항에 따라 등록하는 의료관련감염의 종류와 그 등록의 절차 · 방법 등에 필요한 사항은 보건복지부령으로 정한다.

의료법 시행령[시행 2020.9.12]

제18조(의료관련감염 감시 시스템 구축 · 운영 업무의 위탁) ① 질병관리청장은 법 제47조제6항에 따라 같은 조 제4항에 따른 의료관련감염 감시 시스템(이하 "의료관련감염 감시 시스템"이라 한다)의 구축 · 운영 업무를 다음 각 호의 어느 하나에 해당하는 기관에 위탁할 수 있다.

1. 「정부출연연구기관 등의 설립 · 운영 및 육성에 관한 법률」에 따른 정부출연연구기관
2. 「고등교육법」 제2조에 따른 학교
3. 의료관련감염의 예방 · 관리 업무를 수행하는 「민법」 제32조 또는 다른 법률에 따라 설립된 비영리법인
4. 그 밖에 의료관련감염의 예방 · 관리 업무에 전문성이 있다고 질병관리청장이 인정하는 기관

② 질병관리청장은 법 제47조제6항에 따라 의료관련감염 감시 시스템의 구축 · 운영 업무를 위탁하려는 경우 그 위탁 기준 · 절차 및 방법 등에 관한 사항을 미리 공고해야 한다.

③ 질병관리청장은 법 제47조제6항에 따라 의료관련감염 감시 시스템의 구축 · 운영 업무를 위탁

한 경우 그 위탁 내용 및 수탁자 등에 관한 사항을 관보에 고시하고, 질병관리청의 인터넷 홈페이지에 게시해야 한다.

④ 제2항 및 제3항에 따른 위탁 기준 등의 공고 및 위탁 내용 등의 고시 등에 필요한 세부사항은 질병관리청장이 정하여 고시한다.

의료법 시행규칙[시행 2021.3.1]

제39조의8(의료기관의 의료관련감염 예방을 위한 운영기준) 의료기관을 개설하는 자는 법 제36조제13호에 따라 의료관련감염 예방을 위하여 다음 각 호의 기준을 지켜야 한다.

1. 의료관련감염 예방을 위한 자체 규정을 마련하고, 해당 규정의 이행 여부를 관리할 것
2. 의료기관 내 의료관련감염의 전파를 차단하기 위하여 환자격리 등 적절한 조치를 취할 것
3. 의료기관 이용자에게 의료관련감염에 대한 예방방법 및 주의사항을 안내할 것
4. 약물투여, 혈액채취 등 침습적(侵襲的) 시술은 무균 상태에서 할 것

제43조(감염관리위원회 및 감염관리실의 설치 등) ① 법 제47조제1항에서 "보건복지부령으로 정하는 일정 규모 이상의 병원급 의료기관"이란 다음 각 호의 구분에 따른 의료기관을 말한다.

1. 2017년 3월 31일까지의 기간: 종합병원 및 200개 이상의 병상을 갖춘 병원으로서 중환자실을 운영하는 의료기관
2. 2017년 4월 1일부터 2018년 9월 30일까지의 기간: 종합병원 및 200개 이상의 병상을 갖춘 병원
3. 2018년 10월 1일부터의 기간: 종합병원 및 150개 이상의 병상을 갖춘 병원

② 법 제47조제1항에 따른 감염관리위원회(이하 "위원회"라 한다)는 다음 각 호의 업무를 심의한다.

1. 병원감염에 대한 대책, 연간 감염예방계획의 수립 및 시행에 관한 사항
2. 감염관리요원의 선정 및 배치에 관한 사항
3. 감염병환자등의 처리에 관한 사항
4. 병원의 전반적인 위생관리에 관한 사항
5. 병원감염관리에 관한 자체 규정의 제정 및 개정에 관한 사항
6. 삭제
7. 삭제
8. 삭제
9. 그 밖에 병원감염관리에 관한 중요한 사항

③ 법 제47조제1항에 따른 감염관리실(이하 "감염관리실"이라 한다)은 다음 각 호의 업무를 수행한다.

1. 병원감염의 발생 감시
2. 병원감염관리 실적의 분석 및 평가

3. 직원의 감염관리교육 및 감염과 관련된 직원의 건강관리에 관한 사항

4. 그 밖에 감염 관리에 필요한 사항

제44조(위원회의 구성) ① 위원회는 위원장 1명을 포함한 7명 이상 15명 이하의 위원으로 구성한다.

② 위원장은 해당 의료기관의 장으로 하고, 부위원장은 위원 중에서 위원장이 지명한다.

③ 위원은 다음 각 호의 어느 하나에 해당하는 사람과 해당 의료기관의 장이 위촉하는 외부 전문가로 한다.

1. 감염관리실장
2. 진료부서의 장
3. 간호부서의 장
4. 진단검사부서의 장
5. 감염 관련 의사 및 해당 의료기관의 장이 필요하다고 인정하는 사람

④ 제3항 각 호에 해당하는 자는 당연직 위원으로 하되 그 임기는 해당 부서의 재직기간으로 하고, 위촉하는 위원의 임기는 2년으로 한다.

제45조(위원회의 운영) ① 위원회는 정기회의와 임시회의로 운영한다.

② 정기회의는 연 2회 개최하고, 임시회의는 위원장이 필요하다고 인정하는 때 또는 위원 과반수가 소집을 요구할 때에 개최할 수 있다.

③ 회의는 재적위원 과반수의 출석과 출석위원 과반수의 찬성으로 의결한다.

④ 위원장은 위원회를 대표하며 업무를 총괄한다.

⑤ 위원회는 회의록을 작성하여 참석자의 확인을 받은 후 비치하여야 한다.

⑥ 그 밖에 위원회의 운영에 필요한 사항은 위원장이 정한다.

제46조(감염관리실의 운영 등) ① 법 제47조제1항에 따라 감염관리실에서 감염관리 업무를 수행하는 사람의 인력기준 및 배치기준은 별표 8의2와 같다.

② 제1항에 따라 감염관리실에 두는 인력 중 1명 이상은 감염관리실에서 전담 근무하여야 한다.

③ 제1항에 따라 감염관리실에서 근무하는 사람은 별표 8의3에서 정한 교육기준에 따라 교육을 받아야 한다.

제46조의2(감염병 예방을 위한 정보 제공 등) ① 의료기관의 장은 법 제47조제2항에 따라 「감염병의 예방 및 관리에 관한 법률」 제2조제1호에 따른 감염병(이하 이 조에서 "감염병"이라 한다) 예방을 위하여 다음 각 호의 사항에 관한 교육을 실시해야 한다.

1. 감염병의 감염 원인, 감염 경로 및 감염 증상 등 감염병의 내용 및 성격에 관한 사항
2. 감염병에 대한 대응조치, 진료방법 및 예방방법 등 감염병의 예방 및 진료에 관한 사항
3. 감염병 환자의 관리, 감염 물건의 처리, 감염 장소의 소독 및 감염병 보호장비 사용 등 감염병의 관리에 관한 사항
4. 「감염병의 예방 및 관리에 관한 법률」에 따른 의료기관, 보건의료인 또는 의료기관 종사자의 보고 · 신고 및 협조 등에 관한 사항
5. 그 밖에 감염병 예방 및 관리 등을 위하여 질병관리청장이 특히 필요하다고 인정하는 사항

② 의료기관의 장은 법 제47조제3항에 따라 감염병이 유행하는 경우 해당 의료기관 내에서 업무

를 수행하는 사람에게 제1항의 교육을 2회 이상 실시해야 한다.

③ 의료기관의 장은 법 제47조제3항에 따라 감염병의 확산 및 방지에 필요한 정보를 다음 각 호의 방법으로 제공해야 한다.

1. 의료기관의 인터넷 홈페이지 게시
2. 매뉴얼 · 게시물 또는 안내문 등의 작성 · 비치
3. 그 밖에 질병관리청장이 신속하고 정확한 정보 제공을 위하여 적합하다고 인정하여 고시하는 방법

④ 의료기관의 장은 법 제47조제2항 및 제3항에 따라 교육 및 정보 제공을 위하여 필요하다고 인정하는 경우에는 질병관리청 또는 관할 보건소에 필요한 협조를 요청할 수 있다.

⑤ 제1항부터 제4항까지의 규정에 따른 감염병 예방 정보 교육 및 정보 제공의 내용 · 방법 및 절차 등에 필요한 세부 사항은 질병관리청장이 정하여 고시한다.

제46조의3(의료관련감염 감시 시스템의 등록 절차 · 방법) ① 법 제47조제5항에 따라 의료기관이 같은 조 제4항에 따른 의료관련감염 감시 시스템(이하 "의료관련감염 감시 시스템"이라 한다)을 통하여 등록할 수 있는 의료관련감염의 종류는 다음 각 호와 같다.

1. 중환자실에서 발생한 감염
2. 수술한 부위의 감염
3. 그 밖에 질병관리청장이 정하여 고시하는 감염

② 제1항에서 규정한 사항 외에 의료관련감염 감시 시스템의 등록 절차 · 방법 등에 관한 세부적인 사항은 질병관리청장이 정하여 고시한다.

제46조의4(의료관련감염 자율보고의 절차 등) ① 법 제47조제8항에 따른 자율보고(이하 "자율보고"라 한다)를 하려는 사람은 다음 각 호의 구분에 따른 보고서를 질병관리청장에게 제출해야 한다.

1. 의료기관의 장, 의료인 또는 의료기관 종사자: 별지 제21호서식의 의료관련감염 발생 보고서
2. 환자 또는 환자의 보호자: 별지 제21호의2서식의 의료관련감염 발생 보고서

② 법 제47조제10항에서 "보건복지부령으로 정하는 검증"이란 의료관련감염의 사실관계에 대한 확인을 말한다.

③ 제1항 및 제2항에서 규정한 사항 외에 자율보고의 접수 · 분석 등에 필요한 세부적인 사항은 질병관리청장이 정하여 고시한다.

찾아보기